U0199643

中国居民营养与健康状况监测报告之一：2010—2013年

膳食与营养素摄入状况

主　　编　赵丽云　何宇纳

副 主 编　杨月欣　于冬梅　王竹

编写人员　（以姓氏笔画为序）

丁钢强　于文涛　于冬梅　马冠生　王　杰　王志宏

王惠君　付　萍　刘爱玲　许晓丽　孙　静　苏　畅

李淑娟　杜文雯　杨振宇　杨晓光　何　丽　何宇纳

张　兵　张　倩　张宇凤　张继国　庞学红　房红芸

房玥晖　赵文华　赵丽云　胡小琪　胡健翔　段一凡

贾凤梅　夏　娟　郭齐雅　赖建强

人民卫生出版社

图书在版编目（CIP）数据

中国居民营养与健康状况监测报告之一：2010—2013 年膳食与营养素摄入状况 / 赵丽云，何宇纳主编
. —北京：人民卫生出版社，2018
ISBN 978-7-117-27433-3

Ⅰ. ①中… Ⅱ. ①赵…②何… Ⅲ. ①居民－合理营养－调查报告－中国－2010–2013②居民－健康状况－调查报告－中国－2010–2013③居民－膳食营养－营养素－摄取－调查报告－中国－2010–2013 Ⅳ. ①R151.4 ②R194.3

中国版本图书馆 CIP 数据核字（2018）第 261750 号

| 人卫智网 | www.ipmph.com | 医学教育、学术、考试、健康，购书智慧智能综合服务平台 |
| 人卫官网 | www.pmph.com | 人卫官方资讯发布平台 |

中国居民营养与健康状况监测报告之一：2010—2013 年膳食与营养素摄入状况

主　　编：赵丽云　何宇纳
出版发行：人民卫生出版社（中继线 010-59780011）
地　　址：北京市朝阳区潘家园南里 19 号
邮　　编：100021
E - mail：pmph @ pmph.com
购书热线：010-59787592　010-59787584　010-65264830
印　　刷：北京画中画印刷有限公司
经　　销：新华书店
开　　本：787 × 1092　1/16　印张：22.5
字　　数：548 千字
版　　次：2018 年 12 月第 1 版　2018 年 12 月第 1 版第 1 次印刷
标准书号：ISBN 978-7-117-27433-3
定　　价：90.00 元
打击盗版举报电话：010-59787491　E-mail：WQ @ pmph.com
（凡属印装质量问题请与本社市场营销中心联系退换）

国民营养与健康状况是反映国家经济与社会发展、卫生保健水平和人口素质的重要指标，也是制定国家公共卫生及疾病预防控制政策不可或缺的信息基础。定期开展具有全国代表性的人群营养健康状况监测，收集国民食物消费和营养素摄入状况、身体指数等信息，是分析国民营养与健康状况的重要手段，对提高全民族健康素养、推进健康中国建设具有重要意义。

近年来，我国社会经济快速发展，国民营养健康水平有所改善，对营养健康的需求也越来越高。但与此同时，工业化、城镇化、人口老龄化进程加快，以及生态环境、生活方式、膳食结构等的不断变化，也对居民营养与健康状况造成一系列新的影响。为及时获取这一关键时期我国居民膳食模式信息，全面掌握我国城乡居民营养健康水平和营养相关慢性疾病的现况及变化规律，2010年原卫生部疾控局将过去10年开展一次的中国居民营养与健康状况调查变换为常规性的营养监测，于2010—2013年，由中国疾病预防控制中心营养与健康所在全国组织实施。

"2010—2013年中国居民营养与健康状况监测"覆盖全国31个省（自治区、直辖市）约25万人群，涵盖居民膳食与营养、体格发育状况、主要营养相关慢性病患病情况等。结果显示，近十年来我国营养素需要量基本得到满足，膳食质量有所提高，人群营养状况得到进一步改善。但居民膳食结构仍然不尽合理，微量营养素缺乏和营养失衡的现象依然存在，超重肥胖问题凸显，高血压、糖尿病等营养相关慢性病患病率持续增加。

当前，国民营养及健康状况日益受到政府相关部门及公众关注，《"健康中国2030"规划纲要》指出，推进健康中国建设，是全面建成小康社会、基本实现社会主义现代化的重要基础，是全面提升中华民族健康素质、实现人民健康与经济社会协调发展的国家战略，是积极参与全球健康治理、履行2030年可持续发展议程国际承诺的重大举措。为全力推进健康中国建设，我们要进一步加强国民营养工作，对不同地区、不同人群进行有针对性的营养干预，不断改善国民营养素养，为实现中华民族伟大复兴的中国梦和推动人类文明进步做出更大贡献。

原卫生部副部长
中华预防医学会会长
中国工程院院士

2018年8月

　　为了及时反映在膳食模式变迁与疾病谱改变的关键时期,我国居民营养与健康状况和变迁,原国家卫计委疾病预防控制局决定将 10 年开展一次的中国居民营养与健康状况调查改为常规性的营养监测,2010—2013 年组织开展了中国居民营养与健康监测工作,分阶段完成了覆盖 31 个省(直辖市、自治区)205 个监测点、具有全国代表性的全人群的营养与健康状况监测。2010—2012 年对全国 150 个监测点分大城市、中小城市、普通农村和贫困农村四层的 6 岁及以上居民开展了营养与健康监测,2013 年对全国 55 个监测点的 0~5 岁儿童和乳母进行了专项监测。

　　本报告依据 2010—2012 年完成的 31 个省(直辖市、自治区)共 150 个监测点居民的膳食调查数据,描述我国不同人群水平的膳食和营养素摄入状况。全书共分为五章:第一章调查内容与方法,详细介绍本次膳食调查的抽样方法、膳食调查方法、膳食调查的工作流程、结果计算过程及表述方法。第二章调查人口基本情况,报告本次膳食调查人群的样本按地区、年龄、收入分布情况。第三章描述各种食物摄入状况及变化趋势,包括谷类及薯类、动物性食物、大豆及坚果、蔬菜及水果、乳类、食用油、调味品以及饮料八大类食物,分别按不同地区、年龄性别、收入水平人群平均摄入量以及 1982—2012 年变化趋势进行描述,并与膳食指南的推荐量进行了比较。第四章描述能量和营养素的摄入状况及其变化趋势,并按不同地区、年龄性别、收入水平人群的平均摄入量、与中国居民膳食营养素参考摄入量(DRIs)比较、营养素的主要食物来源以及 1982—2012 年变化趋势进行描述,其中能量、蛋白质和脂肪来源按不同地区、1992—2012 年变化及不同收入水平在第五章描述。

　　2010—2012 年中国居民营养与健康状况监测项目是在原国家卫计委的领导下完成的,得到了各省、自治区、直辖市相关部门的大力支持。在此感谢全国内地 31 个省、自治区、直辖市相关部门工作人员的组织实施,感谢各省级工作队及 150 个调查点项目工作队的调查队员的辛苦付出,感谢全国内地广大调查对象的理解和支持,感谢国家工作队全体工作人员的辛勤劳动。

赵丽云　何宇纳

2018 年 8 月

监测现场工作组成员

（按照姓氏笔画排序）

丁钢强　于文涛　于冬梅　马冠生　王　寻　王　杰　王　睿　王志宏　王丽娟
王京钟　王惠君　毛德倩　田　园　付　萍　朴建华　刘开泰　刘爱玲　许晓丽
孙　静　苏　畅　杜文雯　李　敏　李　婕　李卫东　李文仙　李丽祥　杨丽琛
杨艳华　杨振宇　杨晓光　何　丽　何宇纳　宋鹏坤　张　伋　张　宇　张　坚
张　兵　张　倩　张继国　陈　竞　庞学红　房红芸　孟丽萍　赵　彤　赵文华
赵丽云　胡小琪　胡贻椿　荫士安　段一凡　贾凤梅　贾珊珊　徐海泉　郭齐雅
黄　建　赖建强　满青青　霍军生

目　录

第一章
调查内容与方法

一、调查目的

1. 评价 2010—2012 年全国及不同地区居民的膳食结构和营养状况。
2. 评价 1982—2012 年的 30 年间中国居民膳食结构和营养状况的变化。

二、方法与内容

1. **抽样方法**   采用分层多阶段与人口成比例的整群随机抽样的方法（PPS），全国 31 个省（自治区、直辖市，不含香港、澳门特别行政区及台湾）抽取 150 个监测点（34 个大城市、41 个中小城市、45 个普通农村和 30 个贫困农村），每个监测点抽取 6 个居（村）委会，在每个抽中的村（居）委会中抽取 75 户，其中 30 户为膳食调查户。每个膳食调查户中 2 岁及以上家庭成员均参加膳食调查。

2. **膳食调查方法**   采用家庭入户方式，被抽取的调查户签署知情同意书后，由经过统一培训的调查员在连续 3 天内（包括 2 个工作日和 1 个休息日）完成个人 24 小时食物消费量的记录，包括在家和在外进食的所有食物（包括饮料，不包括调味品）的种类和数量，包括在家及在外（餐馆、单位食堂）用餐的种类、数量及零食量，对于回忆不清楚的孩子及老人，可询问其看护人，在调查中家庭主妇和其他家庭成员可帮助提供每个人的食物种类和实际食物消费量的数据。

采用称重记录法收集家庭 3 天内烹调油和调味品的消费量。同时记录 3 天内家庭用餐人员（包括客人）的性别、年龄、劳动强度、生理状况等基本信息。

3. **分析方法及结果表述**   本报告采用膳食回顾法调查的个人食物摄入量数据结合称重法收集的家庭 3 天食用油和调味品摄入量数据计算食物和营养素摄入量。

（1）计算标准人系数：标准人是指 18 岁从事轻体力劳动的男性，能量需要量为 2250kcal。

参照 DRIs 能量推荐摄入量，按照每个人的年龄、性别、劳动强度、生理状况以及妊娠阶段所对应的 RNI 值除以 2250，所得到的系数即为标准人系数。

由于 1982—2002 年的结果报告均采用 2400kcal 为标准人的能量需要量，因此在报告中，涉及 1982—2012 年食物及营养素每标准人的摄入量比较中，采用 2400kcal 为标准人进行计算。

（2）食用油和调味品分配：食用油和调味品的摄入量在个人膳食回顾调查中没有记录，需要通过在家庭食物称重记账调查中食用油和调味品的消费量，按照每个家庭成员日均来自除食用油和调味品以外所有食物的能量摄入量的比例分配到每个人。

（3）个人食物摄入量计算

1）计算24小时回顾法记录的每人进餐的总人日数，如果3天中每天的早、中、晚3餐记录完整应为3。

2）食物摄入量计算公式如下：

$$日均食物摄入量 = 食物摄入总量 / 总人日数$$

$$每标准人日均食物摄入量 = 日均食物摄入量 / 标准人系数$$

3）食物按《2002年中国食物成分表》食物编码分类。

4）计算每个人每组食物的摄入总量。奶类食物摄入量按照每百克各种奶类中蛋白质的含量与每百克鲜奶中蛋白质的含量（3.0g）的比作为系数，折算成鲜奶的量。豆类及其制品摄入量按照每百克各种豆类中蛋白质的含量与每百克黄豆中蛋白质的含量（35.0g）的比作为系数，折算成黄豆的量。

（4）营养素摄入量：应用个人每日所有食物的摄入数据库结合食物成分表数据库计算。

1）摄入量的单位折合成百克（如果按标准人计算，摄入量 / 标准人系数）

2）按照食物成分表中的可食部将实际摄入量折合成百克可食部的量（AMOUNT）。

3）以食物编码连接食物摄入数据库和食物成分表数据库。

AMOUNT × 可食部 × 百克可食部中的营养素含量 = 所摄入每种食物的营养素含量

4）将每个人所摄入的所有食物中的营养素的量累加得到每人每日的营养素摄入量。

（5）能量及营养素摄入量来源分布

1）能量的食物来源百分比：将食物分为八类，即谷类、豆类、薯类、动物性食物、食用油、糖、酒、其他。按照八类食物分别计算各类食物提供的能量摄入量及能量总和，得到各类食物提供的能量占总能量的百分比

2）能量的营养素来源百分比：

$$蛋白质供能比 = （蛋白质摄入量 × 4 / 能量摄入量）× 100$$

$$脂肪供能比 = （脂肪摄入量 × 9 / 能量摄入量）× 100$$

3）蛋白质的食物来源百分比：将食物分为四类，即谷类、豆类、动物性食物和其他。按照四类食物分别计算各类食物提供的蛋白质摄入量及蛋白质总和，得到各类食物提供的蛋白质占总蛋白质的百分比。

4）脂肪的食物来源：将食物分为动物性食物和植物性食物，分别计算动物性食物和植物性食物提供的脂肪摄入量和脂肪总量，得到各类食物提供的脂肪占总脂肪的百分比。

5）其他营养素的食物来源：各种营养素主要来源分为十八类食物，包括米及其制品、面及其制品、其他谷类、薯类、豆类及其制品、蔬菜、水果、猪肉、其他畜肉、禽肉、奶及其制品、蛋及其制品、鱼虾类、植物油、动物油、糕点类、糖及淀粉、其他。食物来源顺位是将某种食物提供营养素的量所占的比例进行排序。描述全国各种营养素的食物来源时，只描述比例占2%及以上的食物。分城乡时，描述城乡某种营养素某种食物来源相差2.5%及以上或顺位相差3位及以上者，作图时将超过2%的食物来源均列上。分地区时，对每个地区中至少有1类地区某种食物来源比例超过5%的食物进行描述，表格中列入至少有1类地区某种食物来源比例超过2%的食物，且不列入其他食物来源。

（6）能量及营养素摄入量与膳食营养素参考摄入量（DRIs）的比较：DRIs是一组每日平

均膳食营养素摄入量的参考值，包括四项内容：平均需要量（EAR）、推荐摄入量（RNI）、适宜摄入量（AI）、可耐受最高摄入量（UL）。EAR 是能够满足群体中 50% 的成员的需要，不能满足另外 50% 的成员的需要的水平。RNI 是可以满足某一群体中绝大多数（97%～98%）个体需要量的摄入水平。长期摄入 RNI 水平，可以满足身体对该营养素的需要，保持健康和维持组织中有适当的储备。当某种营养素的个体需要量的资料不足，没有办法计算出 EAR，因而不能求得 RNI 时，可设定 AI 来代替 RNI。UL 是平均每日可以摄入该营养素的最高量。在进行评价时，如果摄入量低于 EAR，表明需要进行改善，因为摄入不足的概率可达 50% 以上；摄入量在 EAR 和 RNI 之间者也可能需要提高，因为他们摄入充足的概率在 50%～98% 之间。摄入量达到或超过 RNI，或虽系少数几天的观察但结果远高于 RNI 时，才可以有把握地认为摄入量是充足的。如果摄入量等于或大于 AI，几乎可以肯定其膳食是适宜的；UL 是一个对一般人群中绝大多数个体，包括敏感个体，是不致危害健康的高限。如果日常摄入量超过了 UL，就有可能对某些个体造成危害。PI 是以非传染性慢性病（NCD）的一级预防为目标，提出的必需营养素的每日摄入量。当 NCD 易感人群某些营养素的摄入量接近或达到 PI 时可以降低他们 NCD 的风险。

（7）采用 SAS 9.2 软件进行统计学分析。摄入量均值和率的计算利用国家统计局公布的 2009 年人口数据进行复杂抽样加权处理，SAS 软件 ROC SURVEYMEAN 和 PROC SURVEYFREQ 过程实现。

第二章
调查人口基本情况

一、地区分布

城乡膳食调查总户数为 26 516 户，有效数据 26 299 户（城市 13 026 户、农村 13 273 户），调查人数为 62 857 人，城市 30 556 人（大城市 14 017 人，中小城市 16 539 人）、农村 32 301 人（普通农村 19 910 人，贫困农村 12 391 人）。

性别分布：男性 29 389 人（城市 13 948 人、农村 15 441 人），女性 33 468 人（城市 16 608 人、农村 16 860 人）。

二、年龄分布

2～3 岁 759 人，4～6 岁 1468 人，7～10 岁 2251 人，11～13 岁 1538 人，14～17 岁 1312 人，18～29 岁 5767 人，30～44 岁 13 596 人，45～59 岁 19 554 人，60～69 岁 10 309 人，70 岁以上 3603 人（表 2-1）。

表 2-1　全国不同地区不同年龄性别膳食调查人数

年龄组	大城市		中小城市		普通农村		贫困农村	
	男性	女性	男性	女性	男性	女性	男性	女性
合计	6352	7665	7596	8943	9543	10 367	5898	6493
2 岁～	54	40	88	78	187	141	88	83
4 岁～	107	91	170	154	313	280	191	162
7 岁～	168	135	256	273	465	389	315	250
11 岁～	138	126	186	189	296	255	189	159
14 岁～	151	145	178	162	199	188	150	139
18 岁～	549	750	574	775	749	990	595	785
30 岁～	1174	1501	1528	1995	1953	2334	1410	1701
45 岁～	1858	2441	2361	3053	2968	3389	1633	1851
60 岁～	1213	1440	1358	1468	1531	1552	857	890
70 岁～	940	996	897	796	882	849	470	473

三、家庭人均年收入水平的分布

城市居民家庭人均年收入在 2000～9999 元较多,大城市和中小城市分别为 58% 和 59%,农村居民家庭人均年收入水平在 800～4999 元比例较大,一类农村 63%,二类农村 75%,三类农村 72%,四类农村 63%(表 2-2)。

表 2-2 全国 6 类地区膳食调查家庭人均年收入水平分布

收入水平	大城市		中小城市		一类农村		二类农村	
	N	%	N	%	N	%	N	%
合计	12 811	100.0	15 656	100.0	19 253	100.0	12 149	100.0
<10 000 元	3099	24.2	6998	44.7	11 899	61.8	9487	78.1
10 000 元～	4769	37.2	5393	34.5	5197	27.0	2157	17.8
20 000 元～	2614	20.4	1891	12.1	1412	7.3	373	3.1
30 000 元～	1156	9.0	646	4.1	417	2.2	62	0.5
40 000 元～	1173	9.2	728	4.7	328	1.7	70	0.6

第三章
中国居民食物摄入状况及变化趋势

一、谷类及薯类食物消费状况及变化趋势

1. 不同地区谷类及薯类（米类、面类、玉米、其他谷类、薯类）食物摄入状况　我国居民平均每标准人日谷类食物摄入量为335.4g（其中大米及其制品176.6g、面粉及其制品142.2g、玉米8.2g、其他谷类8.4g），薯类35.7g。城市居民谷类食物摄入量279.8g（其中：大米及其制品129.9g、面粉及其制品134.2g、玉米7.0g、其他谷类8.7g），薯类28.4g；农村居民谷类食物摄入量388.7g（其中：大米及其制品221.5g、面粉及其制品149.7g、玉米9.4g、其他谷类8.1g），薯类42.6g。四类地区中，大城市的谷类食物摄入量最低，为265.7g，贫困农村的摄入量最高，为426.8g，相差161.1g。四类地区中，大城市、中小城市、普通农村的薯类食物摄入量差异不大，分别为29.5g、28.2g、33.5g，而贫困农村薯类食物摄入量显著高于另外三类地区，为62.9g（表3-1，图3-1）。

谷类食物中米类的消费率最高，全国平均在90%左右，面类在85%左右，玉米及其他谷类在10%～20%。薯类消费率在60%左右。城市居民米、面、其他谷类消费率均高于农村居民，而玉米和薯类消费率低于农村居民（附表1-1-13～附表1-1-16）。

表3-1　全国城乡居民谷类及薯类食物摄入量（g/标准人日）

	米类	面类	玉米	其他谷类	谷类合计	薯类
全国合计	176.6	142.2	8.2	8.4	335.4	35.7
城市	129.9	134.2	7.0	8.7	279.8	28.4
农村	221.5	149.7	9.4	8.1	388.7	42.6
大城市	111.5	135.6	7.6	11.0	265.7	29.5
中小城市	132.9	134.0	6.9	8.4	282.1	28.2
普通农村	212.9	143.4	10.2	5.1	371.5	33.5
贫困农村	240.5	163.9	7.6	14.7	426.8	62.9

2. 不同年龄性别人群谷类及薯类食物的摄入状况　不同地区各年龄组谷类食物平均摄入量显示（图3-2），各年龄组中均为农村男性最高，其后依次为农村女性、城市男性、城市女性。在低年龄组，城乡及男女差别较小，随着年龄的增长城乡及男女之间的差别加大，高年龄组差距又再次缩小。30岁以后随着年龄增加谷类摄入量逐渐减少。

薯类食物摄入量除2～10岁年龄组儿童较低外，11岁以后各年龄组居民间的差别不大

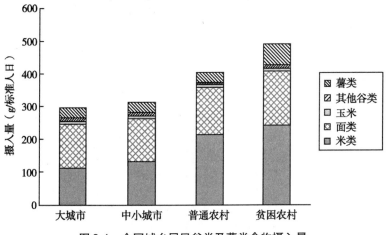

图3-1　全国城乡居民谷类及薯类食物摄入量

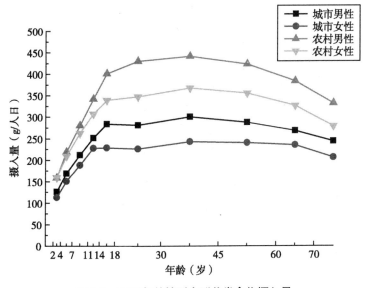

图3-2　不同年龄性别人群谷类食物摄入量

（附表 1-1-2）。四类地区 11 岁以上各年龄组的平均摄入量由高到低依次为贫困农村、普通农村、中小城市、大城市。

3．不同收入水平人群谷类及薯类食物的摄入状况　各地区居民中谷类及薯类食物平均摄入量在不同收入水平间差异不明显。四类地区谷类摄入量有随收入增加而降低的趋势，但下降幅度不大，农村居民最高收入组谷类摄入量有所上升（图3-3）。

4．与膳食指南推荐量比较　中国居民膳食指南（2016 版）推荐平均每天摄入谷薯类食物 250～400g，其中全谷物和杂豆类 50～150g，薯类 50～100g。全国城乡居民达到谷类推荐量的比例约为 80%，而达到其他谷类及薯类推荐量的比例较低，仅为 30%～50%。城市居民达到谷类食物推荐量的比例低于农村居民，而达到其他谷类、薯类推荐量的比例高于农村居民。从年龄组上看，除 2～3 岁年龄组外全国城乡居民各年龄组达到谷类食物推荐量的比例差距不大，而达到其他谷类及薯类推荐量的比例有随年龄增加先降低再升高的趋势,均在 2～3 岁组达到最高,分别为 89.8% 和 90.1%,而在 30～44 岁组达到最低,分别为 33.6% 和 41.5%,仅为最高比例的一半左右(表 3-2～表 3-4)。

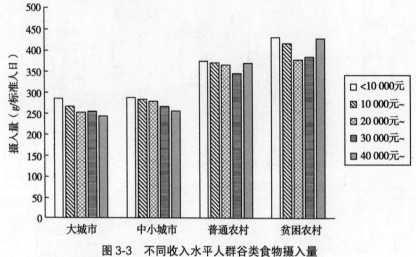

图 3-3 不同收入水平人群谷类食物摄入量

表 3-2 全国城乡居民谷类食物达到膳食指南推荐量的比例(%)

	全国合计	城市	农村	大城市	中小城市	普通农村	贫困农村
2 岁～	67.0	54.0	78.2	38.0	56.0	76.5	81.8
4 岁～	80.2	67.5	91.4	48.3	69.7	90.4	93.5
7 岁～	80.6	68.9	91.4	51.4	71.5	89.6	95.1
11 岁～	81.5	71.3	91.5	58.8	73.4	88.0	98.3
14 岁～	81.8	71.4	90.8	57.5	73.5	88.4	95.5
18 岁～	79.6	69.2	88.7	56.8	71.0	87.3	91.5
30 岁～	78.8	68.9	88.2	59.1	70.4	87.1	90.6
45 岁～	76.4	67.8	86.7	57	70.0	85.9	88.9
60 岁～	77.9	68.7	87.7	56.8	70.9	86.6	90.1
70 岁～	78.8	69.7	88.7	59.9	71.8	88.0	90.5

表 3-3 全国城乡居民其他谷类食物达到膳食指南推荐量的比例(%)

	全国合计	城市	农村	大城市	中小城市	普通农村	贫困农村
2 岁～	89.8	87.2	92.0	90.1	86.8	91.3	93.5
4 岁～	79.7	78.5	80.8	65.8	80.0	85.5	70.7
7 岁～	62.8	64.9	60.8	51.7	66.8	61.8	58.8
11 岁～	50.6	55.0	46.4	41.0	57.4	49.6	40.2
14 岁～	37.9	45.3	31.5	38.2	46.3	31.3	32.1
18 岁～	35.6	44.7	27.6	43.0	44.9	27.2	28.4
30 岁～	33.6	40.9	26.6	42.3	40.7	26.5	26.7
45 岁～	38.3	44.8	30.6	43.2	45.1	29.3	33.7
60 岁～	45.8	52.7	38.5	53.6	52.5	37.9	39.8
70 岁～	59.4	63.8	54.7	64.0	63.7	56.1	51.3

表3-4 全国城乡居民薯类食物达到膳食指南推荐量的比例(%)

	全国合计	城市	农村	大城市	中小城市	普通农村	贫困农村
2岁~	90.1	87.6	92.2	89.4	87.4	91.3	94.1
4岁~	80.9	79.2	82.4	67.3	80.6	85.7	75.2
7岁~	67.4	68.4	66.6	58.5	69.8	66.2	67.3
11岁~	57.2	58.9	55.5	48.6	60.7	55.5	55.4
14岁~	50.7	53.6	48.3	42.9	55.1	45.8	53.2
18岁~	44.7	51.0	39.2	47.4	51.5	35.4	47.3
30岁~	41.5	47.3	35.9	47.0	47.4	31.8	45.0
45岁~	43.4	47.8	38.1	45.5	48.3	34.4	47.3
60岁~	49.2	53.7	44.5	52.2	54.0	41.4	51.3
70岁~	60.8	62.9	58.5	61.3	63.3	57.8	60.1

5. 1982—2012年谷类及薯类食物摄入变化趋势 1982—2012年的30年间,我国居民谷类食物的摄入量呈明显下降趋势,尤其是杂粮类食物摄入量。城市和农村居民谷类食物的摄入量与1982年全国营养调查结果相比分别下降41.0%和42.9%,与1992年相比,分别下降31.4%和27.0%,与2002年相比,分别下降0.2%和5.6%。其中杂粮摄入量下降更为明显,我国居民杂粮的平均摄入量由1982年的103.5g、1992年的34.5g、2002年的25.3g,下降到目前的16.87g。农村杂粮的摄入量下降尤为明显,从1982年的137g、1992年的40.9g和2002年的30.2g下降到2012年的17.6g。农村居民薯类食物的摄入量也大幅下降,2012年农村居民的薯类食物平均摄入量为42.8g,不足1982年的五分之一(图3-4)。

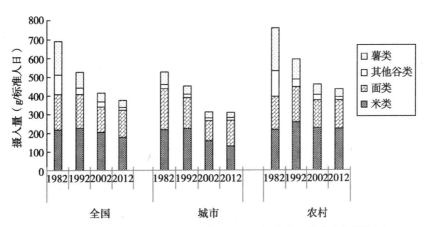

图3-4 1982年、1992年、2002年和2012年谷类及薯类食物摄入量

6. 小结 谷类食物是中国膳食的主体。2012年我国居民平均每标准人日谷类食物摄入量为335.4g,薯类35.7g。经济越发达的地区谷类食物摄入量越低,农村地区居民谷类及薯类食物摄入量高于城市居民。米类消费率最高,为90%左右,面类其次,为80%左右,薯类消费率为40%左右,其他谷类和玉米消费率为15%左右。城乡居民谷类食物摄入量均为男性高于女性,且随年龄增长呈现成年前逐渐上升、中老年逐渐下降的趋势。近30年来,我国城乡居民谷类及薯类食物摄入量呈下降趋势,尤其是杂粮类食物下降明显。

二、动物性食物消费状况及变化趋势

1. 不同地区动物性食物摄入状况 我国居民平均每标准人日动物性食物摄入量为137.8g，其中猪肉64.3g，其他畜肉8.2g，动物内脏2.5g，禽肉14.7g，蛋类24.3g，淡水鱼15.0g，海水鱼5.9g，虾蟹类2.8g。城市和农村居民动物性食物的摄入量差别较大，城市为160.5g，农村为115.9g，各类动物性食物城市均高于农村，畜禽肉类摄入量城市为95.7g，农村为79g；蛋类摄入量城市为29.5g，农村为19.4g；鱼虾蟹类摄入量城市为32.4g，农村为15.2g（表3-5）。

表3-5 全国城乡居民动物性食物摄入量（g/标准人日）

	猪肉	其他畜肉	动物内脏	禽肉	蛋类	淡水鱼	海水鱼	虾蟹类
全国合计	64.3	8.2	2.5	14.7	24.3	15.0	5.9	2.8
城市	68.8	10.5	2.9	16.4	29.5	19.0	9.0	4.4
农村	59.9	6.0	2.2	13.1	19.4	11.1	2.9	1.2
大城市	81.6	17.3	3.9	17.8	38.5	17.8	13.1	7.1
中小城市	66.7	9.4	2.7	16.2	28.0	19.2	8.3	3.9
普通农村	66.4	4.9	2.5	15.4	20.2	13.1	4.1	1.6
贫困农村	45.4	8.4	1.7	8.1	17.6	6.6	0.3	0.2

城乡居民动物性食物摄入的构成比显示，猪肉占46.7%（城市43%，农村52%），其他畜肉6.0%（城市6%，农村5%），禽肉10.7%（城市10%，农村11%），鱼虾类17.2%（城市21%，农村13%）（图3-5）。猪肉仍然为中国居民主要消费的动物性食物，城市居民动物性食物的结构更加均衡。

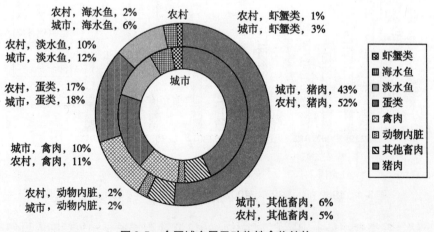

图3-5 全国城乡居民动物性食物结构

不同地区动物性食物摄入量差别较大，大城市摄入量最高，为197.0g，其后依次为中小城市（154.6g）、普通农村（128.3g）、贫困农村（88.4g）。从动物性食物的结构来看，大城市、中小城市、普通农村摄入量前三位的食物均分别为猪肉、鱼虾类、蛋类，而贫困农村鱼虾类摄入量较低，摄入量前三位的食物分别为猪肉、蛋类与其他畜肉（图3-6）。

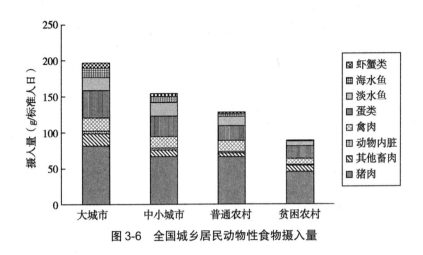

图 3-6　全国城乡居民动物性食物摄入量

从我国居民各类动物性食物的消费率看出，猪肉的消费率最高，其后依次为蛋类、禽肉、淡水鱼、其他畜肉、海水鱼、虾蟹类、动物内脏。各类动物性食物的消费率均为城市高于农村，猪肉消费率差距最小，海水鱼与虾蟹类消费率差距最大，相差 10 个百分点左右（附表 1-2-12）。以 4 类地区中 30～44 岁男性居民消费率进行比较，各类动物性食物消费率均为大城市最高，其后依次分别为中小城市、普通农村、贫困农村。猪肉消费率差距较小，大城市最高为 93.7%，贫困农村最低为 68.9%；海水鱼与虾蟹类消费率差距较大，大城市均超过 20%，而贫困农村仅为 1% 左右（附表 1-2-13～附表 1-2-16）。

2. 不同年龄性别人群动物性食物的摄入状况　动物性食物摄入量在成年以前随着年龄的增长逐渐增加，在 30 岁后随着年龄的增长逐渐降低。城市男性居民 30～44 岁组平均摄入量最高，为 178.9g；城市女性居民 14～17 岁组平均摄入量最高，为 152.0g；农村居民 18～29 岁组平均摄入量最高，男性为 136.8g，女性为 113.9g（图 3-7）。

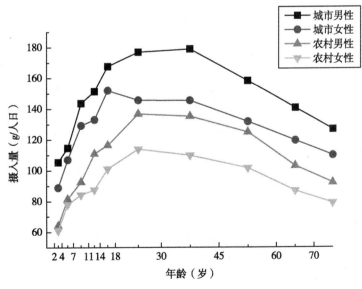

图 3-7　不同年龄性别人群动物性食物摄入量

我国城乡居民动物性食物消费率与消费者摄入均值性别之间差别不明显。猪肉消费率随年龄增长的变化不大，在45岁以上年龄组略有降低。其他畜肉、禽肉消费率与消费者摄入均值随年龄增加呈先升高后降低的趋势，而蛋类、鱼类消费率及消费者摄入均值随年龄增长变化不明显（附表1-2-12）。

3．不同收入水平人群动物性食物的摄入状况　家庭经济收入水平与动物性食物摄入量显著相关，总体来看，随着经济收入水平的升高，动物性食物的摄入量增加。各收入水平组摄入量均为贫困农村最低，最高收入组（40 000元以上）为128.7g，仅相当于中小城市最低收入组（10 000元以下）的水平（图3-8）。

大城市居民猪肉消费率与消费者摄入均值随收入水平变化不明显，而中小城市、普通农村、贫困农村则总体上随收入水平升高而增加。除贫困农村外，其他动物性食物消费率及消费者摄入均值总体上均随收入水平升高而增加，而贫困农村高收入组居民其他畜肉消费率相比中低收入组较低，但消费者摄入均值较高；贫困农村各收入组海水鱼及虾蟹类消费率及摄入均值均较低（附表1-2-17）。

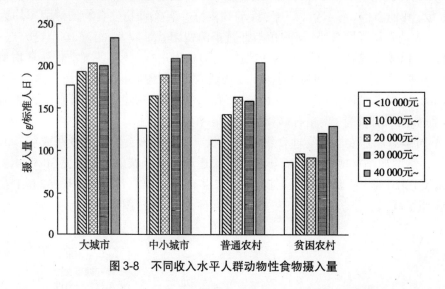

图3-8　不同收入水平人群动物性食物摄入量

4．与膳食指南推荐量比较　中国居民膳食指南（2016版）推荐平均每天摄入畜禽肉40～75g，水产品40～75g，蛋类40～50g。全国城乡居民达到肉类推荐量的比例约为60%，达到蛋类推荐量的比例约为20%，达到水产品推荐量的比例约为17%。城市居民达到动物性食物推荐量的比例均高于农村居民，达到蛋类推荐量的比例约为农村居民两倍，而达到水产类推荐量的比例约为农村居民的三倍。从年龄组上看，达到肉类推荐量的比例有随年龄增加而降低的趋势，4～6岁组比例最高，为72.5%，60～69岁组比例最低，为55.2%；达到蛋类推荐量的比例在儿童（2～13岁）较高，为30%左右，而14岁以上年龄组比例均在22%左右；达到水产类推荐量的比例随年龄变化不明显（表3-6～表3-8）。

5．1982—2012年动物性食物摄入变化趋势　1982—2012年的30年间，我国居民动物性食物的摄入量呈明显上升趋势，与1982年相比，我国居民的动物性食物平均摄入量增加了85.1g。1982—1992年的10年间从52.6g上升到102.4g，增加了49.8g，2002年为131.9g，10年增加了29.5g，2012年平均为137.7g，10年间增加了5.8g，增幅较之前的20年间有所

表3-6　全国城乡居民畜禽肉类食物达到膳食指南推荐量的比例（%）

	全国合计	城市	农村	大城市	中小城市	普通农村	贫困农村
2 岁～	67.5	70.4	64.9	85.1	68.6	71.9	49.7
4 岁～	72.5	79.6	66.2	90.1	78.4	70.5	56.8
7 岁～	70.7	80.5	61.6	88.7	79.4	69.1	46.5
11 岁～	67.3	73.9	60.9	87.9	71.5	68.2	46.9
14 岁～	65.7	74.1	58.6	86.1	72.3	65.3	45.3
18 岁～	66.2	74.5	59.0	88.0	72.4	65.5	45.2
30 岁～	63.5	72.8	54.5	86.5	70.8	60.4	41.5
45 岁～	59.5	67.0	50.5	79.7	64.4	55.3	38.5
60 岁～	55.2	63.8	46.2	75.5	61.6	51.2	34.7
70 岁～	56.8	64.3	48.7	72.0	62.7	53.8	36.3

表3-7　全国城乡居民水产品达到膳食指南推荐量的比例（%）

	全国合计	城市	农村	大城市	中小城市	普通农村	贫困农村
2 岁～	14.2	22.2	7.2	27.4	21.6	8.7	4.1
4 岁～	16.9	24.3	10.5	26.3	24.1	12.1	7.1
7 岁～	17.0	26.2	8.5	24.0	26.5	9.6	6.4
11 岁～	13.6	21.2	6.1	26.1	20.4	7.1	4.3
14 岁～	14.0	24.4	5.1	28.9	23.8	6.1	3.2
18 岁～	17.0	26.9	8.4	31.4	26.3	10.0	4.9
30 岁～	16.2	24.5	8.2	29.9	23.7	10.5	3.0
45 岁～	17.5	24.7	8.7	31.4	23.4	10.8	3.6
60 岁～	17.5	24.3	10.4	30.3	23.2	13.9	2.3
70 岁～	18.6	25.2	11.4	26.0	25.1	14.8	3.0

表3-8　全国城乡居民蛋类达到膳食指南推荐量的比例（%）

	全国合计	城市	农村	大城市	中小城市	普通农村	贫困农村
2 岁～	36.3	44.9	28.9	57.3	43.4	29.3	28.1
4 岁～	33.2	41.1	26.4	57.2	39.2	28.7	21.5
7 岁～	30.0	39.2	21.4	40.7	39.0	23.2	17.9
11 岁～	26.7	35.5	18.0	41.3	34.5	19.4	15.5
14 岁～	21.7	30.6	14.1	40.6	29.1	15.8	10.7
18 岁～	22.6	29.5	16.6	42.1	27.6	16.9	16.0
30 岁～	22.3	29.6	15.4	37.7	28.4	15.7	14.8
45 岁～	23.3	29.7	15.7	38.8	27.9	15.9	15.2
60 岁～	22.9	30.0	15.4	40.6	28.0	15.8	14.4
70 岁～	24.6	31.4	17.3	40.2	29.5	17.5	16.8

降低。城市和农村居民 30 年的变化趋势有所不同，城市居民 1982—2002 年为动物性食物消费量的增长期，其中 1982—1992 年为动物性食物消费量的快速增长期，从 99.1g 增加到 174.1g，增加了 75%，1992—2002 年增加的幅度明显低于前 10 年，只增加了 8.5g；2002—2012 年的 10 年间动物性食物的消费量从 182.6g 降到 160.4g。农村居民动物性食物摄入量从 1982—2012 年的 30 年间呈持续上升的趋势，特别是畜禽肉类增加幅度较大，尽管如此，农村居民动物性食物的摄入量与城市居民仍有较大差距，农村居民 2012 年的动物性食物平均摄入量仅相当于城市居民 1982 年的水平（图 3-9）。

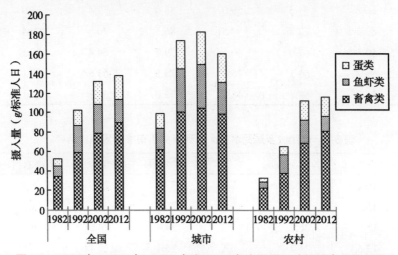

图 3-9　1982 年、1992 年、2002 年和 2012 年中国居民动物性食物摄入量

6. 小结　我国居民平均每标准人日动物性食物摄入量为 137.8g，其中猪肉 64.3g，其他畜肉 8.2g，动物内脏 2.5g，禽肉 14.7g，蛋类 24.3g，淡水鱼 15.0g，海水鱼 5.9g，虾蟹类 2.8g。城市居民动物性食物的摄入量高于农村居民。猪肉仍为我国居民摄入的主要动物性食物，城市居民动物性食物结构更加均衡。从我国居民各类动物性食物的消费率比较看出，猪肉的消费率最高，其后依次为蛋类、禽肉、淡水鱼、其他畜肉、海水鱼、虾蟹类动物内脏。各类动物性食物的消费率均为城市高于农村。城乡居民动物性食物摄入量均为男性高于女性，随年龄增长呈现成年前逐渐升高、中老年逐渐降低的趋势，且随收入水平增加而升高。过去 30 年间，随着经济收入水平的升高，我国城乡居民动物性食物摄入量均有较大幅度的增加，但农村居民摄入量相比城市居民仍有较大差距。

三、豆类及其制品、坚果的消费状况及变化趋势

1. 不同地区豆类及其制品、坚果摄入状况　我国居民平均每标准人日摄入大豆及其制品 10.8g（折合成黄豆量），城市高于农村，分别为 12.3g 与 9.3g。平均每标准人日摄入杂豆 3.3g，城市低于农村，分别为 2.9g 与 3.6g。平均每标准人日摄入坚果 3.7g，城市高于农村，分别为 4.7g、2.8g。大豆及制品的平均摄入量为大城市最高、其后依次为中小城市、普通农村、贫困农村，而杂豆摄入量为普通农村最高。坚果的平均摄入量为大城市最高、其后依次为中小城市、普通农村、贫困农村（表 3-9，图 3-10）。

我国城乡居民大豆及制品消费率为40%～60%,杂豆类消费率为8%～10%(附表1-3-12)。城市居民大豆及制品消费率高于农村居民,而杂豆消费率相差不大(附表1-3-10、附表1-3-11)。

表3-9　全国城乡居民大豆、杂豆摄入量(g/标准人日)

	大豆及制品	杂豆	坚果
全国合计	10.8	3.3	3.7
城市	12.3	2.9	4.7
农村	9.3	3.6	2.8
大城市	13.8	4.0	6.0
中小城市	12.0	2.7	4.5
普通农村	9.7	4.5	3.1
贫困农村	8.5	1.8	2.2

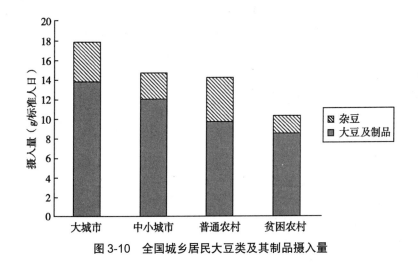

图3-10　全国城乡居民大豆类及其制品摄入量

2. 不同年龄性别人群豆类及其制品、坚果的摄入状况　不同年龄组大豆及其制品摄入量显示,摄入量随年龄增加变化波动较大,城乡、男女之间摄入量在中低年龄组差距不大,在45岁以上年龄组差距逐渐增加。不同性别年龄组间杂豆摄入量差距不大,总体上来看随年龄增加而升高。

城乡居民不同性别及年龄组间大豆及其制品的消费率差距不大,而摄入均值在2～17岁年龄组随年龄增加而升高,18岁以上年龄组则随年龄变化不明显。坚果摄入量随年龄增加变化波动较大,城乡、男女之间摄入量在中低年龄组差距不大,在45岁以上年龄组差距逐渐增加(图3-11)。

3. 不同收入水平人群豆类及其制品、坚果的摄入状况　不同收入水平的居民大豆类食物摄入量无显著性差异。城市居民大豆及其制品摄入量有随收入增加而降低的趋势,而农村居民则相反,高收入居民大豆及其制品摄入量较高,但贫困农村最高收入组居民摄入量仅为3.3g(图3-12)。不同收入水平的居民坚果类食物摄入量有随收入增加而增加的趋势(附表1-3-9)。

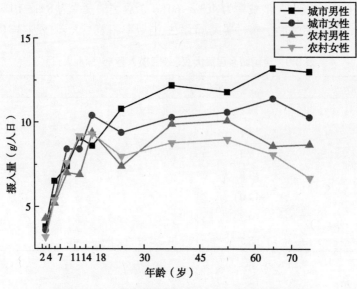

图 3-11 不同年龄性别人群大豆及其制品摄入量

不同收入水平居民大豆及制品消费率总体上差距不大,城市居民大豆及制品消费者摄入均值有随收入水平增加而降低的趋势,农村居民则无此趋势(附表 1-3-17)。

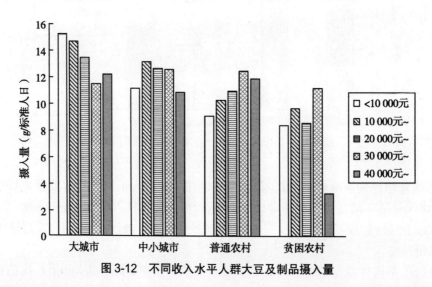

图 3-12 不同收入水平人群大豆及制品摄入量

4. 与膳食指南推荐量比较 中国居民膳食指南(2016 版)推荐平均每天摄入大豆及坚果类 25～35g。全国城乡居民达到大豆推荐量的比例约为 20% 左右。城市居民达到大豆推荐量的比例略高于农村居民。从年龄组上看,达到大豆推荐量的比例有随年龄增加而升高的趋势,2～3 岁组比例最低,为 15.1%;70 岁以上组比例最高,为 23.3%(表 3-10)。

全国城乡居民达到坚果推荐量的比例约为 35%,城市居民高于农村居民。从年龄组上看,达到坚果推荐量的比例在 44 岁以下人群随年龄增加而降低,在 30～44 岁组最低,为 33.2%,在 45 岁以上年龄组随年龄增加而升高(表 3-11)。

表3-10　全国城乡居民大豆类达到膳食指南推荐量的比例（%）

	全国合计	城市	农村	大城市	中小城市	普通农村	贫困农村
2岁～	15.1	15.0	15.1	15.4	15.0	15.4	14.6
4岁～	18.1	20.3	16.3	19.2	20.4	17.2	14.3
7岁～	18.8	21.3	16.4	21.0	21.4	16.4	16.3
11岁～	17.2	21.0	13.6	19.0	21.3	13.0	14.6
14岁～	19.4	21.6	17.4	21.1	21.6	18.2	15.9
18岁～	17.1	22.0	12.9	22.6	21.9	13.0	12.7
30岁～	19.5	23.7	15.4	24.6	23.6	16.5	12.9
45岁～	20.1	23.6	15.9	26.5	23.1	16.5	14.4
60岁～	22.2	27.7	16.3	30.4	27.2	17.3	13.8
70岁～	23.3	28.4	17.7	30.7	27.9	19.0	14.7

表3-11　全国城乡居民坚果达到膳食指南推荐量的比例（%）

	全国合计	城市	农村	大城市	中小城市	普通农村	贫困农村
2岁～	89.8	86.5	92.7	88.9	86.2	92.0	94.2
4岁～	80.5	79.9	81.1	68.5	81.2	85.3	71.9
7岁～	63.4	65.5	61.5	53.5	67.2	62.3	59.9
11岁～	50.0	55.8	44.4	45.2	57.6	46.1	41.1
14岁～	38.9	46.0	32.7	38.5	47.2	33.6	31.0
18岁～	34.9	46.6	24.7	47.0	46.6	25.8	22.4
30岁～	33.2	43.5	23.4	46.4	43.1	24.5	21.1
45岁～	37.4	47.1	25.7	46.9	47.1	26.8	23.2
60岁～	42.0	50.9	32.5	52.8	50.6	34.0	29.0
70岁～	55.7	61.8	49.1	61.8	61.9	50.6	45.5

　　5. 1982—2012 年豆类及其制品、坚果摄入变化趋势　1982—2012 年的 30 年间,我国居民豆类及其制品的摄入总量没有明显变化,其中大豆及制品的摄入量略有上升。城市居民豆制品的摄入量高于农村居民,而农村居民杂豆类的平均摄入量高于城市居民(图 3-13)。1982—2012 年的 30 年间,我国居民坚果的平均摄入量逐渐增加,2012 年与 2002 年相比,平均摄入量基本无变化,与 1982 年相比,我国居民坚果的平均摄入量增加了 1.5g,与 1992 年相比,增加了 0.6g。城市居民坚果的平均摄入量 2012 年与 2002 年相比降低了 0.7g,2012年与 1982 和 1992 年相比分别增加了 1.2g 和 1.3g;农村居民坚果的平均摄入量 2012 年与2002 年和 1992 年相比分别降低了 0.4g 和 0.2g,2012 年与 1982 年相比,增加了 1.1g(图 3-13)。

　　6. 小结　我国居民平均每标准人日摄入大豆及其制品 10.8g(折合成黄豆量),城市高于农村;杂豆 3.3g,城市低于农村;坚果 3.7g,城市高于农村。城乡居民豆类及其制品摄入量在儿童青少年人群男女差距不大并随年龄增加而升高,成年人中男性高于女性且随年龄变化不大,坚果摄入量随年龄增加变化波动较大。不同收入水平居民豆类食物摄入量差距不大,坚果类食物摄入量有随收入增加而增加的趋势。全国城乡居民达到大豆推荐量的比例约为 20% 左右,达到坚果推荐量的比例约为 35% 左右。1982—2012 年的 30 年间,我国居民豆类及其制品的摄入总量没有明显变化,大豆制品的摄入量略有上升,坚果的平均摄入量逐渐增加。

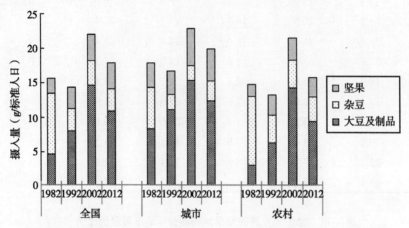

图 3-13 1982 年、1992 年、2002 年和 2012 年中国居民豆类食物摄入量

四、蔬菜水果消费状况及变化趋势

1. 不同地区蔬菜、水果摄入状况 我国居民平均每标准人日蔬菜的摄入量为 271.9g,其中深色蔬菜为 88.4g,浅色蔬菜为 173.5g,腌菜 3.9g,菌藻类 6.1g。蔬菜的摄入量城市高于农村,其中浅色蔬菜摄入量农村高于城市,分别为 176.8g 与 170.1g,但深色蔬菜摄入量则为城市高于农村,分别为 103.6g 与 74.0g。四类地区中,浅色蔬菜摄入量差距不大,深色蔬菜摄入量中小城市最高,其后依次为大城市、普通农村、贫困农村。腌菜摄入量各类地区均较低。菌藻类摄入量为大城市最高(13.2g),其后依次为中小城市、普通农村、贫困农村(表 3-12)(图 3-14)。

我国居民平均每标准人日水果的摄入量为 41g,其中新鲜水果 40.6g,水果罐头 0.1g,干果果脯 0.3g。城市居民水果摄入量高于农村,分别为 49g 与 33.2g。四类地区中,大城市水果摄入量最高,为 87.4g,其后依次为中小城市、普通农村、贫困农村,贫困农村摄入量仅为 27.5g(图 3-15)。四类地区中水果罐头与干果果脯的平均摄入量均小于 1g(表 3-12)。

表 3-12 全国城乡居民蔬菜水果摄入量(g/ 标准人日)

	深色蔬菜	浅色蔬菜	腌菜	菌藻类	新鲜水果	水果罐头	干果果脯
全国合计	88.4	173.5	3.9	6.1	40.6	0.1	0.3
城市	103.6	170.1	4.8	8.1	48.4	0.1	0.5
农村	74.0	176.8	3.1	4.2	32.9	0.1	0.2
大城市	101.7	186.7	3.8	13.2	86.2	0.1	1.1
中小城市	103.9	167.4	4.9	7.3	42.3	0.1	0.4
普通农村	81.3	187.0	3.5	4.6	35.5	0.0	0.1
贫困农村	57.6	154.3	2.0	3.3	27.2	0.1	0.2

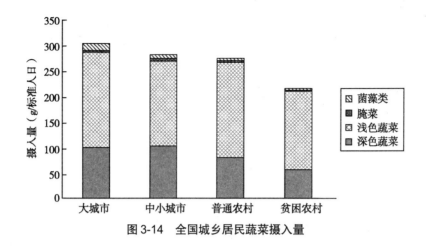

图 3-14　全国城乡居民蔬菜摄入量

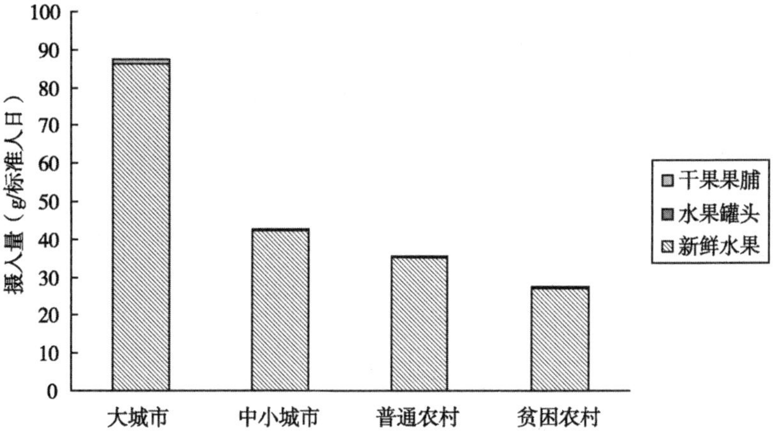

图 3-15　全国城乡居民水果摄入量

2. 不同年龄性别人群蔬菜水果的摄入状况　全国城乡各年龄组居民的蔬菜平均摄入量均为男性略高于女性,水果摄入量在 11～59 岁年龄组中女性略高于男性,但差距均不大。

全国城乡居民深色蔬菜与浅色蔬菜平均摄入量随年龄增长而逐渐增加,在高年龄组有所回落。城市居民深色蔬菜摄入量在 60～69 岁组最高,男女摄入量分别为 101.3g 与 94.8g,农村居民则是在 45～59 岁组最高,男女摄入量分别为 76.5g 与 72.4g(图 3-16)。浅色蔬菜平均摄入量在 45～59 岁组最高,城市男女摄入量分别为 170.9g 与 157.6g,农村男女摄入量分别为 190.8g 与 175.2g(图 3-17)。

全国城乡居民水果的平均摄入量随年龄增长表现为逐渐减少的趋势,男性居民在 11～13 岁组摄入量最高,为 42.4g,之后摄入量略微下降并维持在 30g 左右;女性居民在 14～17 岁组摄入量最高,为 47.5g,之后随年龄增加摄入量逐渐下降,70 岁以上组最低,为 25.3g(图 3-18)。

全国城乡居民蔬菜消费率的年龄性别差别不大,深色蔬菜消费率在 80% 左右,浅色蔬菜消费率在 96% 左右,消费者摄入均值在 2～17 岁年龄组随年龄增加呈升高趋势,在 18 岁及以上年龄组则差距不大。水果消费率随年龄增长呈降低趋势,女性略高于男性(附表 1-4-12)。

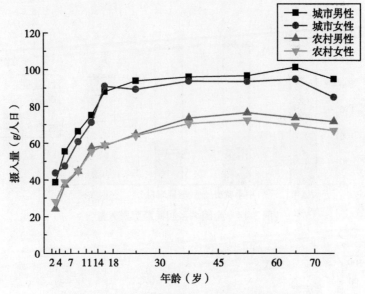

图 3-16　不同年龄性别人群深色蔬菜摄入量

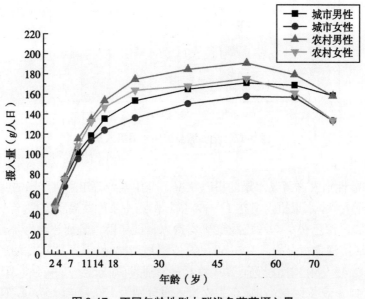

图 3-17　不同年龄性别人群浅色蔬菜摄入量

　　3．不同收入水平人群蔬菜水果的摄入状况　　大城市、中小城市、普通农村的深色蔬菜摄入量总体上随收入增高而增加,而贫困农村深色蔬菜摄入量随收入水平变化不明显(图 3-19)。大城市、普通农村浅色蔬菜摄入量总体上随收入增加而略微降低,而中小城市、贫困农村浅色蔬菜摄入量无明显趋势性变化(图 3-20)。

　　大城市、中小城市、普通农村水果摄入量均随着收入水平的升高逐渐增加,最高收入组约为最低收入组的两倍;而贫困农村水果摄入量随收入水平升高反而略有降低(图 3-21)。

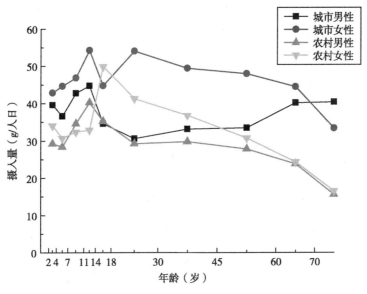

图 3-18 不同年龄性别人群水果摄入量

城乡居民深色蔬菜及浅色蔬菜消费率及消费者摄入均值随收入水平变化不大。城市居民水果的消费量及消费者摄入均值随收入水平增加呈升高趋势,而农村居民各收入水平间差距不大(附表 1-4-17)。

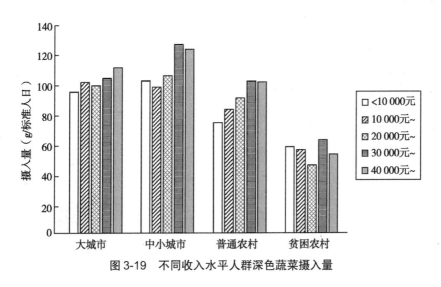

图 3-19 不同收入水平人群深色蔬菜摄入量

4. 与膳食指南推荐量比较 中国居民膳食指南(2016 版)推荐平均每天摄入蔬菜 300～500g,水果 200～350g。全国城乡居民达到蔬菜及水果推荐量的比例均较低,分别为 15% 与 4% 左右。城市居民达到蔬菜及水果推荐量的比例均高于农村居民。从年龄组上看,达到蔬菜推荐量的比例随年龄增加呈升高趋势,2～3 岁组比例最低,仅为 2%,而 70 岁以上年龄组比例最高,达到 21.3%;达到水果推荐量的比例随年龄增加有下降趋势,2～3 岁组比例最高,为 4.7%,而 70 岁以上年龄组比例最低,仅为 2.5%(表 3-13～表 3-14)。

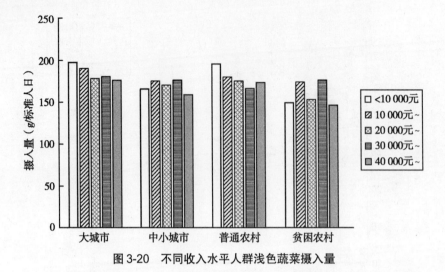

图 3-20 不同收入水平人群浅色蔬菜摄入量

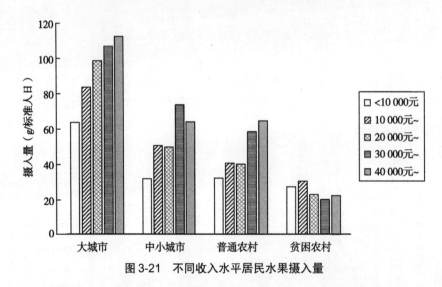

图 3-21 不同收入水平居民水果摄入量

表 3-13 全国城乡居民蔬菜达到膳食指南推荐量的比例（%）

	全国合计	城市	农村	大城市	中小城市	普通农村	贫困农村
2 岁～	2.0	1.3	2.6	2.2	1.2	2.1	3.5
4 岁～	6.5	7.3	5.8	9.0	7.1	5.6	6.5
7 岁～	9.5	11.7	7.6	8.8	12.1	7.4	8.0
11 岁～	12.6	14.2	10.9	11.3	14.7	13.2	6.6
14 岁～	12.8	16.5	9.6	13.4	17.0	11.7	5.5
18 岁～	15.5	20.2	11.4	17.2	20.6	12.7	8.5
30 岁～	15.6	20.6	10.8	20.5	20.6	12.4	7.3
45 岁～	18.9	22.8	14.2	21.3	23.1	16.7	8.2
60 岁～	20.8	27.0	14.2	24.8	27.4	16.8	8.5
70 岁～	21.3	25.2	17.1	23.2	25.6	19.7	10.9

表 3-14　全国城乡居民水果达到膳食指南推荐量的比例（%）

	全国合计	城市	农村	大城市	中小城市	普通农村	贫困农村
2 岁～	4.7	4.5	4.8	11.8	3.6	4.8	4.7
4 岁～	4.6	5.7	3.6	11.7	4.9	3.0	4.8
7 岁～	4.7	5.6	3.9	8.4	5.2	4.0	3.9
11 岁～	3.6	3.8	3.4	4.2	3.7	3.3	3.7
14 岁～	3.3	3.3	3.3	6.3	2.9	4.1	1.7
18 岁～	3.8	4.7	2.9	9.6	4.0	3.4	1.8
30 岁～	2.9	3.9	2.0	7.2	3.4	2.4	1.3
45 岁～	2.9	3.7	1.9	7.9	2.8	2.2	1.1
60 岁～	3.1	4.6	1.5	10.2	3.5	1.8	1.0
70 岁～	2.5	3.6	1.3	9.2	2.5	1.2	1.4

5. 1982—2012 年蔬菜水果摄入变化趋势　1982—2012 年的 30 年间，我国居民蔬菜的摄入量呈持续下降趋势，尤其是农村居民，摄入量由 1982 年的 322g 降到 2012 年的 256.1g，降幅约为 20.4%，而城市居民的降幅约为 6.2%。过去的 30 年间城市居民深色蔬菜的平均摄入量呈上升趋势，与 1982 年相比，2012 年城市居民的深色蔬菜摄入量增加了 54.1%；农村居民深色蔬菜的摄入量在 1982—1992 年的 10 年间呈上升趋势，10 年间摄入量平均增加了 23.1g，随后的 20 年间摄入量呈下降趋势。我国居民浅色蔬菜的摄入呈逐年下降的趋势，每标准人日摄入量由 1982 年的 236.8g 降到 2012 年 180g，降幅约为 24.0%。

我国居民水果的摄入量整体仍处于较低水平，1982—1992 年的 10 年间水果的摄入量呈上升趋势，平均增加了 11.8g，1992—2012 年的 20 年间呈下降趋势。城市和农村居民 30 年间水果的摄入量变化趋势不同，农村居民整体摄入量比较平稳，摄入水平较低；而城市居民变化幅度相对较大，2012 年的平均摄入量最低，但仍高于农村居民的平均摄入量（图 3-22）。

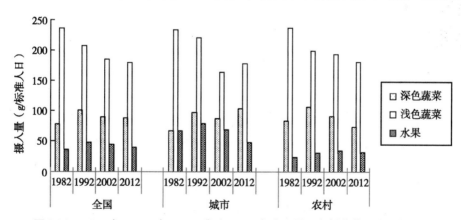

图 3-22　1982 年、1992 年、2002 年和 2012 年中国居民新鲜蔬菜和水果摄入量

6. 小结　我国居民平均每标准人日蔬菜的摄入量为 271.9g，其中深色蔬菜为 88.4g，浅色蔬菜为 173.5g；水果的摄入量为 41g，城市居民蔬菜、水果摄入量均高于农村。蔬菜的摄入量男性略高于女性，在成年前随年龄增加而升高，成年后变化不大；水果摄入量女性略高于男性，随年龄增加无明显趋势变化。各地区蔬菜摄入量随收入水平变化不大，而水果摄

入量随收入水平增加呈升高趋势。我国居民蔬菜水果摄入量与膳食指南推荐量相比仍相差较远。1982—2012 年的 30 年间,我国居民蔬菜的摄入量呈持续下降趋势,尤其是农村居民;水果摄入量城市呈下降趋势,农村变化不大。

五、乳及乳制品消费状况及变化趋势

1. 不同地区乳及乳制品摄入状况　我国居民平均每标准人日乳及乳制品摄入量为 24.9g(折合为鲜奶量),以液态乳为主,平均摄入量为 19.3g,奶粉 2.5g,酸奶 2.4g,其他乳制品 0.7g。城市和农村居民摄入水平差距较大,城市平均摄入 37.8g,而农村仅为 12.3g。城市居民奶类消费以液态乳为主,占 81%,酸奶占 12%,奶粉占 5%,其他乳制品占 2%(表 3-15)。

四类地区居民乳及乳制品摄入量差别较大,大城市最高达到 80.7g,中小城市次之为 30.8g,普通农村为 13.3g,贫困农村仅为 10.1g(图 3-23)。

城市居民乳及乳制品消费率明显高于农村居民,大城市最高,其后依次为中小城市、普通农村,贫困农村最低。消费者摄入均值城市居民约为 140g,农村居民约为 110g(附表 1-5-10、附表 1-5-11)。

表 3-15　全国城乡居民乳及乳制品摄入量(g/标准人日)

	液态乳	奶粉	酸奶	其他乳制品	合计
全国合计	19.3	2.5	2.4	0.7	24.9
城市	30.8	3.2	3.6	0.3	37.8
农村	8.2	1.8	1.3	1.0	12.3
大城市	65.2	4.6	9.5	1.5	80.7
中小城市	25.2	3.0	2.6	0.1	30.8
普通农村	9.5	1.7	1.5	0.5	13.3
贫困农村	5.3	1.8	1.0	2.0	10.1

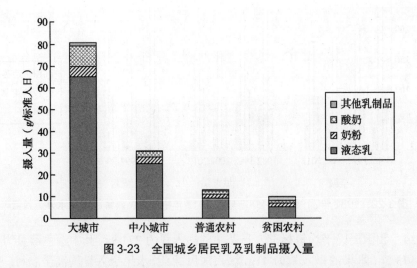

图 3-23　全国城乡居民乳及乳制品摄入量

2. 不同年龄性别人群乳及乳制品的摄入状况　全国城乡居民各年龄组乳及乳制品摄入量男女之间差距不大,城市居民 7~69 岁年龄组女性摄入量略高于男性。全国城乡居民男性女性乳及乳制品均为 2～3 岁组最高,城市男性为 100.8g,女性为 108.1g,农村男性为 66.7g,女性为 62.2g;随着年龄增加摄入量有逐渐降低的趋势,而在 45 以上年龄组又有逐渐升高的趋势。城市居民在 30～44 组摄入量最低,男性为 18g,女性为 23.2g;农村男性在 30～44 岁组最低,为 5.6g,女性在 45～59 岁组最低,为 6g(图 3-24)。

全国城乡居民乳及乳制品消费率男女差距不大。城市男性 4～6 岁组消费率最高,为 42%,女性 2～3 岁组最高,为 47%,随年龄增长消费率逐渐降低,45 岁组以上则随年龄增长逐渐升高;农村居民 2～17 岁组消费率随年龄增长逐渐降低,18 岁以上组消费率差距不大,均为 4% 左右(附表 1-5-10、附表 1-5-11)。

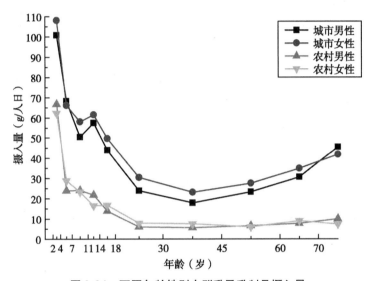

图 3-24　不同年龄性别人群乳及乳制品摄入量

3. 不同收入水平人群乳及乳制品的摄入状况　大城市、中小城市、普通农村的乳及乳制品摄入量均随着收入增高而增加,最高收入组约为最低收入组的两倍;而贫困农村摄入量则为中低收入组最高,而高收入组反而较低,最高收入组仅为 0.7g(图 3-25)。

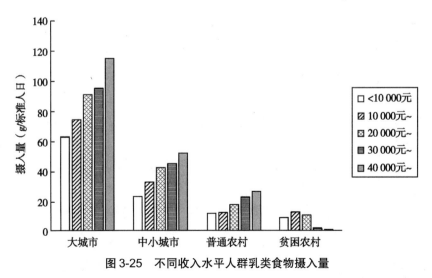

图 3-25　不同收入水平人群乳类食物摄入量

大城市、中小城市居民乳及乳制品的消费率均随着收入增加而增加；普通农村中低收入组消费率差距不大，而最高收入组消费率是其他收入组近两倍（附表1-5-17）。

4. 与膳食指南推荐量比较　中国居民膳食指南（2016版）推荐平均每天摄入乳及乳制品300g。全国城乡居民达到乳及乳制品推荐量的比例不及1%，城市居民高于农村居民。按年龄组看，达到乳及乳制品推荐量的比例随年龄增加呈先降低再升高的趋势，2～3岁组比例最高，达到4.3%，30～44岁组比例最低，仅为0.2%（表3-16）。

表3-16　全国城乡居民乳类食物达到膳食指南推荐量的比例（%）

	全国合计	城市	农村	大城市	中小城市	普通农村	贫困农村
2 岁～	4.3	4.1	4.5	8.4	3.6	4.9	3.5
4 岁～	1.1	2.1	0.3	6.7	1.5	0.3	0.3
7 岁～	1.0	1.3	0.6	6.7	0.5	0.6	0.7
11 岁～	1.5	2.5	0.6	4.5	2.1	0.7	0.3
14 岁～	0.9	1.4	0.5	5.2	0.9	0.5	0.4
18 岁～	0.4	0.6	0.2	2.1	0.4	0.4	0.3
30 岁～	0.2	0.3	0.1	1.1	0.2	0.1	0.2
45 岁～	0.5	0.6	0.3	1.5	0.4	0.2	0.6
60 岁～	0.6	0.9	0.4	1.8	0.7	0.4	0.3
70 岁～	1.0	1.5	0.3	2.2	1.4	0.2	0.6

5. 1982—2012年乳类食物摄入变化趋势　1982—2002年的20年间，我国居民奶类及其制品的摄入量显著增加，2002—2012年的10年间，奶类及其制品的平均摄入量略有降低。城市居民变化幅度较大，由1982年的9.9g和1992年的36.1g增加到2002年的65.8g，2012年（37.8g）又降为1992年的水平（图3-25），2002年城市居民奶类的平均摄入量达到一个顶峰，与1982年相比增加了近6倍，约为1992年和2012年的2倍。农村居民奶类及其制品的摄入量在过去的30年间变化不大，只增加了5g，农村居民奶类及其制品的摄入量与城市居民仍有较大差距，农村居民2012年奶类及其制品的平均摄入量仅相当于城市居民1982年的水平（图3-26）。

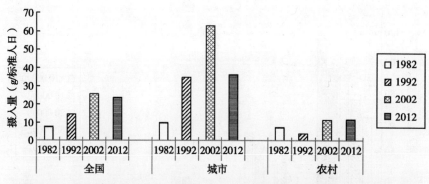

图3-26　1982年、1992年、2002年和2012年中国居民奶类及其制品摄入量

6. 小结　我国居民平均每标准人日乳及乳制品摄入量为24.9g（折合为鲜奶量），以液态乳为主，城市居民摄入量及消费率远高于农村居民。城乡居民乳及乳制品摄入无明显性

别差异,成年前随年龄增加而减少,在中老年城市居民摄入量随年龄增加略有升高,农村居民则变化不大。乳类摄入量和消费率与家庭收入水平显著相关,随收入水平升高明显增加。我国居民乳及乳制品摄入量相比膳食指南推荐量仍有较大差距,达到膳食指南推荐量的比例极低。过去30年间,城市居民乳及乳制品摄入量呈先增加后降低的趋势,而农村居民略有增加。

六、食用油的消费状况及变化趋势

1. 不同地区食用油摄入状况　　我国居民平均每标准人日食用油摄入量为41.8g,其中植物油合计37.1g,动物油4.7g。城市与农村之间差距不大,四类地区中中小城市食用油总摄入量最高,为43.3g,其他三类地区摄入量几乎相等。但其中动物油摄入量则为贫困农村最高,为9.2g,其后依次为普通农村、中小城市、大城市。而植物油摄入量则是中小城市最高,为41.1g,其后依次为大城市、普通农村、贫困农村(表3-17、图3-27)。

从食用油种类结构来看,城市居民以植物油为主,占食用油比重前三的是菜籽油、花生油、色拉油,分别为30%、21%、19%,动物油仅占食用油的5%;而农村居民食用油占比前三的是菜籽油、豆油、动物油,分别为31%、18%、18%(图3-28)。

表 3-17　全国城乡居民食用油摄入量(g/标准人日)

	菜籽油	豆油	花生油	色拉油	其他植物油	植物油合计	动物油	食用油合计
全国合计	12.8	6.5	7.4	5.8	4.5	37.1	4.7	41.8
城市	12.8	5.7	9.0	8.1	5.3	40.9	2.1	43.0
农村	12.8	7.3	5.9	3.7	3.7	33.5	7.3	40.7
大城市	7.6	4.5	9.1	8.9	9.1	39.3	1.4	40.6
中小城市	13.6	5.9	9.0	7.9	4.6	41.1	2.2	43.3
普通农村	12.5	8.2	6.6	4.3	2.8	34.4	6.4	40.8
贫困农村	13.5	5.4	4.4	2.3	5.7	31.3	9.2	40.5

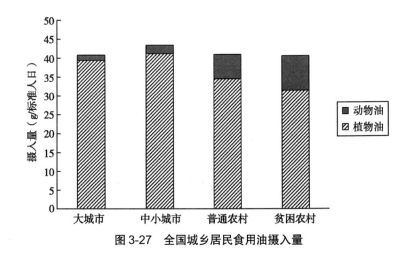

图 3-27　全国城乡居民食用油摄入量

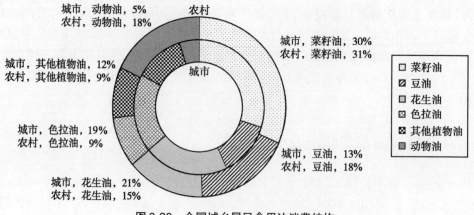

图3-28 全国城乡居民食用油消费结构

　　城市居民植物油消费率高于农村居民,而动物油消费率低于农村居民。城市居民菜籽油和花生油消费率最高,其后依次为其他植物油和色拉油;农村居民则是菜籽油和动物油消费率最高,其后依次为其他植物油和豆油。主要植物油消费者摄入均值约为30g左右(附表1-6-10、附表1-6-11)。

　　2. 不同年龄性别人群食用油的摄入状况　全国城乡居民各年龄组(除城市4～6岁组)食用油摄入量均为男性高于女性。城乡居民食用油摄入量随着年龄增加总体上呈增加趋势,在45岁以上年龄组则随年龄增加呈降低趋势(图3-29)。城乡居民各种食用油消费率无明显性别及年龄组差距,而消费者摄入均值有随年龄增加先升高后降低的趋势(附表1-6-12)。

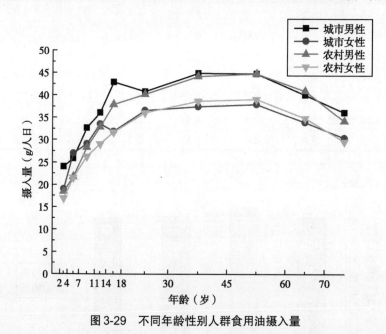

图3-29 不同年龄性别人群食用油摄入量

　　3. 不同收入水平人群食用油的摄入状况　城市居民食用油摄入量随年收入升高有降低趋势,但中小城市最高收入组(40 000元以上)食用油摄入量与中收入组相似。农村居民食用油摄入量总体上随收入增加呈升高趋势,其中贫困农村高收入组(30 000元以上)摄入量最高,约为54g(图3-30)。

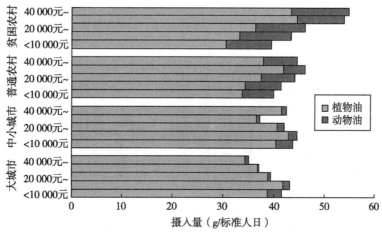

图 3-30　不同收入水平人群食用油摄入量

4．与膳食指南推荐量比较　中国居民膳食指南(2016 版)推荐平均每天摄入食用油25～30g。全国城乡居民达到食用油推荐量的比例约为40%,城市与农村差距不大。按年龄组看,达到食用油推荐量的比例在2～59 岁年龄组随年龄增加呈降低趋势,在60 岁以上年龄组呈升高趋势,2～3 岁组比例最高,为66.1%,45～59 岁组比例最低,为33.3%(表3-18)。

表3-18　全国城乡居民食用油达到膳食指南推荐量的比例(%)

	全国合计	城市	农村	大城市	中小城市	普通农村	贫困农村
2 岁～	66.1	61.6	70.0	62.3	61.5	67.7	74.9
4 岁～	56.9	49.2	63.6	45.5	49.7	65.3	60.1
7 岁～	48.3	43.7	52.6	42.9	43.8	50.7	56.5
11 岁～	44.4	41.9	46.8	43.6	41.6	45.3	49.7
14 岁～	41.2	38.8	43.4	48.9	37.3	39.6	50.7
18 岁～	39.2	39.5	39.0	43.2	39.0	38.7	39.6
30 岁～	35.2	35.7	34.7	40.4	35.0	33.6	37.0
45 岁～	33.3	32.9	33.8	38.2	31.8	32.7	36.7
60 岁～	36.7	37.1	36.4	40.9	36.3	35.5	38.4
70 岁～	44.3	42.2	46.7	44.5	41.7	47.1	45.5

5．1982—2012 年食用油摄入变化趋势　1982—2012 年的 30 年间,我国居民食用油的摄入量不断增加,尤其是植物油,与 1982 年相比,我国居民植物油的平均摄入量增加了24.4g,是 1982 年的 2.89 倍;与 1992 年相比,每标准人日植物油摄入量增加了14.9g,增幅为 66.5%;与 2002 年相比,增加了 4.4g,增幅为 13.4%。城市居民植物油的摄入量高于农村居民,随着时间的推移,城乡间食用油摄入量差距减小(图3-31)。

1982—2002 年的 20 年间我国居民的动物油平均摄入量呈上升趋势,从 1982 年的 5.3g上升到 2002 年的 8.7g,增加了 3.4g,增幅为 64.1%;2002—2012 年的 10 年间呈下降趋势,与 2002 年相比,摄入量减少了 3.9g,降低了 44.8%。城市居民的动物油的平均摄入量呈下降趋势,而农村居民动物油的平均摄入量在 1982—2002 年间呈上升趋势,2002—2012 年呈下降趋势(图 3-31)。

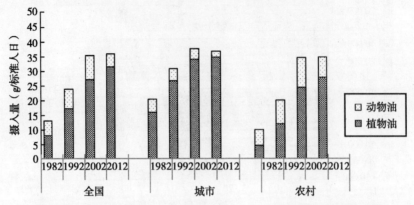

图 3-31　1982 年、1992 年、2002 年和 2012 年中国居民食用油摄入量

6.小结　我国居民平均每标准人日食用油摄入量为 41.8g,其中植物油合计 37.1g,动物油 4.7g。城市与农村之间食用油总摄入量差距不大,城市居民植物油摄入量高于农村,而农村居民动物油摄入量高于城市。我国城乡居民摄入的植物油以菜籽油为主。城市居民食用油摄入量随收入水平变化不大,而农村居民摄入量随收入水平增加呈升高趋势。我国居民食用油摄入量相比膳食指南推荐量有所超标,符合膳食指南推荐量的比例仍不高。1982—2012 年的 30 年间,我国居民食用油的摄入量呈上升趋势,尤其是植物油,但城市居民动物油摄入量呈下降趋势。

七、调味品的消费状况及变化趋势

1.不同地区调味品摄入状况　我国居民平均每标准人日摄入糖 2.1g,盐 10.4g,味精鸡精 2.2g,酱油 7.9g,醋 5.4g,酱类 1.2g,腐乳 0.2g,果酱 0.1g,淀粉 4.3g。城市居民糖、味精鸡精、酱油、醋的摄入量高于农村,而盐、酱类、淀粉摄入量低于农村。四类地区中,糖摄入量大城市最高,为 3.7g,其后依次为中小城市、普通农村、贫困农村最低仅为 0.6g。盐摄入量贫困农村最高,为 10.7g,中小城市、普通农村、贫困农村盐摄入量相差不大,大城市最低,为 8.9g。酱油摄入量均为大城市最高、其后依次是中小城市、普通农村,贫困农村最低(表 3-19,图 3-32)。

表 3-19　全国城乡居民调味品摄入量(g/ 标准人日)

	糖	盐	味精、鸡精	酱油	醋	酱类	腐乳	果酱	淀粉
全国合计	2.1	10.4	2.2	7.9	5.4	1.2	0.2	0.1	4.3
城市	2.9	10.2	2.6	9.1	5.7	0.8	0.3	0.1	4.1
农村	1.4	10.6	1.9	6.8	5.1	1.5	0.2	0.0	4.5
大城市	3.7	8.9	3.6	10.1	7.0	1.4	0.4	0.2	4.8
中小城市	2.8	10.5	2.4	8.9	5.5	0.7	0.3	0.1	4.0
普通农村	1.7	10.6	2.0	7.4	5.1	1.7	0.2	0.0	3.9
贫困农村	0.6	10.7	1.6	5.4	5.2	0.9	0.1	0.0	5.8

糖的消费率城市高于农村，大城市最高，其后依次为中小城市、普通农村、贫困农村；盐的消费率城乡居民差距不大；酱油的消费率及消费者摄入均值城市居民均略高于农村居民（附表1-7-13～附表1-7-16）。

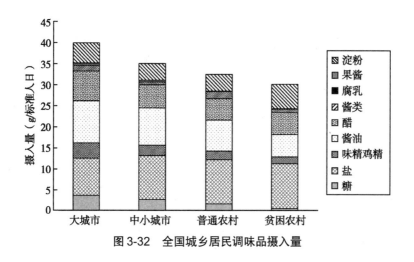

图 3-32　全国城乡居民调味品摄入量

2. 不同年龄性别人群调味品的摄入状况　城市居民糖的摄入量7～10岁组男性高于女性，11～29岁组女性高于男性，其他年龄组男女差距不大；农村居民各年龄组糖的摄入量男女差距均不大。城乡居民糖的摄入量随年龄变化趋势男女均不明显（图3-33）。城乡居民盐、酱油的摄入量总体上男性高于女性，在2～59岁年龄组随年龄增加有升高趋势，而在60岁以上年龄组则随年龄增加呈降低趋势（图3-34、图3-35）。城乡居民盐和酱油的消费率无显著性别及年龄组差异，而消费者摄入均值总体上男性高于女性，在2～59岁年龄组随年龄增加而升高，而在60岁以上年龄组则随年龄增加呈降低趋势。味精鸡精、醋、酱类、淀粉等均随年龄呈先升高后降低的趋势（附表1-7-12）。

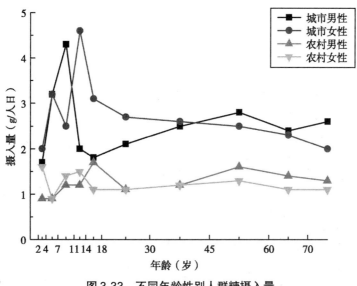

图 3-33　不同年龄性别人群糖摄入量

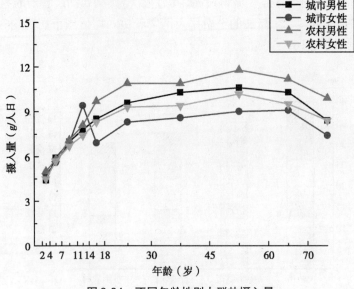

图 3-34 不同年龄性别人群盐摄入量

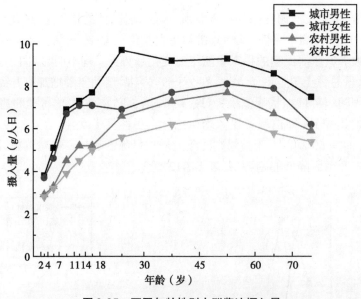

图 3-35 不同年龄性别人群酱油摄入量

3．不同收入水平人群调味品的摄入状况 大城市、中小城市、普通农村居民糖的摄入量均有随收入水平增加而增加的趋势，大城市、普通农村 30 000～40 000 元收入组摄入量最高，中小城市为 40 000 元以上组摄入量最高；而贫困农村则相反，有随收入水平增加而降低的趋势（图 3-36）。

大城市居民每标准人日食盐摄入量在 40 000 元组最低；中小城市居民的食盐摄入量则随着收入水平的升高先升高后降低，在 10 000 元组最高；普通农村和贫困农村地区居民每标准人日食盐摄入量在 40 000 元组最低，在 30 000 元组最高（图 3-37）。

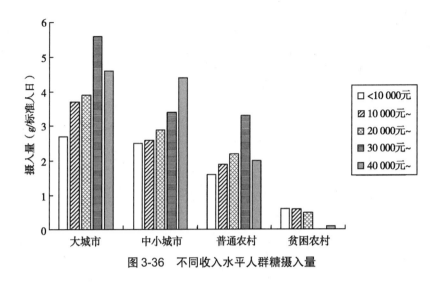

图 3-36 不同收入水平人群糖摄入量

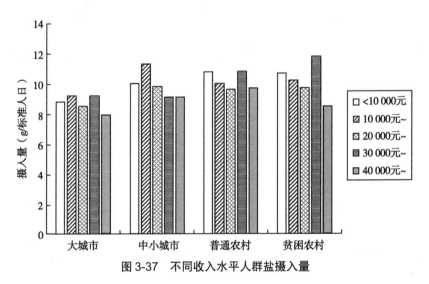

图 3-37 不同收入水平人群盐摄入量

四类地区中,随着收入水平的升高,大城市和中小城市居民每标准人日酱油的摄入量先升高后降低,收入水平在 < 10 000 元组摄入量最低,10 000 元组最高;普通农村地区居民每标准人日酱油的摄入量先降低后增加,收入水平在 20 000 元组最低,收入水平在 40 000元组最高;普通农村地区居民,收入水平在 30 000 元组,平均每标准人日酱油的摄入量最低,40 000 元组最高。其他调味品摄入量随收入水平变化无明显趋势(图 3-38)。

4. 与膳食指南推荐量比较 中国居民膳食指南(2016 版)推荐平均每天摄入盐少于 6g。全国城乡居民达到食用盐推荐量的比例约为 27%,城市居民略高于农村居民。达到食用盐推荐量的比例随年龄增加变化不大(表 3-20)。

5. 1982—2002 年调味品摄入变化趋势 1982—2012 年的 30 年间,我国居民食盐和酱油的摄入量总体上呈下降趋势,2012 年全国城乡居民每标准人日食盐摄入量与 1982 年相比,下降了 2.2g,降幅为 17.3%,与 1992 年相比,下降了 3.4g,降幅为 24.5%,与 2002 年相比,下降了 1.5g,降幅为 12.5%;2012 年我国居民每标准人日酱油摄入量与 1982 年相比,

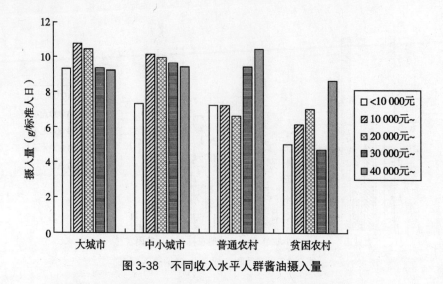

图3-38　不同收入水平人群酱油摄入量

表3-20　全国城乡居民食盐达到膳食指南推荐量的比例（%）

	全国合计	城市	农村	大城市	中小城市	普通农村	贫困农村
2 岁～	24.6	25.5	23.7	32.0	24.7	21.8	28.0
4 岁～	25.6	28.0	23.5	34.9	27.2	19.2	32.7
7 岁～	27.4	27.5	27.2	39.3	25.8	25.6	30.5
11 岁～	29.7	28.5	30.9	34.9	27.4	30.8	31.0
14 岁～	29.7	30.2	29.3	43.3	28.3	28.8	30.3
18 岁～	27.4	28.8	26.2	39.8	27.1	27.0	24.6
30 岁～	26.5	27.0	26.0	34.4	25.9	25.9	26.3
45 岁～	23.4	25.4	21.1	33.8	23.7	20.0	23.8
60 岁～	22.7	23.6	21.7	32.1	22.0	20.4	24.7
70 岁～	23.4	25.6	21.0	29.2	24.9	19.7	24.2

下降了 6.3g，降幅为 44.4%，与 1992 年相比，下降了 4.7g，降幅为 37.3%，与 2002 年相比，下降了 1.0g，降幅为 11.2%；城市居民酱油的变化幅度较大，2012 年与 1982 年相比，下降了 23.4g，降幅为 72%，与 1992 年相比，下降了 6.8g，降幅为 42.8%，与 2002 年相比，下降了 1.5g，降幅为 14.2%（图 3-39）。过去的 30 年间，我国城乡居民糖和淀粉类食物的平均摄入量呈现先降低后升高的趋势，尤其是城市居民，平均摄入量在 2002 年最低，而农村居民则呈现出逐渐增加的趋势。2012 年与 2002 年相比，城市居民食糖和淀粉类食物的平均摄入量增加了 1.8g，2012 年与 1992 年和 1982 年相比，分别降低了 0.7g 和 3.7g；农村居民食糖和淀粉类食物的平均摄入量 2012 年与 2002 年相比增加了 1.8g，2012 年与 1992 年相比，增加了 2.9g，与 1982 年相比，增加了 2.8g。

6．小结　我国居民平均每标准人日摄入盐 10.4g，酱油 7.9g。城市居民酱油的摄入量高于农村，而盐摄入量低于农村。城市居民盐和酱油摄入量随收入水平变化均无明显差别，而农村居民酱油摄入量随收入水平增加有升高趋势。我国居民盐的摄入量相比膳食指南推荐量超标较多，符合膳食指南推荐量的比例较低。1982—2012 年的 30 年间，我国居民食盐和酱油的摄入量总体上呈下降趋势。

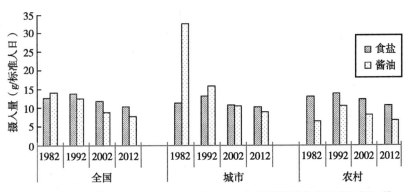

图 3-39　1982 年、1992 年、2002 年和 2012 年中国居民食盐和酱油摄入量

八、饮料消费状况及变化趋势

1. 不同地区饮料摄入状况　我国居民平均每标准人日摄入饮料 16.5g，其中含糖饮料 14.5g，含酒精饮料 2.0g（折合为酒精量，以下同）。含糖饮料摄入量农村高于城市，分别为 17.4g 与 11.3g，含酒精饮料摄入量城市高于农村，分别为 2.1g 与 1.9g。四类地区中，大城市含糖饮料摄入量最高，为 39.5g，其后依次是贫困农村，为 30.8g，普通农村摄入量为 11.4g，中小城市最低，为 6.7g；含酒精饮料摄入量中小城市最高，为 2.1g，其他三类地区差距不大（表 3-21）。

含糖饮料消费率城市高于农村，大城市最高，贫困农村最低；含酒精饮料消费率四类地区均较低（图 3-40，附表 1-8-13～附表 1-8-16）。

表 3-21　全国城乡居民饮料摄入量（g/标准人日）

	含糖饮料	含酒精饮料（折合酒精量）
全国合计	14.5	2.0
城市	11.3	2.1
农村	17.4	1.9
大城市	39.5	1.8
中小城市	6.7	2.1
普通农村	11.4	1.9
贫困农村	30.8	1.9

2. 不同年龄性别人群饮料的摄入状况　城乡居民含糖饮料摄入量总体上有随年龄增长而降低的趋势，儿童摄入量较高，且男女差距不大，18 岁以上居民含糖饮料摄入量逐渐降低，农村男性最高，其后依次为农村女性、城市男性、城市女性（图 3-41）。

城乡居民含酒精饮料摄入量有明显性别差异，男性高于女性，18 岁以下居民含酒精饮料摄入量近似为 0，而 18 岁以上男性居民含酒精饮料摄入量随年龄增加呈先升高再降低的趋势，45～59 岁组摄入量最高；18 岁以上女性居民含酒精饮料摄入量略有增加，但仍远低于男性（附表 1-8-2）。

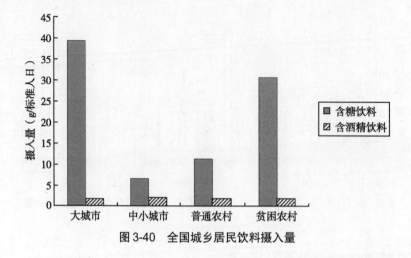

图3-40 全国城乡居民饮料摄入量

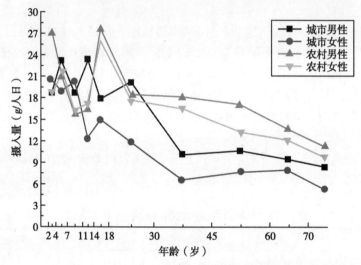

图3-41 不同年龄性别人群含糖饮料摄入量

城乡居民含糖饮料消费率均为男性高于女性,2~3岁组消费率最高,4~17岁组消费率有所降低,18岁以上居民消费率显著降低且随年龄增加呈降低趋势。城乡18岁以下居民含酒精饮料消费率约为1%,而成年男性居民消费率显著增加,45~59岁组最高,达16.3%;成年女性含酒精饮料消费率有所增加,但仅为3%左右(附表1-8-12)。

3. 不同收入水平人群饮料的摄入状况　大城市、贫困农村居民含糖饮料摄入量有随收入水平升高而增加的趋势,大城市中高收入组(30 000~40 000元)含糖饮料摄入量最高,为75.2g,最高收入组摄入量反而较低,为44.6g,最低收入组(10 000元以下)摄入量最低,为15.7g;贫困农村高收入组摄入量达到大城市最高水平,而中低收入组摄入量也高于大城市相应收入组。中小城市、普通农村居民含糖饮料摄入量随收入水平变化不大,且摄入量均较低。四类地区含酒精饮料摄入量随收入水平升高有先升高再降低的趋势(图3-42)。

4. 小结　我国居民平均每标准人日摄入饮料16.5g,其中含糖饮料14.5g,农村高于城市;含酒精饮料2.0g,城市高于农村。含糖饮料摄入量总体上有随年龄增长而降低的趋势,

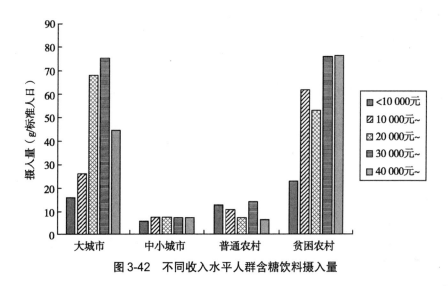

图 3-42　不同收入水平人群含糖饮料摄入量

且男女差距不大；18 岁以下居民含酒精饮料摄入量近似为 0，而 18 岁以上男性摄入量远高于女性。大城市、贫困农村居民含糖饮料摄入量有随收入水平升高而增加的趋势，中小城市、普通农村居民含糖饮料摄入量随收入水平变化不大；含酒精饮料摄入量随收入水平升高有先升高再降低的趋势。

第四章

中国居民能量和主要营养素摄入状况

一、能量的摄入状况及变化趋势

1. 不同地区能量的摄入量及分布　全国城乡居民平均每标准人日能量摄入量为 2162.3kcal（9047.1kJ），城市居民摄入量为 2043.8kcal，农村居民摄入量为 2275.5kcal，农村居民略高于城市居民。大城市、中小城市、普通农村、贫困农村能量摄入量分别为 2133.1kcal（8924.8kJ）、2029.2kcal（8490.4kJ）、2254.4kcal（9432.5kJ）、2323.0kcal（9719.3kJ），贫困农村能量摄入量最高，中小城市能量摄入量最低（图 4-1）。

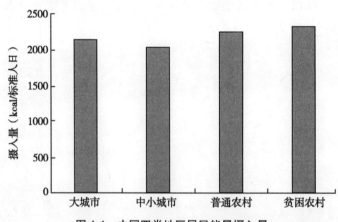

图 4-1　中国四类地区居民能量摄入量

大城市、中小城市、普通农村、贫困农村能量摄入中位数依次为 2037.5kcal、1923.3kcal、2153.1kcal、2185.9kcal。从第 5、10、25、50、75、90、95 百分位数来看，七个百分位数均是中小城市最低，其后依次为大城市，普通农村和贫困农村均高于城市，普通农村第 5、10、25 百分位数高于贫困农村但差距不明显，贫困农村第 50、75、90、95 百分位数高于普通农村，并且高百分位数差距较大（图 4-2）。

2. 不同年龄性别人群能量的摄入状况　我国男性居民各个年龄组的能量摄入量水平高于女性居民，其中农村男性平均能量摄入量最高。男性和女性的能量摄入量差异在 18～30 岁前有随着年龄的增加而增加的趋势，达 18～30 岁组差异最大，18～30 岁组后变化较为平稳。男性和女性的能量摄入量在 30～45 岁以前均随着年龄的增加而增加，城市、农村的男性和女性均在 30～45 岁摄入量达到最高峰，此后随着年龄的进一步增加而逐渐下降。农村居民的能量摄入量均高于城市居民，30～45 岁年龄组城市和农村的差异达到最大值（图 4-3）。

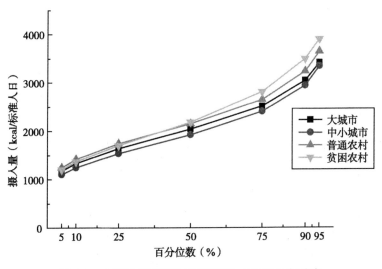

图 4-2 中国四类地区居民能量摄入量百分位数分布

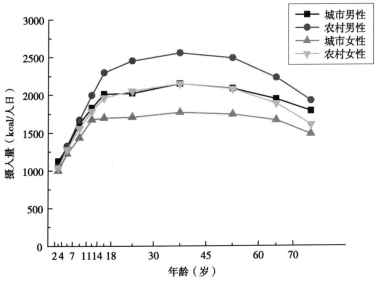

图 4-3 中国不同性别年龄居民的能量摄入量

3. 不同收入水平人群能量的摄入状况 城市居民能量摄入量随收入水平增加变化不明显。农村居民能量摄入量总体上有随收入水平增加而增加的趋势。各收入组居民能量摄入量均为中小城市最低,然后是大城市、普通农村,贫困农村中收入组(20 000~30 000 元)能量摄入量低于普通农村,其他各收入组均略高于普通农村(图 4-4)。

4. 1982—2012 年能量摄入变化趋势 过去的 30 年,我国居民每标准人日能量摄入量呈下降趋势。2012 年比 1982 年下降了 319.2kcal,比 1992 年下降了 156.2kcal,比 2002 年下降了 78.2kcal。城市居民能量的摄入量在过去的 30 年下降了 397.4kcal,2012 年比 2002 年下降了 82.6kcal,比 1992 年下降了 342kcal;农村居民能量摄入量在过去的 30 年平均下降了 222.6kcal,2012 年与 2002 年、1992 年相比基本没有变化。全国 1982—1992 年的能量摄入下降程度高于 1992—2002 年和 2002—2012 年的能量摄入的下降程度,其中城市 1992—2002 年的下降程度最大,相反农村的下降速度从 1992 年开始减缓(图 4-5)。

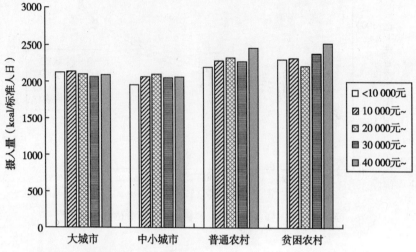

图 4-4　中国四类地区不同家庭人均年收入水平居民的能量摄入量

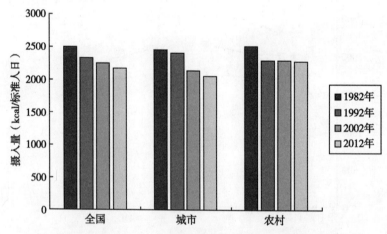

图 4-5　1982 年、1992 年、2002 年和 2012 年中国居民能量摄入量

　　5. 小结　我国居民平均每标准人日能量摄入量为 2162.3kcal,农村高于城市。4 类地区中平均每标准人日能量摄入量贫困农村最高,中小城市最低。男性各个年龄组的能量摄入水平均高于女性,男性和女性的能量摄入量在 18～30 岁年龄组以前均随着年龄的增加而增加,随后随着年龄的增加有逐渐下降的趋势。4 类地区居民的能量摄入均呈现随收入水平增加而上升的趋势,且不同收入水平的居民呈现按中小城市、大城市、普通农村、贫困农村能量摄入逐渐增加的趋势。过去的 30 年,我国居民每标准人日能量摄入量呈下降趋势,其中城市的下降速度加快,而农村的下降速度在 1992 年后减缓。能量摄入与消耗的平衡是维持正常体重及健康的基础,而能量消耗与体力活动程度密切相关。体重变化可直接反映能量平衡状况,结合本次调查中我国居民体重测量结果,我国城乡居民各年龄组体重普通增加,因此,总体来看,相对于目前体力活动状况,我国居民能量摄入是充足的。

二、蛋白质的摄入状况及变化趋势

1. 不同地区蛋白质的摄入量及分布　全国城乡居民平均每标准人日蛋白质摄入量64.2g，城市居民摄入量65.2g，农村居民63.3g，城市居民略高于农村居民。大城市、中小城市、普通农村、贫困农村蛋白质摄入量分别为73.9g、63.8g、64.6g、60.7g，大城市居民蛋白质摄入量最高，贫困农村蛋白质摄入量最低（图4-6）。

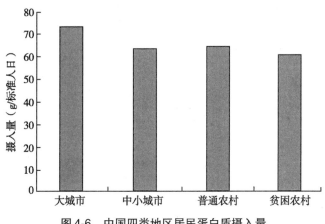

图4-6　中国四类地区居民蛋白质摄入量

大城市、中小城市、普通农村、贫困农村居民蛋白质摄入量中位数分别为68.9g、58.9g、60.8g、56.4g。从蛋白质摄入量的第5、10、25、50、75、90、95百分位数看，四类地区中大城市居民各百分位数均最高，其他三类地区差距不大。贫困农村在各百分位数均最低，普通农村中低百分位数高于中小城市，第90、95百分位数低于中小城市（图4-7）。

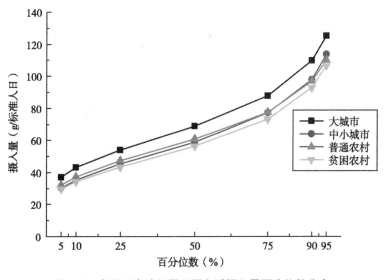

图4-7　中国四类地区居民蛋白质摄入量百分位数分布

2. 不同年龄性别人群蛋白质的摄入状况　我国男性居民各个年龄组的蛋白质摄入水平均高于女性。男性和女性的蛋白质摄入量在30～45岁年龄组以前均随着年龄的增加而增加，城市、农村的男性和女性均在30～45岁摄入量达到最高峰，此后随着年龄的进一步增加而逐渐下降。城市男性和女性均在18～60岁年龄段蛋白质的摄入量低于农村男性和女性，其余各个年龄组的蛋白质摄入量均为城市高于农村（图4-8）。

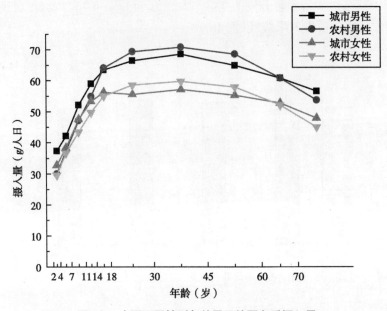

图4-8　中国不同性别年龄居民的蛋白质摄入量

3. 不同收入水平人群蛋白质的摄入状况　城乡居民蛋白质摄入量总体上随收入水平增加而增加，但贫困农村中收入居民（20 000～30 000元）蛋白质摄入量较低，为55.5g。10 000元以下收入组蛋白质摄入量为大城市最高，其后依次是普通农村、贫困农村，中小城市最低；40 000元以上收入组为大城市最高，其后依次是普通农村、中小城市，贫困农村最低；其余收入组蛋白质摄入量由高到低均依次是大城市、中小城市、普通农村、贫困农村（图4-9）。

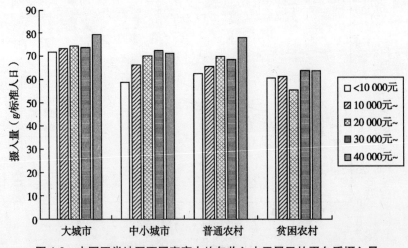

图4-9　中国四类地区不同家庭人均年收入水平居民的蛋白质摄入量

4. 1982—2012年蛋白质摄入变化趋势 中国居民平均每日蛋白质的摄入总量近30年来变化不大。2012年城市居民蛋白质的摄入量与1982年、1992年、2002年相比分别降低了2.2g、3.5g、1.4g,其中1992年我国城市居民平均每日蛋白质的摄入量(75.1g)最高;农村居民与1982年相比有所下降,与1992、2002年相比变化不大(图4-10)。

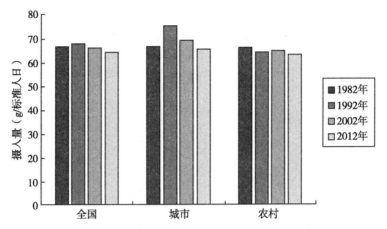

图4-10 1982年、1992年、2002年和2012年中国居民蛋白质摄入量

5. 小结 我国居民平均每标准人日蛋白质摄入量为64.2g,城市高于农村。四类地区中大城市最高,贫困农村最低。我国男性各个年龄组的蛋白质摄入水平均高于女性,男性和女性的蛋白质摄入量在30~45岁年龄组以前均随着年龄的增加而增加,随后随着年龄的增加有逐渐下降的趋势。从收入水平看,我国四类地区居民的蛋白质摄入均呈现随收入水平增加而上升的趋势,且不同收入水平的居民贫困农村蛋白质摄入最低。过去的30年,我国居民每标准人日蛋白质摄入量总体变化不大。

三、脂肪的摄入状况及变化趋势

1. 不同地区脂肪摄入状况 全国城乡居民平均每标准人日脂肪摄入量为79.7g,城市居民83.6g,农村居民76.0g,城市高于农村。四类地区中,大城市脂肪摄入量最高,为89.4g,其后依次为中小城市(82.6g)、普通农村(78.4g)、贫困农村(70.6g)(图4-11)。

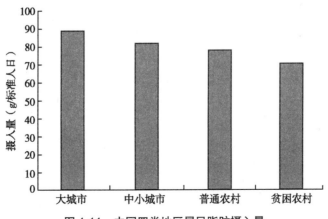

图4-11 中国四类地区居民脂肪摄入量

大城市、中小城市、普通农村、贫困农村脂肪摄入量中位数依次为 82.0g、73.9g、71.3g、62.7g。从脂肪摄入量第 5、10、25、50、75、90、95 百分位数看,各百分位数由高到低均依次为大城市、中小城市、普通农村、贫困农村,中小城市在低百分位数与普通农村差距不大,与大城市相比较低,在高百分位数则与大城市差距不大,高于普通农村(图 4-12)。

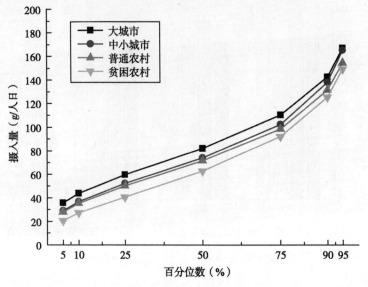

图 4-12　中国四类地区居民脂肪摄入量百分位数分布

　　2. 不同年龄性别人群脂肪的摄入状况　我国男性居民各个年龄组的脂肪摄入量水平高于女性居民,其中城市男性平均脂肪摄入量最高。男性和女性的脂肪摄入量在 30～45 岁以前均随着年龄的增加而增加,城市、农村的男性和女性均在 30～45 岁摄入量达到最高峰,此后随着年龄的进一步增加而逐渐下降。城市男性和女性脂肪的摄入量均高于农村男性和女性(图 4-13)。

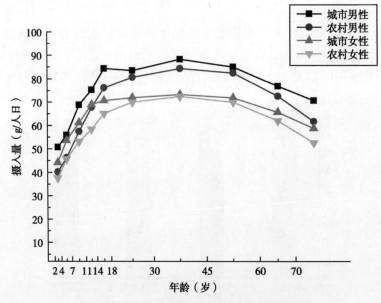

图 4-13　中国不同性别年龄居民的脂肪摄入量

3．不同收入水平人群脂肪摄入状况　大城市居民脂肪摄入量随收入水平变化不大，而中小城市、普通农村、贫困农村居民脂肪摄入量有随收入水平增加而升高。中低收入组（10 000 元以下、10 000～20 000 元、20 000～30 000 元）脂肪摄入量由高到低依次为大城市、中小城市、普通农村、贫困农村；30 000～40 000 元收入组贫困农村最高，其后依次为普通农村、大城市、中小城市；40 000 元以上组普通农村最高，其后依次为中小城市、贫困农村，大城市最低（图 4-14）。

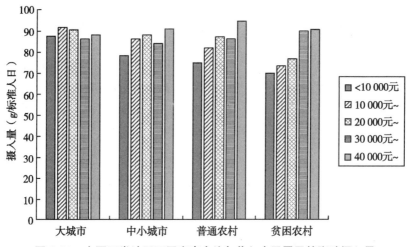

图 4-14　中国四类地区不同家庭人均年收入水平居民的脂肪摄入量

4．1982—2012 年脂肪摄入变化趋势　过去的 30 年，我国居民每标准人日脂肪摄入量呈上升趋势。2012 年比 1982 年增加了 31.8g，比 1992 年增加了 21.6g，比 2002 年增加了 3.6g。城市居民脂肪的摄入量在过去的 30 年增加了 15.5g，2012 年比 2002 年下降了 1.8g，比 1992 年增加了 6.1g；农村居民膳食脂肪摄入量在过去的 30 年平均增加了 36.6g，与 1992 年和 2002 年相比分别增加了 27.9g 和 3.5g。全国 1992—2002 年的脂肪摄入增加速度高于 1982—1992 年和 2002—2012 年的脂肪摄入的增加速度，其中农村 1992—2002 年的增加速度最快，相反城市的增加速度相对平缓（图 4-15）。

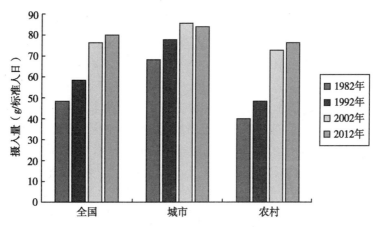

图 4-15　1982 年、1992 年、2002 年和 2012 年中国居民脂肪摄入量

5. 小结 我国居民平均每标准人日脂肪摄入量为79.7g,城市高于农村。四类地区中平均每标准人日脂肪摄入量大城市最高,贫困农村最低。男性各个年龄组的脂肪摄入水平均高于女性,男性和女性的脂肪摄入量在30～45岁年龄组以前均随着年龄的增加而增加,随后随着年龄的增加有逐渐下降的趋势。从收入水平看,四类地区居民的脂肪摄入,农村呈现随收入水平增加而上升的趋势。过去的30年,我国居民每标准人日脂肪摄入量呈迅速增加趋势,其中农村的增加速度明显快于城市。

四、碳水化合物摄入状况及变化趋势

1. 不同地区碳水化合物的摄入量及分布 全国城乡居民平均每标准人日碳水化合物摄入量为299.2g,城市居民259.7g,农村居民337.1g,农村高于城市。四类地区中,贫困农村碳水化合物摄入量最高,为363.6g,其次为普通农村,大城市和中小城市居民碳水化合物摄入量差距不大,分别为261.6g和259.4g(图4-16)。

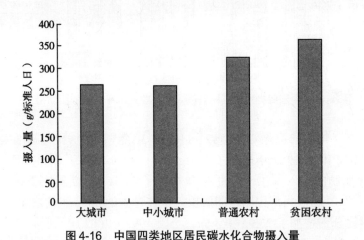

图4-16 中国四类地区居民碳水化合物摄入量

大城市、中小城市、普通农村、贫困农村碳水化合物摄入量中位数分别为246.1g、244.8g、307.8g、334.3g。从碳水化合物摄入量第5、10、25、50、75、90、95百分位数来看,贫困农村各百分位数均为最高,其次是普通农村,均显著高于城市,大城市和中小城市各百分位数差距均不明显。贫困农村第5、10百分位数与普通农村差距不明显,中高百分位数则差距增加(图4-17)。

2. 不同年龄性别人群碳水化合物的摄入状况 我国男性居民各个年龄组的碳水化合物摄入量水平高于女性居民,其中农村男性平均碳水化合物摄入量最高。男性和女性的碳水化合物摄入量在30～45岁年龄组以前均随着年龄的增加而增加,城市、农村的男性和女性均在30～45岁摄入量达到最高峰,此后随着年龄的进一步增加而逐渐下降。农村居民的碳水化合物摄入量均高于城市居民,男、女性的农村和城市之间的差异14～18岁组前均随着年龄的增加而迅速增加,14～18岁后差异变化较为平稳且维持在较高水平,男性和女性均在30～45岁组差异达最大值,之后随着年龄的进一步增加而下降(图4-18)。

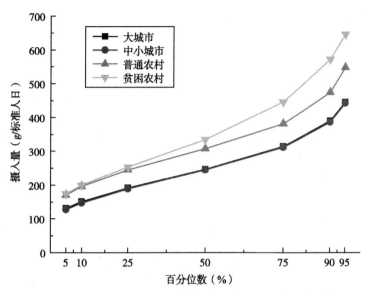

图4-17　中国四类地区居民碳水化合物摄入量百分位数分布

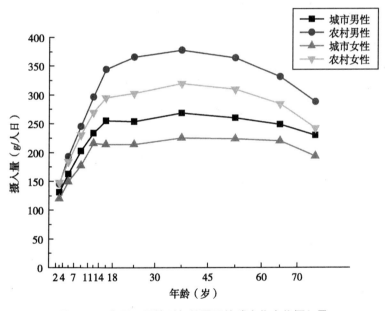

图4-18　中国不同性别年龄居民的碳水化合物摄入量

3. 不同收入水平人群碳水化合物的摄入状况　城市居民碳水化合物摄入量随收入水平变化不明显,高收入组居民摄入量略有降低。农村居民碳水化合物摄入量随收入水平增加呈先降低后升高的趋势,高收入组居民摄入量略高于低收入组,贫困农村居民趋势更明显。各收入组碳水化合物摄入量均为贫困农村最高,其后依次为普通农村、大城市,中小城市最低,但20 000～30 000元收入组中小城市略高于大城市(图4-19)。

4. 碳水化合物的食物来源　我国城乡居民碳水化合物食物来源以谷物为主,来源于米类和面类食物的碳水化合物比例分别为44.1%和33.8%,米类比例略高于面类。其后依次为蔬菜、其他谷类、薯类,分别占5.0%、2.9%、2.3%。

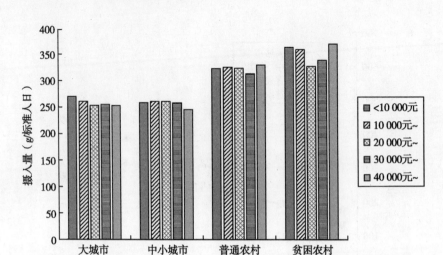

图4-19　中国四类地区不同家庭人均年收入水平居民的碳水化合物摄入量

城市居民来源于米类的碳水化合物比例为39.5%，明显低于农村居民（48.6%）；来源于面类的碳水化合物城市和农村差距不大，分别为33.9%和33.6%；来源于蔬菜、其他谷类、水果的碳水化合物城市均高于农村，城市分别为6.0%、3.1%、2.6%，农村分别为6.0%、2.8%、1.3%（图4-20）。

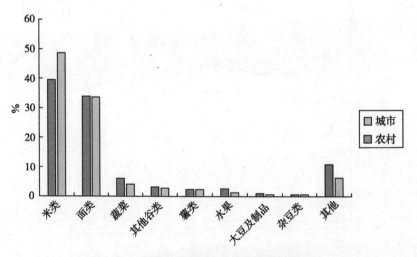

图4-20　中国城乡居民碳水化合物的食物来源

大城市、中小城市、普通农村、贫困农村来源于米类的碳水化合物分别为34.5%、40.4%、49.1%、47.4%，大城市最低，普通农村最高；来源于面类的碳水化合物分别为32.3%、34.2%、32.5%、35.9%，大城市最低，贫困农村最高，但四类地区差距较小。大城市来源于面类和米类的碳水化合物差距不大，其他三类地区来源于米类的碳水化合物明显高于面类。大城市、中小城市、普通农村、贫困农村来源于水果和蔬菜的碳水化合物逐渐降低，大城市来源于水果蔬菜的碳水化合物高于杂豆类和薯类，而贫困农村则相反（表4-1）。

5. 1982—2012年碳水化合物摄入变化趋势　过去的30年，我国居民每标准人日碳水化合物摄入量呈下降趋势。2012年比1982年下降了143.2g，比1992年下降了77.6g，比

2002 年下降了 20.4g。城市居民碳水化合物的摄入量在过去的 30 年下降了 139.9g，2012 年比 2002 年下降了 7.2g，比 1992 年下降了 79.4g；农村居民碳水化合物摄入量在过去的 30 年平均下降了 150.9g，2012 年与 2002 年相比基本没有变化，比 1992 年下降了 59.1g。全国 1982—1992 年的碳水化合物摄入下降程度高于 1992—2002 年和 2002—2012 年的碳水化合物摄入的下降程度，其中农村 1982—1992 年的下降程度最大，但近 10 年碳水化合物的摄入量较为平稳（图 4-21）。

表 4-1　中国四类地区居民碳水化合物的主要食物来源

食物组	大城市		中小城市		普通农村		贫困农村	
	%	顺位	%	顺位	%	顺位	%	顺位
米类	34.5	1	40.4	1	49.1	1	47.4	1
面类	32.3	2	34.2	2	32.5	2	35.9	2
蔬菜	6.7	3	5.9	3	4.4	3	3.0	5
其他谷类	3.2	5	3.1	4	2.4	4	3.6	3
薯类	2.2	6	2.3	5	1.9	5	3.4	4
水果	4.5	4	2.3	6	1.3	6	1.1	6
大豆及制品	1.2	8	1.0	7	0.7	8	0.4	7
杂豆类	0.9	9	0.6	10	0.8	7	0.3	8
畜肉	0.9	10	0.7	9	0.5	9	0.3	9
奶类	1.9	7	0.8	8	0.4	10	0.2	10
蛋类	0.4	11	0.4	11	0.2	11	0.2	11

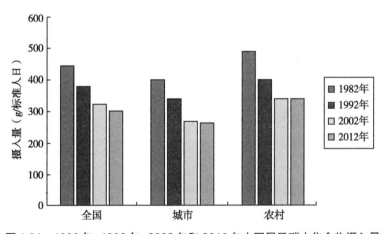

图 4-21　1982 年、1992 年、2002 年和 2012 年中国居民碳水化合物摄入量

6. 小结　我国居民平均每标准人日碳水化合物摄入量为 299.2g，农村高于城市。4 类地区中平均每标准人日碳水化合物摄入量贫困农村最高，中小城市最低。男性各个年龄组的碳水化合物摄入水平均高于女性，男性和女性的碳水化合物摄入量在 30～45 岁年龄组以前均随着年龄的增加而增加，随后随着年龄的增加有逐渐下降的趋势。从收入水平看，除贫困农村外，其他 3 类地区居民的碳水化合物摄入随收入水平增加没有明显的上升或下降趋势。我国居民碳水化合物主要来源于米、面及其制品，分别占 48.4% 和 41.2%，城市和农

村来源于米、面及其制品的碳水化合物分别为 39.7%、38.0% 和 57.6%、44.8%，均为农村高于城市。4 类地区米及其制品提供的碳水化合物最高为贫困农村，最低为大城市。值得注意的是大城市面及其制品提供的碳水化合物高于米及其制品，其他 3 类地区则正好相反。过去的 30 年，我国居民每标准人日碳水化合物摄入量呈下降趋势。

五、膳食纤维摄入状况及变化趋势

1. 不同地区膳食纤维的摄入量及分布　全国城乡居民平均每标准人日摄入膳食纤维 10.8g，城市农村差距不大。大城市、中小城市、普通农村、贫困农村膳食纤维摄入量分别为 12.4g、10.4g、10.8g、10.7g，大城市居民膳食纤维摄入量最高，中小城市居民膳食纤维摄入量最低（图 4-22）。

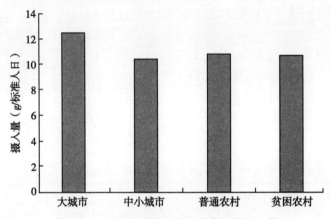

图 4-22　中国四类地区居民膳食纤维摄入量

大城市、中小城市、普通农村、贫困农村膳食纤维摄入量中位数分别为 10.6g、9.1g、9.4g、9.0g。从膳食纤维摄入量的第 5、10、25、50、75、90、95 百分位数来看，大城市各百分位数均最高，中小城市、普通农村、贫困农村各百分位数差距不明显。大城市与其他三类地区差距在低百分位数较小，高百分位数较大（图 4-23）。

2. 不同年龄性别人群膳食纤维的摄入状况　我国男性居民各年龄组的膳食纤维摄入量水平高于女性居民，其中农村男性平均膳食纤维摄入量最高。男性和女性的膳食纤维摄入量在 45～60 岁以前随着年龄的增加而增加，城市、农村的男性和女性均在 45～60 岁摄入量达到最高峰，此后随着年龄的进一步增加而逐渐下降。城市男性和女性的膳食纤维的摄入量均在 60 岁以上的年龄段高于农村男性和女性，其余各个年龄组的膳食纤维摄入量均为农村高于城市（图 4-24）。

3. 不同收入水平人群膳食纤维的摄入状况　城市居民膳食纤维摄入量随收入水平增加略有增加趋势，而农村居民膳食纤维摄入量随收入水平变化无明显规律。各收入组摄入量均为大城市居民最高，10 000 元以下收入组中小城市居民最低，20 000～30 000 元以及 40 000 元以上收入组贫困农村居民最低，其余均为普通农村居民最低（图 4-25）。

4. 膳食纤维的食物来源　我国城乡居民膳食纤维来源主要为蔬菜，为 35.8%，其次为面类，为 22.2%。米类、水果、大豆及制品为 3～5 位，分别为 15.1%、4.4%、4.3%。

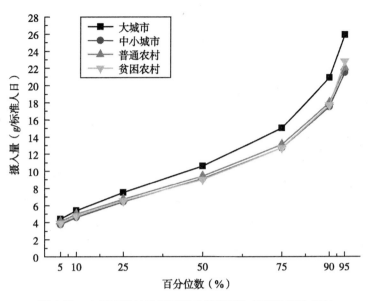

图4-23　中国四类地区居民膳食纤维摄入量百分位数分布

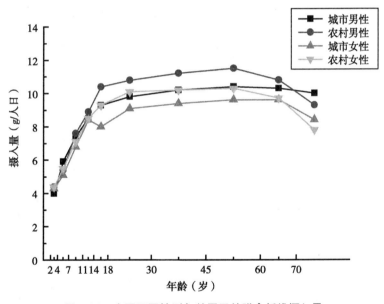

图4-24　中国不同性别年龄居民的膳食纤维摄入量

城市和农村来源于蔬菜的膳食纤维比例分别为38.4%和33.3%,城市高于农村;来源于面类的膳食纤维分别为20.5%和23.9%,来源于米类的膳食纤维分别为11.7%和18.4%,城市低于农村;来源于水果的膳食纤维分别为5.3%和3.6%,来源于大豆及制品的膳食纤维分别为5.4%和3.3%,城市高于农村(图4-26)。

大城市、中小城市、普通农村、贫困农村来源于蔬菜的膳食纤维分别为38.9%、38.3%、35.6%、28.2%,大城市、中小城市差距不大,贫困农村明显较低;来源于面类的膳食纤维分别为17.3%、21.0%、22.5%、27.0%,来源于米类的膳食纤维分别为9.3%、12.1%、17.2%、21.1%,

四类地区依次上升。大城市来源于水果的膳食纤维为 8.4%，明显高于其他三类地区。来源于大豆及制品的膳食纤维分别为 5.7%、5.3%、3.7%、2.5%，四类地区依次下降（表 4-2）。

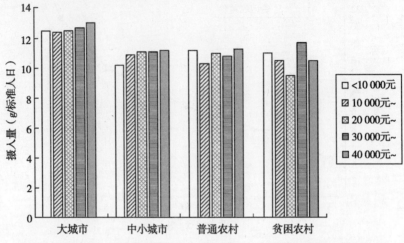

图 4-25　中国四类地区不同家庭人均年收入水平居民的膳食纤维摄入量

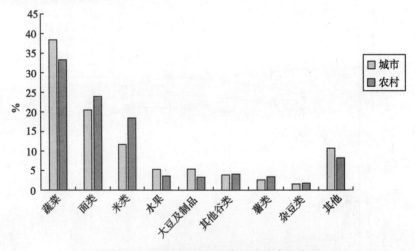

图 4-26　中国城乡居民膳食纤维的食物来源

表 4-2　中国四类地区居民膳食纤维的主要食物来源

食物组	大城市		中小城市		普通农村		贫困农村	
	%	顺位	%	顺位	%	顺位	%	顺位
蔬菜	38.9	1	38.3	1	35.6	1	28.2	1
面类	17.3	2	21.0	2	22.5	2	27.0	2
米类	9.3	3	12.1	3	17.2	3	21.1	3
水果	8.4	4	4.8	5	3.4	6	3.9	6
大豆及制品	5.7	5	5.3	4	3.7	4	2.5	7
其他谷类	3.9	6	3.8	6	3.7	5	4.9	5
薯类	2.3	7	2.7	7	2.6	7	5.0	4
杂豆类	2.0	8	1.5	8	2.2	8	1.0	8

5. **1982—2012 年膳食纤维摄入变化趋势**　我国居民膳食纤维的摄入量总体处于较低水平,1982—1992 年我国居民的膳食纤维摄入量迅速上升,1992 年以后的 20 年呈下降趋势,2012 年比 1992 年下降了 2.5g,比 2002 年下降了 1.2g,其中农村居民的变化程度高于城市居民。农村居民平均每标准人日膳食纤维的摄入量高于城市居民(图 4-27)。

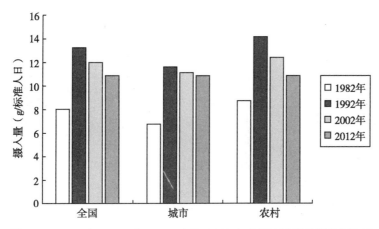

图 4-27　1982 年、1992 年、2002 年和 2012 年中国居民膳食纤维摄入量

6. **小结**　我国居民平均每标准人日膳食纤维的摄入量为 10.8g,城乡差异较小,四类地区中,大城市居民平均每标准人日膳食纤维摄入量最高。男性各个年龄组的膳食纤维摄入水平均高于女性,男性和女性的膳食纤维摄入量在 45～60 岁年龄组以前均随着年龄的增加而增加,随后随着年龄的增加有逐渐下降的趋势。从收入水平看,四类地区居民的膳食纤维摄入在不同收入水平未见明显增加或降低趋势。我国居民膳食纤维主要来源于蔬菜、面及其制品,分别占 36.2% 和 26.5%,城市和农村来源于蔬菜的膳食纤维分别为 39.1% 和 33.5%,城市高于农村;城市和农村来源于面及其制品的膳食纤维分别为 21.7% 和 31.7%,农村高于城市。四类地区蔬菜提供的膳食纤维最高为中小城市,最低为贫困农村。值得注意的是贫困农村面及其制品提供的膳食纤维高于蔬菜,其他三类地区则正好相反。过去的 30 年,我国居民每标准人日膳食纤维摄入量呈先升高后下降的趋势,其中农村的变化速度快于城市。

六、维生素的摄入状况及变化趋势

(一)维生素 A 的摄入状况及变化趋势

1. **不同地区维生素 A 的摄入量及分布**　全国城乡居民平均每标准人日视黄醇当量摄入量为 441.9μg,城市为 512.3μg,农村为 374.4μg,城市高于农村。视黄醇活性当量为 291.5μg,城市和农村分别为分别为 334.9μg 和 249.8μg。四类地区中,大城市视黄醇当量摄入量最高,为 605.6μg,其后依次依次为中小城市(497.1μg)、普通农村(410.6μg)、贫困农村(294.0μg),普通农村和贫困农村视黄醇当量摄入量均在全国平均摄入量以下(图 4-28)。

大城市、中小城市、普通农村、贫困农村居民视黄醇当量摄入量的中位数分别为 433.8μg、

363.3μg、269.4μg、170.2μg。从视黄醇当量摄入量的百分位数分布可见，居民视黄醇当量摄入量的分布范围较广，各百分位数均为大城市最高，其后依次是中小城市、普通农村、贫困农村，在低百分位数各地区间差距较小，高百分位数差距较大（图4-29）。

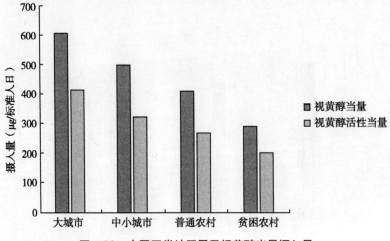

图4-28　中国四类地区居民视黄醇当量摄入量

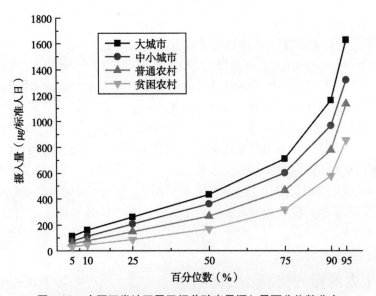

图4-29　中国四类地区居民视黄醇当量摄入量百分位数分布

2. 不同年龄性别人群维生素A的摄入状况　总体上，我国男性居民各个年龄组的视黄醇摄入量水平高于女性居民，其中城市男性平均视黄醇摄入量最高。城市居民的视黄醇摄入量在18～30岁以前均随着年龄的增加而增加，农村居民在30～45岁摄入量达到最高峰，此后均随着年龄的进一步增加而逐渐下降。城市居民视黄醇的摄入量显著高于农村居民，18～30岁年龄组城市和农村的差异达到最大值（图4-30）。

3. 不同收入水平人群维生素A的摄入状况　大城市、中小城市、普通农村居民视黄醇当量摄入量总体上随收入水平增加呈上升趋势，但其中中小城市、普通农村最高收入组

（40 000 元以上）居民摄入量略低于 30 000～40 000 元收入组。贫困农村居民 30 000～40 000 元收入组摄入量明显高于其他收入组，约为其他收入组两倍，为 645.5μg，达到城市居民高收入组摄入量水平，但贫困农村其他收入组摄入量较低，20 000～30 000 元组摄入量最低，为 251.9μg。除 30 000～40 000 元组外，其他各收入组视黄醇当量摄入量均为大城市最高，其后依次是中小城市、普通农村、贫困农村（图 4-31）。

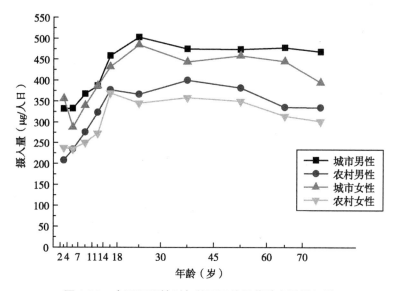

图 4-30　中国不同性别年龄居民的视黄醇当量摄入量

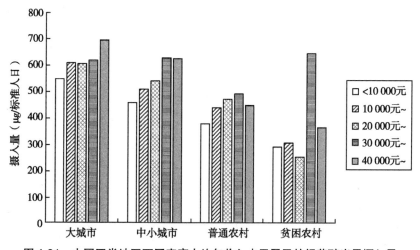

图 4-31　中国四类地区不同家庭人均年收入水平居民的视黄醇当量摄入量

4. 不同人群维生素 A 摄入量与 DRIs 比较　全国居民维生素 A 视黄醇活性当量摄入量达到或超过 RNI 的比例为 4.8%，其中 0.6% 达到 UL 水平，城市和农村居民达到或超过 RNI 的比例分别为 5.5%（其中 0.5% 达到 UL 水平）和 4.1%（其中 0.7% 达到 UL 水平），城市高于农村。全国居民摄入量低于 EAR 的比例为 90.6%，其中城市 88.3%，农村 92.9%，农村高于城市。

四类地区中，大城市居民达到或超过 RNI 的比例最高，为 8.8%，其后依次为中小城市、普通农村、贫困农村，贫困农村达到或超过 RNI 的比例仅为 2.9%，约为城市居民的三分之一。摄入量低于 EAR 的比例贫困农村最高，其后依次为普通农村、中小城市、大城市（表 4-3）。

表 4-3　中国四类地区居民视黄醇活性当量摄入量与 DRIs 的比较的百分比分布

	全国合计	城市	农村	大城市	中小城市	普通农村	贫困农村
<EAR	90.6	88.3	92.9	83.4	89.1	92.0	95.0
EAR~RNI	4.6	6.2	3.0	7.9	5.9	3.5	2.1
RNI~	4.2	5.0	3.4	7.8	4.5	3.8	2.4
UL~	0.6	0.5	0.7	1.0	0.4	0.8	0.5

5. 维生素 A 的食物来源　我国居民视黄醇当量主要来源于蔬菜，占 57.4%，其次是蛋类，占 16.6%，畜肉、水果、薯类为第 3~5 位，分别为 5.5%、4.1%、2.7%。

城乡居民来源于蔬菜的视黄醇当量分别为 57.1% 和 57.7%，城乡差距不大；来源于蛋类的视黄醇当量分别为 17.8% 和 15.4%，城市高于农村；来源于畜肉的视黄醇当量分别为 4.6% 和 6.3%，农村高于城市（图 4-32）。

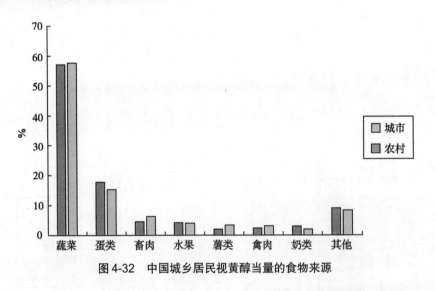

图 4-32　中国城乡居民视黄醇当量的食物来源

大城市、中小城市、普通农村、贫困农村来源于蔬菜的视黄醇当量分别为 50.9%、58.1%、58.2%、56.6%，大城市低于其他三类地区；来源于蛋类的视黄醇当量分别为 19.0%、17.6%、15.0%、16.2%，大城市最高，普通农村最低；来源于畜肉的视黄醇当量分别为 5.0%、4.6%、6.0%、7.1%，贫困农村最高，中小城市最低。大城市来源于水果的视黄醇当量高于畜肉，来源于薯类的视黄醇当量为 1.4%，仅排第 9 位；而贫困农村来源于薯类的视黄醇当量为 4.8%，高于水果、禽肉等（表 4-4）。

6. 1982—2012 年维生素 A 摄入变化趋势　过去的 30 年，我国居民每标准人日视黄醇当量摄入量呈下降趋势。2012 年比 1982 年下降了 247.2μg，比 1992 年下降了 32.5μg，比 2002 年下降了 25.7μg。2012 年城市居民视黄醇当量的摄入量降到与 1982 年相当，比 2002 年下降了 35.5μg，比 1992 年下降了 91μg；农村居民视黄醇当量摄入量在过去的 30 年平均下降了 389.4μg,2012 年与 2002 年、1992 年相比分别下降了 63.7μg 和 33.6μg。全国 1982—1992 年的视黄醇当量摄入下降速度高于 1992—2002 年和 2002—2012 年的视黄醇当量的下降速度,其中农村 1982—1992 年的下降幅度最大,而城市的下降速度相对平稳(图 4-33)。

表 4-4　中国四类地区居民视黄醇当量的主要食物来源

食物组	大城市		中小城市		普通农村		贫困农村	
	%	顺位	%	顺位	%	顺位	%	顺位
蔬菜	50.9	1	58.1	1	58.2	1	56.6	1
蛋类	19.0	2	17.6	2	15.0	2	16.2	2
畜肉	5.0	4	4.6	3	6.0	3	7.1	3
水果	5.5	3	3.9	4	4.2	4	3.5	5
薯类	1.4	9	2.1	7	2.7	6	4.8	4
禽肉	2.2	6	2.4	6	3.4	5	2.6	6
奶类	4.8	5	2.7	5	2.1	7	1.5	8
鱼虾类	2.0	7	1.8	8	1.4	8	0.6	11
大豆及制品	1.6	8	1.5	9	1.0	9	0.7	9
食用油	0.2	11	0.2	12	0.8	10	1.8	7

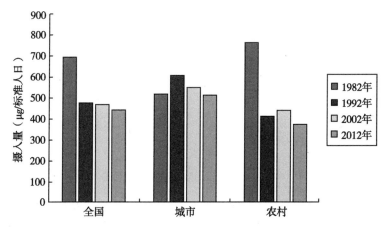

图 4-33　1982 年、1992 年、2002 年和 2012 年中国居民视黄醇当量摄入量

(二)硫胺素(维生素 B$_1$)的摄入状况及变化趋势

1. 不同地区硫胺素的摄入量及分布　全国城乡居民平均每标准人日硫胺素摄入量为 0.9mg,城市居民为 0.9mg,农村居民为 1.0mg,农村略高于城市。四类地区中,大城市、普通农村、贫困农村摄入量相等,均为 1.0mg,中小城市居民最低,为 0.8mg(图 4-34)。

大城市、中小城市、普通农村、贫困农村居民硫胺素摄入量中位数分别为 0.9mg、0.8mg、0.9mg、0.9mg。从硫胺素摄入量的各百分位数分布来看,四类地区各百分位数差距均不大(图 4-35)。

2. 不同年龄性别人群硫胺素的摄入状况　我国男性居民各个年龄组的硫胺素摄入量水平稍高于女性居民,其中农村男性平均硫胺素摄入量最高。男性和女性的硫胺素摄入量

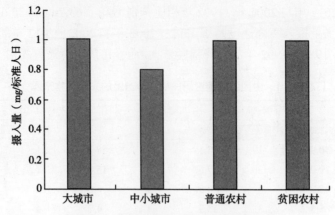

图4-34 中国四类地区居民硫胺素摄入量

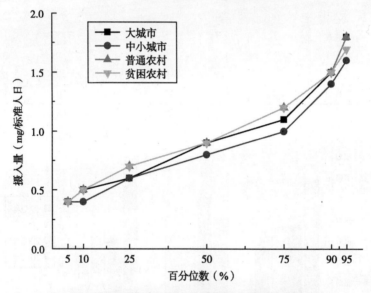

图4-35 中国四类地区居民硫胺素摄入量百分位数分布

在30～45岁以前均随着年龄的增加而增加,城市、农村的男性和女性均在30～45岁摄入量达到最高峰,此后随着年龄的进一步增加而逐渐下降(图4-36)。

3.不同收入水平人群硫胺素的摄入状况 全国城乡居民各收入水平组硫胺素摄入量均在1.0mg左右,城乡各收入组间差距不大。其中城市居民除中小城市最低收入组(10 000元以下)为0.8mg、大城市居民最高收入组(40 000元以上)为1.0mg外,其他收入组均为0.9mg;农村居民除普通农村居民最高收入组(40 000元以上)为1.1mg、贫困农村20 000～30 000元组为0.9mg、30 000～40 000元组为1.1mg外,其他收入组均为1.0mg。

4.不同人群硫胺素摄入量与DRIs比较 全国城乡居民硫胺素摄入量达到或超过RNI水平的比例为12.7%,城市为9.4%,农村为15.9%,农村高于城市;摄入量低于EAR的比例为77.0%,城市为82.4%,农村为71.6%,城市高于农村。

四类地区中,硫胺素摄入量达到或超过RNI的比例贫困农村最高,为16.9%,其后依次为普通农村、大城市,中小城市最低,仅为9.1%。摄入量低于EAR的比例中小城市最高,为83.1%,其后依次为大城市、普通农村,贫困农村最低(表4-5)。

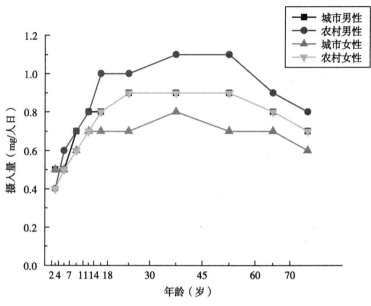

图 4-36　中国不同性别年龄居民的硫胺素摄入量

表 4-5　中国四类地区居民硫胺素摄入量占 DRIs 的百分比分布

	全国合计	城市	农村	大城市	中小城市	普通农村	贫困农村
<EAR	77.0	82.4	71.6	78.6	83.1	72.5	69.7
EAR~RNI	10.3	8.1	12.5	9.8	7.9	12.1	13.3
RNI~	12.7	9.4	15.9	11.7	9.1	15.5	16.9

　　5. 硫胺素的食物来源　我国城乡居民硫胺素主要来源于面类、米类、畜肉、蔬菜,分别占 26.6%、19.6%、18.7%、11.3%,其后依次是蛋类、其他谷类、薯类,分别为 3.5%、3.4%、2.7%。

　　城乡居民来源于面类的硫胺素分别为 24.9% 和 28.2%,来源于米类的硫胺素分别为 13.7% 和 25.3%,农村高于城市;来源于畜肉的硫胺素分别为 21.8% 和 15.8%,来源于蔬菜的硫胺素分别为 12.4% 和 10.2%,城市高于农村。城市来源于动物性食物、大豆及制品、水果的硫胺素高于农村,而来源于薯类的硫胺素低于农村(图 4-37)。

　　大城市、中小城市、普通农村、贫困农村来源于面类的硫胺素分别为 20.3%、25.6%、26.3%、32.4%,来源于米类的硫胺素分别为 10.7%、14.3%、24.4%、27.3%,均为四类地区依次递增;来源于畜肉的硫胺素分别为 25.3%、21.2%、17.9%、11.2%,四类地区依次递减。大城市畜肉为第一位的硫胺素来源,而贫困农村仅为第三位。四类地区来源于蛋类、大豆及制品、水果的硫胺素依次递减,而来源于薯类的硫胺素依次递增(表 4-6)。

　　6. 1982—2012 年硫胺素摄入变化趋势　过去的 30 年,我国居民每标准人日硫胺素摄入量呈下降趋势。2012 年比 1982 年下降了 1.6mg,比 1992 年下降了 0.3mg,比 2002 年下降了 0.1mg。城市居民硫胺素的摄入量在过去的 30 年下降了 1.2mg,2012 年比 2002 年下降了 0.1mg,比 1992 年下降了 0.2mg;农村居民硫胺素摄入量在过去的 30 年平均下降了 1.6mg,2012 年与 2002 年持平,比 1992 年降低了 0.2mg。全国 1982—1992 年的硫胺素摄入下降程度高于 1992—2002 年和 2002—2012 年的硫胺素摄入的下降程度(图 4-38)。

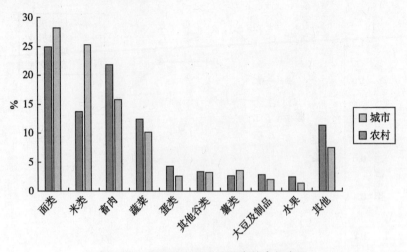

图 4-37　中国城乡居民硫胺素的食物来源

表 4-6　中国四类地区居民硫胺素的主要食物来源

食物组	大城市		中小城市		普通农村		贫困农村	
	%	顺位	%	顺位	%	顺位	%	顺位
面类	20.3	2	25.6	1	26.3	1	32.4	1
米类	10.7	4	14.3	3	24.4	2	27.3	2
畜肉	25.3	1	21.2	2	17.9	3	11.2	3
蔬菜	12.1	3	12.5	4	10.9	4	8.8	4
蛋类	4.9	5	4.2	5	2.7	7	2.4	7
其他谷类	3.3	7	3.4	6	2.8	5	4.5	6
薯类	2.4	10	2.7	8	2.8	6	5.4	5
大豆及制品	3.0	8	2.8	7	2.2	8	1.7	8
水果	3.8	6	2.3	9	1.5	9	1.1	9
禽肉	1.1	12	1.2	12	1.1	10	0.7	10

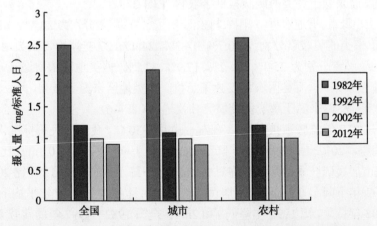

图 4-38　1982 年、1992 年、2002 年和 2012 年中国居民硫胺素摄入量

(三)核黄素(维生素B₂)的摄入状况及变化趋势

1. 不同地区核黄素的摄入量及分布 全国城乡居民平均每标准人日核黄素摄入量为0.8mg,城市0.8mg,农村0.7mg,城市略高于农村。大城市、中小城市、普通农村、贫困农村居民核黄素摄入量分别为1.0mg、0.8mg、0.7mg、0.6mg(图4-39)。

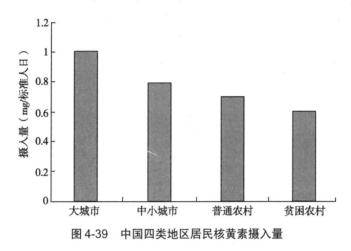

图4-39 中国四类地区居民核黄素摄入量

四类地区居民核黄素摄入量中位数分别为0.9mg、0.7mg、0.7mg、0.6mg。从摄入量第5、10、25、50、75、90、95百分位数来看,大城市各百分位数均为四类地区中最高,贫困农村各百分位数均为最低,中小城市和普通农村差距不大,中小城市第5百分位数和第90、95百分位数高于普通农村,其余百分位数则相等(图4-40)。

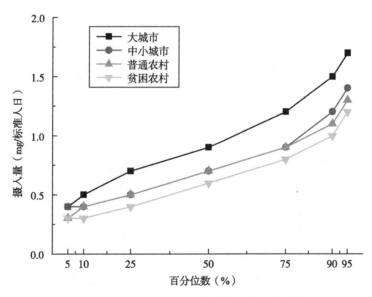

图4-40 中国四类地区居民核黄素摄入量百分位数分布

2. 不同年龄性别人群核黄素的摄入状况 我国男性居民各个年龄组的核黄素摄入量水平略高于女性居民,其中城市男性平均核黄素摄入量最高。男性和女性的核黄素摄入量在 14～18 岁以前均随着年龄的增加而增加,此后随着年龄的进一步增加未见明显变化趋势(图 4-41)。

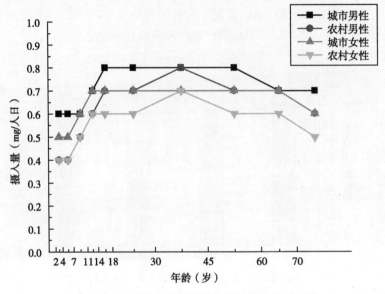

图 4-41　中国不同性别年龄居民的核黄素摄入量

3．不同收入水平人群核黄素的摄入状况　大城市、中小城市、普通农村居民核黄素摄入量总体上高收入组高于低收入组,大城市除最低收入组(10 000 元以下)与最高收入组(40 000 元以上)外其余收入组摄入量均为 1.0mg。中小城市 20 000 元及以上收入组摄入量均为 0.9mg,为大城市最低收入组水平。普通农村低收入组(20 000 元以下)摄入量为 0.7mg,与中小城市最低收入组相等,中高收入组(20 000～40 000 元)摄入量为 0.8mg,最高收入组为 0.9mg。贫困农村 10 000 元以下与 20 000～30 000 元组摄入量为 0.6mg,其余各收入组均为 0.7mg(图 4-42)。

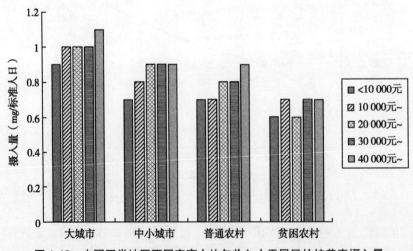

图 4-42　中国四类地区不同家庭人均年收入水平居民的核黄素摄入量

4. 不同人群核黄素摄入量与 DRIs 比较 全国城乡居民核黄素摄入量达到或超过 RNI 的比例为 5.4%，城市和农村分别为 6.7% 和 4.2%，城市高于农村；摄入量低于 EAR 的比例为 89.0%，城市和农村分别为 86.3% 和 91.3%，农村高于城市。

四类地区中，大城市居民摄入量达到或超过 RNI 的比例最高，为 12.3%，远高于其他三类地区，其后依次为中小城市和普通农村，贫困农村最低，为 3.0%，仅相当于大城市的四分之一。摄入量低于 EAR 的比例为贫困农村最高，为 93.4%，其后依次为普通农村、中小城市、大城市（表 4-7）。

表 4-7 中国四类地区居民核黄素摄入量占 DRIs 的百分比分布

	全国合计	城市	农村	大城市	中小城市	普通农村	贫困农村
<EAR	89.0	86.8	91.3	77.8	88.3	90.3	93.4
EAR~RNI	5.5	6.5	4.6	10.0	5.9	5.0	3.6
RNI~	5.4	6.7	4.2	12.3	5.8	4.7	3.0

5. 核黄素的食物来源 全国城乡居民核黄素主要来源于蔬菜，占 21.5%。其后依次是面类、米类、畜肉、蛋类，分别占 16.1%、14.2%、13.0%、8.8%。

城乡居民来源于蔬菜的核黄素分别为 22.5% 和 20.6%，城市略高于农村；来源于面类的核黄素分别为 13.5% 和 18.6%，来源于米类的核黄素分别为 11.6% 和 16.8%，农村均高于城市。来源于畜肉、蛋类、奶类、鱼虾类的核黄素均为农村高于城市（图 4-43）。

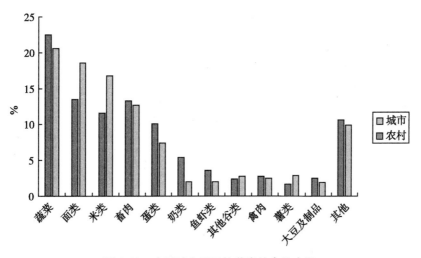

图 4-43 中国城乡居民核黄素的食物来源

大城市、中小城市、普通农村、贫困农村来源于蔬菜的核黄素分别为 20.7%、22.8%、21.6%、18.2%，除贫困农村外均为核黄素的第一位食物来源；来源于面类和米类的核黄素分别为 10.1% 和 8.7%、14.1% 和 12.1%、17.1% 和 15.6%、22.1% 和 19.3%，四类地区依次上升，贫困农村米类和面类已是第一、二位的核黄素来源，超过蔬菜和畜肉；来源于蛋类的核黄素分别为 11.1%、10.0%、7.6%、7.1%，来源于奶类的核黄素分别为 10.0%、4.6%、2.1%、1.6%，四类地区依次下降，奶类在大城市为第 5 位核黄素来源，而在贫困农村仅为第 9 位（表 4-8）。

表4-8 中国四类地区居民核黄素的主要食物来源

食物组	大城市		中小城市		普通农村		贫困农村	
	%	顺位	%	顺位	%	顺位	%	顺位
蔬菜	20.7	1	22.8	1	21.6	1	18.2	3
面类	10.1	4	14.1	2	17.1	2	22.1	1
米类	8.7	6	12.1	4	15.6	3	19.3	2
畜肉	14.6	2	13.0	3	13.4	4	11.1	4
蛋类	11.1	3	10.0	5	7.6	5	7.1	5
奶类	10.0	5	4.6	6	2.1	9	1.6	9
鱼虾类	3.5	7	3.6	7	2.4	7	1.3	12
其他谷类	2.3	11	2.4	10	2.2	8	4.1	7
禽肉	2.6	9	2.8	8	3.0	6	1.5	10
薯类	1.3	12	1.8	11	2.1	10	4.6	6
大豆及制品	2.5	10	2.5	9	1.9	11	1.7	8

6. 1982—2012年核黄素摄入变化趋势 1982—2012年的30年间,我国居民核黄素摄入量变化不大。1982年全国平均每标准人日核黄素的摄入量为0.9mg,1992年、2002年和2012年全国平均每标准人日核黄素摄入量均为0.8mg。2012年城市居民核黄素的摄入水平与1982年相当,均为0.8mg,较1992年和2002年降低了0.1mg;农村居民1982年核黄素的摄入量为0.9mg,1992年、2002年和2012年的平均摄入量均为0.7mg(图4-44)。

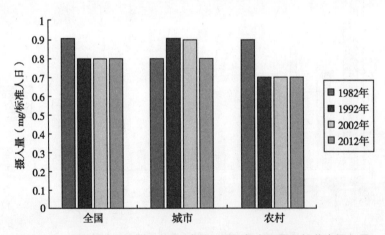

图4-44 1982年、1992年、2002年和2012年中国居民核黄素摄入量

(四)烟酸的摄入状况及变化趋势

1. 不同地区烟酸的摄入量及分布 全国城乡居民平均每标准人日烟酸摄入量为14.3mg,城市为14.9mg,农村为13.6mg,城市高于农村。烟酸当量为21.0mg,城市和农村分别为22.9mg和19.8mg。四类地区中,大城市居民烟酸摄入量最高,为16.6mg,其后为中小城市和普通农村,摄入量分别为14.7mg和13.9mg,贫困农村最低,为13.0mg(图4-45)。

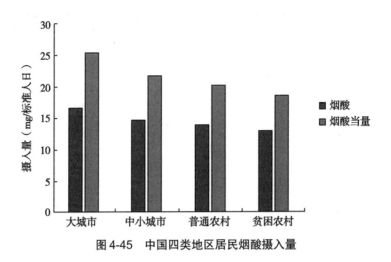

图 4-45　中国四类地区居民烟酸摄入量

大城市、中小城市、普通农村、贫困农村烟酸摄入量中位数分别为 15.1mg、13.1mg、12.7mg、11.7mg。从摄入量的第 5、10、25、50、75、90、95 百分位数来看，大城市各百分位数均为最高，其后依次为中小城市、普通农村、贫困农村。大城市与中小城市各百分位数差距均为 1.5mg 左右，其他三类地区各百分位数差距均为 1.0mg 左右（图 4-46）。

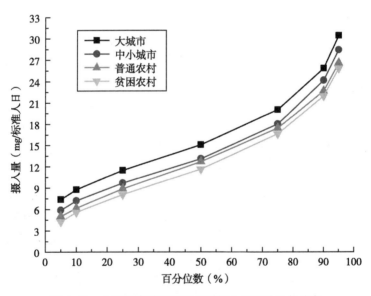

图 4-46　中国四类地区居民烟酸摄入量百分位数分布

2. 不同年龄性别人群烟酸的摄入状况　我国男性居民各个年龄组的烟酸摄入量水平高于女性居民，其中城市男性平均烟酸摄入量最高。男性和女性的烟酸摄入量在 30～45 岁以前均随着年龄的增加而增加，城市、农村的男性和女性均在 30～45 岁摄入量达到最高峰，此后随着年龄的进一步增加而逐渐下降（图 4-47）。

3. 不同收入水平人群烟酸的摄入状况　全国城乡居民烟酸摄入量随收入水平增加总体上呈升高趋势。大城市除最高收入组（40 000 元以上）外其他各收入组差距不大；中小城市居民最高收入组摄入量略低于 30 000～40 000 元组；普通农村最高收入组摄入量为

17.9mg，与大城市最高收入组相当，明显高于其他收入组；贫困农村各收入组摄入量均为四类地区中最低，其中 10 000 元以下组及 20 000～30 000 元组摄入量较低，分别为 12.7mg 与 13.0mg，其他收入组差距不大（图 4-48）。

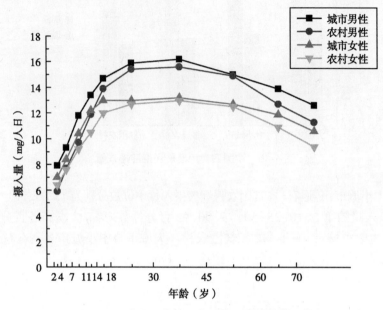

图 4-47　中国不同性别年龄居民的烟酸摄入量

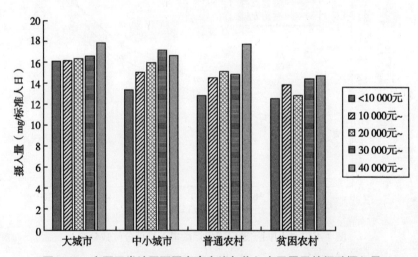

图 4-48　中国四类地区不同家庭人均年收入水平居民的烟酸摄入量

4. 不同人群烟酸当量摄入量与 DRIs 比较　全国城乡居民烟酸当量摄入量达到或超过 RNI 的比例为 74.7%，城市和农村分别为 77.5% 和 71.9%，城市高于农村；摄入量低于 EAR 的比例为 14.8%，城市和农村分别为 12.4% 和 17.3%，农村高于城市。

　　四类地区中，大城市居民摄入量达到或超过 RNI 的比例最高，为 86.9%，其后依次为中小城市和普通农村，贫困农村最低，为 69.7%。摄入量低于 EAR 的比例为贫困农村最高，为 19.1%，其后依次为普通农村、中小城市、大城市（表 4-9）。

表4-9　中国四类地区居民烟酸当量摄入量与DRIs比较的百分比分布

	全国合计	城市	农村	大城市	中小城市	普通农村	贫困农村
<EAR	14.8	12.4	17.3	6.5	13.3	16.5	19.1
EAR～RNI	10.4	10.1	10.8	6.6	10.7	10.6	11.2
RNI～	74.7	77.5	71.9	86.9	76.0	72.9	69.7

5. 烟酸的食物来源　全国城乡居民烟酸主要来源于米类和畜肉,分别占27.2%和17.5%,其后依次为面类、蔬菜、禽肉和鱼虾类,分别占16.0%、12.3%、5.4%、3.5%。

城乡来源于米类的烟酸分别为26.0%和28.3%,来源于面类的烟酸分别为14.4%和17.6%,农村高于城市;来源于畜肉的烟酸分别为18.7%和16.2%,来源于蔬菜的烟酸分别为12.5%和12.1%,来源于禽肉的烟酸分别为5.5%和5.2%,城市略高于农村(图4-49)。

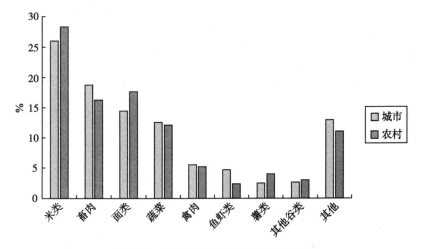

图4-49　中国城乡居民烟酸的食物来源

大城市、中小城市、普通农村、贫困农村来源于米类的烟酸分别为22.0%、26.7%、27.1%、31.0%,来源于面类的烟酸分别为12.2%、14.8%、15.9%、21.1%,均为四类地区依次增加;来源于畜肉的烟酸分别为22.8%、18.1%、17.6%、13.4%,四类地区依次递减;畜肉是大城市第一位的烟酸食物来源,但在贫困农村仅为第三位,低于米类和面类。来源于蔬菜的烟酸分别为12.5%、12.6%、12.7%、10.7%,来源于禽肉的烟酸分别为5.6%、5.5%、5.9%、3.7%,均为贫困农村最低,其他三类地区差距不大;来源于鱼虾、大豆的烟酸四类地区依次递减,而来源于薯类的烟酸四类地区依次递增(表4-10)。

表4-10　中国四类地区居民烟酸的主要食物来源

食物组	大城市		中小城市		普通农村		贫困农村	
	%	顺位	%	顺位	%	顺位	%	顺位
米类	22.0	2	26.7	1	27.1	1	31.0	1
畜肉	22.8	1	18.1	2	17.6	2	13.4	3
面类	12.2	4	14.8	3	15.9	3	21.1	2
蔬菜	12.5	3	12.6	4	12.7	4	10.7	4
禽肉	5.6	5	5.5	5	5.9	5	3.7	7

续表

食物组	大城市		中小城市		普通农村		贫困农村	
	%	顺位	%	顺位	%	顺位	%	顺位
鱼虾类	5.2	6	4.6	6	2.9	6	1.2	8
薯类	2.0	8	2.6	8	2.9	7	6.4	5
其他谷类	2.5	7	2.7	7	2.5	8	4.2	6
大豆及制品	1.2	10	1.1	9	1.0	9	0.7	9

6. 1992—2012 年烟酸摄入变化趋势 过去的 20 年,我国居民每标准人日烟酸摄入量呈缓慢下降趋势。2012 年比 1992 年下降了 1.4mg,比 2002 年下降了 0.4mg。城市居民烟酸的摄入量在过去的 20 年下降了 1.9mg,2012 年比 2002 年下降了 0.9mg;农村居民烟酸摄入量在过去的 30 年平均下降了 1.3mg,2012 年与 2002 年相比下降了 0.5mg(图 4-50)。

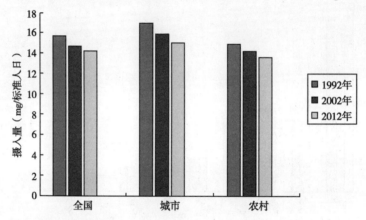

图 4-50 1992 年、2002 年和 2012 年中国居民烟酸摄入量

(五) 抗坏血酸(维生素 C)的摄入状况及变化趋势

1. 不同地区抗坏血酸的摄入量及分布 全国城乡居民平均每标准人日抗坏血酸摄入量为 80.1mg,城市为 84.9mg,农村为 75.4mg,城市高于农村。四类地区中,大城市居民摄入量最高,为 95.2mg,其后依次为中小城市和普通农村,摄入量分别为 83.3mg 和 77.3mg,贫困农村最低,为 71.2mg(图 4-51)。

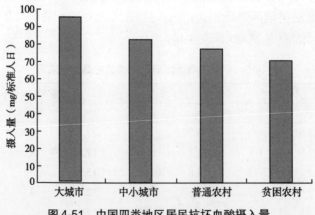

图 4-51 中国四类地区居民抗坏血酸摄入量

大城市、中小城市、普通农村、贫困农村抗坏血酸摄入量中位数分别为 80.0mg、71.5mg、64.5mg、60.8mg。从摄入量的第 5、10、25、50、75、90、95 百分位数来看,各百分位数均为大城市最高,其后依次为中小城市、普通农村、贫困农村,大城市除第 5 百分位数外其他百分位数与其他三类地区差距较大,其他三类地区各百分位数差距较小(图 4-52)。

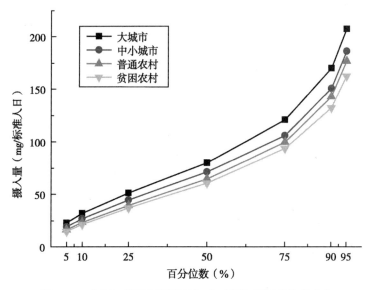

图 4-52 中国四类地区居民抗坏血酸摄入量百分位数分布

2. 不同年龄性别人群抗坏血酸的摄入状况 我国男性居民各个年龄组的抗坏血酸摄入量水平高于女性居民,其中城市男性平均抗坏血酸摄入量最高。男性和女性的抗坏血酸摄入量在 14~18 岁以前均随着年龄的增加而迅速增加,在 18~60 岁各年龄组维抗坏血酸摄入量保持相对平稳,此后随着年龄的进一步增加而逐渐下降(图 4-53)。

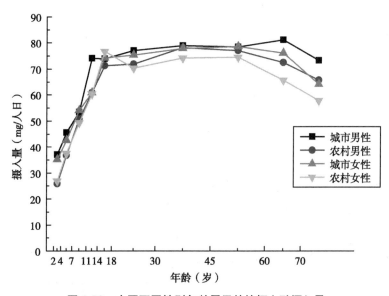

图 4-53 中国不同性别年龄居民的抗坏血酸摄入量

3．不同收入水平人群抗坏血酸的摄入状况　中小城市居民抗坏血酸摄入量总体上随收入增加呈升高趋势，30 000～40 000 元组摄入量最高，并且在该收入组中高于其他三类地区。其他三类地区摄入量随收入水平变化无明显趋势，大城市最高收入组摄入量最高，其他收入组差距不大；普通农村各收入组间均无明显差异；贫困农村 10 000～20 000 元组及 30 000～40 000 元组摄入量较高，其余收入组摄入量为四类地区中最低（图 4-54）。

4．不同人群抗坏血酸摄入量与 DRIs 比较　全国城乡居民抗坏血酸摄入量达到或超过 RNI 的比例为 23.4%，城市和农村分别为 24.6% 和 22.2%，城市略高于农村；摄入量低于 EAR 的比例为 67.5%，城市和农村分别为 66.0% 和 68.9%，农村略高于城市。

四类地区中，大城市居民抗坏血酸摄入量达到或超过 RNI 的比例最高，为 28.6%，其后依次为中小城市和普通农村，贫困农村最低，为 22.0%。摄入量低于 EAR 的比例为贫困农村最高，为 69.1%，其后依次为普通农村、中小城市、大城市（表 4-11）。

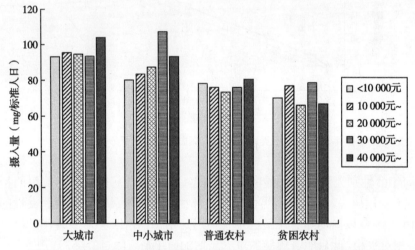

图 4-54　中国四类地区不同家庭人均年收入水平居民的抗坏血酸摄入量

表 4-11　中国四类地区居民抗坏血酸摄入量占 DRIs 的百分比分布

	全国合计	城市	农村	大城市	中小城市	普通农村	贫困农村
<EAR	67.5	66.0	68.9	61.6	66.7	68.8	69.1
EAR～RNI	9.2	9.4	8.9	9.8	9.3	8.9	8.9
RNI～	23.4	24.6	22.2	28.6	24.0	22.2	22.0

5．抗坏血酸的食物来源　全国城乡居民抗坏血酸的主要来源为蔬菜，占 77.3%，其后依次为薯类和水果，分别占 13.4% 和 6.5%，来源于其他食物的抗坏血酸仅占 2.7%。

城市和农村来源于蔬菜的抗坏血酸相当，分别为 78.7% 和 76.0%；来源于薯类的抗坏血酸农村高于城市，分别为 16.3% 和 10.5%；来源于水果的抗坏血酸城市高于农村，分别为 7.9% 和 5.2%（图 4-55）。

大城市、中小城市、普通农村、贫困农村来源于蔬菜的抗坏血酸分别为 74.8%、79.3%、78.9%、69.7%，中小城市最高，贫困农村最低，均是抗坏血酸食物来源的第一位。来源于薯类的抗坏血酸分别为 9.2%、10.7%、12.7%、24.1%，四类地区依次上升；来源于水果的抗坏血酸分别为 11.8%、7.2%、5.7%、4.0%，四类地区依次下降，大城市来源于水果的抗坏血酸高于薯类，而其他三类地区则相反（表 4-12）。

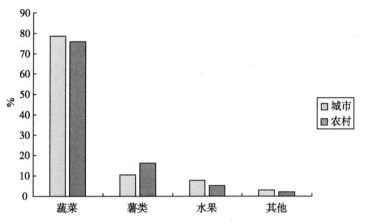

图 4-55　中国城乡居民抗坏血酸的食物来源

表 4-12　中国四类地区居民抗坏血酸的主要食物来源

食物组	大城市		中小城市		普通农村		贫困农村	
	%	顺位	%	顺位	%	顺位	%	顺位
蔬菜	74.8	1	79.3	1	78.9	1	69.7	1
薯类	9.2	3	10.7	2	12.7	2	24.1	2
水果	11.8	2	7.2	3	5.7	3	4.0	3

6. 1982—2012 年抗坏血酸摄入变化趋势　过去的 30 年，我国居民每标准人日抗坏血酸摄入量呈下降趋势。2012 年比 1982 年下降了 49mg，比 1992 年下降了 19.8mg，比 2002 年下降了 8mg。城市居民抗坏血酸的摄入量在过去的 30 年下降了 23.7mg，2012 年比 2002 年增加了 3mg，比 1992 年下降了 10.3mg；农村居民抗坏血酸摄入量在过去的 30 年平均下降了 62.3mg，比 1992 年下降了 26.9mg，比 2002 年下降了 15.1mg。全国 1982—1992 年的抗坏血酸摄入下降幅度高于 1992—2002 年和 2002—2012 年的抗坏血酸摄入的下降程度（图 4-56）。

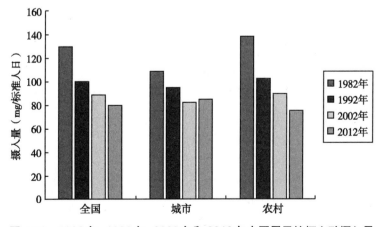

图 4-56　1982 年、1992 年、2002 年和 2012 年中国居民抗坏血酸摄入量

（六）维生素 E 的摄入状况及变化趋势

1. 不同地区维生素 E 的摄入量及分布 全国城乡居民平均每标准人日维生素 E 摄入量为 35.7mg，其中 α- 生育酚摄入量为 8.5mg。城市和农村居民平均每标准人日维生素 E 摄入量分别为 37.4mg 与 34.1mg，α- 生育酚摄入量分别为 9.5mg 与 7.6mg，城市高于农村。四类地区中，大城市居民 α- 生育酚摄入量最高，为 10.8mg，其后依次为中小城市和普通农村，摄入量分别为 9.3mg 和 7.8mg，贫困农村最低，为 7.2mg（图 4-57）。

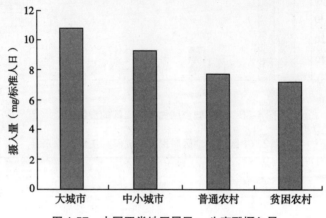

图 4-57 中国四类地区居民 α- 生育酚摄入量

大城市、中小城市、普通农村、贫困农村 α- 生育酚摄入量中位数分别为 9.1mg、8.0mg、6.5mg、5.6mg。从摄入量的第 5、10、25、50、75、90、95 百分位数来看，各百分位数均为大城市最高，其次为中小城市，普通农村和贫困农村第 5、90、95 百分位数近似相等，其他百分位数普通农村略高于贫困农村（图 4-58）。

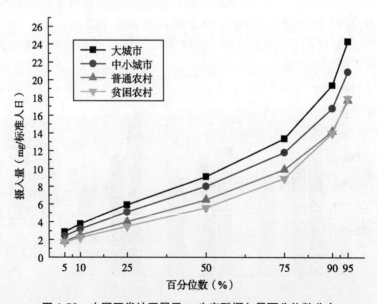

图 4-58 中国四类地区居民 α- 生育酚摄入量百分位数分布

2. 不同年龄性别人群维生素 E 的摄入状况 我国男性居民各个年龄组的 α- 生育酚摄入量水平高于女性居民，其中城市男性平均 α- 生育酚摄入量最高。男性和女性的 α- 生育酚摄入量在 45～60 岁以前总体上随着年龄的增加而增加，此后随着年龄的进一步增加而逐渐下降。城市居民的 α- 生育酚摄入量均高于农村居民（图 4-59）。

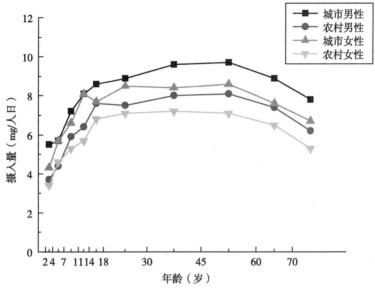

图 4-59 中国不同性别年龄居民的 α- 生育酚摄入量

3. 不同收入水平人群维生素 E 的摄入状况 总体上看，城乡居民 α- 生育酚摄入量随收入水平增加呈升高趋势。大城市最高收入组（40 000 元以上）摄入量略低于 30 000～40 000 元组，与中小城市最高收入组相当；普通农村 10 000～20 000 元组摄入量略低于 10 000 元以下组，最高收入组摄入量明显高于其他收入组；贫困农村 30 000～40 000 元组摄入量最高，为 10.1mg，略高于中小城市该收入组，而中低收入组（30 000 元以下）摄入量较低，约为 7mg，为四类地区中最低水平（图 4-60）。

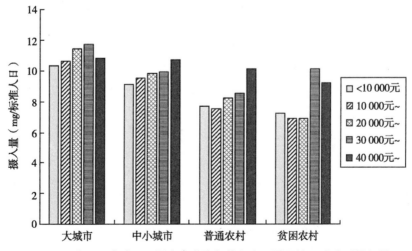

图 4-60 中国四类地区不同家庭人均年收入水平居民的 α- 生育酚摄入量

4. 维生素E的食物来源　全国城乡居民 α- 生育酚主要来源于食用油、蔬菜和面类，分别占 42.4%、17.3% 和 16.1%，其后依次为蛋类、畜肉和水果，分别占 5.0%、3.5%、3.4%。

城乡居民来源于食用油的 α- 生育酚分别为 42.9% 和 41.9%，城市略高于农村；来源于蔬菜的 α- 生育酚分别为 16.4% 和 18.2%，来源于面类的 α- 生育酚分别为 14.8% 和 17.4%，农村高于城市；来源于蛋类的 α- 生育酚分别为 5.2% 和 4.7%，来源于水果的 α- 生育酚分别为 4.0% 和 2.9%，城市高于农村（图 4-61）。

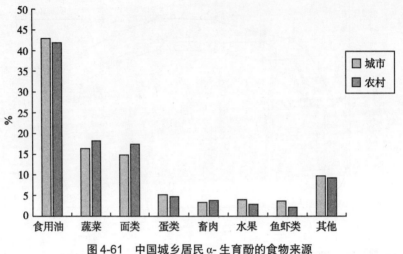

图 4-61　中国城乡居民 α- 生育酚的食物来源

大城市、中小城市、普通农村、贫困农村来源于食用油的 α- 生育酚分别为 40.1%、43.3%、42.0%、41.6%，中小城市最高，大城市最低，均为 α- 生育酚的食物来源第一位；来源于蔬菜的 α- 生育酚分别为 15.9%、16.4%、18.0%、18.6%，来源于面类的 α- 生育酚分别为 12.9%、15.1%、16.7%、19.1%，四类地区依次上升，贫困农村来源于面类的 α- 生育酚高于蔬菜，而其他三类地区则相反；来源于蛋类的 α- 生育酚分别为 5.9%、5.1%、4.9%、4.1%，四类地区依次递减；来源于畜肉的 α- 生育酚分别为 3.7%、3.2%、3.9%、3.5%，普通农村最高，中小城市最低。普通农村来源于水果的 α- 生育酚为 5.8%，高于畜肉，其他三类地区则相反（表 4-13）。

表 4-13　中国四类地区居民 α- 生育酚的主要食物来源

食物组	大城市		中小城市		普通农村		贫困农村	
	%	顺位	%	顺位	%	顺位	%	顺位
食用油	40.1	1	43.3	1	42.0	1	41.6	1
蔬菜	15.9	2	16.4	2	18.0	2	18.6	3
面类	12.9	3	15.1	3	16.7	3	19.1	2
蛋类	5.9	4	5.1	4	4.9	4	4.1	4
畜肉	3.7	7	3.2	7	3.9	5	3.5	5
水果	5.8	5	3.7	5	2.7	6	3.2	6
鱼虾类	4.4	6	3.5	6	2.4	7	1.3	7
禽肉	0.9	10	1.0	8	1.3	8	1.3	8
大豆及制品	1.1	8	1.0	9	0.9	9	0.9	11

5. 1992—2012 年维生素 E 摄入变化趋势　1992—2012 年的 20 年间, 我国居民每标准人日 α- 生育酚摄入量呈上升趋势。2012 年比 1992 年增加了 1.1mg, 比 2002 年增加了 0.4mg。2012 年城市居民 α- 生育酚的摄入量为 9.6mg, 较 2002 年和 1992 年分别增加了 1.3mg 和 1.2mg; 2012 年农村居民 α- 生育酚摄入量为 7.6mg, 较 2002 年降低了 0.5mg, 与 1992 年相比增加了 0.6mg(图 4-62)。

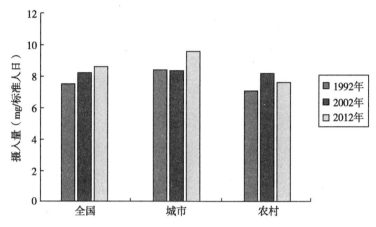

图 4-62　1992 年、2002 年和 2012 年中国居民 α- 生育酚摄入量

（七）小结

我国居民平均每标准人日视黄醇当量摄入量为 141.3μg, 城市为 157.7μg, 农村为 125.4μg, 城市高于农村。全国达到或超过 RNI 的比例仅为 12.6%, 大城市达到比例最高, 为 19.9%, 贫困农村达到或超过 RNI 的比例最低, 为 7.0%。全国有 76.3% 的居民存在摄入不足的危险, 其中城市为 69.9%, 农村为 82.6%。男性的摄入量总体高于女性。随着年龄的增加, 视黄醇当量的摄入量增加, 一般在 18～30 岁组达到最高峰, 随后摄入水平保持基本稳定, 60 岁以后摄入量有所下降。随着收入水平的增高, 视黄醇当量的摄入量总体上呈上升趋势。维生素 A 的主要来源为蔬菜和蛋类及其制品, 分别占 58.0% 和 28.2%。2012 年与 1982 年相比, 全国平均每标准人日视黄醇当量下降了 247.2μg, 与 1992 年相比, 全国平均每标准人日视黄醇当量下降了 25.7μg, 与 2002 年相比, 全国平均每标准人日视黄醇当量下降了 32.5μg, 下降速度减缓。

我国居民平均每标准人日硫胺素摄入量为 0.9mg, 城市居民为 0.9mg, 农村居民为 1.0mg, 农村略高于城市。全国达到或超过 RNI 的比例仅为 12.7%, 贫困农村达到比例最高, 为 16.9%, 中小城市达到或超过 RNI 的比例最低, 为 9.1%。全国有 77.0% 的居民存在摄入不足的危险, 其中城市为 82.4%, 农村为 71.6%。男性的摄入量总体高于女性。随着年龄的增加, 硫胺素的摄入量增加, 一般在 30～45 岁组达到最高峰, 随后摄入水平保持基本稳定, 60 岁以后摄入量有所下降。各收入组间硫胺素平均摄入量相差不大。硫胺素的主要食物来源为面类、畜肉和米类, 分别占 32.1%、22.7% 和 21.8%。2012 年与 1982 年相比, 全国平均每标准人日硫胺素摄入量下降了 1.6mg, 与 1992 年相比, 全国平均每标准人日硫胺素摄入量下降了 0.3mg, 与 2002 年相比, 全国平均每标准人日硫胺素摄入量下降了 0.1mg。

我国居民平均每标准人日核黄素摄入量为 0.8mg,城市居民为 0.8mg,农村居民为 0.7mg,城市略高于农村。全国达到或超过 RNI 的比例仅为 5.4%,大城市达到或超过 RNI 比例最高,为 12.3%,贫困农村达到或超过 RNI 的比例最低,为 3.0%。全国有 89.0% 的居民存在摄入不足的情况,其中城市为 86.8%,农村为 91.3%。男性的摄入量总体高于女性。随着年龄的增加,核黄素摄入量未见明显变化趋势。随着收入水平的增加摄入量总体呈增加趋势。核黄素的主要食物来源为蔬菜、奶类、面类及其制品、米类及其制品、畜肉和蛋类,分别占 22.0%、21.3%、19.4%、15.7%、15.6% 和 15.0%。2012 年和 1982 年全国平均核黄素摄入量分别为 0.8mg 和 0.9mg,三十年间核黄素摄入量变化不大。

我国居民平均每标准人日烟酸摄入量为 14.3mg,城市居民为 14.9mg,农村居民为 13.6mg,城市高于农村。男性的摄入量总体高于女性。随着年龄的增加烟酸的摄入量增加,一般在 30~45 岁组达到最高峰,此后随着年龄的增加摄入量呈下降趋势。各类地区随收入的增加烟酸的摄入量均增加。烟酸的主要食物来源为米类、畜肉、面类和禽肉,分别占 30.2%、21.4%、19.6% 和 18.0%。2012 年与 1992 年相比,全国平均每标准人日烟酸摄入量下降了 1.4mg,与 2002 年相比,全国平均每标准人日烟酸摄入量下降了 0.4mg。

我国居民平均每标准人日抗坏血酸摄入量为 80.1mg,城市居民为 84.9mg,农村居民为 75.4mg,城市高于农村。全国达到或超过 RNI 的比例仅为 23.4%,低于 EAR 的比例为 67.5%。男性的摄入量总体高于女性。男性和女性在 14~18 岁年龄组以前,随着年龄的增加抗坏血酸的摄入量增加,在 18~60 岁各年龄组摄入水平保持基本稳定,60 岁以后随着年龄的增加摄入量呈下降趋势。抗坏血酸的主要食物来源为蔬菜、薯类和水果,分别占 77.5%、28.7% 和 19.1%。2012 年与 1982 年相比,全国平均每标准人日抗坏血酸摄入量下降了 49mg,与 1992 年相比,全国平均每标准人日抗坏血酸摄入量下降了 19.8mg,与 2002 年相比,全国平均每标准人日抗坏血酸摄入量下降了 8mg。

我国居民平均每标准人日总维生素 E 的摄入量为 35.7mg,其中全国平均每标准人日 α- 生育酚摄入量为 8.5mg,城市和农村平均每标准人日 α- 生育酚摄入量分别为 9.5mg 和 7.6mg,城市高于农村。男性的摄入量总体高于女性。随着年龄的增加,α- 生育酚的摄入量逐渐增加,18~60 岁之间波动较小,60 岁以后摄入量下降。随着收入水平增加 α- 生育酚的平均摄入量呈增加趋势。我国居民 α- 生育酚的主要食物来源为食用油、面类和蔬菜,分别占 43.1%、19.1% 和 17.9%。1992—2012 年的 20 年间,全国平均每标准人日 α- 生育酚摄入量呈上升趋势,与 1992 年相比,全国平均每标准人日 α- 生育酚摄入量增加了 1.1mg,与 2002 年相比,全国平均每标准人日 α- 生育酚摄入量增加了 0.4mg。

七、常量元素

(一)钙的摄入状况及变化趋势

1. 不同地区钙的摄入量及分布 全国城乡居民平均每标准人日钙摄入量为 364.3mg,城市为 410.3mg,农村为 320.1mg,城市高于农村,但均远低于推荐的适宜摄入量 AI 值(800mg)。四类地区中,大城市居民摄入量最高,为 489.0mg,其后依次为中小城市和普通农村,摄入量分别为 397.4mg 和 337.0mg,贫困农村最低,为 282.4mg(图 4-63)。

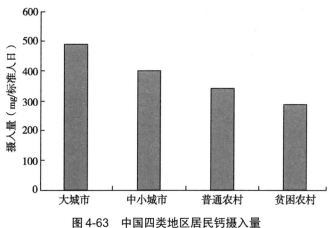

图 4-63　中国四类地区居民钙摄入量

大城市、中小城市、普通农村、贫困农村摄入量中位数分别为 436.3mg、351.4mg、299.3mg、247.0mg。从摄入量的第 5、10、25、50、75、90、95 百分位数来看,各百分位数均为大城市最高,其后依次为中小城市、普通农村、贫困农村。中小城市第 5、10 百分位数与普通农村差距较小,在高百分位差距拉大。仅大城市第 90、95 百分位数达到 AI 值水平,其他地区各百分位数均低于 AI 值(图 4-64)。

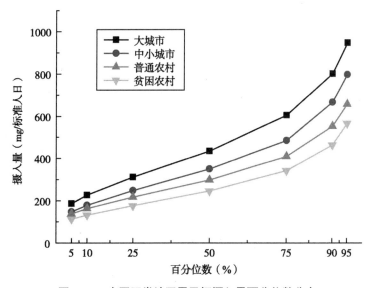

图 4-64　中国四类地区居民钙摄入量百分位数分布

2. 不同年龄性别人群钙的摄入状况　我国男性居民各个年龄组的钙摄入量明显高于女性居民,其中城市男性平均钙摄入量最高。城市和农村居民的膳食钙摄入量均随年龄增加大体呈逐渐上升的趋势。城市居民钙的摄入量在 60～70 岁组达到最高,男性和女性分别为 394.8mg 和 363.7mg,70 岁以后钙的摄入量开始下降;农村居民钙的摄入量在 45～60 岁组达到最高,男性和女性分别为 336.4mg 和 296.2mg,45 岁以上农村居民钙的摄入量逐渐下降。

　　城乡居民膳食钙摄入量差异显著,城市居民的钙摄入量均明显高于农村居民,在 30~45 岁年龄组城市和农村的差异最小,男性和女性分别为 44.8mg 和 50.6mg,男性其余年龄组相差在 50.4~108.2mg 之间,女性其余年龄组相差在 53~92.3mg 之间(图 4-65)。

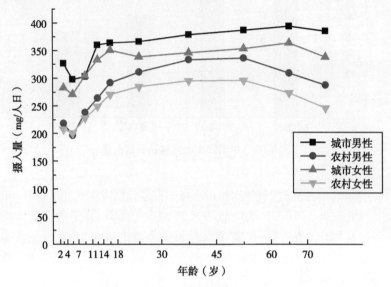

图 4-65　中国不同性别年龄居民的钙摄入量

　　3.不同收入水平人群钙的摄入状况　大城市、中小城市、普通农村居民钙摄入量随收入水平增加呈升高趋势,而贫困农村居民钙摄入量随收入水平增加反而有降低趋势,10 000~20 000 元组摄入量最高,最高收入组(40 000 元以上)摄入量最低,为 237.0mg,不到大城市该收入组的一半。各收入组居民钙摄入量均为大城市最高,其后依次为中小城市、普通农村、贫困农村(图 4-66)。

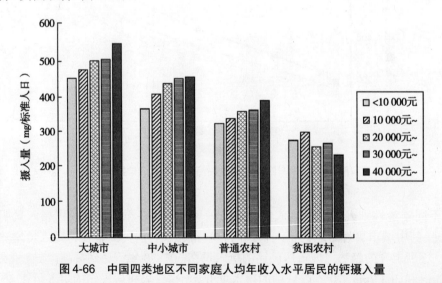

图 4-66　中国四类地区不同家庭人均年收入水平居民的钙摄入量

　　4.不同人群钙摄入量与 DRIs 比较　全国城乡居民钙摄入量达到或超过 RNI 的比例仅为 1.5%,城市和农村分别为 2.1%(其中 0.1% 达到 UL 水平)和 1.0%,城市高于农村;摄入量低于 EAR 的比例为 96.3%，城市和农村分别为 95.0% 和 97.5%，农村高于城市。

四类地区中，大城市居民该摄入量达到或超过 RNI 的比例最高，为 2.9%（其中 0.1% 达到 UL 水平），其后依次为中小城市和普通农村，贫困农村最低，为 0.9%。摄入量低于 EAR 的比例为贫困农村最高，为 98.0%，其后依次为普通农村、中小城市、大城市（表 4-14）。

表 4-14　中国四类地区居民钙摄入量占 DRIs 的百分比分布

	全国合计	城市	农村	大城市	中小城市	普通农村	贫困农村
<EAR	96.3	95.0	97.5	92.5	95.4	97.4	98.0
EAR～RNI	2.2	3.0	1.5	4.6	2.7	1.6	1.1
RNI～	1.5	2.0	1.0	2.8	1.9	1.0	0.9
UL～	0.0	0.1	0.0	0.1	0.1	0.0	0.0

5. 钙的食物来源　全国城乡居民钙主要来源于蔬菜，占 33.7%，其后依次为面类、大豆及制品、米类和奶类，分别占 14.9%、10.3%、8.5%、5.5%。

城乡来源于蔬菜的钙分别占 33.5% 和 33.9%，城乡差距不大；来源于面类的钙分别占 12.3% 和 17.5%，来源于米类的钙分别占 6.2% 和 10.7%，农村高于城市；来源于大豆及制品的钙分别占 11.3% 和 9.3%，城市高于农村；来源于奶类的钙分别占 8.0% 和 3.1%，来源于鱼虾类的钙分别占 6.0% 和 2.9%，城市超过农村的两倍（图 4-67）。

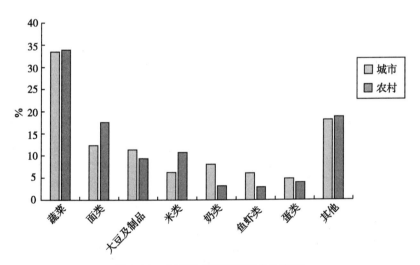

图 4-67　中国城乡居民钙的食物来源

大城市、中小城市、普通农村、贫困农村来源于蔬菜的钙分别占 30.1%、34.1%、35.0%、31.6%，大城市最低，普通农村最高；来源于面类的钙分别占 9.9%、12.7%、16.2%、20.5%，来源于米类的钙分别占 4.9%、6.4%、9.7%、12.7%，四类地区依次递增；来源于大豆及制品的钙分别占 10.5%、11.5%、9.1%、9.8%，中小城市最高，普通农村最低；来源于奶类的钙分别占 14.7%、6.8%、3.4%、2.4%，四类地区依次递减，大城市远远高于其他三类地区，奶类在大城市为第二位的钙来源，高于大豆、面类，而在贫困农村仅位于第八位。来源于鱼虾类的钙分别占 6.3%、5.9%、3.7%、1.0%，四类地区依次递减（表 4-15）。

表4-15 中国四类地区居民钙的主要食物来源

食物组	大城市		中小城市		普通农村		贫困农村	
	%	顺位	%	顺位	%	顺位	%	顺位
蔬菜	30.1	1	34.1	1	35.0	1	31.6	1
面类	9.9	4	12.7	2	16.2	2	20.5	2
大豆及制品	10.5	3	11.5	3	9.1	4	9.8	4
米类	4.9	7	6.4	5	9.7	3	12.7	3
奶类	14.7	2	6.8	4	3.4	7	2.4	8
鱼虾类	6.3	5	5.9	6	3.7	6	1.0	12
蛋类	5.0	6	4.8	7	3.9	5	3.9	5
畜肉	2.3	8	1.9	8	1.9	8	1.9	9
其他谷类	1.5	10	1.5	9	1.1	12	2.6	6

6. 1982—2012年钙摄入变化趋势 过去的30年间，我国居民每标准人日钙摄入量总体呈下降趋势。2012年比1982年下降了328.4mg，比1992年下降了39.3mg，比2002年下降了22.7mg。城市居民钙的摄入量在过去的30年下降了150.6mg，2012年比2002年下降了26.2mg，比1992年下降了45.5mg；农村居民膳食钙的摄入量在过去的30年平均下降了428.6mg，2012年比2002年下降了48.2mg，比1992年下降了56.8mg。全国1982—1992年的钙摄入下降幅度显著高于1992—2002年和2002—2012年的钙摄入的下降幅度，其中农村1982—1992年的下降幅度最大（图4-68）。

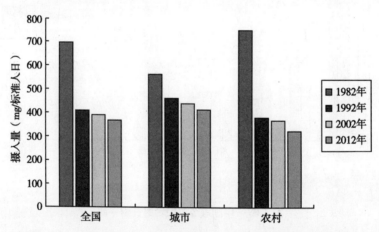

图4-68 1982年、1992年、2002年和2012年中国居民钙摄入量

（二）镁的摄入状况及变化趋势

1. 不同地区镁的摄入量及分布 全国城乡居民平均每标准人日镁摄入量为283.4mg，城市为279.6mg，农村为286.9mg，农村略高于城市。四类地区中，大城市居民摄入量最高，为306.8mg，其次为贫困农村，为290.6mg，普通农村居民摄入量为285.3mg，中小城市最低，为275.1mg（图4-69）。

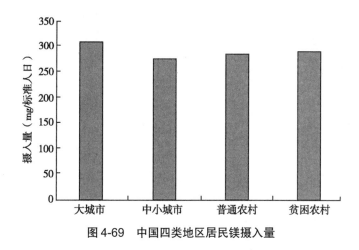

图4-69　中国四类地区居民镁摄入量

大城市、中小城市、普通农村、贫困农村镁摄入量中位数分别为282.9mg、255.6mg、266.3mg、266.0mg。从摄入量的第5、10、25、50、75、90、95百分位数来看，四类地区各百分位数差距不大，大城市最高，中小城市最低，贫困农村高百分位数略高于普通农村，中低百分位数则与普通农村差距不大（图4-70）。

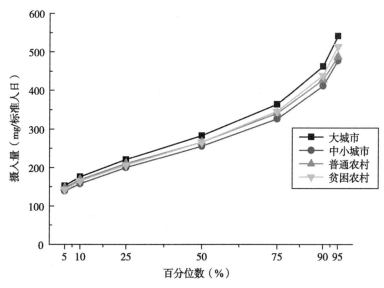

图4-70　中国四类地区居民镁摄入量百分位数分布

2. 不同年龄性别人群镁的摄入状况　城市和农村居民的镁的摄入量均随年龄的增加呈迅速增加的趋势，30～45岁组达到最高，城市男性和女性分别为280.2mg和244.3mg，农村男性和女性分别为311.6mg和270.3mg，均低于相应的RNI值，45岁以后镁的摄入量呈下降趋势。

城乡男性居民镁的摄入量均明显高于女性，城市男性和女性在18～30岁组差距最大，相差38.7mg；农村男性和女性在30～45岁组差距最大，差值为41.3mg。11岁之前，城市男性各年龄组镁的摄入量高于农村居民,11岁以后,各年龄组均有农村男性镁的摄入量高于城市男性;农村14~70岁各年龄组女性的镁摄入量明显高于城市女性,其余各年龄组为城市女性高于农村女性(图4-71)。

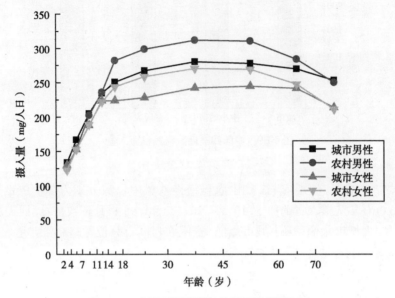

图4-71 中国不同性别年龄居民的镁摄入量

3. 不同收入水平人群镁的摄入状况 城市居民镁摄入量随收入水平增加变化不大,高收入水平组摄入量略高于低收入水平组;普通农村最高收入组(40 000元以上)摄入量最高,为306.7mg,高于中小城市和贫困农村该收入组,其他收入组则较低;贫困农村30 000~40 000元组摄入量最高,达到320.4mg,为四类地区所有收入组最高,20 000~30 000元组最低,为255.2mg(图4-72)。

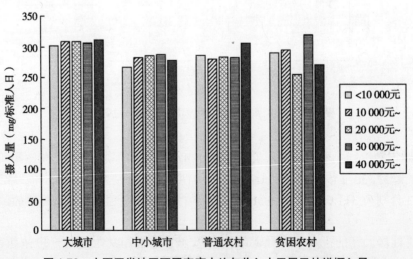

图4-72 中国四类地区不同家庭人均年收入水平居民的镁摄入量

4. 不同人群镁摄入量与 DRIs 比较　全国城乡居民镁摄入量达到或超过 RNI 的比例为 23.5%，城市和农村分别为 20.1% 和 26.9%，农村高于城市；摄入量低于 EAR 的比例为 60.6%，城市和农村分别为 65.2% 和 56.0%，城市高于农村。

四类地区中，贫困农村居民镁摄入量达到或超过 RNI 的比例最高，为 30.6%，其后依次为普通农村和大城市，中小城市最低，为 19.3%。摄入量低于 EAR 的比例为中小城市最高，为 66.2%，其后依次为大城市、普通农村、贫困农村（表 4-16）。

表 4-16　中国四类地区居民镁摄入量占 DRIs 的百分比分布

	全国合计	城市	农村	大城市	中小城市	普通农村	贫困农村
<EAR	60.6	65.2	56.0	59.2	66.2	57.4	52.8
EAR~RNI	15.9	14.7	17.1	15.9	14.5	17.3	16.5
RNI~	23.5	20.1	26.9	24.9	19.3	25.2	30.6

5. 镁的食物来源　我国居民的镁主要来源于面类、米类和蔬菜，分别占 23.8%、22.6% 和 17.7%，其后依次是大豆及制品、畜肉、其他谷类，分别占 4.9%、4.7%、4.3%。

城乡居民来源于面类的镁分别为 21.8% 和 25.7%，来源于米类的镁分别为 18.1% 和 27.0%，农村高于城市；来源于蔬菜的镁分别为 19.4% 和 16.0%，来源于大豆及制品的镁分别为 5.7% 和 4.0%，来源于畜肉的镁分别为 5.2% 和 4.1%，均为城市高于农村（图 4-73）。

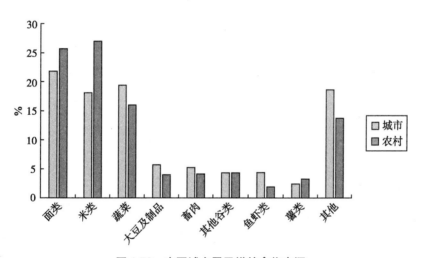

图 4-73　中国城乡居民镁的食物来源

大城市、中小城市、普通农村、贫困农村来源于面类的镁分别为 18.5%、22.4%、24.2%、29.1%，来源于米类的镁分别为 14.9%、18.7%、26.0%、29.1%，均为四类地区依次上升；来源于蔬菜的镁分别为 19.9%、19.3%、17.4%、12.8%，来源于大豆及制品的镁分别为 5.9%、5.7%、4.2%、3.5%，大城市和中小城市差距不大，贫困农村最低；大城市从畜肉、大豆及制品、鱼虾中获得的镁高于其他谷类和薯类，而贫困农村则相反（表 4-17）。

6. 1992—2012 年镁摄入变化趋势　过去的 20 年间，我国居民每标准人日镁的摄入量呈下降趋势。2012 年比 1992 年下降了 71.9mg，比 2002 年下降了 23.9mg。城市居民镁的摄入量在过去的 20 年下降了 57.4mg, 2012 年比 2002 年下降了 10.7mg; 农村居民镁的摄入量在过去的 20 年平均下降了 77.8mg, 2012 年比 2002 年下降了 26.8mg, 农村的下降速度高于城市（图 4-74）。

表 4-17　中国四类地区居民镁的主要食物来源

食物组	大城市		中小城市		普通农村		贫困农村	
	%	顺位	%	顺位	%	顺位	%	顺位
面类	18.5	2	22.4	1	24.2	2	29.1	1
米类	14.9	3	18.7	3	26.0	1	29.1	2
蔬菜	19.9	1	19.3	2	17.4	3	12.8	3
大豆及制品	5.9	5	5.7	4	4.2	5	3.5	6
畜肉	6.2	4	5.1	5	4.5	4	3.4	7
其他谷类	4.1	7	4.3	6	3.5	6	6.1	4
鱼虾类	5.1	6	4.3	7	2.4	8	0.9	8
薯类	2.1	10	2.4	8	2.5	7	5.2	5
水果	3.3	8	1.7	9	1.3	9	0.9	9
禽肉	1.4	11	1.3	11	1.1	10	0.8	10
奶类	3.3	9	1.5	10	0.7	13	0.5	12

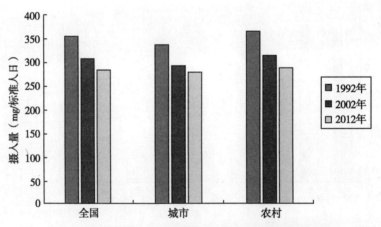

图 4-74　1992 年、2002 年和 2012 年中国居民镁摄入量

（三）钠的摄入状况及变化趋势

1. 不同地区钠的摄入量及分布　全国城乡居民平均每标准人日钠摄入量为 5667.1mg, 城市为 5829.6mg, 农村为 5512.8mg, 城市高于农村。四类地区中，中小城市居民摄入量最高，为 5861.6mg, 其后依次为大城市和普通农村，摄入量分别为 5633.2mg 和 5611.1mg, 贫困农村最低，为 5294.0mg, 均远远超过钠的推荐适宜摄入量 AI 值（1500mg）（图 4-75）。

大城市、中小城市、普通农村、贫困农村摄入量中位数分别为 4672.5mg、4720.8mg、4888.9mg、4404.8mg。从摄入量的第 5、10、25、50、75、90、95 百分位数来看，四类地区各百分位数差距不大,贫困农村中低百分位数相比其他三类地区略低,高百分位数则近似相等。四类地区仅第 5 百分位数在适宜摄入量 AI 值水平附近,其他百分位数均远超 AI 值,第 90、95 百分位数分别约为 9000mg 与 12 000mg,相当于 AI 值的 6 倍和 8 倍(图 4-76)。

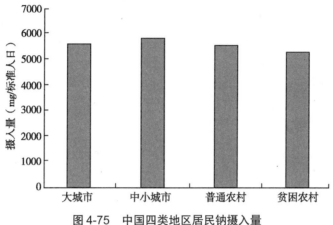

图 4-75　中国四类地区居民钠摄入量

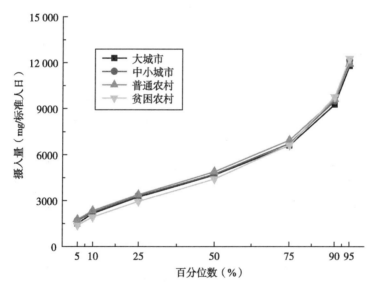

图 4-76　中国四类地区居民钠摄入量百分位数分布

2. 不同年龄性别人群钠的摄入状况　除 11～14 岁年龄组外,我国男性居民各个年龄组钠的摄入量均高于女性。城市和农村居民的膳食钠摄入量均随着年龄的增加呈迅速增加的趋势,45～60 岁组达到最高,城市男性和女性分别为 6016.1mg 和 5138.4mg,农村男性和女性分别为 6100.6mg 和 5253.1mg,60 岁以后居民钠的摄入量呈下降趋势。各年龄段居民的钠摄入量均显著高出推荐的 AI 值,约为 AI 值的 3～4 倍(图 4-77)。

3. 不同收入水平人群钠的摄入状况　四类地区中,大城市、中小城市、普通农村居民钠摄入量随收入水平增加变化无明显趋势,大城市、中小城市均为 10 000～20 000 元组摄入量最高,大城市最高收入组(40 000 元以上)摄入量最低,而中小城市 30 000～40 000 元组摄入量最低；普通农村 30 000～40 000 元组摄入量最高，20 000～30 000 元组摄入量最低；贫困农村居民钠摄入量随收入水平增加总体上呈降低趋势，但 30 000～40 000 元组摄入量反而为各收入组中最高（图 4-78）。

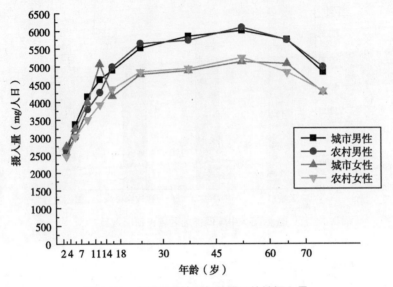

图 4-77　中国不同性别年龄居民的钠摄入量

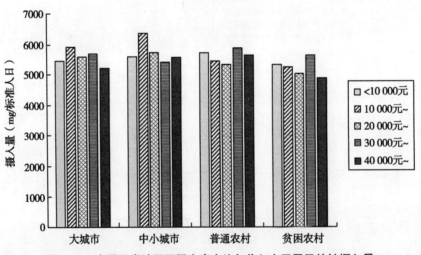

图 4-78　中国四类地区不同家庭人均年收入水平居民的钠摄入量

4. 不同人群钠摄入量与 DRIs 比较　全国城乡居民钠摄入量低于 AI 的比例很低，为 4.8%，城市为 5.0%，农村为 4.6%，城市略高于农村；摄入量高于 PI 的比例很高，为 88.3%，城市为 88.1%，农村为 88.5%，城乡差距不大。

四类地区中，普通农村居民钠摄入量高于 PI 的比例最高，为 89.5%，其后依次为中小城市、大城市、贫困农村，但都在 86% 以上。大城市居民钠摄入量低于 AI 的比例最高，为 6.5%，其后依次为贫困农村、中小城市、普通农村（表 4-18）。

表4-18　中国四类地区居民钠摄入量占DRIs的百分比分布

	全国合计	城市	农村	大城市	中小城市	普通农村	贫困农村
<AI	4.8	5.0	4.6	6.5	4.8	4.0	5.9
AI~PI	6.9	6.8	6.9	6.8	6.8	6.6	7.8
≥PI	88.3	88.1	88.5	86.7	88.4	89.5	86.3

5. 钠的食物来源　我国居民钠主要来源于盐、酱油和鸡精等调味品，占80.8%，除此之外，钠主要来源于面类，占5.3%，其后依次是蔬菜、畜肉、蛋类、鱼虾类，分别占2.5%、2.0%、1.1%、0.9%（图4-79）。

城乡居民来源于盐的钠分别为64.2%和72.1%，来源于酱油的钠分别为9.0%和7.2%，来源于面类食物的钠分别为5.3%和5.2%，来源于味精和鸡精的钠分别为4.8%和4.1%（表4-19）。

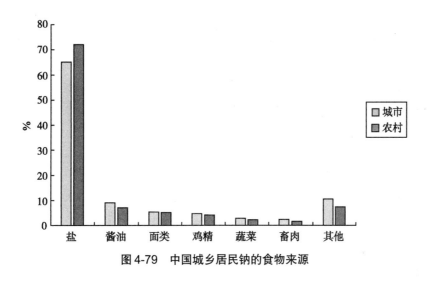

图4-79　中国城乡居民钠的食物来源

表4-19　中国四类地区居民钠的主要食物来源

食物组	大城市		中小城市		普通农村		贫困农村	
	%	顺位	%	顺位	%	顺位	%	顺位
盐	57.3	1	65.4	1	70.8	1	75.2	1
酱油	9.7	2	8.9	2	7.8	2	5.6	2
面类	5.4	4	5.3	3	5.1	3	5.5	3
味精鸡精	6.6	3	4.5	4	4.1	4	4.0	4
蔬菜	3.2	6	2.8	5	2.1	5	2.5	5
畜肉	3.4	5	2.2	6	1.8	6	1.5	6

6. 1992—2012年钠摄入变化趋势　过去的20年间，我国居民每标准人日钠的摄入量呈下降趋势。2012年比1992年下降了1413.7mg，比2002年下降了565.5mg。城市居民钠的摄入量在过去的20年下降了1400mg，2012年比2002年下降了182.1mg；农村居民钠摄入量在过去的20年平均下降了1488.3mg，2012年比2002年下降了814.2mg（图4-80）。

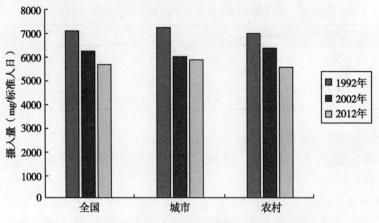

图4-80 1992年、2002年和2012年中国居民钠摄入量

（四）钾的摄入状况及变化趋势

1. 不同地区钾的摄入量及分布 全国城乡居民平均每标准人日钾摄入量为1610.4mg，城市为1654.3mg，农村为1567.9mg，城市高于农村。四类地区中，大城市居民摄入量最高，为1924.6mg，其后依次为普通农村和中小城市，摄入量分别为1611.3mg和1610.3mg，贫困农村最低，为1471.2mg（图4-81）。

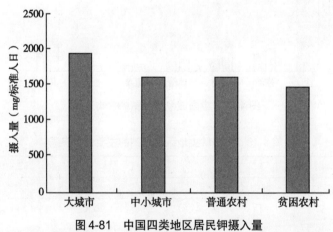

图4-81 中国四类地区居民钾摄入量

大城市、中小城市、普通农村、贫困农村钾摄入量中位数分别为1774.9mg、1491.7mg、1482.6mg、1363.8mg。从摄入量的第5、10、25、50、75、90、95百分位数来看，各百分位数均为大城市居民最高，显著高于其他三类地区；中小城市和普通农村各百分位数均非常接近；贫困农村各百分位数均为最低（图4-82）。

2. 不同年龄性别人群钾的摄入状况 我国男性居民各个年龄组的钾摄入量水平高于女性居民。男性和女性的钾摄入量在18～30岁前随着年龄的增加呈迅速增加的趋势，18～60岁各年龄组变化较为平稳，60岁以后呈下降趋势。除2～3岁的城市男性外，其余各年龄段城乡男性居民的膳食钾摄入量均低于推荐的AI值。

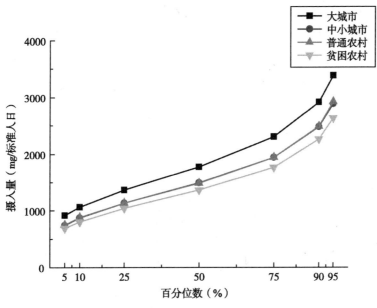

图 4-82　中国四类地区居民钾摄入量百分位数分布

　　城市和农村居民的钾摄入量均随年龄增加呈迅速增加的趋势，城市男性和女性均在 30～45 岁组摄入量最高，分别为 1665.0mg 和 1470.5mg；农村男性和女性亦是在 30～45 岁组最高，分别为 1682.8mg 和 1486.5mg。城市男性和女性均在 18～60 岁年龄段钾的摄入量低于农村男性和女性，其余各年龄组均是城市居民钾的摄入量明显高于农村居民。城市和农村居民均在 70 岁组男女性别差异最大，城市居民在 70 岁组男性比女性高 215.1mg；农村居民相差 212.7mg（图 4-83）。

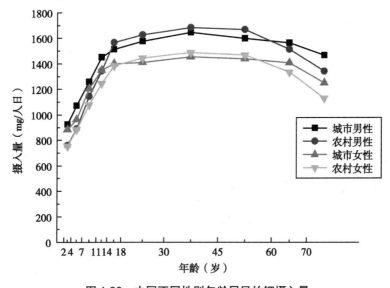

图 4-83　中国不同性别年龄居民的钾摄入量

　　3. 不同收入水平人群钾的摄入状况　大城市、中小城市、普通农村居民钾摄入量均有随收入水平增加而升高的趋势，大城市、普通农村均为最高收入组（40 000 元以上）摄入量最高,而中小城市最高收入组摄入量略低于 30 000～40 000 元收入组;贫困农村居民钾摄入量随收入水平无明显趋势性变化,20 000～30 000 元组最低,为 1284.4mg,30 000～40 000元组最高,为 1571.6mg。四类地区中各收入组摄入量均为大城市最高、贫困农村最低,而中小城市和普通农村差距不大(图 4-84)。

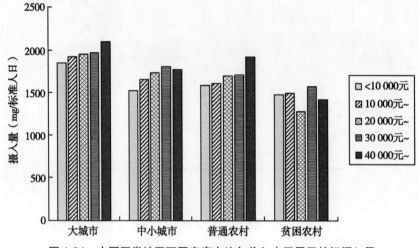

图 4-84　中国四类地区不同家庭人均年收入水平居民的钾摄入量

4. 不同人群钾摄入量与 DRIs 比较　全国城乡居民钾摄入量达到或超过 AI 值的比例为 16.6%,摄入量低于 60%AI 值的比例为 37.8%,城市农村差距不大。

四类地区中,大城市钾摄入量达到或超过 AI 值的比例最高,为 25.6%,其后依次为普通农村、中小城市,贫困农村达到或超过 AI 值的比例最低,为 13.9%;贫困农村钾摄入量低于60% AI 值的比例最高,为 40.4%,其后依次为中小城市、普通农村、大城市(表 4-20)。

表 4-20　中国四类地区居民钾摄入量占 DRIs 的百分比分布

	全国合计	城市	农村	大城市	中小城市	普通农村	贫困农村
<60%	37.8	37.7	38.0	26.0	39.6	36.9	40.4
60%～	28.6	28.5	28.7	27.8	28.7	28.5	29.1
80%～	17.0	17.0	17.1	20.7	16.4	17.3	16.6
100%～	8.8	8.7	8.8	12.3	8.1	9.1	8.0
120%～	4.2	4.3	4.1	6.3	3.9	4.3	3.6
140%～	3.6	3.8	3.4	7.0	3.3	3.9	2.3

5. 钾的食物来源　我国居民钾主要来源于蔬菜,占 24.9%,其后依次是面类、米类、畜肉和薯类,分别占 16.7%、11.8%、9.6% 和 6.9%。

城乡居民来源于蔬菜的钾分别为 26.7% 和 23.1%,城市高于农村;来源于面类和米类的钾,城市分别为 14.8% 和 8.0%,农村分别为 18.6% 和 15.5%,农村均高于城市;来源于畜肉的钾分别为 10.3% 和 9.0%,城市高于农村;来源于薯类的钾分别为 5.5% 和 8.3%,农村高于城市(图 4-85)。

大城市、中小城市、普通农村、贫困农村来源于蔬菜的钾分别为 25.2%、27.0%、25.1%、

18.7%，中小城市最高，大城市和普通农村差距不大，贫困农村最低；来源于面类的钾分别为 11.8%、15.3%、17.6%、21.0%，来源于米类的钾分别为 6.1%、8.3%、14.2%、18.4%，四类地区依次递增；来源于畜肉的钾分别为 11.6%、10.1%、9.5%、7.8%，四类地区依次下降；来源于薯类的钾分别为 4.6%、5.6%、6.1%、13.1%，四类地区依次上升，贫困农村远高于其他三类地区，为第四位的钾来源，仅次于蔬菜、面类和米类，而大城市薯类仅为第八位的钾来源。大城市奶类提供的钾占 5.9%，远高于普通农村（1.4%）和贫困农村（0.9%）（表 4-21）。

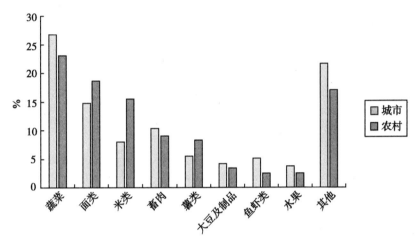

图 4-85　中国城乡居民钾的食物来源

表 4-21　中国四类地区居民钾的主要食物来源

食物组	大城市		中小城市		普通农村		贫困农村	
	%	顺位	%	顺位	%	顺位	%	顺位
蔬菜	25.2	1	27.0	1	25.1	1	18.7	2
面类	11.8	2	15.3	2	17.6	2	21.0	1
米类	6.1	4	8.3	4	14.2	3	18.4	3
畜肉	11.6	3	10.1	3	9.5	4	7.8	5
薯类	4.6	8	5.6	5	6.1	5	13.1	4
大豆及制品	4.2	9	4.2	7	3.5	6	3.0	6
鱼虾类	5.2	7	5.1	6	3.0	7	1.4	10
水果	5.8	6	3.4	8	2.7	8	2.2	8
蛋类	3.2	10	3.0	9	2.1	10	2.0	9
其他谷类	2.0	12	2.1	12	2.0	11	3.0	7
禽肉	2.4	11	2.4	11	2.2	9	1.4	11
奶类	5.9	5	2.9	10	1.4	12	0.9	12

6. 1992—2012 年钾摄入变化趋势　过去的 20 年，我国居民每标准人日钾的摄入量呈下降趋势。2012 年比 1992 年下降了 254.4mg，比 2002 年下降了 83.2mg。2012 年城市居民钾的摄入量比 2002 年下降了 62.5mg，比 1992 年下降了 225.6mg；2012 年农村居民钾的摄入量比 2002 年下降了 117.2mg，比 1992 年下降了 289.2mg（图 4-86）。

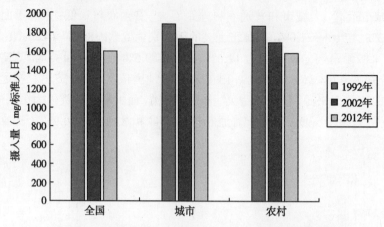

图 4-86　1992 年、2002 年和 2012 年中国居民钾摄入量

（五）磷的摄入状况及变化趋势

1. 不同地区磷的摄入量及分布　全国城乡居民平均每标准人日磷摄入量为 950.6mg，城市为 964.3mg，农村为 937.1mg，城市高于农村。四类地区中，大城市居民摄入量最高，为 1068.8mg，其后依次为中小城市和普通农村，摄入量分别为 947.3mg 和 943.8mg，贫困农村最低，为 922.1mg（图 4-87）。

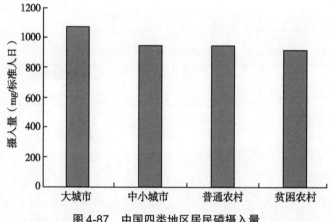

图 4-87　中国四类地区居民磷摄入量

大城市、中小城市、普通农村、贫困农村磷摄入量中位数分别为 1005.6mg、886.6mg、894.5mg、870.7mg。从摄入量的第 5、10、25、50、75、90、95 百分位数来看，各百分位数均为大城市最高，并显著高于其他三类地区；其他三类地区各百分位数差距均不大，贫困农村低百分位数略低于中小城市和普通农村（图 4-88）。

2. 不同年龄性别人群磷的摄入状况　城市和农村居民的磷摄入量均随年龄的增加呈迅速增加的趋势，城市男性和女性均在 30～45 岁组最高，分别为 988.2mg 和 836.3mg；农村男性和女性亦是均在 30～45 岁组摄入最高，分别为 1029.3mg 和 879.1mg，达到最高值后磷的摄入量呈下降趋势。

城市和农村男性居民磷的摄入量均明显高于女性，在 30～45 岁组是差距最大，分别相差 151.9mg 和 150.2mg。城市男性在 14～60 岁年龄段磷的摄入量低于农村男性，其余各年

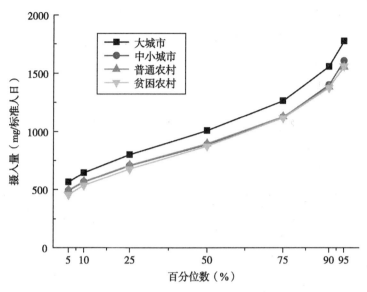

图 4-88 中国四类地区居民磷摄入量百分位数分布

龄组均是城市高于农村;城市女性在 18～60 岁年龄组磷的摄入量低于农村女性,其余各个年龄组均是城市女性高于农村女性(图 4-89)。

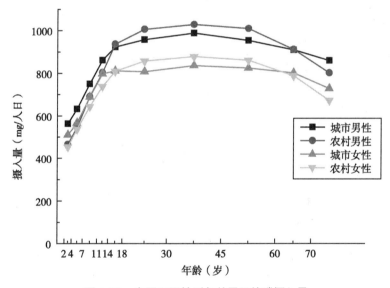

图 4-89 中国不同性别年龄居民的磷摄入量

3. 不同收入水平人群磷的摄入状况 大城市、中小城市、普通农村居民磷摄入量均有随收入水平增加而升高的趋势,三类地区均为最高收入组(40 000 元以上)摄入量最高,中小城市 20 000 元及以上收入组差距不大;贫困农村居民磷摄入量除 20 000～30 000 元组最低外,其他各收入组差距不大(图 4-90)。

4. 不同人群磷摄入量与 DRIs 比较 全国城乡居民磷摄入量达到或超过 RNI 的比例为 70.4%,城市和农村分别为 68.6% 和 72.1%,农村高于城市;摄入量低于 EAR 的比例为15.2%,城市和农村分别为 16.2% 和 14.1%,城市高于农村。

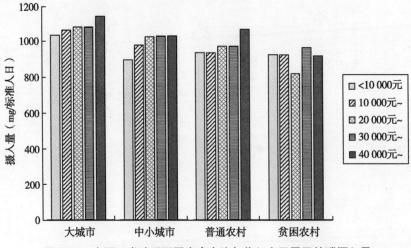

图 4-90　中国四类地区不同家庭人均年收入水平居民的磷摄入量

四类地区中,大城市居民摄入量达到或超过 RNI 的比例最高,为 76.0%,其后依次为普通农村和贫困农村,中小城市最低,为 67.4%。摄入量低于 EAR 的比例为中小城市最高,为 17.0%,其后依次为普通农村、贫困农村、大城市(表 4-22)。

表 4-22　中国四类地区居民磷摄入量占 DRIs 的百分比分布

	全国合计	城市	农村	大城市	中小城市	普通农村	贫困农村
<EAR	15.2	16.2	14.1	11.5	17.0	13.9	14.6
EAR~RNI	14.5	15.2	13.8	12.5	15.6	13.9	13.5
RNI~	70.4	68.6	72.1	76.0	67.4	72.2	71.9

5. 磷的食物来源　我国居民磷的主要来源为面类和米类,分别占 25.2% 和 22.5%,其后依次为畜肉和蔬菜,分别为 11.1% 和 10.6%。

城乡居民来源于面类的磷分别为 22.8% 和 27.7%,来源于米类的磷分别为 18.9% 和 26.2%,农村高于城市;来源于畜肉的磷分别为 11.9% 和 10.4%,来源于蔬菜的磷分别为 11.2% 和 10.0%,来源于大豆及制品的磷分别为 5.4% 和 3.9%,来源于鱼虾类的磷分别为 5.9% 和 2.8%,来源于蛋类的磷分别为 4.4% 和 3.0%,均为城市高于农村(图 4-91)。

大城市、中小城市、普通农村、贫困农村来源于面类的磷分别为 18.7%、23.4%、26.0%、31.4%;来源于米类的磷分别为 15.2%、19.5%、25.1%、28.4%,四类地区依次上升;来源于畜肉的磷分别为 13.8%、11.5%、11.1%、8.8%,四类地区依次递减;来源于蔬菜的磷分别为 11.2%、11.2%、10.5%、8.7%,大城市和中小城市相等,贫困农村最低;大城市来源于鱼虾类的磷占 6.3%,来源于奶类的磷占 6.0%,而贫困农村分别仅占 1.3% 和 0.9%,远低于大城市(表 4-23)。

6. 1982—2012 年磷摄入变化趋势　过去的 30 年,我国居民每标准人日膳食磷的摄入量呈下降趋势。2012 年比 1982 年下降了 668.6mg,比 1992 年下降了 103.2mg,比 2002 年下降了 24.2mg。城市居民膳食磷的摄入量在过去的 30 年下降了 605.7mg,2012 年比 1992 年下降了 109.1mg,与 2002 年相比基本没有变化;农村居民膳食磷的摄入量在过去的 30 年平均下降了 663mg,2012 年比 1992 年下降了 66.6mg,比 2002 年增加了 39.8mg。全国 1982—1992 年的膳食磷的摄入下降幅度较大,1992 年以后下降速度开始减缓(图 4-92)。

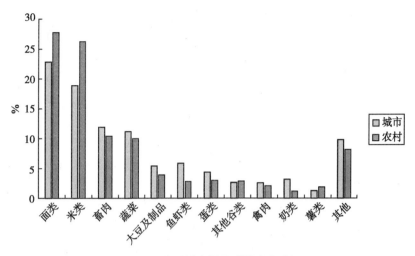

图 4-91　中国城乡居民磷的食物来源

表 4-23　中国四类地区居民磷的主要食物来源

食物组	大城市		中小城市		普通农村		贫困农村	
	%	顺位	%	顺位	%	顺位	%	顺位
面类	18.7	1	23.4	1	26.0	1	31.4	1
米类	15.2	2	19.5	2	25.1	2	28.4	2
畜肉	13.8	3	11.5	3	11.1	3	8.8	3
蔬菜	11.2	4	11.2	4	10.5	4	8.7	4
大豆及制品	5.4	7	5.4	6	4.0	5	3.6	6
鱼虾类	6.3	5	5.8	5	3.4	6	1.3	9
蛋类	5.2	8	4.2	7	3.1	7	2.7	8
其他谷类	2.6	10	2.7	9	2.4	8	4.0	5
禽肉	2.7	9	2.6	10	2.4	9	1.3	10
奶类	6.0	6	2.8	8	1.3	11	0.9	11
薯类	1.2	12	1.4	11	1.5	10	3.0	7

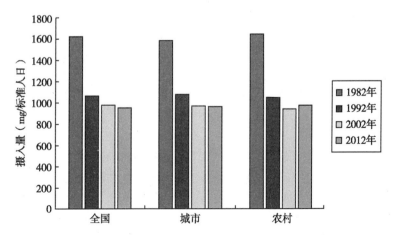

图 4-92　1982 年、1992 年、2002 年和 2012 年中国居民磷摄入量

（六）小结

我国居民平均每标准人日膳食钙、镁和钾的摄入量均低于相应的推荐适宜水平（AI值），钠和磷的摄入量高于相应的适宜摄入量，尤其是钠的摄入量，约为 AI 值的 3～4 倍。城乡居民常量元素摄入量差别明显，城市居民的钙、钠、钾和磷摄入量高于农村居民，但镁的摄入量低于农村居民。男性居民常量元素摄入量均高于女性居民。随着年龄的增加，常量元素摄入量呈明显的增加趋势，60 岁以后又逐渐呈下降趋势。

家庭人均收入水平与矿物质摄入之间关系密切。钙、钾和磷的摄入量随收入增加呈上升趋势。钠和镁的摄入量与收入水平无明显的变化趋势。

1982—2012 年间我国城乡居民常量元素均呈下降趋势。目前我国居民钙、镁和钾的摄入量尚不及 AI 值，尤其是钙，钙的平均摄入量仅为 50% AI 左右，应通过干预措施增加居民钙、镁和钾的摄入量水平。钠的摄入量虽然下降了 1413.7mg，但仍远远超过 AI 值。

八、微量元素

（一）铁的摄入状况及变化趋势

1. 不同地区铁的摄入量及分布　全国城乡居民平均每标准人日铁摄入量为 21.4mg，城市为 21.8mg，农村为 21.1mg，城市略高于农村。四类地区中，大城市居民摄入量最高，为 23.9mg，其后依次为中小城市和普通农村，摄入量分别为 21.5mg 和 21.3mg，贫困农村最低，为 20.6mg（图 4-93）。

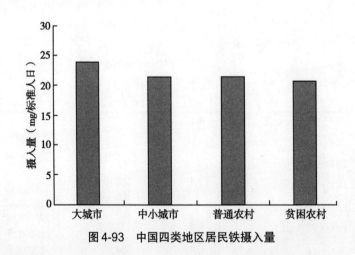

图 4-93　中国四类地区居民铁摄入量

大城市、中小城市、普通农村、贫困农村铁摄入量中位数分别为 21.4mg、19.6mg、19.7mg、19.1mg。从摄入量的第 5、10、25、50、75、90、95 百分位数来看，各百分位数均为大城市最高，其他三类地区差距不大。大城市第 5、10 百分位数与其他三类地区差距较小，在中高百分位数差距逐渐增加；贫困农村低百分位数略低于中小城市和普通农村，高百分位数差距缩小（图 4-94）。

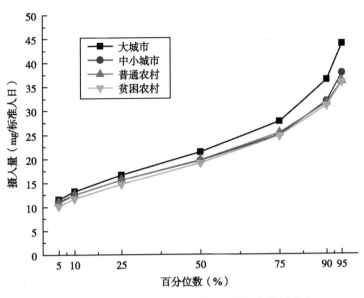

图4-94 中国四类地区居民铁摄入量百分位数分布

2. 不同年龄性别人群铁的摄入状况 城市和农村居民的铁摄入量均随年龄的增加大体呈逐渐上升的趋势，且男性铁的摄入量明显高于女性。城市居民在30~45岁组达到最高，男性和女性分别为22.2mg和19.0mg，此后摄入量呈下降趋势；农村居民铁的摄入量在30~45岁组最高，男性和女性分别为23.4mg和20.1mg，45岁以上居民铁摄入量逐渐下降。各年龄组居民的铁摄入量均达到了相应的RNI值。

城市男性和女性在14~60岁组膳食铁的摄入量低于农村男性和女性，其余各个年龄组的铁摄入量均是城市高于农村（图4-95）。

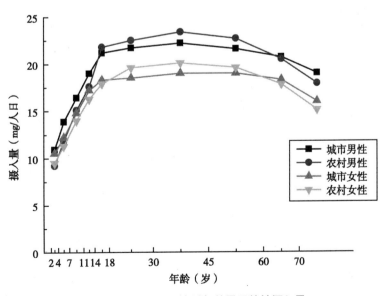

图4-95 中国不同性别年龄居民的铁摄入量

3.不同收入水平人群铁的摄入状况 大城市居民铁摄入量各收入组间差距不明显；中小城市居民铁摄入量随收入水平增加呈先升高后降低的趋势，20 000～30 000 元组摄入量最高，最低收入组（10 000 元以下）摄入量最低；普通农村居民铁摄入量随收入水平增加呈升高趋势；贫困农村摄入量随收入水平无明显趋势性变化，30 000～40 000 元组最高，为23.3mg，20 000～30 000 元组最低，为19.2mg（图 4-96）。

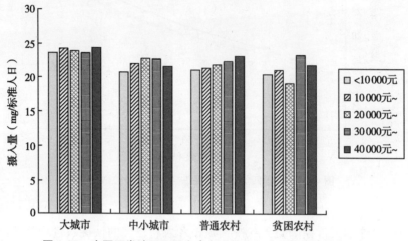

图 4-96 中国四类地区不同家庭人均年收入水平居民的铁摄入量

4.不同人群铁摄入量与 DRIs 比较 全国城乡居民铁摄入量达到或超过 RNI 的比例为68.9%，其中有 2.2% 达到 UL 水平，城市和农村分别为 68.6% 和 69.1%（其中分别有 2.5% 和1.9% 达到 UL 水平），农村略高于城市；摄入量低于 EAR 的比例为 13.5%，城市和农村分别为 13.6% 和 13.3%，城市略高于农村。

四类地区中，大城市居民摄入量达到或超过 RNI 的比例最高，为 74.1%（其中有 3.9%达到 UL 水平），其后依次为普通农村和贫困农村，中小城市最低，为 67.6%（其中有 2.2% 达到 UL 水平）。摄入量低于 EAR 的比例为中小城市最高，为 14.0%，其后依次为贫困农村、普通农村、大城市（表 4-24）。

表 4-24 中国四类地区居民铁摄入量占 DRIs 的百分比分布

	全国合计	城市	农村	大城市	中小城市	普通农村	贫困农村
<EAR	13.5	13.6	13.3	11.2	14.0	13.2	13.4
EAR～RNI	17.7	17.8	17.6	14.6	18.3	17.3	18.1
RNI～	66.7	66.1	67.2	70.2	65.4	67.4	66.8
UL～	2.2	2.5	1.9	3.9	2.2	2.0	1.7

5.铁的食物来源 我国居民铁主要来源于面类和米类，分别占 22.6% 和 21.5%，其后依次是蔬菜、畜肉、食用油、大豆及制品，分别占 16.0%、6.7%、4.6%、4.2%。

城乡居民来源于面类的铁分别为 20.4% 和 24.7%，来源于米类的铁分别为 17.9% 和25.0%，均为农村高于城市；来源于蔬菜的铁分别为 18.2% 和 13.8%，来源于畜肉的铁分别为 7.4% 和 6.1%，来源于食用油的铁分别为 4.9% 和 4.3%，来源于大豆及制品的铁分别为

4.9%和3.6%,均为城市高于农村(图4-97)。

大城市、中小城市、普通农村、贫困农村来源于面类的铁分别为17.1%、21.0%、23.1%、28.1%,来源于米类的铁分别为15.2%、18.3%、23.9%、27.3%,四类地区依次递增;来源于蔬菜的铁分别为19.3%、18.0%、14.8%、11.5%,四类地区依次递减,大城市蔬菜为第一位的铁来源,高于面类和米类,而其他三类地区则相反;来源于畜肉的铁分别为8.9%、7.2%、6.3%、5.5%,四类地区依次递减;来源于食用油的铁分别为3.9%、5.0%、4.4%、4.1%,中小城市最高,大城市最低(表4-25)。

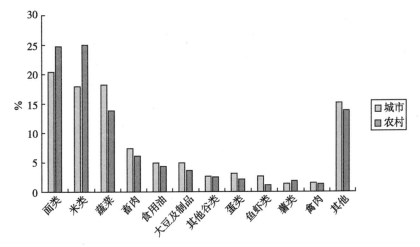

图4-97 中国城乡居民铁的食物来源

表4-25 中国四类地区居民铁的主要食物来源

食物组	大城市		中小城市		普通农村		贫困农村	
	%	顺位	%	顺位	%	顺位	%	顺位
面类	17.1	2	21.0	1	23.1	2	28.1	1
米类	15.2	3	18.3	2	23.9	1	27.3	2
蔬菜	19.3	1	18.0	3	14.8	3	11.5	3
畜肉	8.9	4	7.2	4	6.3	4	5.5	4
食用油	3.9	6	5.0	5	4.4	5	4.1	5
大豆及制品	5.2	5	4.9	6	3.8	6	3.1	7
其他谷类	2.6	9	2.6	8	2.0	8	3.7	6
蛋类	3.7	7	3.0	7	2.2	7	1.9	9
鱼虾类	3.1	8	2.6	9	1.4	10	0.5	12
薯类	1.2	13	1.4	11	1.3	11	2.7	8
禽肉	1.5	11	1.5	10	1.5	9	0.8	10

6. 1982—2012年铁摄入变化趋势 过去的30年间,我国居民每标准人日铁的摄入量呈下降趋势。2012年比1982年下降了15.8mg,比1992年下降了1.9mg,比2002年下降了1.7mg。城市居民铁的摄入量在过去的30年下降了12.3mg,2012年比2002年下降了1.9mg,比1992年下降了3.6mg;农村居民铁的摄入量在过去的30年平均下降了17.4mg,

2012 年比 1992 年下降了 1.2mg，比 2002 年下降了 1.9mg。全国 1982—1992 年的铁摄入下降幅度较大，1992 年以后铁摄入的下降速度开始减缓（图 4-98）。

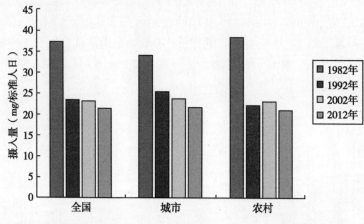

图 4-98　1982 年、1992 年、2002 年和 2012 年中国居民铁摄入量

（二）锌的摄入状况及变化趋势

1. 不同地区锌的摄入量及分布　全国城乡居民平均每标准人日锌摄入量为 10.7mg，城市为 10.6mg，农村为 10.7mg，城乡差距不大。四类地区中，大城市居民摄入量最高，为 11.5mg，其后依次为普通农村和贫困农村，摄入量分别为 10.8mg 和 10.6mg，中小城市最低，为 10.4mg（图 4-99）。

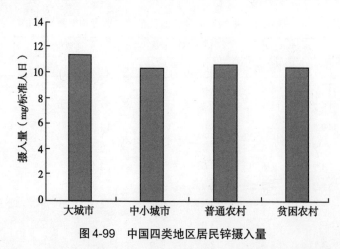

图 4-99　中国四类地区居民锌摄入量

大城市、中小城市、普通农村、贫困农村锌摄入量中位数分别为 10.7mg、9.6mg、10.0mg、9.7mg。从摄入量的第 5、10、25、50、75、90、95 百分位数来看，大城市除第 90 百分位数外其他各百分位数均为最高，第 50 百分位数前贫困农村最低，而在第 75 百分位数后为中小城市最低，贫困农村则高于中小城市、普通农村，第 90、95 百分位数达到大城市水平（图 4-100）。

2. 不同年龄性别人群锌的摄入状况　城乡居民锌的摄入量随年龄的增加呈明显的上升趋势，且男性锌摄入量明显高于女性。城市和农村除 2～11 岁组男性锌的摄入量达到

RNI 值外，其他各年龄组居民均低于 RNI 值；城市和农村除 11～14 岁组低于 RNI 值外，其他各年龄组均达到 RNI 值。

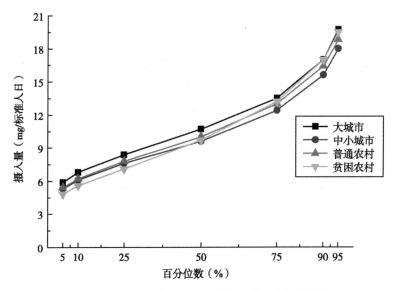

图 4-100　中国四类地区居民锌摄入量百分位数分布

　　14～60 岁各年龄组农村男性和女性居民锌的摄入量均明显高于城市男性和女性居民，且差距随年龄增加而增大，在 30～45 岁组相差最大，男性和女性分别相差 1.2mg 和 1.0mg，60 岁以上城乡居民锌摄入量没有显著差别。2～3 岁组城市男童锌的摄入量为 6.4mg，明显高于同年龄组的农村男童和城乡女童（图 4-101）。

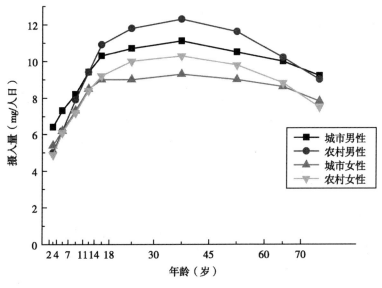

图 4-101　中国不同性别年龄居民的锌摄入量

　　3. 不同收入水平人群锌的摄入状况　城乡居民锌摄入量总体上随收入水平增加呈升高趋势。大城市最高收入组（40 000 元以上）摄入量最高，而其他收入组间差距不大；中小城市 30 000～40 000 元组摄入量最高,最高收入组摄入量略低于 30 000～40 000 元组;贫困农村 20 000～30 000 元组摄入量最低,30 000～40 000 元组摄入量最高。20 000～30 000 元组摄入量大城市最高,贫困农村最低,30 000～40 000 元组四类地区差距均不大,其他各收入组均为中小城市摄入量最低(图 4-102)。

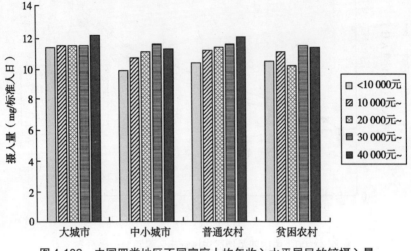

图 4-102　中国四类地区不同家庭人均年收入水平居民的锌摄入量

4. 不同人群锌摄入量与 DRIs 比较　全国城乡居民锌摄入量达到或超过 RNI 的比例为 46.6%,其中有 0.6% 达到 UL 水平。城市和农村分别为 43.5% 和 49.6%(其中分别有 0.7% 和 0.5% 达到 UL 水平),农村高于城市;摄入量低于 EAR 的比例为 35.4%,城市和农村分别为 37.9% 和 33.0%,城市高于农村。

四类地区中,大城市居民摄入量达到或超过 RNI 的比例最高,为 50.1%(其中有 0.8% 达到 UL 水平),其后依次为普通农村和贫困农村,中小城市最低,为 42.4%(其中 0.7% 达到 UL 水平)。摄入量低于 EAR 的比例为中小城市最高,为 39.1%,其后依次为贫困农村、普通农村、大城市(表 4-26)。

表 4-26　中国四类地区居民锌摄入量占 DRIs 的百分比分布

	全国合计	城市	农村	大城市	中小城市	普通农村	贫困农村
<EAR	35.4	37.9	33.0	30.7	39.1	32.2	34.8
EAR~RNI	18.0	18.6	17.4	19.1	18.5	18.2	15.7
RNI~	46.0	42.8	49.1	49.3	41.7	49.2	48.9
UL~	0.6	0.7	0.5	0.8	0.7	0.4	0.5

5. 锌的食物来源　我国居民锌的主要来源为米类,占 27.7%,其后依次为面类、畜肉和蔬菜,分别占 19.9%、14.8%、10.3%。

城乡居民来源于米类的锌分别为 23.7% 和 31.7%,来源于面类的锌分别为 17.8% 和 22.0%,农村均高于城市;来源于畜肉的锌分别为 16.7% 和 12.9%,来源于蔬菜的锌分别为 11.2% 和 9.3%,来源于大豆及制品的锌分别为 4.2% 和 2.9%,来源于鱼虾类的锌分别为 4.3% 和 1.9%,均为城市高于农村(图 4-103)。

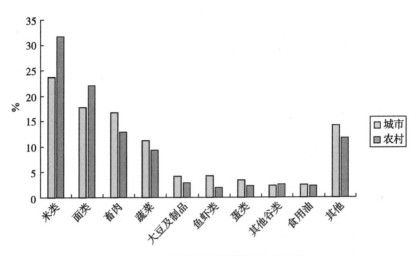

图 4-103 中国城乡居民锌的食物来源

大城市、中小城市、普通农村、贫困农村来源于米类的锌分别为 19.8%、24.4%、30.8%、33.8%，来源于面类的锌分别为 14.1%、18.4%、20.5%、25.4%，四类地区依次递增；来源于畜肉的锌分别为 20.6%、16.1%、13.7%、11.1%，四类地区依次递减，大城市畜肉为第一位的锌来源，高于米类和面类，其他三类地区则相反；来源于蔬菜的锌分别为 11.4%、11.2%、9.9%、8.1%，大城市和中小城市差距不大，贫困农村最低；来源于大豆及制品的锌分别为 4.3%、4.1%、3.0%、2.6%，四类地区依次递减；来源于鱼虾类的锌分别为 4.6%、4.3%、2.4%、0.8%，大城市、中小城市远高于贫困农村（表 4-27）。

表 4-27 中国四类地区居民锌的主要食物来源

食物组	大城市		中小城市		普通农村		贫困农村	
	%	顺位	%	顺位	%	顺位	%	顺位
米类	19.8	2	24.4	1	30.8	1	33.8	1
面类	14.1	3	18.4	2	20.5	2	25.4	2
畜肉	20.6	1	16.1	3	13.7	3	11.1	3
蔬菜	11.4	4	11.2	4	9.9	4	8.1	4
大豆及制品	4.3	6	4.1	6	3.0	5	2.6	6
鱼虾类	4.6	5	4.3	5	2.4	6	0.8	11
蛋类	3.8	7	3.3	7	2.4	7	2.1	8
其他谷类	2.3	9	2.5	9	2.0	9	3.8	5
食用油	1.9	11	2.6	8	2.4	8	2.1	9

6. 1992—2012 年锌摄入变化趋势 过去的 20 年，我国居民每标准人日锌的摄入量呈下降趋势。2012 年比 1992 年下降了 1.3mg，比 2002 年下降了 0.6mg。城市居民锌的摄入量在过去的 20 年下降了 2.6mg，2012 年比 2002 年下降了 0.9mg；农村居民锌的摄入量在过去的 20 年基本没有变化（图 4-104）。

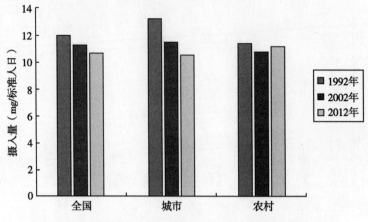

图 4-104　1992 年、2002 年和 2012 年中国居民锌摄入量

（三）硒的摄入状况及变化趋势

1. 不同地区硒的摄入量及分布　全国城乡居民平均每标准人日硒摄入量为 44.4μg，城市为 46.9μg，农村为 42.1μg，城市高于农村。四类地区中，大城市居民摄入量最高，为 53.9μg，其后依次为中小城市和普通农村，摄入量分别为 45.7μg 和 43.3μg，贫困农村最低，为 39.3μg，和大城市相差 14.6μg（图 4-105）。

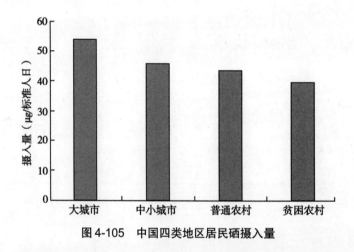

图 4-105　中国四类地区居民硒摄入量

大城市、中小城市、普通农村、贫困农村硒摄入量中位数分别为 47.7μg、40.3μg、39.5μg、35.0μg。从摄入量的第 5、10、25、50、75、90、95 百分位数来看，大城市各百分位数均显著高于其他三类地区，而贫困农村各百分位数均为四类地区中最低。中小城市和普通农村在中低百分位数差距不大，而中小城市第 75、90、95 百分位数高于普通农村（图 4-106）。

2. 不同年龄性别人群硒的摄入状况　我国男性居民各个年龄组的硒的摄入量水平高于女性居民，其中城市男性平均硒的摄入量最高。男性和女性的硒摄入量在 30～45 岁以前均随着年龄的增加而增加，城市、农村的男性和女性均在 30～45 岁摄入量达到最高峰，此后随着年龄的进一步增加而逐渐下降。城市居民的硒摄入量均高于农村居民，30～45 岁年龄组城市和农村的差异达到最大值（图 4-107）。

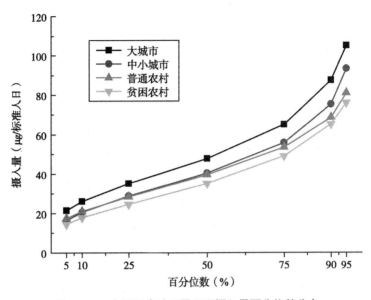

图4-106 中国四类地区居民硒摄入量百分位数分布

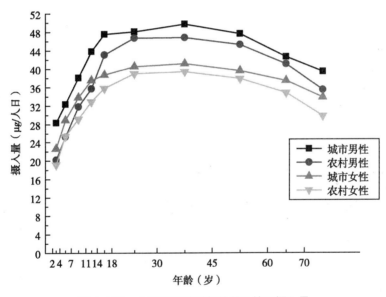

图4-107 中国不同性别年龄居民的硒摄入量

3. 不同收入水平人群硒的摄入状况 大城市、中小城市、普通农村居民摄入量有随收入水平增加而升高的趋势,其中大城市、普通农村均为最高收入组(40 000元以上)摄入量最高,而中小城市30 000～40 000元组摄入量最高,普通农村10 000～20 000元组摄入量最低。贫困农村居民摄入量随收入增加呈先降低再升高的趋势,最高收入组摄入量最高,20 000～30 000元组摄入量最低。最低收入组(10 000元以下)摄入量中小城市略低于普通农村,其他各收入组摄入量均为大城市最高,其后依次是中小城市、普通农村、贫困农村(图4-108)。

4. 不同人群硒摄入量与DRIs比较 全国城乡居民硒摄入量达到或超过RNI的比例为17.8%,城市和农村分别为19.6%和16.1%,城市高于农村;摄入量低于EAR的比例为70.8%,城市和农村分别为69.1%和72.4%,农村高于城市。

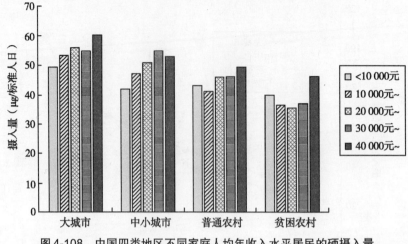

图 4-108 中国四类地区不同家庭人均年收入水平居民的硒摄入量

四类地区中,大城市居民硒摄入量达到或超过 RNI 的比例最高,为 25.1%,其后依次为中小城市和普通农村,贫困农村最低,为 13.8%,仅相当于大城市的一半。摄入量低于 EAR 的比例为贫困农村最高,为 75.9%,普通农村和中小城市差距不大,分别为 70.8% 和 70.5%,大城市最低,为 61.0%(表 4-28)。

表 4-28 中国四类地区居民硒摄入量占 DRIs 的百分比分布

	全国合计	城市	农村	大城市	中小城市	普通农村	贫困农村
<EAR	70.8	69.1	72.4	61.0	70.5	70.8	75.9
EAR~RNI	11.4	11.2	11.5	13.9	10.8	12.1	10.3
RNI~	17.8	19.6	16.1	25.1	18.7	17.1	13.8

5. 硒的食物来源 我国居民硒主要来源于面类,占 31.8%,其后依次为畜肉、米类、鱼虾类和蛋类,分别占 18.2%、10.6%、9.1%、8.4%。

城乡居民来源于面类的硒分别为 29.4% 和 34.2%,农村高于城市;来源于畜肉的硒分别为 18.5% 和 17.9%,城市略高于农村;来源于米类的硒分别为 6.4% 和 14.7%,城市不到农村的一半,而来源于鱼虾类的硒则相反,分别为 12.4% 和 5.7%(图 4-109)。

大城市、中小城市、普通农村、贫困农村来源于面类的硒分别为 23.8%、30.3%、32.7%、37.4%,四类地区依次递增;来源于畜肉的硒分别为 20.5%、18.1%、18.6%、16.3%,大城市最高,贫困农村最低;来源于米类的硒分别为 4.7%、6.7%、13.3%、18.0%,四类地区依次递增,贫困农村米类为第二位的硒来源,而在大城市仅为第六位;来源于鱼虾类的硒分别为 15.1%、12.0%、7.1%、2.7%,四类地区依次递减,大城市和中小城市鱼虾类均为第三位的硒来源,贫困农村仅为第六位;来源于蛋类的硒分别为 10.7%、9.6%、7.2%、6.7%,四类地区依次递减(表 4-29)。

6. 1992—2012 年硒摄入变化趋势 过去的 20 年,我国居民每标准人日膳食硒的摄入量大体呈上升趋势。2012 年比 1992 年上升了 2.6μg,比 2002 年上升了 4.7μg。2012 年城市居民膳食硒的摄入量与 2002 年基本没有变化,比 1992 年下降了 5.3μg;2012 年农村居民膳食硒的摄入量与 1992 年相比基本没有变化,较 2002 年下降了 4.8μg(图 4-110)。

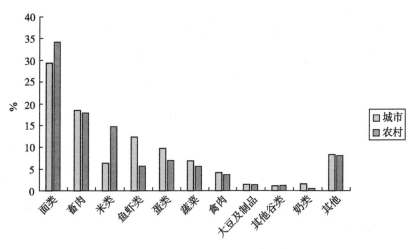

图 4-109　中国城乡居民硒的食物来源

表 4-29　中国四类地区居民硒的主要食物来源

食物组	大城市		中小城市		普通农村		贫困农村	
	%	顺位	%	顺位	%	顺位	%	顺位
面类	23.8	1	30.3	1	32.7	1	37.4	1
畜肉	20.5	2	18.1	2	18.6	2	16.3	3
米类	4.7	6	6.7	6	13.3	3	18.0	2
鱼虾类	15.1	3	12.0	3	7.1	5	2.7	6
蛋类	10.7	4	9.6	4	7.2	4	6.7	4
蔬菜	5.9	5	7.0	5	5.9	6	5.0	5
禽肉	4.2	7	4.2	7	4.3	7	2.5	7
大豆及制品	1.4	9	1.5	8	1.3	8	1.5	10
其他谷类	1.0	10	1.2	10	1.0	9	1.8	8
奶类	2.9	8	1.3	9	0.6	12	0.5	12

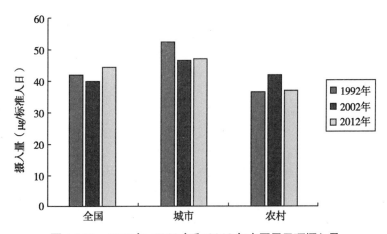

图 4-110　1992 年、2002 年和 2012 年中国居民硒摄入量

（四）小结

我国居民膳食中平均每标准人日铁的摄入量超过了铁的 RNI 值。各类地区居民锌和硒的摄入量均较低，城市居民锌的摄入量不足 EAR 的比例为 37.9%，硒的摄入量不足 EAR 的比例为 69.1%；四类地区中贫困农村硒的摄入量不足 EAR 的比例高达 75.9%。城市居民铁、锌和硒的摄入量均高于农村居民。

四类地区居民铁、锌和硒的摄入量均随着收入水平的增加呈明显的上升趋势，大城市居民钙和锌的摄入量随收入水平增加变化不明显。

过去的 30 年间，我国居民平均每标准人日铁的摄入量下降了 15.8mg，其中农村居民下降幅度高于城市居民；平均每标准人日锌的摄入量下降了 1.3mg，城市的下降速度显著高于农村居民；硒的摄入量大体上呈上升趋势，平均每标准人日增加了 2.6μg，其中城市居民的摄入量略有减少，农村居民略有增加。

第五章
中国居民膳食能量、蛋白质、脂肪的来源

一、能量的食物来源

（一）不同地区居民能量的食物来源分布

从能量的食物来源看，我国居民谷类食物提供的能量占总能量的 53.1%，城市为 47.1%，农村为 58.8%，城市居民略低于 50%～65% 的推荐范围；能量来源于食用油的比例为 17.3%，城市为 18.5%，农村为 16.1%；来源于动物性食物的比例为 15.0%，城市为 17.6%，农村为 12.5%（图 5-1）。

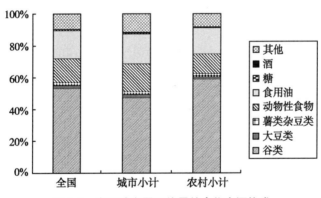

图 5-1　中国城乡居民能量的食物来源构成

四类地区居民能量的食物构成差别较大，大城市谷类食物提供的能量最低，只占 42.0%，而贫困农村提供的能量最高，占 63.2%；大城市动物性食物提供的能量最高，占 21.3%，而贫困农村最低，仅占 9.6%（图 5-2）。

（二）不同性别年龄居民能量的食物来源

不同年龄组居民谷类食物提供能量百分比显示，14 岁以下儿童随着年龄的增加谷类食物供能比增加，而 14 岁后基本相近，无显著性差异。4～7 岁组、14～44 岁组女性谷类食物供能比低于男性（图 5-3）。

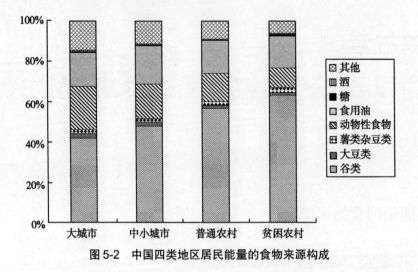

图 5-2 中国四类地区居民能量的食物来源构成

表 5-1 中国不同地区居民的膳食构成（%）

	合计	城市小计	农村小计	大城市	中小城市	普通农村	贫困农村
能量食物来源							
谷类	53.1	47.1	58.8	42.0	48.0	56.8	63.2
大豆类	1.8	2.1	1.4	2.3	2.1	1.5	1.2
薯类杂豆类	2.0	1.8	2.1	1.9	1.7	1.9	2.6
动物性食物	15.0	17.6	12.5	21.3	17.0	13.8	9.6
食用油	17.3	18.5	16.1	16.7	18.8	16.2	15.9
糖	0.4	0.5	0.2	0.7	0.5	0.3	1.0
酒	0.6	0.6	0.5	0.5	0.6	0.6	0.5
其他	9.8	11.8	8.4	14.6	11.3	8.9	6.0
能量营养素来源							
碳水化合物	55.0	51.0	59.1	48.8	51.4	57.6	62.1
蛋白质	12.1	12.9	11.2	14.0	12.7	11.5	10.6
脂肪	32.9	36.1	29.7	37.2	35.9	30.9	27.3
蛋白质食物来源							
谷类	47.3	39.7	54.6	32.3	40.9	51.1	62.5
大豆类	5.4	6.3	4.5	6.3	6.3	4.6	4.1
动物性食物	30.7	36.2	25.4	42.4	35.2	27.9	19.6
其他	16.6	17.8	15.5	19.0	17.6	16.4	13.8
脂肪食物来源							
动物性食物	35.9	34.3	37.4	38.2	33.7	37.9	36.2
植物性食物	64.1	65.7	62.6	61.8	66.3	62.1	63.8

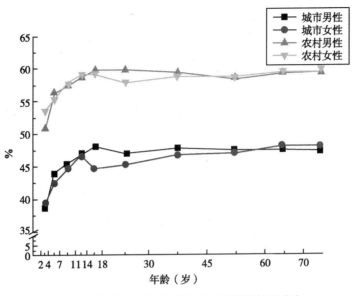

图 5-3　中国城乡居民谷类食物提供能量的百分比

（三）2002 年、2012 年能量食物来源比较

2012 年城乡居民谷类食物供能比相比 2002 年均有所下降，而动物性食物、食用油、糖的供能比均上升。城市和农村变化幅度相近，谷类食物供能比平均减少 4.8 个百分点，动物性食物供能比平均增加 2.4 个百分点，食用油供能比平均增加 1.2 个百分点，糖供能比平均增加 0.3 个百分点（图 5-4）。

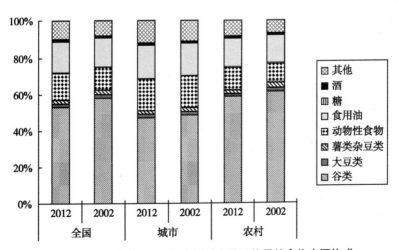

图 5-4　2002 年和 2012 年中国城乡居民能量的食物来源构成

表 5-2　2010—2012 年和 2002 年中国城乡居民的膳食构成变化（%）

	合计		城市小计		农村小计	
	2010—2012	2002	2010—2012	2002	2010—2012	2002
能量食物来源						
谷类	53.1	57.9	47.1	48.5	58.8	61.5
大豆类	1.8	2.0	2.1	2.1	1.4	1.9
薯类杂豆类	2.0	2.6	1.8	2.0	2.1	2.9
动物性食物	15.0	12.6	17.6	17.6	12.5	10.7
食用油	17.3	16.1	18.5	17.9	16.1	15.4
糖	0.4	0.1	0.5	0.1	0.2	0.1
酒	0.6	0.6	0.6	0.6	0.5	0.6
其他	9.8	8.1	11.8	11.2	8.4	6.9
能量营养素来源						
碳水化合物	55.0	58.6	51.0	51.9	59.1	61.2
蛋白质	12.1	11.8	12.9	13.1	11.2	11.3
脂肪	32.9	29.6	36.1	35.0	29.7	27.5
蛋白质食物来源						
谷类	47.3	52.0	39.7	40.6	54.6	56.5
大豆类	5.4	6.2	6.3	6.3	4.5	6.2
动物性食物	30.7	25.1	36.2	35.8	25.4	21.0
其他	16.6	16.7	17.8	17.3	15.5	16.3
脂肪食物来源						
动物性食物	35.9	39.2	34.3	36.2	37.4	40.4
植物性食物	64.1	60.8	65.7	63.8	62.6	59.6

二、能量的营养素来源

（一）不同地区居民能量的营养素来源分布

我国居民碳水化合物提供的能量占 55.0%，蛋白质提供的能量占 12.1%，脂肪提供的能量占 32.9%。城市居民来源于蛋白质和脂肪的能量分别占 12.9% 和 36.1%，均高于农村居民的 11.2% 和 29.7%，且我国城市居民脂肪供能比已远远超过世界卫生组织及中国营养学会建议的 30% 上限。其中，大城市居民脂肪供能比已达到 37.2%，中小城市也达到 35.9%，仅贫困农村居民尚在推荐范围以内，为 27.3%（图 5-5、图 5-6）。

（二）不同性别年龄居民能量的营养素来源

不同年龄组居民脂肪供能比显示，随着年龄增加，脂肪供能比呈下降趋势，其中 14 岁以下儿童脂肪供能比随年龄增加而下降的趋势较为明显，而 18 岁以上成人下降趋势缓慢。除 2～4 岁组及 11～14 岁组男性脂肪供能比高于女性外，其余各年龄组均为女性高于男性（图 5-7）。

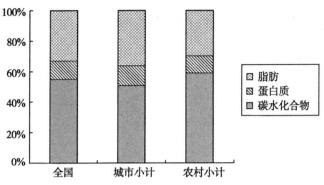

图5-5　中国城乡居民能量的营养素来源构成

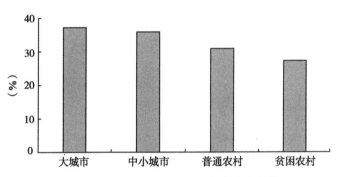

图5-6　中国四类地区居民膳食脂肪供能比

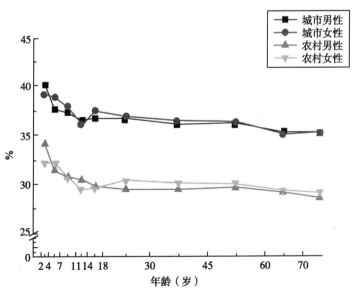

图5-7　中国城乡居民脂肪供能比

（三）不同家庭人均年收入水平居民能量的营养素来源

家庭收入水平对大城市、中小城市、普通农村居民膳食蛋白质供能比影响较大，随着家庭收入水平的增加，蛋白质供能比也增加，而贫困农村居民蛋白质供能比则反而略有降低；家庭收入水平对农村居民膳食脂肪供能比影响较大，随着家庭收入水平的增加，脂肪供能比也增加，而城市居民脂肪供能比随收入水平变化不大，大城市最高收入组（40 000 元以上）居民脂肪供能比反而较低（图 5-8、图 5-9）。

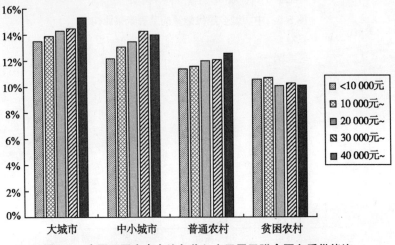

图 5-8　中国不同家庭人均年收入水平居民膳食蛋白质供能比

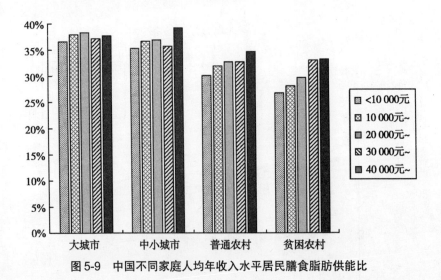

图 5-9　中国不同家庭人均年收入水平居民膳食脂肪供能比

（四）2002 年、2012 年能量营养素来源比较

2012 年城乡居民蛋白质供能比与 2002 年相比变化不大，但脂肪供能比大幅度增加，从 2002 年的 29.6% 增加到 32.9%；而同时碳水化合物供能比显著降低，从 58.6% 降低到 55.0%

（图 5-10）。其中，城市居民变化趋势较小，而农村居民 2012 年相比 2002 年，碳水化合物供能比及脂肪供能比变化较大。

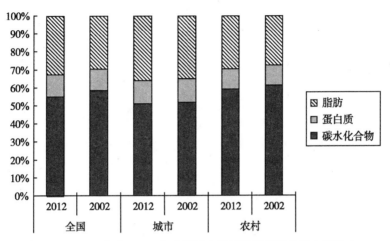

图 5-10 2002 年和 2012 年中国城乡居民能量的营养素来源构成

三、蛋白质的食物来源

（一）不同地区居民蛋白质的食物来源分布

我国居民膳食蛋白质 47.3% 来源于谷类食物，其中城市 39.7%，农村 54.6%；5.4% 来源于大豆类食物，其中城市 6.3%，农村 4.5%；30.7% 来源于动物性食物，其中城市 36.2%，农村 25.4%（图 5-11）。不同地区蛋白质的食物来源构成差别较大，动物性食物和豆类提供的蛋白质（优质蛋白质）比例有明显差异，大城市最高，贫困农村最低（图 5-12）。

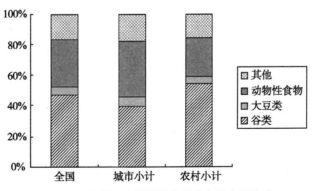

图 5-11 中国城乡居民蛋白质的食物来源构成

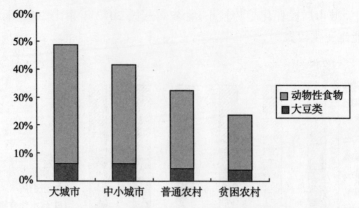

图 5-12 中国四类地区居民膳食中动物性食物和豆类食物提供蛋白质百分比

（二）不同性别年龄居民蛋白质的食物来源

不同年龄组居民蛋白质来源构成有所差异（图 5-13）。14 岁以下儿童、18 岁以上成人组动物性食物提供的蛋白质百分比随着年龄的增加而降低，其中 11 岁以下儿童随着年龄增加而降低的趋势较快。男性的动物性食物提供蛋白质百分比略高于女性。

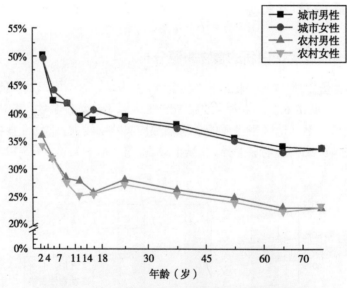

图 5-13 中国城乡居民动物性食物提供蛋白质百分比

（三）不同家庭人均年收入水平居民蛋白质的食物来源

随着家庭收入水平的增加，膳食中优质蛋白质的比例增加，中小城市和普通农村在收入水平间优质蛋白质的比例差异最大，分别相差 14.2 和 15.4 个百分点。贫困农村最高收入组（40 000 元以上）优质蛋白质比例仍未达到普通农村最低收入组（10 000 元以下组）水平，相比城市居民则相差更多（图 5-14）。

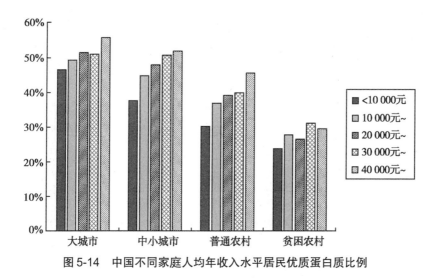

图 5-14　中国不同家庭人均年收入水平居民优质蛋白质比例

（四）2002 年、2012 年蛋白质食物来源比较

2012 年我国居民来源于谷类的蛋白质相比 2002 年下降了 4.7 个百分点，来源于大豆类和动物性食物的蛋白质平均上升了 4.8 个百分点，但城乡差距仍很明显（图 5-15）。

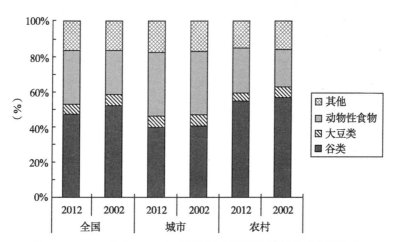

图 5-15　2002 年和 2012 年中国城乡居民蛋白质的食物来源构成

四、脂肪的食物来源

（一）不同地区居民脂肪的食物来源分布

脂肪的食物来源包括动物性食物和植物性食物。全国平均来源于动物性食物的脂肪为 35.9%，其中城市 34.3%，农村 37.4%。四类地区脂肪的食物来源比例差异不大，大城市来源于动物性食物的比例最高，为 38.2%，中小城市最低，为 33.7%（图 5-16）。

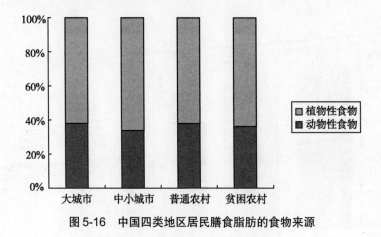

图 5-16 中国四类地区居民膳食脂肪的食物来源

（二）不同性别年龄居民脂肪的食物来源

不同年龄组居民随着年龄增加，动物性食物提供脂肪的百分比总体呈下降趋势，但在18岁以下儿童少年中波动较为明显（图 5-17）。

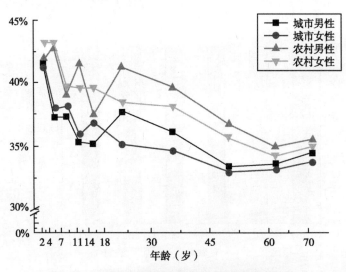

图 5-17 中国城乡居民动物性食物提供脂肪百分比

（三）不同家庭人均年收入水平居民脂肪的食物来源

随着收入水平的增加，中小城市和普通农村动物性食物提供脂肪的比例总体上呈增加趋势，但普通农村 30 000～40 000 元收入组动物性脂肪比例反而较低；而大城市和贫困农村40 000 元以下各收入组间动物性脂肪比例无明显差异，而 40 000 元以上组动物性脂肪比例则明显较高（图 5-18）。

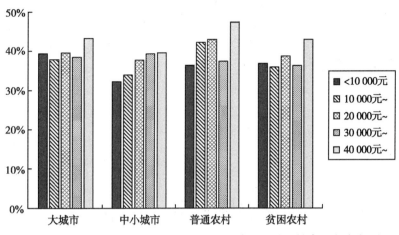

图 5-18 中国不同家庭人均年收入水平居民来源于动物性食物脂肪的比例

（四）2002 年、2012 年脂肪食物来源比较

2012 年我国居民来源于动物性食物的脂肪比例为 35.9%，低于 2002 年的 39.2%，城市居民从 2002 年的 36.2% 下降到 34.3%，而农村居民从 2002 年的 40.4% 下降到 37.4%（图 5-19）。

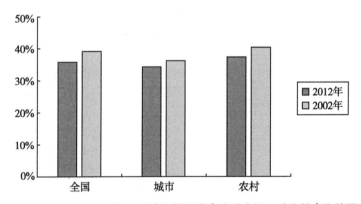

图 5-19 2002 年和 2012 年中国城乡居民膳食脂肪来源于动物性食物的百分比

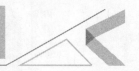

资料汇编表

一、中国不同地区居民食物摄入状况

1. 谷类及薯类食物平均摄入量及消费率

附表 1-1-1　全国城乡居民谷类及薯类食物摄入量（g/ 标准人日）

	米类	面类	玉米	其他谷类	谷类合计	薯类
全国合计	176.6	142.2	8.2	8.4	335.4	35.7
城市	129.9	134.2	7.0	8.7	279.8	28.4
农村	221.5	149.7	9.4	8.1	388.7	42.6
大城市	111.5	135.6	7.6	11.0	265.7	29.5
中小城市	132.9	134.0	6.9	8.4	282.1	28.2
普通农村	212.9	143.4	10.2	5.1	371.5	33.5
贫困农村	240.5	163.9	7.6	14.7	426.8	62.9

附表 1-1-2　全国城乡不同性别年龄居民谷类及薯类食物摄入量（g/ 人日）

	年龄组	米类	面类	玉米	其他谷类	谷类合计	薯类
男性	2 岁～	75.1	58.9	4.7	4.6	143.3	11.2
	4 岁～	104.4	82.1	4.0	5.2	195.7	18.2
	7 岁～	124.7	113.6	4.6	5.0	247.9	25.4
	11 岁～	156.8	131.4	5.1	4.8	298.1	31.7
	14 岁～	175.7	158.7	6.3	6.1	346.8	41.5
	18 岁～	191.6	156.9	5.1	7.2	360.8	35.6
	30 岁～	206.8	153.4	5.7	6.5	372.5	36.5
	45 岁～	182.5	151.2	7.1	8.2	349.0	34.4
	60 岁～	168.8	138.4	9.2	8.3	324.7	33.9
	70 岁～	150.6	118.6	8.2	8.8	286.3	30.0
女性	2 岁～	72.6	57.7	4.7	3.2	138.1	13.0
	4 岁～	97.1	76.9	4.2	3.7	181.9	18.5
	7 岁～	117.7	98.5	4.8	5.4	226.5	25.1
	11 岁～	133.1	123.2	5.8	5.4	267.5	32.1
	14 岁～	156.1	123.1	4.6	4.8	288.6	35.8
	18 岁～	152.3	125.3	6.9	6.0	290.5	34.1
	30 岁～	166.5	126.8	6.4	6.5	306.3	35.2
	45 岁～	153.2	122.8	8.0	8.3	292.3	32.4
	60 岁～	141.4	118.8	9.9	8.9	278.9	29.5
	70 岁～	128.0	96.8	7.5	8.3	240.6	23.7

附表 1-1-3　全国城市不同性别年龄居民谷类及薯类食物摄入量（g/人日）

	年龄组	米类	面类	玉米	其他谷类	谷类合计	薯类
男性	2 岁～	65.0	53.8	2.3	4.7	125.8	11.0
	4 岁～	77.2	81.5	3.0	6.9	168.6	16.6
	7 岁～	92.7	112.5	2.5	4.4	212.0	22.4
	11 岁～	105.6	136.5	4.3	5.2	251.6	26.3
	14 岁～	128.0	142.4	5.8	7.0	283.3	34.9
	18 岁～	131.0	138.1	3.8	8.2	281.1	28.4
	30 岁～	140.0	149.2	4.5	6.3	300.0	28.7
	45 岁～	130.4	143.6	5.9	7.5	287.4	26.8
	60 岁～	127.9	123.7	8.2	8.3	268.2	27.0
	70 岁～	115.9	111.7	7.1	9.0	243.7	23.0
女性	2 岁～	55.5	52.4	2.3	2.8	113.1	13.6
	4 岁～	74.5	69.5	2.9	4.1	151.0	17.9
	7 岁～	82.1	95.6	3.4	6.9	188.0	20.1
	11 岁～	92.9	121.7	6.6	6.7	227.9	26.8
	14 岁～	108.5	110.2	4.2	6.0	228.8	24.9
	18 岁～	108.2	106.6	5.3	6.0	226.1	25.6
	30 岁～	113.3	117.7	5.1	6.3	242.3	26.5
	45 岁～	111.9	113.1	6.5	8.1	239.7	24.6
	60 岁～	108.6	107.9	8.8	9.2	234.6	23.0
	70 岁～	100.6	89.0	6.7	9.3	205.6	17.7

附表 1-1-4　全国农村不同性别年龄居民谷类及薯类食物摄入量（g/人日）

	年龄组	米类	面类	玉米	其他谷类	谷类合计	薯类
男性	2 岁～	83.7	63.3	6.8	4.4	158.2	11.4
	4 岁～	128.1	82.7	4.9	3.6	219.3	19.5
	7 岁～	153.7	114.6	6.4	5.6	280.3	28.2
	11 岁～	205.5	126.5	6.0	4.4	342.4	36.9
	14 岁～	216.2	172.6	6.7	5.3	400.9	47.2
	18 岁～	244.0	173.2	6.2	6.4	429.7	41.8
	30 岁～	270.4	157.5	6.8	6.8	441.5	43.9
	45 岁～	244.8	160.4	8.5	9.0	422.7	43.6
	60 岁～	211.2	153.5	10.2	8.4	383.3	41.0
	70 岁～	188.0	126.0	9.5	8.6	332.0	37.5
女性	2 岁～	87.2	62.2	6.8	3.4	159.6	12.5
	4 岁～	116.9	83.2	5.3	3.5	208.9	19.0
	7 岁～	151.4	101.3	6.2	4.1	263.0	29.7
	11 岁～	173.8	124.8	4.9	4.1	307.6	37.5
	14 岁～	197.1	134.3	5.0	3.7	340.1	45.1
	18 岁～	191.1	141.8	8.3	6.1	347.2	41.6
	30 岁～	217.8	135.7	7.7	6.7	367.9	43.5
	45 岁～	203.0	134.6	9.9	8.5	355.9	41.7
	60 岁～	176.5	130.5	11.0	8.5	326.5	36.6
	70 岁～	157.9	105.3	8.4	7.2	278.8	30.2

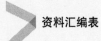

附表 1-1-5 中国大城市不同性别年龄居民谷类及薯类食物摄入量（g/人日）

	年龄组	米类	面类	玉米	其他谷类	谷类合计	薯类
男性	2 岁～	43.3	59.1	4.8	5.9	113.1	11.0
	4 岁～	77.6	91.4	4.5	6.0	179.5	14.2
	7 岁～	94.1	98.5	2.1	2.7	197.4	21.7
	11 岁～	124.3	116.7	5.0	2.4	248.4	27.2
	14 岁～	135.0	148.9	4.4	10.2	298.5	31.7
	18 岁～	115.7	135.0	3.6	7.2	261.4	25.7
	30 岁～	124.2	130.5	4.7	7.2	266.6	26.1
	45 岁～	110.1	140.1	5.7	8.6	264.5	25.8
	60 岁～	98.3	130.6	9.1	12.4	250.4	26.9
	70 岁～	91.5	118.4	7.8	14.0	231.6	27.1
女性	2 岁～	51.9	49.8	3.4	3.2	108.3	14.8
	4 岁～	62.5	61.1	3.7	4.8	132.1	14.0
	7 岁～	86.6	92.6	5.5	3.6	188.3	22.6
	11 岁～	107.2	111.5	3.8	7.6	230.1	33.1
	14 岁～	103.0	102.4	4.9	4.9	215.3	27.7
	18 岁～	90.9	101.5	4.6	6.9	203.9	21.9
	30 岁～	96.8	108.1	5.6	7.0	217.4	27.3
	45 岁～	89.5	114.6	6.3	9.2	219.6	24.9
	60 岁～	84.0	107.3	9.7	12.3	213.4	26.4
	70 岁～	75.4	99.4	7.6	12.2	194.5	22.1

附表 1-1-6 中国中小城市不同性别年龄居民谷类及薯类食物摄入量（g/人日）

	年龄组	米类	面类	玉米	其他谷类	谷类合计	薯类
男性	2 岁～	67.7	53.2	1.9	4.5	127.4	11.0
	4 岁～	77.2	80.3	2.8	7.0	167.3	16.9
	7 岁～	92.5	114.4	2.5	4.6	214.0	22.4
	11 岁～	102.6	139.7	4.1	5.6	252.1	26.1
	14 岁～	127.0	141.5	6.0	6.6	281.1	35.4
	18 岁～	133.4	138.6	3.8	8.3	284.1	28.8
	30 岁～	142.4	152.1	4.5	6.1	305.1	29.1
	45 岁～	134.5	144.3	6.0	7.2	292.0	27.0
	60 岁～	133.3	122.5	8.1	7.6	271.4	27.0
	70 岁～	121.0	110.3	6.9	8.0	246.2	22.1
女性	2 岁～	56.0	52.7	2.2	2.8	113.7	13.5
	4 岁～	75.9	70.5	2.8	4.0	153.2	18.4
	7 岁～	81.5	96.0	3.1	7.4	187.9	19.7
	11 岁～	90.4	123.5	7.1	6.5	227.5	25.7
	14 岁～	109.3	111.3	4.1	6.1	230.8	24.5
	18 岁～	110.8	107.4	5.4	5.8	229.3	26.1
	30 岁～	115.6	119.1	5.1	6.2	245.9	26.4
	45 岁～	116.5	112.8	6.6	7.9	243.8	24.6
	60 岁～	113.5	108.0	8.6	8.6	238.8	22.3
	70 岁～	105.8	86.8	6.6	8.7	207.9	16.8

附表 1-1-7　中国普通农村不同性别年龄居民谷类及薯类食物摄入量（g/人日）

	年龄组	米类	面类	玉米	其他谷类	谷类合计	薯类
男性	2 岁～	80.1	63.0	7.8	3.8	154.7	9.0
	4 岁～	111.6	80.0	5.6	3.0	200.3	14.8
	7 岁～	137.3	112.2	7.0	5.0	261.5	23.4
	11 岁～	181.4	120.7	6.8	4.7	313.6	33.1
	14 岁～	196.4	168.1	8.6	4.7	377.8	37.5
	18 岁～	220.0	171.7	6.7	3.9	402.3	32.0
	30 岁～	253.1	153.6	7.6	3.9	418.2	32.7
	45 岁～	235.4	155.4	9.0	4.8	404.6	34.5
	60 岁～	212.6	140.0	9.9	4.7	367.1	32.5
	70 岁～	182.3	114.5	10.4	5.0	312.2	29.9
女性	2 岁～	77.0	62.6	7.1	3.7	150.4	9.0
	4 岁～	104.8	81.5	5.0	3.5	194.8	14.3
	7 岁～	136.4	102.7	6.6	3.7	249.4	25.5
	11 岁～	154.6	117.5	4.2	4.7	280.9	29.8
	14 岁～	180.9	117.2	5.7	1.9	305.7	35.1
	18 岁～	171.8	138.6	9.7	3.6	323.7	31.4
	30 岁～	200.4	129.6	8.6	4.2	342.8	31.5
	45 岁～	196.1	127.2	10.5	5.0	338.7	32.9
	60 岁～	173.5	117.5	11.5	5.4	307.9	28.7
	70 岁～	152.3	97.4	8.6	4.0	262.4	24.1

附表 1-1-8　中国贫困农村不同性别年龄居民谷类及薯类食物摄入量（g/人日）

	年龄组	米类	面类	玉米	其他谷类	谷类合计	薯类
男性	2 岁～	91.3	64.1	4.6	5.8	165.8	16.7
	4 岁～	163.9	88.4	3.2	5.1	260.6	29.6
	7 岁～	187.2	119.4	5.2	6.6	318.4	38.1
	11 岁～	251.3	137.6	4.5	3.8	397.2	44.1
	14 岁～	255.9	181.7	2.9	6.6	447.1	66.5
	18 岁～	294.8	176.2	5.3	11.8	488.1	62.8
	30 岁～	308.4	165.9	5.2	13.0	492.5	68.6
	45 岁～	267.9	172.3	7.3	19.5	467.0	65.6
	60 岁～	208.0	184.7	11.0	16.7	420.3	60.5
	70 岁～	201.4	153.3	7.4	17.0	379.2	55.5
女性	2 岁～	109.4	61.4	6.0	2.7	179.6	20.2
	4 岁～	143.2	87.1	5.8	3.5	239.6	29.3
	7 岁～	181.7	98.4	5.4	4.9	290.5	38.3
	11 岁～	209.7	138.6	6.3	2.9	357.6	52.0
	14 岁～	229.0	167.9	3.6	7.4	407.8	65.0
	18 岁～	232.5	148.6	5.4	11.2	397.7	63.4
	30 岁～	257.1	149.5	5.5	12.4	424.5	70.6
	45 岁～	220.4	153.0	8.4	17.2	399.0	63.4
	60 岁～	183.3	159.9	9.8	15.6	368.6	54.6
	70 岁～	171.5	124.8	7.9	14.8	319.0	45.1

附表 1-1-9　全国城乡不同收入水平居民谷类及薯类食物摄入量（g/ 标准人日）

	收入水平	米类	面类	玉米	其他谷类	谷类合计	薯类
大城市	<10 000 元	133.0	138.5	5.6	8.6	285.7	33.4
	10 000 元~	108.9	138.7	7.6	12.6	267.7	30.4
	20 000 元~	93.9	138.3	9.2	11.5	252.9	28.8
	30 000 元~	99.0	135.5	9.2	12.1	255.7	26.7
	40 000 元~	105.8	119.2	8.9	10.1	244.1	23.4
中小城市	<10 000 元	124.1	147.4	6.5	9.5	287.5	31.7
	10 000 元~	138.4	130.6	6.7	7.6	283.3	26.1
	20 000 元~	143.0	121.6	7.7	6.9	279.2	26.4
	30 000 元~	149.4	106.6	5.1	6.3	267.4	25.4
	40 000 元~	140.0	101.7	8.0	6.7	256.4	22.8
普通农村	<10 000 元	183.6	171.9	12.1	5.9	373.6	38.0
	10 000 元~	261.5	98.7	7.7	3.2	371.1	28.7
	20 000 元~	252.0	103.9	6.2	3.7	365.8	24.3
	30 000 元~	231.9	103.8	6.1	3.3	345.1	22.5
	40 000 元~	251.6	106.3	6.4	4.5	368.7	25.3
贫困农村	<10 000 元	231.6	176.3	8.4	14.6	430.9	61.6
	10 000 元~	274.9	118.7	5.9	17.1	416.6	69.6
	20 000 元~	271.7	95.8	3.3	6.6	377.4	61.1
	30 000 元~	242.4	98.3	2.2	41.5	384.5	70.9
	40 000 元~	310.2	112.0	3.3	3.1	428.6	61.1

附表 1-1-10　中国城市不同年龄性别居民谷类及薯类食物消费率（%）及消费者摄入量均值（g/ 人日）

	年龄组	米类 消费率	米类 摄入均值	面类 消费率	面类 摄入均值	玉米 消费率	玉米 摄入均值	其他谷类 消费率	其他谷类 摄入均值	薯类 消费率	薯类 摄入均值
男性	2 岁~	91.5	71.1	83.8	64.2	13.2	17.2	20.0	23.4	41.3	26.7
	4 岁~	88.2	87.5	91.9	88.6	15.5	19.3	20.3	34.2	47.3	35.2
	7 岁~	90.4	102.5	92.8	121.2	11.1	22.4	19.1	22.8	49.6	45.0
	11 岁~	91.1	115.9	92.4	147.8	13.2	32.4	14.4	36.0	48.2	54.5
	14 岁~	91.3	140.2	88.8	160.4	14.3	40.5	17.8	39.5	52.4	66.6
	18 岁~	91.8	142.8	87.8	157.3	10.7	35.2	19.1	42.8	41.1	69.1
	30 岁~	93.2	150.3	89.4	167.0	12.8	35.5	19.2	32.6	45.2	63.5
	45 岁~	91.8	142.0	88.1	163.0	14.6	40.7	22.0	34.0	41.9	64.0
	60 岁~	93.1	137.5	87.5	141.3	17.6	46.8	24.3	34.3	41.4	65.2
	70 岁~	93.5	123.9	87.1	128.2	16.6	42.7	25.1	36.0	36.3	63.3
女性	2 岁~	97.7	56.8	94.0	55.7	13.9	16.7	21.6	13.1	40.3	33.9
	4 岁~	94.2	79.1	92.8	74.9	13.1	22.3	20.0	20.3	51.3	34.9
	7 岁~	90.7	90.6	91.9	104.0	13.3	25.5	21.3	32.4	44.2	45.5
	11 岁~	92.2	100.8	93.7	129.9	19.5	33.9	20.5	32.7	50.7	52.8
	14 岁~	92.3	117.5	88.1	125.1	13.3	31.7	19.2	31.2	47.4	52.6
	18 岁~	92.9	116.4	89.3	119.4	15.3	34.5	19.9	30.0	45.6	56.2
	30 岁~	93.4	121.3	89.3	131.7	15.0	34.1	20.7	30.2	45.3	58.6
	45 岁~	93.0	120.4	87.3	129.6	15.7	41.5	23.5	34.6	41.0	60.1
	60 岁~	93.0	116.8	88.1	122.4	19.2	46.0	27.5	33.5	40.7	56.5
	70 岁~	93.3	107.7	84.7	105.1	18.0	37.6	28.3	32.9	33.1	53.5

附表 1-1-11　中国农村不同年龄性别居民谷类及薯类食物消费率（%）及消费者摄入量均值（g/ 人日）

	年龄组	米类 消费率	米类 摄入均值	面类 消费率	面类 摄入均值	玉米 消费率	玉米 摄入均值	其他谷类 消费率	其他谷类 摄入均值	薯类 消费率	薯类 摄入均值
男性	2 岁～	84.8	98.7	79.3	79.9	23.7	28.6	13.1	33.9	33.0	34.6
	4 岁～	88.3	145.1	80.6	102.5	15.1	32.3	13.9	26.2	41.2	47.4
	7 岁～	86.8	177.0	83.3	137.5	17.4	36.9	14.8	37.5	46.5	60.7
	11 岁～	84.5	243.2	81.5	155.2	13.6	43.9	13.2	33.2	49.7	74.3
	14 岁～	79.8	270.9	80.8	213.6	10.5	63.8	13.7	39.0	52.1	90.6
	18 岁～	84.8	287.7	75.5	229.3	13.2	47.0	12.7	50.3	48.3	86.6
	30 岁～	86.7	311.9	75.8	207.9	13.3	51.2	14.8	45.8	49.3	89.2
	45 岁～	83.9	291.8	76.0	211.1	16.3	52.1	16.4	55.2	48.5	89.9
	60 岁～	82.2	256.8	75.7	202.8	18.4	55.7	16.4	50.8	48.1	85.3
	70 岁～	82.0	229.4	72.9	173.0	18.9	50.0	15.4	55.5	44.1	84.9
女性	2 岁～	86.2	101.2	76.1	81.7	22.8	29.7	14.7	23.4	39.1	32.0
	4 岁～	86.0	135.9	81.0	102.5	19.5	27.0	12.8	27.1	42.3	45.0
	7 岁～	87.2	173.6	82.5	122.7	15.0	41.5	14.1	29.0	46.9	63.4
	11 岁～	84.0	206.9	83.8	148.9	13.4	36.9	14.5	28.2	54.5	68.9
	14 岁～	84.6	233.1	79.6	168.6	14.4	34.7	13.3	28.0	52.4	86.2
	18 岁～	84.8	225.3	78.7	180.2	16.4	50.6	13.3	45.5	51.0	81.4
	30 岁～	86.2	252.8	79.1	171.5	15.0	51.3	15.4	43.5	50.1	86.9
	45 岁～	84.3	240.8	76.6	175.7	18.3	54.0	16.7	50.5	50.3	82.8
	60 岁～	82.2	214.8	77.1	169.2	20.4	53.9	17.5	48.7	46.7	78.4
	70 岁～	82.6	191.1	72.9	144.5	17.5	47.9	15.1	47.4	43.6	69.2

附表 1-1-12　全国不同年龄性别居民谷类及薯类食物消费率（%）及消费者摄入量均值（g/ 人日）

	年龄组	米类 消费率	米类 摄入均值	面类 消费率	面类 摄入均值	玉米 消费率	玉米 摄入均值	其他谷类 消费率	其他谷类 摄入均值	薯类 消费率	薯类 摄入均值
男性	2 岁～	87.9	85.4	81.4	72.4	18.8	24.9	16.3	28.0	36.8	30.5
	4 岁～	88.2	118.3	85.9	95.6	15.3	26.1	16.9	30.7	44.0	41.3
	7 岁～	88.5	140.9	87.8	129.3	14.4	31.6	16.8	29.6	48.0	53.0
	11 岁～	87.7	178.7	86.8	151.4	13.4	38.4	13.8	34.6	49.0	64.8
	14 岁～	85.1	206.4	84.5	187.9	12.2	51.3	15.6	39.2	52.2	79.5
	18 岁～	88.0	217.6	81.2	193.2	12.1	42.2	15.7	46.1	44.9	79.2
	30 岁～	89.9	230.2	82.4	186.2	13.1	43.7	16.9	38.5	47.3	77.2
	45 岁～	88.2	206.9	82.6	183.1	15.4	46.2	19.4	42.1	44.9	76.7
	60 岁～	87.7	192.4	81.7	169.3	18.0	51.3	20.4	40.8	44.7	75.8
	70 岁～	88.0	171.3	80.2	147.8	17.7	46.5	20.4	43.1	40.1	74.8
女性	2 岁～	91.5	79.3	84.4	68.3	18.7	25.3	17.9	17.6	39.6	32.9
	4 岁～	89.8	108.1	86.5	88.9	16.5	25.3	16.2	23.2	46.5	39.8
	7 岁～	88.9	132.4	87.1	113.1	14.2	34.2	17.6	31.0	45.6	55.0
	11 岁～	88.2	151.0	88.8	138.8	16.4	35.1	17.5	30.8	52.6	61.1
	14 岁～	88.1	177.1	83.6	147.4	13.8	33.4	16.0	29.8	50.0	71.5
	18 岁～	88.6	171.8	83.6	149.8	15.9	43.3	16.4	36.7	48.5	70.3
	30 岁～	89.7	185.6	84.1	150.8	15.0	42.8	18.0	36.0	47.7	73.7
	45 岁～	89.1	172.0	82.5	148.9	16.9	47.6	20.4	40.5	45.2	71.6
	60 岁～	87.8	161.0	82.8	143.4	19.8	49.9	22.7	39.2	43.6	67.8
	70 岁～	88.2	145.1	79.1	122.4	17.7	42.5	22.0	37.6	38.1	62.1

附表 1-1-13　中国大城市不同年龄性别居民谷类及薯类食物消费率（%）及消费者摄入量均值（g/人日）

	年龄组	米类		面类		玉米		其他谷类		薯类	
		消费率	摄入均值	消费率	摄入均值	消费率	摄入均值	消费率	摄入均值	消费率	摄入均值
男性	2 岁～	96.3	44.9	90.7	65.1	27.8	17.4	25.9	22.9	44.4	24.7
	4 岁～	98.1	79.1	93.5	97.8	22.4	20.2	22.4	26.7	43.9	32.4
	7 岁～	97.6	96.4	97.0	101.5	11.9	17.6	21.4	12.7	47.0	46.2
	11 岁～	99.3	125.2	94.9	122.9	18.1	27.7	13.8	17.2	47.1	57.6
	14 岁～	97.4	138.7	92.7	160.6	15.9	27.8	20.5	49.7	49.7	63.7
	18 岁～	97.4	118.7	93.4	144.4	11.5	31.0	20.8	34.9	49.0	52.4
	30 岁～	97.9	126.9	92.5	141.0	16.3	28.9	22.7	31.7	49.1	53.2
	45 岁～	96.9	113.6	93.0	150.7	14.7	39.0	28.3	30.6	45.0	57.3
	60 岁～	96.9	101.4	94.8	137.7	19.4	47.0	33.3	37.4	45.1	59.6
	70 岁～	95.7	95.6	94.8	124.9	22.3	34.8	37.2	37.5	44.9	60.3
女性	2 岁～	100.0	51.9	97.5	51.1	22.5	14.9	20.0	16.2	55.0	26.9
	4 岁～	100.0	62.5	97.8	62.5	25.3	14.7	24.2	19.9	51.6	27.1
	7 岁～	99.3	87.2	94.1	98.4	19.3	28.7	14.1	25.7	48.1	46.9
	11 岁～	99.2	108.0	93.7	119.1	15.9	23.8	28.6	26.7	53.2	62.2
	14 岁～	98.6	104.5	95.2	107.6	19.3	25.6	15.2	32.2	50.3	55.0
	18 岁～	97.6	93.1	94.3	107.6	15.1	30.7	23.2	29.9	45.7	47.9
	30 岁～	98.1	98.7	94.3	114.6	18.5	30.2	25.9	26.9	51.7	52.7
	45 岁～	97.0	92.2	93.9	122.1	15.7	39.9	30.5	30.3	44.1	56.5
	60 岁～	96.5	87.0	92.8	115.6	24.2	40.2	37.4	33.0	46.3	57.1
	70 岁～	95.1	79.3	93.9	105.9	22.1	34.2	37.8	32.2	42.3	52.3

附表 1-1-14　中国中小城市不同年龄性别居民谷类及薯类食物消费率（%）及消费者摄入量均值（g/人日）

	年龄组	米类		面类		玉米		其他谷类		薯类	
		消费率	摄入均值	消费率	摄入均值	消费率	摄入均值	消费率	摄入均值	消费率	摄入均值
男性	2 岁～	90.9	74.5	83.0	64.1	11.4	17.1	19.3	23.5	40.9	27.0
	4 岁～	87.1	88.6	91.8	87.5	14.7	19.2	20.0	35.2	47.6	35.5
	7 岁～	89.5	103.4	92.2	124.1	10.9	23.2	18.8	24.4	50.0	44.9
	11 岁～	89.8	114.3	91.9	151.9	12.4	33.5	14.5	38.9	48.4	54.0
	14 岁～	90.4	140.4	88.2	160.4	14.0	42.6	17.4	37.7	52.8	67.0
	18 岁～	90.9	146.6	86.9	159.4	10.6	35.9	18.8	44.1	39.9	72.2
	30 岁～	92.5	154.0	88.9	171.1	12.2	36.9	18.7	32.8	44.6	65.3
	45 岁～	90.8	148.1	87.1	165.6	14.5	41.0	20.7	34.9	41.3	65.5
	60 岁～	92.3	144.4	86.2	142.0	17.2	46.8	22.7	33.5	40.7	66.3
	70 岁～	93.1	130.0	85.5	129.0	15.4	45.1	22.5	35.5	34.6	64.1
女性	2 岁～	97.4	57.5	93.6	56.3	12.8	17.1	21.8	12.8	38.5	35.1
	4 岁～	93.5	81.2	92.2	76.5	11.7	24.3	19.5	20.4	51.3	35.9
	7 岁～	89.4	91.1	91.6	104.8	12.5	24.8	22.3	33.0	43.6	45.3
	11 岁～	91.0	99.4	93.7	131.8	20.1	35.3	19.0	34.3	50.3	51.1
	14 岁～	91.4	119.6	87.0	127.9	12.3	33.2	19.8	31.1	46.9	52.2
	18 岁～	92.3	120.1	88.5	121.3	15.4	35.0	19.4	30.0	45.5	57.4
	30 岁～	92.7	124.7	88.6	134.3	14.5	34.8	19.9	30.8	44.4	59.6
	45 岁～	92.2	126.4	86.0	131.2	15.7	41.8	22.1	35.7	40.4	60.9
	60 岁～	92.3	123.0	87.2	123.9	18.2	47.5	25.5	33.7	39.6	56.3
	70 岁～	93.0	113.8	82.8	104.9	17.1	38.5	26.4	33.1	31.2	53.9

附表 1-1-15　中国普通农村不同年龄性别居民谷类及薯类食物消费率（%）及消费者摄入量均值（g/ 人日）

	年龄组	米类 消费率	米类 摄入均值	面类 消费率	面类 摄入均值	玉米 消费率	玉米 摄入均值	其他谷类 消费率	其他谷类 摄入均值	薯类 消费率	薯类 摄入均值
男性	2 岁～	87.2	91.9	80.2	78.5	26.7	29.0	10.7	35.6	28.3	31.7
	4 岁～	91.1	122.6	85.0	94.2	16.9	33.3	13.1	22.6	37.7	39.3
	7 岁～	88.2	155.7	86.2	130.1	18.5	37.9	12.7	39.7	43.4	53.8
	11 岁～	87.2	208.2	85.1	141.8	15.2	44.4	13.5	34.8	44.9	73.7
	14 岁～	82.4	238.3	84.9	197.9	13.1	65.6	14.6	32.5	49.7	75.3
	18 岁～	86.5	254.3	78.6	218.4	13.8	48.4	10.5	36.7	43.4	73.7
	30 岁～	88.3	286.5	78.5	195.7	14.9	50.9	12.3	31.7	43.5	75.1
	45 岁～	85.3	276.0	76.5	203.1	17.2	52.2	12.9	36.8	43.5	79.4
	60 岁～	84.5	251.7	74.5	188.0	18.3	54.2	12.4	38.0	41.5	78.3
	70 岁～	84.9	214.7	71.2	160.9	20.2	51.3	12.0	41.8	38.7	77.3
女性	2 岁～	88.7	86.9	80.1	78.1	22.7	31.3	14.2	26.4	35.5	25.3
	4 岁～	87.5	119.7	82.1	99.2	19.6	25.6	12.5	27.9	39.3	36.4
	7 岁～	89.2	153.0	87.1	117.8	14.7	45.0	13.1	28.1	43.4	58.7
	11 岁～	85.9	180.0	88.2	133.1	14.1	29.6	14.1	33.1	49.0	60.8
	14 岁～	91.0	198.9	82.4	142.2	15.4	37.0	11.7	16.1	46.8	75.0
	18 岁～	86.2	199.4	81.5	170.0	17.9	54.0	11.1	32.8	45.4	69.1
	30 岁～	88.0	227.9	81.7	158.5	17.0	50.8	13.0	32.3	43.7	72.1
	45 岁～	86.0	228.0	76.7	165.9	19.2	54.5	13.5	36.6	45.0	73.1
	60 岁～	84.1	206.2	76.4	153.7	21.1	54.5	13.7	39.4	40.8	70.3
	70 岁～	85.6	177.9	72.2	134.9	18.4	46.8	12.2	33.0	38.8	62.2

附表 1-1-16　中国贫困农村不同年龄性别居民谷类及薯类食物消费率（%）及消费者摄入量均值（g/ 人日）

	年龄组	米类 消费率	米类 摄入均值	面类 消费率	面类 摄入均值	玉米 消费率	玉米 摄入均值	其他谷类 消费率	其他谷类 摄入均值	薯类 消费率	薯类 摄入均值
男性	2 岁～	79.5	114.8	77.3	82.9	17.0	27.1	18.2	31.8	43.2	38.7
	4 岁～	82.2	199.3	71.2	124.1	11.0	28.9	15.7	32.8	48.7	60.9
	7 岁～	84.1	222.5	77.5	154.1	15.2	34.3	19.0	34.7	52.7	72.2
	11 岁～	79.4	316.6	74.6	184.5	10.6	42.2	12.7	30.0	58.7	75.1
	14 岁～	74.7	342.7	72.7	250.0	5.3	55.0	12.0	54.8	56.7	117.4
	18 岁～	81.2	363.2	68.9	255.8	12.1	43.7	17.3	67.9	58.7	107.0
	30 岁～	83.2	370.7	69.8	237.8	9.9	52.1	20.2	64.5	61.9	110.7
	45 岁～	80.6	332.4	74.5	231.2	14.1	51.8	24.8	78.6	60.6	108.2
	60 岁～	77.1	269.6	78.6	234.8	18.6	59.2	25.7	65.0	63.0	96.0
	70 岁～	74.9	269.0	76.8	199.6	16.0	46.3	23.6	72.1	57.0	97.3
女性	2 岁～	80.7	135.5	67.5	91.0	22.9	26.4	15.7	17.5	47.0	43.0
	4 岁～	82.7	173.1	78.4	111.1	19.1	30.3	13.6	25.5	48.8	60.0
	7 岁～	83.2	218.4	73.2	134.5	15.6	34.8	16.0	30.5	54.0	70.9
	11 岁～	80.5	260.5	75.5	183.6	11.9	53.1	15.1	19.4	64.8	80.3
	14 岁～	71.9	318.2	74.1	226.6	12.2	29.1	16.5	44.6	63.3	102.6
	18 岁～	81.9	283.8	72.6	204.7	13.4	40.6	18.1	62.1	63.2	100.4
	30 岁～	82.1	313.0	73.2	204.3	10.4	53.0	20.9	59.1	64.5	109.4
	45 岁～	80.1	275.3	76.4	200.1	16.0	52.5	24.7	69.5	63.5	99.9
	60 岁～	77.8	235.7	78.7	203.3	18.8	52.3	26.1	59.8	60.0	91.0
	70 岁～	75.3	227.9	74.6	167.2	15.4	51.0	22.2	66.9	55.6	81.2

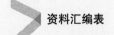

附表 1-1-17 全国城乡不同收入水平居民谷类及薯类食物消费率（%）及消费者摄入量均值（g/人日）

收入水平	米类 消费率	米类 摄入均值	面类 消费率	面类 摄入均值	玉米 消费率	玉米 摄入均值	其他谷类 消费率	其他谷类 摄入均值	薯类 消费率	薯类 摄入均值
大城市 <10 000 元	97.8	124.1	91.2	133.2	12.9	32.7	19.1	31.7	48.7	58.9
10 000 元～	97.5	100.0	94.4	130.0	16.2	34.1	30.8	32.8	48.4	54.7
20 000 元～	97.1	85.9	95.8	125.2	18.0	33.5	29.3	29.0	49.4	50.7
30 000 元～	97.4	90.7	96.1	119.7	19.4	36.5	30.4	27.2	44.4	48.0
40 000 元～	97.9	96.6	94.6	106.2	23.3	27.7	25.8	27.0	44.7	41.8
中小城市 <10 000 元	88.1	124.7	87.8	155.1	13.4	39.3	21.8	36.9	46.9	62.9
10 000 元～	93.4	132.7	88.3	133.7	13.3	36.5	19.6	31.0	41.6	55.8
20 000 元～	95.0	134.8	87.2	125.9	16.0	34.8	16.0	31.2	39.5	58.9
30 000 元～	96.8	139.5	87.5	112.9	11.2	34.3	17.0	33.9	39.3	62.3
40 000 元～	96.9	126.4	87.7	104.1	13.1	37.0	17.0	33.4	41.0	51.3
普通农村 <10 000 元	82.3	203.6	82.4	195.3	19.3	51.1	14.2	34.3	46.0	74.8
10 000 元～	93.7	257.5	74.2	128.7	13.8	45.7	8.1	31.1	41.6	64.5
20 000 元～	95.0	242.4	77.6	132.0	13.3	44.1	10.8	36.0	38.8	59.0
30 000 元～	93.0	226.8	82.3	127.0	11.0	43.6	7.9	39.1	38.8	51.1
40 000 元～	95.3	236.9	82.6	116.9	14.9	35.3	16.8	30.3	30.3	71.2
贫困农村 <10 000 元	77.2	303.5	74.1	221.8	14.3	45.6	19.5	59.5	59.0	99.0
10 000 元～	92.1	287.8	70.5	158.5	9.8	53.2	23.0	68.1	63.8	103.3
20 000 元～	94.7	302.2	71.0	124.2	7.6	38.8	18.8	32.3	68.1	85.0
30 000 元～	93.9	266.1	67.8	125.7	6.5	29.4	45.7	74.2	65.5	93.5
40 000 元～	98.1	289.8	86.6	116.8	12.4	15.8	5.7	43.7	78.7	79.6

2. 动物性食物平均摄入量及消费率

附表 1-2-1　全国城乡居民动物性食物摄入量（g/标准人日）

	猪肉	其他畜肉	动物内脏	禽肉	蛋类	淡水鱼	海水鱼	虾蟹类	合计
全国合计	64.3	8.2	2.5	14.7	24.3	15.0	5.9	2.8	137.8
城市	68.8	10.5	2.9	16.4	29.5	19.0	9.0	4.4	160.5
农村	59.9	6.0	2.2	13.1	19.4	11.1	2.9	1.2	115.9
大城市	81.6	17.3	3.9	17.8	38.5	17.8	13.1	7.1	197.0
中小城市	66.7	9.4	2.7	16.2	28.0	19.2	8.3	3.9	154.6
普通农村	66.4	4.9	2.5	15.4	20.2	13.1	4.1	1.6	128.3
贫困农村	45.4	8.4	1.7	8.1	17.6	6.6	0.3	0.2	88.4

附表 1-2-2　全国城乡不同性别年龄居民动物性食物摄入量（g/人日）

	年龄组	猪肉	其他畜肉	动物内脏	禽肉	蛋类	淡水鱼	海水鱼	虾蟹类	合计
男性	2 岁～	39.1	2.4	1.6	7.8	21.9	4.3	3.2	2.8	83.1
	4 岁～	44.1	5.2	1.1	10.9	23.6	6.5	3.2	2.3	97.0
	7 岁～	54.1	8.3	1.5	14.6	23.3	9.2	3.6	2.4	116.9
	11 岁～	65.2	7.4	2.4	17.0	21.9	9.0	5.3	2.4	130.7
	14 岁～	68.1	10.7	2.9	17.2	22.8	11.4	4.6	2.3	140.0
	18 岁～	74.2	12.6	3.0	21.1	21.6	14.7	5.4	2.9	155.4
	30 岁～	74.8	12.3	3.3	17.4	23.1	16.7	5.9	2.8	156.5
	45 岁～	66.6	9.4	2.9	14.7	23.5	17.2	6.0	2.7	143.1
	60 岁～	57.0	6.0	2.4	11.1	22.0	15.6	5.7	2.5	122.2
	70 岁～	50.7	4.8	1.9	10.2	21.3	13.0	5.9	2.3	110.0
女性	2 岁～	35.3	1.5	1.1	6.9	21.6	5.0	1.4	1.3	74.0
	4 岁～	42.8	5.3	1.1	8.6	20.4	6.5	3.9	2.8	91.5
	7 岁～	52.0	4.2	1.5	12.8	21.2	7.9	4.5	2.1	106.2
	11 岁～	52.1	7.4	1.5	13.6	21.6	9.7	2.3	2.3	110.4
	14 岁～	59.8	9.5	2.0	17.4	19.9	9.4	4.6	2.0	124.6
	18 岁～	57.6	9.7	2.5	16.4	22.6	12.7	4.5	2.8	128.8
	30 岁～	59.7	8.2	2.3	14.1	21.9	13.4	5.4	2.5	127.4
	45 岁～	54.2	6.6	2.5	12.3	20.8	14.0	5.3	2.5	118.1
	60 岁～	48.1	4.7	1.6	9.6	19.7	12.9	4.9	2.2	103.8
	70 岁～	43.2	3.9	1.0	8.8	19.0	11.0	6.3	1.9	95.2

附表 1-2-3 中国城市不同性别年龄居民动物性食物摄入量（g/ 人日）

	年龄组	猪肉	其他畜肉	动物内脏	禽肉	蛋类	淡水鱼	海水鱼	虾蟹类	合计
男性	2 岁～	46.3	3.4	2.4	8.6	27.7	5.3	6.2	5.5	105.4
	4 岁～	47.6	7.7	1.2	11.7	28.7	7.5	5.9	4.4	114.7
	7 岁～	60.6	12.0	1.7	18.3	29.7	11.9	5.7	3.8	143.7
	11 岁～	66.3	10.5	2.8	20.7	26.5	11.2	9.5	3.9	151.4
	14 岁～	73.4	11.8	3.6	19.6	29.4	16.8	8.7	4.5	167.7
	18 岁～	78.1	14.9	3.2	23.0	26.3	17.5	9.1	4.9	177.0
	30 岁～	78.6	15.6	4.0	19.5	27.5	19.9	9.6	4.2	178.9
	45 岁～	68.4	11.4	3.3	15.0	27.4	20.3	8.4	4.0	158.3
	60 岁～	61.4	7.8	2.7	12.1	26.4	19.1	7.5	3.8	140.7
	70 岁～	56.0	6.0	1.9	11.1	25.5	16.4	6.8	3.2	126.8
女性	2 岁～	40.5	1.4	1.2	6.9	26.8	7.6	2.1	2.5	88.9
	4 岁～	43.9	6.8	1.3	9.8	24.0	8.2	7.7	5.3	107.0
	7 岁～	58.6	5.8	1.9	15.7	25.3	10.2	8.1	3.6	129.3
	11 岁～	55.7	11.1	2.2	16.4	27.1	12.6	4.1	3.8	133.1
	14 岁～	66.6	12.5	1.7	21.5	25.0	14.0	7.6	3.1	152.0
	18 岁～	59.3	11.2	2.6	18.1	26.0	16.3	7.8	4.5	145.7
	30 岁～	62.1	10.0	2.6	15.9	26.0	16.9	8.2	3.7	145.5
	45 岁～	55.5	8.4	2.6	13.0	24.3	16.9	7.4	3.7	131.8
	60 岁～	51.3	6.2	1.5	10.6	23.9	15.9	6.6	3.5	119.6
	70 岁～	47.6	4.8	1.2	9.4	22.2	13.5	8.5	2.7	110.0

附表 1-2-4 中国农村不同性别年龄居民动物性食物摄入量（g/ 人日）

	年龄组	猪肉	其他畜肉	动物内脏	禽肉	蛋类	淡水鱼	海水鱼	虾蟹类	合计
男性	2 岁～	32.9	1.5	1.0	7.1	17.0	3.4	0.7	0.6	64.1
	4 岁～	41.0	3.0	0.9	10.3	19.2	5.6	0.8	0.5	81.5
	7 岁～	48.2	4.9	1.2	11.3	17.5	6.7	1.7	1.1	92.6
	11 岁～	64.1	4.5	2.0	13.5	17.6	6.9	1.3	1.0	110.9
	14 岁～	63.7	9.7	2.3	15.1	17.2	6.9	1.2	0.3	116.5
	18 岁～	70.8	10.6	2.8	19.5	17.5	12.3	2.2	1.1	136.8
	30 岁～	71.3	9.2	2.7	15.4	18.9	13.8	2.4	1.5	135.2
	45 岁～	64.4	7.0	2.5	14.4	19.0	13.4	3.1	1.2	124.9
	60 岁～	52.4	4.1	2.1	10.0	17.4	12.0	3.8	1.1	103.0
	70 岁～	45.1	3.5	1.9	9.2	16.7	9.3	5.0	1.4	92.1
女性	2 岁～	30.8	1.6	1.0	6.9	17.1	2.7	0.7	0.3	61.1
	4 岁～	42.0	4.0	1.0	7.6	17.2	5.0	0.5	0.7	78.0
	7 岁～	45.7	2.7	1.1	10.0	17.3	5.8	1.1	0.8	84.3
	11 岁～	48.4	3.7	0.7	10.7	16.1	6.7	0.5	0.7	87.5
	14 岁～	53.9	6.9	2.2	13.9	15.6	5.5	2.1	1.0	101.0
	18 岁～	56.2	8.4	2.5	14.9	19.6	9.6	1.6	1.3	113.9
	30 岁～	57.4	6.4	2.1	12.3	17.9	9.9	2.7	1.2	109.8
	45 岁～	52.7	4.5	2.3	11.4	16.5	10.4	2.7	1.0	101.6
	60 岁～	44.7	3.1	1.8	8.6	15.2	9.7	3.0	0.8	86.9
	70 岁～	38.4	2.9	0.9	8.2	15.5	8.1	3.9	1.0	79.0

附表 1-2-5　中国大城市不同性别年龄居民动物性食物摄入量（g/人日）

	年龄组	猪肉	其他畜肉	动物内脏	禽肉	蛋类	淡水鱼	海水鱼	虾蟹类	合计
男性	2 岁～	42.9	4.9	3.5	8.3	30.4	6.9	4.9	4.1	105.9
	4 岁～	69.1	7.2	1.4	13.9	37.3	8.7	8.3	4.3	150.3
	7 岁～	78.3	25.8	2.5	23.2	35.3	10.3	7.6	5.4	188.3
	11 岁～	89.0	16.1	4.1	23.4	33.0	18.6	16.5	5.2	205.8
	14 岁～	102.4	21.1	7.5	27.3	40.6	16.1	12.2	7.8	234.9
	18 岁～	91.5	24.7	4.5	23.7	38.1	15.2	13.2	7.2	218.2
	30 岁～	91.8	25.0	5.0	20.9	34.7	18.0	12.6	6.2	214.2
	45 岁～	82.4	18.7	4.7	15.8	34.6	18.4	14.6	7.1	196.2
	60 岁～	68.1	12.9	2.7	13.0	34.1	16.9	11.6	6.6	166.0
	70 岁～	60.6	10.8	1.6	11.7	31.4	13.9	9.1	4.8	144.1
女性	2 岁～	35.5	2.7	3.0	17.2	34.5	7.2	4.3	6.2	110.6
	4 岁～	55.7	9.7	2.3	13.7	37.8	8.9	7.7	4.5	140.3
	7 岁～	63.8	14.9	2.4	21.1	29.1	10.6	8.2	5.6	155.6
	11 岁～	72.6	22.5	3.4	19.4	34.5	10.2	6.9	5.3	174.8
	14 岁～	79.4	16.2	3.9	28.4	30.9	16.7	7.6	7.2	190.4
	18 岁～	69.2	17.1	4.4	19.8	32.1	16.3	11.8	6.9	177.7
	30 岁～	72.8	16.6	3.9	18.5	32.1	15.6	10.4	6.5	176.4
	45 岁～	64.9	13.5	3.5	13.1	31.8	15.8	11.6	6.0	160.3
	60 岁～	59.0	9.0	1.8	10.8	31.4	13.4	10.6	6.3	142.3
	70 岁～	51.1	8.2	1.6	8.2	29.1	11.1	8.6	3.7	121.4

附表 1-2-6　中国中小城市不同性别年龄居民动物性食物摄入量（g/人日）

	年龄组	猪肉	其他畜肉	动物内脏	禽肉	蛋类	淡水鱼	海水鱼	虾蟹类	合计
男性	2 岁～	46.7	3.2	2.2	8.7	27.4	5.1	6.4	5.6	105.3
	4 岁～	45.0	7.7	1.2	11.4	27.7	7.4	5.7	4.4	110.5
	7 岁～	58.1	10.1	1.6	17.7	28.9	12.1	5.4	3.6	137.6
	11 岁～	62.7	9.6	2.6	20.3	25.4	10.1	8.3	3.7	142.6
	14 岁～	69.1	10.4	3.1	18.5	27.7	16.9	8.1	4.1	157.9
	18 岁～	76.1	13.4	2.9	22.9	24.6	17.8	8.5	4.5	170.7
	30 岁～	76.5	14.2	3.8	19.3	26.4	20.2	9.1	3.9	173.5
	45 岁～	65.6	9.9	3.1	14.9	25.9	20.7	7.2	3.4	150.7
	60 岁～	60.1	6.8	2.7	12.0	25.0	19.4	6.7	3.3	136.1
	70 岁～	55.0	5.0	2.0	10.9	24.2	16.9	6.3	2.8	123.1
女性	2 岁～	41.1	1.2	0.9	5.6	25.8	7.7	1.8	2.1	86.2
	4 岁～	42.5	6.5	1.2	9.4	22.4	8.2	7.7	5.3	103.1
	7 岁～	57.8	4.4	1.9	14.9	24.8	10.2	8.1	3.3	125.4
	11 岁～	52.6	9.1	2.0	15.9	25.7	13.0	3.7	3.6	125.6
	14 岁～	64.7	11.9	1.4	20.5	24.1	13.6	7.6	2.5	146.3
	18 岁～	57.9	10.3	2.3	17.8	25.1	16.3	7.2	4.2	141.0
	30 岁～	60.5	9.1	2.4	15.5	25.1	17.1	7.9	3.3	141.1
	45 岁～	53.6	7.4	2.5	13.0	22.8	17.1	6.5	3.3	126.1
	60 岁～	49.8	5.7	1.4	10.6	22.4	16.4	5.9	3.0	115.1
	70 岁～	46.9	4.1	1.1	9.7	20.8	14.1	8.5	2.5	107.6

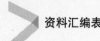

附表1-2-7　中国普通农村不同性别年龄居民动物性食物摄入量（g/人日）

	年龄组	猪肉	其他畜肉	动物内脏	禽肉	蛋类	淡水鱼	海水鱼	虾蟹类	合计
男性	2 岁～	36.6	1.1	0.9	8.3	16.6	4.3	0.9	0.9	69.6
	4 岁～	41.9	2.8	1.1	10.5	19.8	5.9	1.0	0.6	83.7
	7 岁～	54.4	4.4	1.5	13.7	19.1	6.3	2.5	1.6	103.5
	11 岁～	71.2	3.9	2.6	16.0	18.7	9.1	2.0	1.5	125.0
	14 岁～	70.7	8.0	3.0	18.0	19.9	5.7	1.8	0.3	127.4
	18 岁～	80.1	9.2	3.3	22.8	17.8	13.1	3.1	1.6	151.1
	30 岁～	76.8	8.3	3.1	18.6	19.4	15.9	3.2	2.1	147.4
	45 岁～	70.4	5.7	2.7	16.7	19.6	15.5	4.2	1.6	136.3
	60 岁～	58.4	3.0	2.3	12.1	17.9	14.9	5.4	1.6	115.6
	70 岁～	50.2	3.0	1.5	10.3	17.0	11.5	7.0	1.7	102.2
女性	2 岁～	35.1	1.2	1.0	8.8	18.3	3.0	1.0	0.5	68.9
	4 岁～	47.2	2.8	1.2	8.9	17.9	5.1	0.7	0.7	84.5
	7 岁～	49.6	2.3	0.9	11.5	17.6	5.9	1.4	0.9	90.1
	11 岁～	56.0	2.8	0.8	13.0	17.6	4.8	0.8	0.9	96.7
	14 岁～	59.2	5.4	2.8	16.2	17.2	6.5	3.2	1.5	111.8
	18 岁～	62.7	6.3	2.7	16.8	20.4	11.1	2.2	1.7	123.9
	30 岁～	61.4	5.7	2.2	14.5	18.4	11.4	3.8	1.6	119.1
	45 岁～	57.6	3.4	2.5	13.0	16.9	12.1	3.7	1.4	110.6
	60 岁～	49.0	2.4	1.7	10.2	15.7	12.3	4.2	1.1	96.7
	70 岁～	42.3	2.1	1.0	8.7	15.9	9.7	5.4	1.4	86.4

附表1-2-8　中国贫困农村不同性别年龄居民动物性食物摄入量（g/人日）

	年龄组	猪肉	其他畜肉	动物内脏	禽肉	蛋类	淡水鱼	海水鱼	虾蟹类	合计
男性	2 岁～	24.9	2.2	1.0	4.3	17.9	1.5	0.2	0.0	51.9
	4 岁～	39.1	3.6	0.5	9.7	18.0	5.0	0.5	0.3	76.9
	7 岁～	35.7	5.9	0.7	6.4	14.2	7.5	0.0	0.2	70.6
	11 岁～	50.5	5.6	1.0	8.8	15.7	2.6	0.0	0.0	84.2
	14 岁～	49.7	13.0	1.0	9.4	11.9	9.3	0.0	0.3	94.6
	18 岁～	51.1	13.7	1.8	12.3	16.7	10.7	0.2	0.1	106.6
	30 岁～	59.4	11.3	1.9	8.3	17.7	9.0	0.5	0.3	108.4
	45 岁～	49.7	10.2	1.9	8.7	17.5	8.5	0.5	0.2	97.3
	60 岁～	38.8	6.7	1.4	5.4	16.2	5.3	0.2	0.1	74.1
	70 岁～	32.8	4.7	2.9	6.6	16.0	4.1	0.3	0.5	67.8
女性	2 岁～	21.4	2.3	1.1	2.8	14.5	2.1	0.0	0.0	44.3
	4 岁～	30.5	6.8	0.8	4.6	15.7	4.8	0.1	0.7	63.9
	7 岁～	37.7	3.4	1.5	7.2	16.5	5.4	0.4	0.5	72.6
	11 岁～	34.2	5.4	0.4	6.5	13.2	10.4	0.0	0.2	70.3
	14 岁～	43.4	9.7	1.2	9.3	12.4	3.6	0.0	0.0	79.6
	18 岁～	42.2	12.8	2.0	10.9	17.9	6.3	0.2	0.3	92.5
	30 岁～	48.3	7.9	1.8	7.5	16.7	6.4	0.2	0.3	89.1
	45 岁～	40.7	7.0	1.7	7.4	15.5	6.2	0.3	0.2	79.0
	60 岁～	35.0	4.6	2.0	4.9	14.0	3.8	0.2	0.2	64.8
	70 岁～	28.9	5.0	0.6	6.8	14.6	4.4	0.3	0.1	60.8

附表 1-2-9　全国城乡不同收入水平居民动物性食物摄入量（g/标准人日）

收入水平		猪肉	其他畜肉	动物内脏	禽肉	蛋类	淡水鱼	海水鱼	虾蟹类	合计
大城市	<10000元	77.5	17.9	3.7	15.1	32.9	16.1	9.8	4.2	177.2
	10000元~	82.3	16.1	3.9	16.0	38.0	17.5	12.8	6.3	192.8
	20000元~	80.4	18.6	3.5	19.1	42.3	16.9	13.4	8.7	203.0
	30000元~	78.3	19.3	3.4	16.6	41.9	17.9	14.7	8.4	200.4
	40000元~	86.7	19.5	5.1	26.5	43.0	22.8	17.7	12.3	233.6
中小城市	<10000元	56.6	6.4	2.2	11.5	25.9	16.4	4.9	2.4	126.4
	10000元~	70.6	11.0	2.7	17.2	29.5	19.0	10.4	4.1	164.5
	20000元~	77.8	12.6	3.4	23.0	31.3	23.2	12.7	5.3	189.3
	30000元~	87.8	14.8	5.1	22.2	29.4	28.1	12.5	9.5	209.3
	40000元~	85.5	13.8	3.6	26.6	29.8	29.2	14.8	9.5	212.7
普通农村	<10000元	59.0	4.3	2.1	12.8	19.4	9.9	3.2	1.0	111.8
	10000元~	73.9	5.8	3.0	16.7	20.4	16.5	4.4	2.1	142.7
	20000元~	85.5	5.4	3.0	18.2	23.8	18.7	4.8	3.9	163.4
	30000元~	74.8	10.3	3.7	23.5	23.1	17.9	3.5	1.8	158.6
	40000元~	93.4	6.4	2.3	39.3	22.9	33.2	2.6	3.7	203.7
贫困农村	<10000元	43.8	8.4	1.5	8.1	16.9	6.5	0.3	0.3	85.7
	10000元~	48.4	8.6	2.6	8.3	20.5	7.1	0.4	0.2	96.0
	20000元~	53.4	9.1	2.0	5.4	16.9	4.5	0.0	0.1	91.5
	30000元~	74.5	5.3	1.9	9.1	21.7	8.1	0.0	0.0	120.6
	40000元~	71.9	8.3	7.9	9.9	23.0	7.8	0.0	0.0	128.7

附表 1-2-10 中国城市不同年龄性别居民动物性食物消费率（%）及消费者摄入量均值（g/人日）

年龄组	猪肉 消费率	猪肉 摄入均值	其他畜肉 消费率	其他畜肉 摄入均值	动物内脏 消费率	动物内脏 摄入均值	禽肉 消费率	禽肉 摄入均值	蛋类 消费率	蛋类 摄入均值	淡水鱼 消费率	淡水鱼 摄入均值	海水鱼 消费率	海水鱼 摄入均值	虾蟹类 消费率	虾蟹类 摄入均值
男性																
2岁~	86.6	53.4	19.0	18.0	7.5	31.5	26.9	32.0	75.3	36.8	22.7	23.4	17.2	36.1	21.1	25.9
4岁~	80.3	59.3	21.0	36.4	6.6	18.8	38.1	30.6	75.5	38.0	30.3	24.8	16.3	36.4	16.6	26.4
7岁~	87.4	69.3	24.1	49.8	7.0	24.8	37.3	49.1	69.5	42.7	32.9	36.2	15.7	36.1	13.7	28.0
11岁~	82.6	80.3	24.9	42.3	8.6	32.2	40.8	50.7	66.4	39.8	28.6	39.3	15.5	61.2	13.2	29.2
14岁~	86.2	85.1	22.0	53.6	10.5	34.7	35.4	55.3	74.7	39.3	39.6	42.3	14.5	59.8	12.3	36.8
18岁~	84.4	92.5	28.2	52.8	10.3	30.6	41.2	55.9	66.5	39.6	36.5	47.8	17.4	52.2	14.4	33.9
30岁~	87.4	89.9	29.1	53.7	10.8	37.0	37.3	52.3	70.1	39.3	38.6	51.4	17.1	56.0	14.3	29.6
45岁~	85.0	80.5	23.7	48.1	8.7	38.1	29.2	51.5	67.7	40.4	35.5	57.3	15.4	54.8	12.6	31.9
60岁~	83.1	73.8	19.1	40.7	7.4	36.5	26.0	46.7	66.2	39.8	35.7	53.4	13.7	54.6	12.9	29.7
70岁~	81.7	68.5	16.3	36.8	5.5	35.6	24.5	45.2	64.8	39.3	32.6	50.2	12.6	53.8	10.6	29.8
女性																
2岁~	90.6	44.7	11.1	12.4	6.2	18.6	27.8	24.8	79.5	33.6	31.5	24.2	9.1	23.4	15.3	16.5
4岁~	88.9	49.4	21.4	32.0	6.2	20.7	32.1	30.7	71.0	33.8	32.3	25.5	20.6	37.5	17.0	30.9
7岁~	85.9	68.2	17.4	33.4	7.5	26.1	40.4	39.0	73.9	34.3	31.3	32.7	19.9	40.9	14.8	24.1
11岁~	82.1	67.8	28.5	39.1	6.4	34.8	36.0	45.6	70.0	38.7	30.4	41.4	13.2	31.3	12.4	31.0
14岁~	83.3	80.0	31.5	39.5	6.0	28.8	44.2	48.6	68.8	36.4	32.3	43.4	14.2	53.8	12.2	25.4
18岁~	83.6	71.0	27.0	41.3	9.4	27.8	36.4	49.6	70.2	37.0	35.9	45.4	16.8	46.4	14.5	31.1
30岁~	84.7	73.3	23.5	42.7	8.2	31.4	33.4	47.6	69.6	37.4	35.8	47.4	16.4	50.1	12.9	29.1
45岁~	82.4	67.3	20.4	41.0	7.3	35.9	27.9	46.7	65.8	36.9	34.7	48.7	14.5	51.1	12.2	30.5
60岁~	80.8	63.4	16.4	38.0	5.1	28.7	23.1	46.0	64.5	37.0	32.9	48.5	12.5	53.4	11.9	29.3
70岁~	80.9	58.9	13.5	35.4	3.8	30.5	23.2	40.6	60.6	36.6	29.8	45.5	14.5	59.0	10.5	25.7

附表 1-2-11　中国农村不同年龄性别居民动物性食物消费率（%）及消费者摄入量均值（g/人日）

年龄组	猪肉 消费率	猪肉 摄入均值	其他畜肉 消费率	其他畜肉 摄入均值	动物内脏 消费率	动物内脏 摄入均值	禽肉 消费率	禽肉 摄入均值	蛋类 消费率	蛋类 摄入均值	淡水鱼 消费率	淡水鱼 摄入均值	海水鱼 消费率	海水鱼 摄入均值	虾蟹类 消费率	虾蟹类 摄入均值
男性 2岁~	80.4	40.9	7.6	19.2	4.7	20.1	28.4	24.8	48.4	35.1	17.5	19.4	2.6	26.5	4.0	15.1
4岁~	81.0	50.6	9.6	31.8	5.5	17.3	30.9	33.3	55.8	34.5	20.6	27.3	3.2	26.2	4.2	13.0
7岁~	75.2	64.1	11.2	43.8	4.8	25.3	25.8	43.6	50.3	34.8	19.4	34.4	5.4	31.3	4.2	26.8
11岁~	79.2	80.9	11.6	38.7	6.5	31.4	26.6	50.9	49.6	35.5	18.1	37.9	4.0	33.3	3.1	31.8
14岁~	73.9	86.2	16.7	58.0	5.8	39.8	23.1	65.6	44.6	38.6	16.1	43.1	3.3	35.6	1.9	16.6
18岁~	76.5	92.6	17.0	62.3	6.5	42.9	30.0	65.0	45.8	38.1	24.0	51.4	5.1	43.5	4.1	26.9
30岁~	77.7	91.8	15.2	60.5	6.8	40.2	26.1	59.0	48.9	38.6	24.8	55.5	5.2	45.0	5.5	27.7
45岁~	74.9	86.0	12.2	57.4	5.8	42.8	24.7	58.2	48.5	39.1	25.4	52.9	6.3	49.2	4.5	26.8
60岁~	70.2	74.7	7.7	53.6	4.7	43.3	19.2	52.2	46.7	37.3	23.5	51.0	6.3	61.0	4.7	23.6
70岁~	65.9	68.5	7.0	50.2	4.4	42.6	19.0	48.4	44.3	37.6	19.9	46.6	6.8	73.6	5.0	27.3
女性 2岁~	77.4	39.8	8.2	19.0	6.3	15.9	25.4	27.3	52.7	32.5	14.9	18.1	5.3	13.1	2.3	13.7
4岁~	77.9	53.9	11.7	34.5	5.2	19.7	24.6	30.7	51.0	33.8	18.3	27.4	2.4	20.2	4.3	16.4
7岁~	78.1	58.5	7.9	33.8	5.0	21.2	25.6	39.2	55.2	31.3	19.6	29.4	3.6	30.3	3.9	19.5
11岁~	76.8	63.0	10.6	34.8	3.0	23.4	23.8	44.9	45.5	35.3	17.2	39.1	2.6	19.8	4.5	15.2
14岁~	77.2	69.7	16.5	41.6	5.4	41.1	24.4	56.8	46.8	33.3	16.3	33.7	6.4	32.9	3.5	28.8
18岁~	74.1	75.8	15.7	53.5	6.4	39.1	27.3	54.7	50.1	39.1	22.6	42.2	3.9	39.4	4.9	25.7
30岁~	75.8	75.7	12.7	50.2	5.9	35.1	25.0	49.3	50.5	35.5	22.0	44.9	5.8	46.9	5.0	23.9
45岁~	72.8	72.4	9.5	47.0	5.3	42.6	21.7	52.5	47.6	34.7	23.2	45.1	5.5	49.6	4.4	23.5
60岁~	68.7	65.1	7.3	42.1	4.1	44.1	18.4	46.7	45.0	33.8	22.3	43.5	5.6	53.4	4.1	19.6
70岁~	65.8	58.4	6.8	42.8	3.3	27.5	20.0	40.8	44.6	34.8	20.1	40.4	6.2	63.1	4.1	24.9

附表1-2-12　全国不同年龄性别居民动物性食物消费率(%)及消费者摄入量均值(g/人日)

年龄组	猪肉 消费率	猪肉 摄入均值	其他畜肉 消费率	其他畜肉 摄入均值	动物内脏 消费率	动物内脏 摄入均值	禽肉 消费率	禽肉 摄入均值	蛋类 消费率	蛋类 摄入均值	淡水鱼 消费率	淡水鱼 摄入均值	海水鱼 消费率	海水鱼 摄入均值	虾蟹类 消费率	虾蟹类 摄入均值
男性																
2岁~	83.3	46.9	12.9	18.4	6.0	26.7	27.7	28.1	60.8	36.1	19.9	21.5	9.3	34.7	11.9	23.9
4岁~	80.6	54.6	14.9	34.8	6.0	18.1	34.3	31.9	64.9	36.4	25.1	25.9	9.3	34.5	10.0	23.4
7岁~	81.0	66.8	17.3	47.8	5.9	25.0	31.3	46.8	59.4	39.2	25.8	35.5	10.3	34.8	8.7	27.7
11岁~	80.9	80.6	18.1	41.1	7.5	31.8	33.5	50.8	57.8	37.9	23.2	38.8	9.6	55.3	8.0	29.7
14岁~	79.6	85.6	19.1	55.7	7.9	36.7	28.8	59.7	58.4	39.0	26.9	42.6	8.5	54.6	6.7	33.7
18岁~	80.2	92.6	22.2	56.7	8.3	35.8	35.2	60.0	55.4	39.0	29.8	49.4	10.8	50.0	8.9	32.2
30岁~	82.4	90.8	22.0	56.1	8.7	38.3	31.5	55.1	59.2	39.0	31.5	53.1	11.0	53.3	9.8	29.0
45岁~	80.4	82.8	18.5	50.9	7.4	39.8	27.1	54.3	58.9	39.9	30.9	55.6	11.2	53.4	8.9	30.7
60岁~	76.8	74.2	13.5	44.3	6.1	39.1	22.7	49.0	56.6	38.8	29.7	52.5	10.1	56.5	8.9	28.1
70岁~	74.1	68.5	11.8	40.6	5.0	38.6	21.9	46.5	55.0	38.7	26.5	48.9	9.8	60.4	7.9	29.1
女性																
2岁~	83.5	42.2	9.5	15.5	6.2	17.1	26.5	26.0	65.1	33.1	22.6	22.0	7.1	19.2	8.3	16.1
4岁~	83.0	51.6	16.2	32.9	5.7	20.2	28.1	30.7	60.3	33.8	24.8	26.3	10.9	35.5	10.2	27.7
7岁~	81.9	63.4	12.5	33.5	6.2	24.1	32.8	39.1	64.3	32.9	25.3	31.4	11.5	39.2	9.2	23.1
11岁~	79.5	65.5	19.6	37.9	4.7	31.3	30.0	45.3	57.9	37.3	23.8	40.6	7.9	29.5	8.5	26.8
14岁~	80.0	74.7	23.5	40.3	5.7	35.1	33.6	51.8	57.0	35.0	23.7	39.8	10.0	46.7	7.5	26.3
18岁~	78.5	73.4	21.0	46.2	7.8	32.7	31.6	51.9	59.5	38.0	28.9	44.1	10.0	44.9	9.4	29.6
30岁~	80.2	74.4	18.0	45.4	7.1	33.0	29.1	48.3	59.8	36.6	28.8	46.4	11.0	49.3	8.9	27.6
45岁~	78.1	69.5	15.5	42.7	6.4	38.4	25.1	49.0	57.6	36.1	29.4	47.4	10.4	50.7	8.7	28.9
60岁~	75.0	64.2	12.0	39.2	4.6	35.3	20.8	46.3	55.1	35.8	27.8	46.5	9.2	53.4	8.2	27.0
70岁~	73.7	58.7	10.3	37.7	3.6	29.1	21.7	40.7	52.9	35.9	25.2	43.5	10.5	60.2	7.4	25.5

附表 1-2-13 中国大城市居民动物性食物消费率（%）及消费者摄入量均值（g/人日）

年龄组	猪肉		其他畜肉		动物内脏		禽肉		蛋类		淡水鱼		海水鱼		虾蟹类	
	消费率	摄入均值	消费率	摄入均值	消费率	摄入均值	消费率	摄入均值	消费率	摄入均值	消费率	摄入均值	消费率	摄入均值	消费率	摄入均值
男性																
2岁~	98.1	43.7	35.2	14.0	13.0	27.0	33.3	24.8	87.0	35.0	40.7	16.9	27.8	17.7	16.7	24.5
4岁~	92.5	74.7	29.9	24.2	13.1	10.4	42.1	33.0	86.9	42.9	32.7	26.6	29.9	27.9	22.4	19.3
7岁~	95.2	82.2	42.9	60.1	12.5	20.4	47.6	48.8	80.4	43.9	30.4	33.8	28.0	27.1	19.6	27.2
11岁~	97.8	91.0	36.2	44.4	15.2	26.7	47.1	49.7	78.3	42.2	42.8	43.5	18.1	91.0	15.2	33.9
14岁~	92.1	111.2	45.7	46.2	20.5	36.3	51.0	53.6	82.1	49.4	29.8	54.0	25.2	48.3	19.9	39.3
18岁~	94.5	96.8	42.8	57.6	13.8	32.6	43.2	54.8	80.0	47.7	33.5	45.5	26.8	49.5	19.9	36.3
30岁~	93.7	98.0	44.4	56.2	15.8	31.8	41.7	50.1	79.8	43.5	37.9	47.4	29.6	42.6	21.3	29.1
45岁~	90.9	90.7	33.9	55.1	12.4	37.4	31.6	49.9	76.8	45.0	33.3	55.3	27.5	53.1	19.6	36.0
60岁~	90.1	75.6	28.4	45.5	8.2	33.1	27.9	46.6	78.5	43.4	34.9	48.6	24.4	47.5	20.5	32.1
70岁~	87.4	69.3	24.9	43.5	6.1	26.9	26.7	43.8	73.1	43.0	29.7	47.0	18.8	48.6	16.5	29.2
女性																
2岁~	97.5	36.4	17.5	15.5	25.0	11.9	55.0	31.3	90.0	38.3	37.5	19.3	20.0	21.7	25.0	24.9
4岁~	98.9	56.3	37.4	25.9	14.3	16.3	56.0	24.4	94.5	40.0	41.8	21.4	29.7	26.0	28.6	15.7
7岁~	97.0	65.7	37.8	39.4	13.3	18.2	40.7	51.8	78.5	37.0	34.8	30.4	23.0	35.9	20.7	26.8
11岁~	91.3	79.6	42.9	52.4	9.5	35.7	42.1	46.2	77.0	44.8	28.6	35.8	19.0	36.1	16.7	31.7
14岁~	91.0	87.3	40.0	40.5	13.1	30.1	51.0	55.7	74.5	41.5	33.8	49.5	22.1	34.4	23.4	30.8
18岁~	90.3	76.7	40.7	42.2	15.1	29.0	41.1	48.2	76.4	42.0	37.2	43.9	27.3	43.1	21.1	32.9
30岁~	92.1	79.1	36.3	45.8	12.8	30.2	39.9	46.4	78.5	40.9	35.7	43.6	25.1	41.5	21.0	30.9
45岁~	89.5	72.5	30.0	45.0	10.1	34.4	29.5	44.4	76.7	41.5	32.9	48.1	24.6	47.4	19.4	30.7
60岁~	88.8	66.5	23.9	37.7	7.1	25.5	25.6	42.2	75.4	41.6	32.0	42.0	23.1	45.8	20.0	31.4
70岁~	85.8	59.5	21.6	37.8	5.2	30.0	22.6	36.2	72.2	40.4	26.9	41.1	18.3	47.0	14.9	24.7

附表 1-2-14　中国中小城市居民动物性食物消费率（%）及消费者摄入量均值（g/人日）

年龄组	猪肉 消费率	猪肉 摄入均值	其他畜肉 消费率	其他畜肉 摄入均值	动物内脏 消费率	动物内脏 摄入均值	禽肉 消费率	禽肉 摄入均值	蛋类 消费率	蛋类 摄入均值	淡水鱼 消费率	淡水鱼 摄入均值	海水鱼 消费率	海水鱼 摄入均值	虾蟹类 消费率	虾蟹类 摄入均值
男性																
2岁~	85.2	54.8	17.0	19.0	6.8	32.6	26.1	33.2	73.9	37.1	20.5	24.9	15.9	40.0	21.6	26.1
4岁~	78.8	57.1	20.0	38.6	5.9	21.0	37.6	30.3	74.1	37.4	30.0	24.5	14.7	38.4	15.9	27.6
7岁~	86.3	67.3	21.5	47.0	6.3	26.1	35.9	49.2	68.0	42.5	33.2	36.5	14.1	38.5	12.9	28.2
11岁~	80.1	78.2	23.1	41.7	7.5	34.0	39.8	50.9	64.5	39.4	26.3	38.2	15.1	55.5	12.9	28.3
14岁~	85.4	81.0	18.5	56.3	9.0	34.1	33.1	55.7	73.6	37.7	41.0	41.1	12.9	63.0	11.2	36.2
18岁~	82.9	91.8	26.0	51.6	9.8	30.2	40.9	56.1	64.5	38.1	36.9	48.2	16.0	52.8	13.6	33.4
30岁~	86.4	88.6	26.8	53.0	10.0	38.2	36.6	52.7	68.6	38.6	38.7	52.1	15.2	59.9	13.2	29.7
45岁~	83.8	78.3	21.7	45.9	8.0	38.3	28.7	51.8	65.8	39.4	36.0	57.7	12.9	55.5	11.2	30.4
60岁~	81.8	73.5	17.4	39.2	7.2	37.2	25.6	46.8	63.9	39.0	35.9	54.2	11.8	57.3	11.5	29.0
70岁~	80.5	68.3	14.5	34.4	5.4	37.6	24.1	45.5	63.1	38.4	33.2	50.8	11.3	55.6	9.4	30.1
女性																
2岁~	89.7	45.8	10.3	11.8	3.8	24.0	24.4	22.9	78.2	33.0	30.8	24.9	7.7	24.0	14.1	14.7
4岁~	87.7	48.4	19.5	33.4	5.2	22.2	29.2	32.1	68.2	32.8	31.2	26.2	19.5	39.6	15.6	34.3
7岁~	84.2	68.6	14.3	31.0	6.6	28.5	40.3	37.1	73.3	33.8	30.8	33.1	19.4	41.8	13.9	23.5
11岁~	80.4	65.5	25.9	35.1	5.8	34.6	34.9	45.4	68.8	37.4	30.7	42.3	12.2	30.0	11.6	30.8
14岁~	82.1	78.8	30.2	39.3	4.9	28.3	43.2	47.4	67.9	35.5	32.1	42.4	13.0	58.8	10.5	23.6
18岁~	82.6	70.1	25.0	41.1	8.5	27.4	35.7	49.8	69.3	36.2	35.7	45.6	15.2	47.3	13.5	30.7
30岁~	83.7	72.3	21.6	41.9	7.6	31.7	32.5	47.8	68.3	36.8	35.8	47.9	15.2	52.2	11.7	28.7
45岁~	81.0	66.1	18.5	39.7	6.7	36.3	27.6	47.2	63.6	35.8	35.0	48.8	12.4	52.5	10.7	30.4
60岁~	79.3	62.8	14.9	38.1	4.7	29.6	22.6	46.9	62.4	35.9	33.0	49.7	10.4	56.7	10.4	28.5
70岁~	79.9	58.7	11.8	34.5	3.5	30.6	23.4	41.4	58.2	35.7	30.4	46.3	13.7	62.3	9.5	26.1

附表 1-2-15 中国普通农村居民动物性食物消费率（%）及消费者摄入量均值（g/人日）

	年龄组	猪肉 消费率	猪肉 摄入均值	其他畜肉 消费率	其他畜肉 摄入均值	动物内脏 消费率	动物内脏 摄入均值	禽肉 消费率	禽肉 摄入均值	蛋类 消费率	蛋类 摄入均值	淡水鱼 消费率	淡水鱼 摄入均值	海水鱼 消费率	海水鱼 摄入均值	虾蟹类 消费率	虾蟹类 摄入均值
男性	2岁~	84.5	43.4	6.4	17.3	4.8	19.4	33.7	24.7	48.7	34.0	21.9	19.4	3.2	28.6	5.9	15.1
	4岁~	83.1	50.5	8.0	34.8	6.1	18.8	34.5	30.6	57.8	34.2	22.4	26.3	4.5	22.5	5.4	11.8
	7岁~	82.4	66.0	10.1	43.5	5.8	25.7	30.1	45.4	54.0	35.5	21.5	29.2	8.0	31.7	6.0	26.8
	11岁~	84.1	84.6	10.5	37.3	8.4	30.5	29.4	54.4	52.4	35.7	24.0	37.9	6.1	33.3	4.7	31.8
	14岁~	81.9	86.4	15.1	53.3	7.0	42.2	26.6	67.7	50.3	39.5	18.1	31.6	5.0	35.6	2.5	12.4
	18岁~	81.6	98.2	14.8	61.8	7.5	43.6	34.6	66.0	47.8	37.3	27.9	47.1	7.2	43.6	5.7	27.3
	30岁~	81.7	94.0	15.0	55.4	7.7	40.6	31.2	59.7	51.6	37.6	29.9	53.4	7.2	44.5	7.6	27.2
	45岁~	80.2	87.7	11.0	52.0	6.4	42.1	28.7	58.1	50.7	38.6	29.9	51.7	8.6	48.7	6.0	26.6
	60岁~	75.0	77.8	6.3	48.2	5.4	43.3	22.6	53.4	49.1	36.5	29.5	50.5	8.8	61.4	6.7	23.6
	70岁~	70.6	71.1	5.4	55.4	4.4	33.3	21.4	48.1	46.3	36.7	23.9	47.9	9.2	76.5	6.7	25.8
女性	2岁~	83.7	42.0	6.4	18.6	6.4	15.0	30.5	29.0	58.2	31.5	18.4	16.2	7.8	13.1	2.8	15.9
	4岁~	83.6	56.5	8.6	32.3	5.4	21.5	27.1	32.9	53.2	33.7	19.3	26.5	3.2	20.8	5.4	13.0
	7岁~	83.5	59.4	6.4	35.9	4.1	21.1	28.8	39.8	59.1	29.8	20.8	28.5	4.6	30.6	4.9	18.2
	11岁~	83.9	66.7	8.2	33.7	3.5	23.5	30.2	42.9	46.7	37.8	15.7	30.6	3.9	19.8	5.5	16.6
	14岁~	81.4	72.7	15.4	35.2	6.4	43.3	28.7	56.3	51.6	33.3	20.2	31.9	9.6	32.9	5.3	28.8
	18岁~	80.4	77.9	12.9	49.0	7.2	38.2	31.6	53.1	52.8	38.6	27.1	41.0	5.6	39.5	6.7	25.7
	30岁~	79.9	76.8	12.4	46.2	6.6	33.7	29.8	48.6	53.3	34.6	26.4	43.2	8.0	47.3	6.9	23.5
	45岁~	77.9	73.9	7.9	43.3	5.9	42.1	25.0	51.8	49.9	33.9	27.8	43.7	7.5	50.1	5.9	23.4
	60岁~	74.0	66.3	6.2	38.9	4.5	38.3	21.6	47.3	46.5	33.9	28.0	44.0	7.7	54.8	5.7	18.8
	70岁~	70.1	60.3	5.2	39.9	3.7	28.3	22.3	39.2	46.6	34.1	23.7	40.8	8.2	65.6	5.5	24.6

附表 1-2-16　中国贫困农村居民动物性食物消费率（%）及消费者摄入量均值（g/人日）

年龄组	猪肉 消费率	猪肉 摄入均值	其他畜肉 消费率	其他畜肉 摄入均值	动物内脏 消费率	动物内脏 摄入均值	禽肉 消费率	禽肉 摄入均值	蛋类 消费率	蛋类 摄入均值	淡水鱼 消费率	淡水鱼 摄入均值	海水鱼 消费率	海水鱼 摄入均值	虾蟹类 消费率	虾蟹类 摄入均值
男性																
2岁~	71.6	34.8	10.2	21.7	4.5	21.7	17.0	25.2	47.7	37.5	8.0	18.9	1.1	13.3	0.0	·
4岁~	76.4	51.1	13.1	27.8	4.2	12.5	23.0	42.2	51.3	35.1	16.8	30.1	0.5	96.7	1.6	22.2
7岁~	60.6	58.8	13.3	44.3	2.9	23.6	17.1	37.5	42.9	33.1	15.2	49.1	0.3	10.0	0.6	27.3
11岁~	69.8	72.3	13.8	40.7	2.6	36.5	21.2	41.8	44.4	35.3	6.9	37.9	0.0	·	0.0	·
14岁~	58.0	85.7	20.0	65.0	3.3	29.9	16.0	58.6	33.3	35.7	12.0	77.8	0.0	·	0.7	47.8
18岁~	65.7	77.8	21.7	63.1	4.5	40.3	20.2	61.0	41.7	40.0	15.8	67.6	0.5	41.1	0.5	17.2
30岁~	68.9	86.2	15.9	70.9	4.8	38.6	15.0	55.3	43.1	41.0	13.8	65.6	1.0	53.8	0.9	36.4
45岁~	61.8	80.4	15.2	66.9	4.3	45.1	14.8	58.9	43.1	40.6	14.4	58.8	0.8	61.8	0.7	31.1
60岁~	59.0	65.7	11.1	60.6	3.2	43.4	11.6	46.7	41.4	39.2	9.8	54.5	0.5	41.6	0.4	25.4
70岁~	54.5	60.2	10.6	43.8	4.5	64.5	13.2	49.8	39.8	40.3	10.4	39.5	1.3	22.6	0.9	55.5
女性																
2岁~	63.9	33.5	12.0	19.5	6.0	18.0	14.5	19.5	41.0	35.4	7.2	28.7	0.0	·	1.2	2.3
4岁~	65.4	46.6	18.5	36.6	4.9	15.5	19.1	23.9	46.3	33.9	16.0	30.0	0.6	13.3	1.9	37.8
7岁~	67.2	56.1	10.8	31.3	6.8	21.5	19.2	37.4	47.2	34.9	17.2	31.6	1.6	28.1	2.0	25.9
11岁~	63.5	53.8	15.1	36.0	1.9	23.3	11.9	54.1	43.4	30.3	20.1	51.6	0.0	·	2.5	9.4
14岁~	69.1	62.8	18.7	51.9	3.6	33.3	15.8	58.6	37.4	33.2	8.6	41.6	0.0	·	0.0	·
18岁~	60.5	69.8	21.5	59.3	4.7	42.2	18.0	60.5	44.2	40.6	13.1	47.9	0.5	36.7	1.0	26.4
30岁~	66.4	72.8	13.4	58.7	4.5	39.3	14.2	52.5	44.2	37.8	12.1	53.0	0.7	35.2	0.8	33.0
45岁~	60.1	67.7	13.4	52.6	3.8	44.7	13.3	55.8	41.8	37.1	11.6	53.6	0.8	37.4	0.6	27.6
60岁~	56.7	61.7	9.9	46.6	3.1	63.1	11.2	44.0	41.6	33.7	9.3	40.7	0.9	24.4	0.7	35.0
70岁~	55.2	52.3	10.8	46.1	2.5	24.6	14.6	46.7	39.5	37.0	11.4	38.5	1.3	22.1	0.4	34.0

附表 1-2-17　全国城乡不同收入水平居民动物性食物消费率（%）及消费者摄入量均值（g/人日）

收入水平	猪肉		其他畜肉		动物内脏		禽肉		蛋类		淡水鱼		海水鱼		虾蟹类	
	消费率	摄入均值	消费率	摄入均值	消费率	摄入均值	消费率	摄入均值	消费率	摄入均值	消费率	摄入均值	消费率	摄入均值	消费率	摄入均值
大城市 <10000元	88.6	80.7	32.2	55.6	11.3	30.8	28.4	49.2	71.4	40.9	28.8	47.2	19.1	43.3	12.3	29.6
10000元~	92.4	82.4	35.0	46.5	11.8	33.1	34.1	47.7	77.7	43.3	33.5	46.0	23.3	49.0	17.7	31.1
20000元~	91.7	80.1	38.8	46.4	11.9	30.7	39.7	47.9	82.1	44.4	33.0	44.3	26.6	44.3	23.7	31.1
30000元~	91.7	77.0	39.7	48.5	11.3	28.6	41.2	41.5	83.2	42.6	35.6	43.1	32.3	40.7	25.7	29.4
40000元~	95.9	83.0	40.0	45.8	17.3	29.0	51.8	50.0	85.6	44.0	45.5	42.8	37.5	41.7	34.4	33.2
中小城市 <10000元	77.9	68.0	15.6	39.9	5.3	36.9	24.1	48.6	62.8	37.3	30.1	48.2	8.8	50.8	7.4	29.0
10000元~	85.8	76.2	24.5	47.8	8.2	31.9	33.6	49.4	69.3	38.1	35.3	46.3	17.2	52.4	13.1	28.8
20000元~	87.7	80.9	26.5	46.3	9.2	36.1	43.2	50.4	71.7	38.3	40.6	48.2	18.9	62.7	18.1	27.3
30000元~	89.4	87.1	29.2	50.5	14.6	36.3	46.8	46.9	74.9	34.7	45.0	57.7	21.0	49.8	22.7	43.3
40000元~	91.8	88.9	30.4	44.3	11.3	29.6	55.4	47.8	72.2	34.9	46.1	50.7	26.1	52.5	27.5	30.0
普通农村 <10000元	76.1	74.7	10.0	48.1	5.4	39.2	24.6	52.8	47.0	37.0	19.5	44.5	4.9	46.9	3.9	22.8
10000元~	85.4	82.3	12.8	54.0	7.7	38.0	33.4	49.9	54.8	35.6	33.2	43.8	8.8	42.9	7.8	26.5
20000元~	86.8	90.5	11.7	45.7	9.3	30.7	35.5	50.4	60.5	36.3	40.7	38.7	12.2	33.7	14.1	24.2
30000元~	83.9	81.8	22.8	47.8	6.6	47.5	36.9	60.0	61.7	33.9	36.9	41.3	8.0	38.5	8.6	20.2
40000元~	88.9	100.8	17.5	35.3	7.1	27.2	57.7	68.0	58.5	33.8	54.6	54.6	9.7	26.3	12.8	27.1
贫困农村 <10000元	62.0	70.5	16.0	58.0	3.6	38.7	15.9	52.9	40.4	38.4	12.7	54.1	0.7	36.9	0.7	32.8
10000元~	66.9	70.4	15.9	55.1	6.5	37.7	15.2	54.8	50.2	38.5	13.5	52.2	0.7	57.0	0.9	23.1
20000元~	81.7	64.9	15.3	58.8	6.1	32.0	11.9	50.7	44.7	34.6	9.9	42.2	.	.	0.5	30.9
30000元~	88.2	88.3	5.4	73.2	3.4	56.9	7.1	116.7	57.9	31.0	16.7	47.4	.	.	.	.
40000元~	92.5	80.5	5.7	97.3	7.9	82.2	42.1	24.9	68.4	34.6	11.9	61.9	.	.	.	.

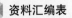

3. 豆类和坚果平均摄入量及消费率

附表 1-3-1　全国城乡居民大豆、杂豆和坚果摄入量（g/ 标准人日）

	大豆及制品	杂豆	坚果
全国合计	10.8	3.3	3.7
城市	12.3	2.9	4.7
农村	9.3	3.6	2.8
大城市	13.8	4.0	6.0
中小城市	12.0	2.7	4.5
普通农村	9.7	4.5	3.1
贫困农村	8.5	1.8	2.2

附表 1-3-2　全国城乡不同性别年龄居民大豆、杂豆和坚果摄入量（g/ 人日）

	年龄组	大豆及制品	杂豆	坚果
男性	2 岁～	4.1	1.2	1.7
	4 岁～	5.8	1.2	1.7
	7 岁～	7.2	1.9	2.5
	11 岁～	8.0	3.1	2.8
	14 岁～	9.0	2.1	3.2
	18 岁～	9.0	3.3	3.0
	30 岁～	11.0	2.7	3.5
	45 岁～	11.0	3.2	4.3
	60 岁～	10.9	3.5	4.1
	70 岁～	10.9	3.7	3.1
女性	2 岁～	3.4	0.9	1.8
	4 岁～	5.4	1.2	2.1
	7 岁～	8.0	1.5	2.1
	11 岁～	8.8	2.0	3.0
	14 岁～	9.8	2.2	2.9
	18 岁～	8.6	2.9	3.4
	30 岁～	9.6	2.6	3.4
	45 岁～	9.9	3.2	3.8
	60 岁～	9.8	3.3	2.9
	70 岁～	8.6	3.0	2.1

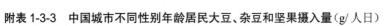

附表 1-3-3　中国城市不同性别年龄居民大豆、杂豆和坚果摄入量（g/人日）

	年龄组	大豆及制品	杂豆	坚果
男性	2 岁～	3.8	1.7	1.6
	4 岁～	6.5	1.3	2.0
	7 岁～	7.4	1.3	2.8
	11 岁～	9.1	2.8	3.6
	14 岁～	8.6	1.6	2.5
	18 岁～	10.8	3.2	3.8
	30 岁～	12.2	2.1	4.5
	45 岁～	11.8	2.6	5.0
	60 岁～	13.2	3.2	5.0
	70 岁～	13.0	3.8	4.1
女性	2 岁～	3.6	0.5	2.2
	4 岁～	5.5	0.6	2.6
	7 岁～	8.4	1.4	1.9
	11 岁～	8.4	1.9	3.6
	14 岁～	10.4	1.7	3.0
	18 岁～	9.4	2.2	4.6
	30 岁～	10.3	2.2	4.0
	45 岁～	10.6	2.6	4.7
	60 岁～	11.4	2.8	3.5
	70 岁～	10.3	3.0	2.8

附表 1-3-4　中国农村不同性别年龄居民大豆、杂豆和坚果摄入量（g/人日）

	年龄组	大豆及制品	杂豆	坚果
男性	2 岁～	4.3	0.8	1.8
	4 岁～	5.2	1.2	1.4
	7 岁～	7.0	2.4	2.2
	11 岁～	6.9	3.4	2.0
	14 岁～	9.4	2.5	3.8
	18 岁～	7.4	3.4	2.4
	30 岁～	9.9	3.2	2.5
	45 岁～	10.1	3.8	3.4
	60 岁～	8.6	3.8	3.3
	70 岁～	8.7	3.6	1.9
女性	2 岁～	3.2	1.3	1.4
	4 岁～	5.4	1.8	1.7
	7 岁～	7.6	1.7	2.3
	11 岁～	9.2	2.0	2.4
	14 岁～	9.3	2.6	2.9
	18 岁～	8.0	3.4	2.4
	30 岁～	8.8	3.1	2.7
	45 岁～	9.0	4.0	2.6
	60 岁～	8.1	3.8	2.2
	70 岁～	6.7	2.9	1.3

附表 1-3-5　中国大城市不同性别年龄居民大豆、杂豆和坚果摄入量（g/人日）

	年龄组	大豆及制品	杂豆	坚果
男性	2 岁~	3.8	2.2	2.1
	4 岁~	6.9	3.1	1.9
	7 岁~	9.8	2.0	1.9
	11 岁~	7.4	1.9	2.1
	14 岁~	11.8	3.2	2.9
	18 岁~	11.8	2.7	4.2
	30 岁~	12.4	3.1	4.5
	45 岁~	13.3	3.5	6.1
	60 岁~	13.9	3.8	5.9
	70 岁~	12.9	4.2	5.4
女性	2 岁~	4.1	0.2	1.2
	4 岁~	6.0	1.5	3.7
	7 岁~	8.5	3.2	2.5
	11 岁~	10.6	4.2	3.7
	14 岁~	8.3	1.0	1.7
	18 岁~	9.9	2.4	5.1
	30 岁~	11.3	3.3	4.8
	45 岁~	12.1	3.5	6.2
	60 岁~	11.9	3.8	5.3
	70 岁~	11.4	3.6	4.1

附表 1-3-6　中国中小城市不同性别年龄居民大豆、杂豆和坚果摄入量（g/人日）

	年龄组	大豆及制品	杂豆	坚果
男性	2 岁~	3.8	1.6	1.5
	4 岁~	6.5	1.1	2.0
	7 岁~	7.1	1.2	2.9
	11 岁~	9.4	3.0	3.8
	14 岁~	8.2	1.4	2.4
	18 岁~	10.7	3.3	3.7
	30 岁~	12.1	1.9	4.5
	45 岁~	11.5	2.4	4.8
	60 岁~	13.0	3.1	4.8
	70 岁~	13.0	3.7	3.9
女性	2 岁~	3.6	0.5	2.3
	4 岁~	5.5	0.4	2.5
	7 岁~	8.4	1.2	1.9
	11 岁~	8.0	1.5	3.6
	14 岁~	10.7	1.9	3.1
	18 岁~	9.3	2.2	4.5
	30 岁~	10.2	2.0	3.9
	45 岁~	10.3	2.4	4.4
	60 岁~	11.3	2.6	3.1
	70 岁~	10.1	2.9	2.6

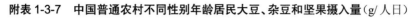

附表 1-3-7　中国普通农村不同性别年龄居民大豆、杂豆和坚果摄入量（g/人日）

	年龄组	大豆及制品	杂豆	坚果
男性	2 岁～	5.1	1.1	1.7
	4 岁～	4.6	1.1	1.6
	7 岁～	6.3	3.1	2.0
	11 岁～	6.2	4.4	2.3
	14 岁～	9.0	1.6	4.5
	18 岁～	7.5	4.3	2.8
	30 岁～	10.6	3.9	2.7
	45 岁～	10.2	4.4	3.9
	60 岁～	9.1	4.9	3.7
	70 岁～	9.2	4.7	1.9
女性	2 岁～	3.2	1.7	1.6
	4 岁～	5.7	1.7	1.7
	7 岁～	7.7	2.1	2.6
	11 岁～	7.3	2.9	2.1
	14 岁～	9.6	2.9	2.9
	18 岁～	8.1	4.3	2.8
	30 岁～	9.2	3.8	2.8
	45 岁～	9.2	4.7	2.9
	60 岁～	8.5	4.6	2.6
	70 岁～	6.8	3.7	1.2

附表 1-3-8　中国贫困农村不同性别年龄居民大豆、杂豆和坚果摄入量（g/人日）

	年龄组	大豆及制品	杂豆	坚果
男性	2 岁～	2.5	0.4	2.0
	4 岁～	6.3	1.2	1.1
	7 岁～	8.3	1.0	2.5
	11 岁～	8.2	1.4	1.5
	14 岁～	10.1	4.1	2.4
	18 岁～	7.2	1.6	1.6
	30 岁～	8.3	1.7	2.0
	45 岁～	10.0	2.4	2.2
	60 岁～	7.3	1.2	2.3
	70 岁～	7.6	1.1	1.9
女性	2 岁～	3.2	0.4	1.1
	4 岁～	4.8	2.1	1.8
	7 岁～	7.6	0.7	1.8
	11 岁～	12.7	0.4	3.1
	14 岁～	8.7	2.1	2.9
	18 岁～	7.7	1.7	1.7
	30 岁～	8.1	1.5	2.6
	45 岁～	8.6	2.2	2.1
	60 岁～	7.3	1.7	1.5
	70 岁～	6.5	0.9	1.6

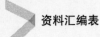

附表 1-3-9　全国城乡不同收入水平居民大豆、杂豆和坚果摄入量（g/ 标准人日）

	收入水平	大豆及制品	杂豆	坚果
大城市	<10 000 元	15.2	4.0	4.8
	10 000 元～	14.7	3.6	5.4
	20 000 元～	13.5	4.2	6.9
	30 000 元～	11.5	4.3	8.0
	40 000 元～	12.2	3.9	7.4
中小城市	<10 000 元	11.2	2.9	3.3
	10 000 元～	13.2	2.6	5.0
	20 000 元～	12.7	2.9	6.1
	30 000 元～	12.6	2.2	7.1
	40 000 元～	10.9	1.5	6.5
普通农村	<10 000 元	9.1	4.0	2.7
	10 000 元～	10.3	5.0	3.7
	20 000 元～	11.0	6.3	3.6
	30 000 元～	12.5	7.7	3.0
	40 000 元～	11.9	6.8	5.1
贫困农村	<10 000 元	8.4	1.8	1.9
	10 000 元～	9.7	1.9	2.8
	20 000 元～	8.6	1.7	4.4
	30 000 元～	11.2	5.0	2.9
	40 000 元～	3.3	2.7	4.5

附表 1-3-10　中国城市不同年龄性别居民大豆、杂豆和坚果消费率（%）**及消费者摄入量均值**（g/ 人日）

	年龄组	杂豆		大豆及制品		坚果	
		消费率	摄入均值	消费率	摄入均值	消费率	摄入均值
男性	2 岁～	8.9	18.8	49.4	7.7	11.3	13.8
	4 岁～	8.1	15.7	58.9	11.1	10.0	19.9
	7 岁～	5.5	23.0	55.4	13.4	15.5	18.0
	11 岁～	11.2	25.1	57.0	16.0	15.7	22.7
	14 岁～	7.7	21.3	58.8	14.7	10.8	23.0
	18 岁～	8.6	36.8	58.7	18.4	14.3	26.4
	30 岁～	7.9	26.2	62.6	19.4	15.1	29.5
	45 岁～	9.2	28.6	61.1	19.3	16.8	29.9
	60 岁～	10.9	29.4	60.4	21.8	17.9	27.9
	70 岁～	12.8	29.8	61.8	21.0	15.5	26.8
女性	2 岁～	7.4	6.5	49.4	7.4	15.6	14.0
	4 岁～	5.5	10.2	55.9	9.9	18.1	14.4
	7 岁～	7.3	19.4	62.0	13.5	12.4	15.6
	11 岁～	8.2	23.4	59.5	14.1	16.0	22.4
	14 岁～	8.2	21.2	63.3	16.4	16.3	18.1
	18 岁～	8.6	25.6	59.2	15.9	18.4	24.9
	30 岁～	8.4	26.1	61.5	16.8	17.4	23.1
	45 岁～	9.9	26.0	58.9	18.0	18.3	25.8
	60 岁～	10.2	27.9	60.2	19.0	16.2	21.5
	70 岁～	12.6	23.9	56.6	18.3	13.7	20.5

附表 1-3-11　中国农村不同年龄性别居民大豆、杂豆和坚果消费率（%）及消费者摄入量均值（g/人日）

	年龄组	杂豆		大豆及制品		坚果	
		消费率	摄入均值	消费率	摄入均值	消费率	摄入均值
男性	2 岁～	8.4	10.1	40.1	10.6	9.1	19.9
	4 岁～	8.7	13.3	44.2	11.7	9.3	15.3
	7 岁～	8.1	29.9	44.5	15.7	9.7	22.4
	11 岁～	8.6	38.9	46.1	14.9	8.7	23.3
	14 岁～	7.1	34.8	43.4	21.6	11.9	31.6
	18 岁～	8.0	42.9	39.6	18.7	10.6	22.3
	30 岁～	8.1	39.4	44.2	22.4	9.8	25.5
	45 岁～	9.6	39.4	43.8	23.1	11.9	28.7
	60 岁～	9.8	38.6	40.7	21.1	11.3	28.8
	70 岁～	10.3	34.9	38.9	22.4	8.0	24.1
女性	2 岁～	8.3	15.6	40.9	7.8	11.7	12.4
	4 岁～	9.4	19.1	45.0	12.0	10.9	15.7
	7 岁～	8.5	19.5	47.3	16.2	12.4	18.8
	11 岁～	7.7	26.4	42.1	21.8	9.2	26.3
	14 岁～	9.1	28.9	42.6	21.9	11.7	24.5
	18 岁～	9.1	37.7	41.6	19.2	10.8	22.5
	30 岁～	8.6	35.5	43.4	20.4	11.0	24.7
	45 岁～	10.4	38.4	41.4	21.7	10.7	24.7
	60 岁～	10.1	37.2	39.6	20.5	9.7	23.0
	70 岁～	9.7	30.2	38.4	17.4	6.1	21.8

附表 1-3-12　全国不同年龄性别居民大豆、杂豆和坚果消费率（%）及消费者摄入量均值（g/人日）

	年龄组	杂豆		大豆及制品		坚果	
		消费率	摄入均值	消费率	摄入均值	消费率	摄入均值
男性	2 岁～	8.6	14.3	44.4	9.2	10.1	16.7
	4 岁～	8.4	14.4	51.0	11.3	9.6	17.5
	7 岁～	6.9	27.3	49.7	14.5	12.5	19.8
	11 岁～	9.9	31.2	51.4	15.5	12.1	22.9
	14 岁～	7.4	28.3	50.5	17.9	11.4	27.9
	18 岁～	8.3	40.0	48.5	18.6	12.3	24.5
	30 岁～	8.0	33.0	53.2	20.7	12.4	27.9
	45 岁～	9.4	33.6	53.2	20.7	14.6	29.4
	60 岁～	10.3	33.6	50.7	21.5	14.7	28.2
	70 岁～	11.6	32.0	50.8	21.5	11.9	25.9
女性	2 岁～	7.9	11.7	44.8	7.6	13.5	13.3
	4 岁～	7.6	16.1	50.1	10.9	14.3	14.9
	7 岁～	7.9	19.5	54.5	14.7	12.4	17.2
	11 岁～	8.0	24.8	50.9	17.3	12.6	23.8
	14 岁～	8.7	25.5	52.2	18.8	13.8	21.0
	18 岁～	8.9	32.2	49.8	17.3	14.4	23.9
	30 岁～	8.5	30.9	52.2	18.3	14.1	23.8
	45 岁～	10.1	31.7	51.0	19.4	14.9	25.4
	60 岁～	10.1	32.4	50.3	19.5	13.1	22.0
	70 岁～	11.2	26.5	47.9	17.9	10.1	20.9

附表 1-3-13　中国大城市居民大豆、杂豆和坚果消费率（%）及消费者摄入量均值（g/人日）

年龄组		杂豆		大豆及制品		坚果	
		消费率	摄入均值	消费率	摄入均值	消费率	摄入均值
男性	2 岁～	16.7	13.5	53.7	7.1	20.4	10.3
	4 岁～	16.8	18.4	64.5	10.8	15.0	12.6
	7 岁～	14.3	14.3	69.0	14.1	11.9	16.3
	11 岁～	10.9	17.7	57.2	12.9	16.7	12.6
	14 岁～	10.6	30.3	68.9	17.1	15.2	19.0
	18 岁～	11.7	22.9	66.8	17.6	17.7	23.9
	30 岁～	11.9	26.0	68.7	18.0	18.7	24.3
	45 岁～	12.1	29.4	68.5	19.4	21.0	29.0
	60 岁～	14.8	25.4	70.2	19.9	22.3	26.5
	70 岁～	17.6	23.9	68.6	18.7	23.3	23.1
女性	2 岁～	5.0	4.4	65.0	6.3	17.5	6.8
	4 岁～	13.2	11.3	67.0	8.9	23.1	15.9
	7 岁～	19.3	16.6	65.2	13.0	17.0	14.6
	11 岁～	15.9	26.4	66.7	15.9	16.7	22.1
	14 岁～	5.5	18.9	61.4	13.5	9.7	17.7
	18 岁～	11.9	20.4	64.1	15.5	21.7	23.3
	30 岁～	13.7	24.2	69.5	16.3	22.1	21.6
	45 岁～	13.8	25.2	66.7	18.1	23.0	26.8
	60 岁～	16.0	24.1	67.4	17.7	21.7	24.6
	70 岁～	17.2	20.8	65.8	17.3	19.9	20.5

附表 1-3-14　中国中小城市居民大豆、杂豆和坚果消费率（%）及消费者摄入量均值（g/人日）

年龄组		杂豆		大豆及制品		坚果	
		消费率	摄入均值	消费率	摄入均值	消费率	摄入均值
男性	2 岁～	8.0	20.2	48.9	7.8	10.2	14.7
	4 岁～	7.1	15.0	58.2	11.1	9.4	21.3
	7 岁～	4.3	27.0	53.5	13.3	16.0	18.2
	11 岁～	11.3	26.2	57.0	16.5	15.6	24.4
	14 岁～	7.3	19.4	57.3	14.3	10.1	23.9
	18 岁～	8.2	39.8	57.5	18.6	13.8	26.9
	30 岁～	7.3	26.2	61.7	19.7	14.6	30.5
	45 岁～	8.6	28.3	59.6	19.3	15.9	30.1
	60 岁～	10.2	30.4	58.6	22.2	17.1	28.2
	70 岁～	11.8	31.6	60.4	21.6	13.8	28.1
女性	2 岁～	7.7	6.7	47.4	7.6	15.4	15.0
	4 岁～	4.5	9.8	54.5	10.0	17.5	14.1
	7 岁～	5.5	20.9	61.5	13.6	11.7	15.8
	11 岁～	6.9	22.2	58.2	13.7	15.9	22.5
	14 岁～	8.6	21.4	63.6	16.9	17.3	18.2
	18 岁～	8.1	26.7	58.5	15.9	17.9	25.2
	30 岁～	7.7	26.5	60.3	16.9	16.7	23.5
	45 岁～	9.1	26.2	57.4	18.0	17.4	25.5
	60 岁～	9.1	29.2	58.8	19.3	15.1	20.7
	70 岁～	11.7	24.9	54.6	18.5	12.4	20.5

附表 1-3-15　中国普通农村居民大豆、杂豆和坚果消费率（%）及消费者摄入量均值（g/人日）

	年龄组	杂豆		大豆及制品		坚果	
		消费率	摄入均值	消费率	摄入均值	消费率	摄入均值
男性	2 岁～	10.2	10.5	43.9	11.6	10.2	17.2
	4 岁～	9.3	12.2	44.7	10.3	10.2	15.3
	7 岁～	9.9	31.4	46.7	13.5	10.5	19.2
	11 岁～	11.5	38.4	45.6	13.6	9.1	25.0
	14 岁～	8.0	20.5	47.7	18.9	14.6	30.6
	18 岁～	9.1	47.2	41.1	18.3	12.4	22.2
	30 岁～	9.8	39.7	47.1	22.5	11.0	24.9
	45 岁～	11.1	39.2	46.1	22.1	13.9	28.3
	60 岁～	11.7	42.0	42.8	21.3	13.7	27.1
	70 岁～	12.4	37.8	40.8	22.5	8.8	21.9
女性	2 岁～	9.9	17.2	44.7	7.2	12.1	13.5
	4 岁～	10.0	16.5	47.5	11.9	11.4	14.9
	7 岁～	10.5	20.2	49.1	15.6	13.6	19.1
	11 岁～	10.2	28.4	43.1	16.9	9.4	21.9
	14 岁～	11.2	25.9	46.3	20.8	13.3	21.5
	18 岁～	10.9	39.1	43.4	18.6	12.5	22.1
	30 岁～	10.2	36.7	45.5	20.2	11.9	23.4
	45 岁～	12.3	38.3	43.6	21.0	12.2	23.5
	60 岁～	12.2	38.1	42.3	20.1	11.6	22.1
	70 岁～	11.2	33.4	39.2	17.3	6.1	20.1

附表 1-3-16　中国贫困农村居民大豆、杂豆和坚果消费率（%）及消费者摄入量均值（g/人日）

	年龄组	杂豆		大豆及制品		坚果	
		消费率	摄入均值	消费率	摄入均值	消费率	摄入均值
男性	2 岁～	4.5	8.5	31.8	7.9	6.8	28.6
	4 岁～	7.3	16.6	42.9	14.8	7.3	15.3
	7 岁～	4.4	23.1	40.0	20.7	7.9	31.1
	11 岁～	3.2	42.8	47.1	17.4	7.9	19.5
	14 岁～	5.3	77.8	34.7	29.1	6.7	36.3
	18 岁～	5.7	28.5	36.5	19.7	6.9	22.8
	30 岁～	4.5	38.2	38.0	21.9	7.2	27.4
	45 岁～	5.9	40.7	38.2	26.1	7.0	30.9
	60 岁～	5.5	21.8	35.9	20.4	6.1	37.3
	70 岁～	5.5	19.2	34.3	22.3	6.0	32.1
女性	2 岁～	4.8	8.8	32.5	9.8	10.8	9.9
	4 岁～	8.0	26.0	39.5	12.1	9.9	17.7
	7 岁～	4.4	15.8	43.6	17.4	10.0	17.8
	11 岁～	3.1	13.9	40.3	31.6	8.8	35.0
	14 岁～	5.0	41.7	35.3	24.8	8.6	33.6
	18 岁～	5.4	31.7	37.6	20.5	7.0	24.1
	30 岁～	4.9	29.9	38.6	21.0	9.0	28.4
	45 岁～	5.6	38.7	35.8	23.9	7.0	30.2
	60 岁～	5.3	32.8	33.6	21.7	5.5	26.8
	70 岁～	5.9	15.5	36.4	17.7	5.9	26.2

附表 1-3-17　全国城乡不同收入水平居民大豆、杂豆和坚果消费率(%)及消费者摄入量均值(g/人日)

收入水平		杂豆		大豆及制品		坚果	
		消费率	摄入均值	消费率	摄入均值	消费率	摄入均值
大城市	<10 000 元	11.8	29.4	66.2	19.1	16.7	23.6
	10 000 元~	13.2	22.8	67.6	18.1	19.1	22.8
	20 000 元~	14.0	20.5	67.9	16.0	21.9	23.4
	30 000 元~	12.7	23.5	67.8	14.2	24.0	27.5
	40 000 元~	13.2	21.2	66.9	15.0	24.7	23.0
中小城市	<10 000 元	7.8	32.5	53.7	17.0	12.5	23.9
	10 000 元~	8.8	24.7	62.4	18.5	16.0	26.5
	20 000 元~	8.0	28.8	64.1	16.6	19.8	25.6
	30 000 元~	8.0	22.5	60.3	18.6	22.5	27.0
	40 000 元~	9.1	13.1	59.9	15.7	21.9	26.2
普通农村	<10 000 元	9.7	35.2	41.4	19.7	10.5	23.2
	10 000 元~	11.8	35.4	47.9	19.1	14.6	22.6
	20 000 元~	13.1	39.6	51.6	18.9	12.4	24.4
	30 000 元~	11.2	66.2	55.8	18.3	13.2	22.7
	40 000 元~	16.2	31.9	54.2	19.5	18.0	28.9
贫困农村	<10 000 元	5.2	31.7	36.3	21.6	6.7	26.6
	10 000 元~	5.1	36.4	44.1	21.2	9.3	28.2
	20 000 元~	7.7	29.1	41.7	19.3	11.4	29.8
	30 000 元~	5.8	69.3	46.6	24.7	12.0	22.7
	40 000 元~	5.0	51.2	37.5	9.5	25.4	18.7

4. 蔬菜水果平均摄入量及消费率

附表 1-4-1　全国城乡居民蔬菜水果摄入量(g/标准人日)

	深色蔬菜	浅色蔬菜	腌菜	菌藻类	新鲜水果	水果罐头	干果果脯
全国合计	88.4	173.5	3.9	6.1	40.6	0.1	0.3
城市	103.6	170.1	4.8	8.1	48.4	0.1	0.5
农村	74.0	176.8	3.1	4.2	32.9	0.1	0.2
大城市	101.7	186.7	3.8	13.2	86.2	0.1	1.1
中小城市	103.9	167.4	4.9	7.3	42.3	0.1	0.4
普通农村	81.3	187.0	3.5	4.6	35.5	0.0	0.1
贫困农村	57.6	154.3	2.0	3.3	27.2	0.1	0.2

附表 1-4-2　全国城乡不同性别年龄居民蔬菜水果摄入量（g/人日）

	年龄组	深色蔬菜	浅色蔬菜	腌菜	菌藻类	新鲜水果	水果罐头	干果果脯
男性	2 岁～	30.9	49.1	0.7	2.3	34.0	0.1	0.3
	4 岁～	45.8	75.5	1.0	3.3	32.2	0.0	0.1
	7 岁～	55.0	108.9	1.7	4.3	38.5	0.0	0.4
	11 岁～	66.2	126.7	2.4	4.6	42.4	0.0	0.5
	14 岁～	72.2	144.9	2.3	5.5	34.9	0.0	0.2
	18 岁～	78.2	164.8	3.2	6.4	29.9	0.0	0.2
	30 岁～	84.5	175.0	3.5	6.6	31.4	0.0	0.2
	45 岁～	87.4	180.0	4.3	6.1	30.8	0.0	0.2
	60 岁～	87.8	174.0	4.3	5.3	32.1	0.1	0.3
	70 岁～	83.6	158.2	3.9	4.4	28.4	0.2	0.3
女性	2 岁～	35.3	44.9	0.6	2.8	38.1	0.0	0.2
	4 岁～	42.9	71.5	1.1	2.6	37.2	0.0	0.3
	7 岁～	52.7	101.9	1.6	4.1	39.5	0.0	0.1
	11 岁～	63.4	122.5	1.7	5.8	43.6	0.0	0.4
	14 岁～	73.9	136.1	1.9	4.7	47.5	0.0	0.4
	18 岁～	75.9	150.9	2.7	6.1	47.3	0.2	0.4
	30 岁～	82.1	159.2	3.2	6.0	43.0	0.1	0.3
	45 岁～	83.9	165.6	4.2	5.9	40.1	0.0	0.4
	60 岁～	82.6	158.8	3.9	5.2	34.8	0.1	0.3
	70 岁～	76.3	133.4	3.9	3.6	25.3	0.1	0.3

附表 1-4-3　中国城市不同性别年龄居民蔬菜水果摄入量（g/人日）

	年龄组	深色蔬菜	浅色蔬菜	腌菜	菌藻类	新鲜水果	水果罐头	干果果脯
男性	2 岁～	38.7	46.6	0.8	2.6	39.6	0.0	0.5
	4 岁～	55.5	74.8	1.3	4.4	36.6	0.0	0.1
	7 岁～	66.5	101.9	2.3	6.5	42.8	0.0	0.6
	11 岁～	75.3	118.2	3.4	5.5	44.8	0.0	0.8
	14 岁～	88.1	135.1	3.5	7.1	34.6	0.0	0.2
	18 岁～	93.9	153.4	3.9	8.3	30.6	0.0	0.2
	30 岁～	96.1	164.9	4.1	8.1	33.1	0.0	0.3
	45 岁～	96.6	170.9	4.8	7.6	33.4	0.0	0.3
	60 岁～	101.3	168.9	5.4	6.7	40.1	0.1	0.4
	70 岁～	94.8	158.3	4.4	6.3	40.3	0.3	0.4
女性	2 岁～	43.8	43.1	0.6	4.0	42.9	0.0	0.2
	4 岁～	47.5	67.6	1.2	3.6	44.7	0.0	0.3
	7 岁～	60.7	95.3	2.0	5.7	46.9	0.0	0.2
	11 岁～	71.3	113.2	1.8	8.3	54.2	0.0	0.5
	14 岁～	91.0	123.6	2.6	7.2	44.8	0.0	0.7
	18 岁～	89.3	136.1	3.5	7.6	54.0	0.3	0.6
	30 岁～	93.8	150.1	3.6	7.6	49.4	0.1	0.4
	45 岁～	93.5	157.6	4.9	7.4	47.9	0.1	0.6
	60 岁～	94.8	156.8	4.9	7.1	44.5	0.2	0.5
	70 岁～	85.0	133.3	4.4	5.0	33.3	0.1	0.4

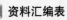

附表 1-4-4　中国农村不同性别年龄居民蔬菜水果摄入量（g/人日）

	年龄组	深色蔬菜	浅色蔬菜	腌菜	菌藻类	新鲜水果	水果罐头	干果果脯
男性	2 岁～	24.2	51.2	0.6	2.0	29.2	0.1	0.1
	4 岁～	37.3	76.1	0.7	2.3	28.4	0.0	0.1
	7 岁～	44.7	115.2	1.2	2.4	34.6	0.0	0.3
	11 岁～	57.6	134.7	1.4	3.8	40.2	0.0	0.2
	14 岁～	58.7	153.2	1.2	4.1	35.2	0.0	0.2
	18 岁～	64.7	174.6	2.6	4.7	29.2	0.0	0.1
	30 岁～	73.5	184.7	2.9	5.2	29.7	0.0	0.2
	45 岁～	76.5	190.8	3.7	4.4	27.7	0.1	0.1
	60 岁～	73.7	179.3	3.2	3.9	23.7	0.0	0.2
	70 岁～	71.7	158.1	3.5	2.4	15.5	0.1	0.3
女性	2 岁～	28.1	46.4	0.6	1.7	34.0	0.0	0.1
	4 岁～	38.9	74.9	1.0	1.8	30.7	0.0	0.2
	7 岁～	45.0	108.1	1.2	2.6	32.4	0.0	0.0
	11 岁～	55.4	132.0	1.6	3.4	32.9	0.0	0.3
	14 岁～	59.1	146.9	1.4	2.6	49.9	0.0	0.2
	18 岁～	64.1	163.9	2.0	4.8	41.3	0.2	0.2
	30 岁～	70.7	168.1	2.8	4.5	36.8	0.0	0.1
	45 岁～	72.4	175.2	3.4	4.1	30.7	0.0	0.1
	60 岁～	69.5	161.1	2.7	3.1	24.3	0.0	0.2
	70 岁～	66.9	133.6	3.4	2.0	16.5	0.0	0.3

附表 1-4-5　中国大城市不同性别年龄居民蔬菜水果摄入量（g/人日）

	年龄组	深色蔬菜	浅色蔬菜	腌菜	菌藻类	新鲜水果	水果罐头	干果果脯
男性	2 岁～	35.9	49.9	1.1	6.7	71.9	0.0	3.2
	4 岁～	64.2	95.0	1.1	7.6	73.8	0.0	0.0
	7 岁～	65.5	120.6	2.1	9.6	66.3	0.0	0.5
	11 岁～	82.0	140.5	2.7	8.4	59.0	0.0	0.7
	14 岁～	84.8	156.4	2.6	9.5	63.7	0.0	0.1
	18 岁～	83.2	165.1	3.0	12.0	57.8	0.0	0.4
	30 岁～	93.2	169.9	3.0	12.4	52.5	0.0	0.7
	45 岁～	90.7	179.4	3.8	12.4	57.7	0.0	0.7
	60 岁～	97.1	177.9	3.9	12.5	69.9	0.0	0.7
	70 岁～	91.3	163.7	3.2	10.6	73.6	0.2	1.0
女性	2 岁～	81.7	52.3	0.8	5.5	63.8	0.0	1.5
	4 岁～	60.2	77.8	2.5	7.7	80.0	0.0	1.4
	7 岁～	66.5	96.1	2.3	7.8	77.5	0.0	0.4
	11 岁～	67.1	134.8	1.8	10.1	72.7	0.0	0.2
	14 岁～	74.6	138.0	2.9	8.6	65.7	0.2	0.8
	18 岁～	79.2	144.1	2.7	11.6	89.7	0.0	1.2
	30 岁～	89.0	157.5	3.3	11.8	81.4	0.0	0.9
	45 岁～	88.2	164.0	3.6	11.5	84.8	0.1	1.4
	60 岁～	89.3	168.5	3.3	11.4	83.6	0.2	1.0
	70 岁～	77.0	141.5	2.9	8.4	63.7	0.0	1.1

附表 1-4-6　中国中小城市不同性别年龄居民蔬菜水果摄入量（g/人日）

	年龄组	深色蔬菜	浅色蔬菜	腌菜	菌藻类	新鲜水果	水果罐头	干果果脯
男性	2 岁～	39.0	46.2	0.8	2.1	35.7	0.0	0.2
	4 岁～	54.4	72.4	1.3	4.1	32.3	0.0	0.1
	7 岁～	66.6	99.3	2.3	6.0	39.6	0.0	0.6
	11 岁～	74.2	114.6	3.6	5.0	42.5	0.0	0.9
	14 岁～	88.6	132.0	3.6	6.7	30.4	0.0	0.2
	18 岁～	95.5	151.6	4.1	7.8	26.5	0.0	0.2
	30 岁～	96.5	164.1	4.3	7.4	30.2	0.0	0.2
	45 岁～	97.7	169.2	5.0	6.6	28.6	0.0	0.2
	60 岁～	102.1	167.3	5.6	5.7	34.7	0.1	0.3
	70 岁～	95.5	157.2	4.6	5.4	33.3	0.3	0.2
女性	2 岁～	39.1	42.0	0.5	3.8	40.2	0.0	0.1
	4 岁～	46.0	66.4	1.1	3.1	40.5	0.0	0.2
	7 岁～	59.8	95.2	2.0	5.4	42.3	0.0	0.2
	11 岁～	72.0	109.3	1.9	7.9	50.9	0.0	0.5
	14 岁～	93.5	121.5	2.5	7.0	41.7	0.0	0.6
	18 岁～	90.8	134.9	3.7	7.0	48.7	0.3	0.5
	30 岁～	94.5	149.0	3.7	7.1	44.7	0.2	0.4
	45 岁～	94.5	156.3	5.1	6.6	40.5	0.0	0.5
	60 岁～	95.9	154.4	5.2	6.2	36.8	0.2	0.4
	70 岁～	86.6	131.5	4.7	4.3	27.0	0.1	0.2

附表 1-4-7　中国普通农村不同性别年龄居民蔬菜水果摄入量（g/人日）

	年龄组	深色蔬菜	浅色蔬菜	腌菜	菌藻类	新鲜水果	水果罐头	干果果脯
男性	2 岁～	25.2	50.8	0.4	1.5	30.1	0.2	0.2
	4 岁～	39.3	69.8	0.6	1.8	27.4	0.0	0.1
	7 岁～	48.1	117.6	1.0	2.4	36.9	0.1	0.2
	11 岁～	63.5	139.9	1.7	4.2	44.0	0.0	0.4
	14 岁～	65.6	158.6	1.3	4.6	42.4	0.0	0.3
	18 岁～	68.7	176.4	2.8	5.0	32.3	0.0	0.1
	30 岁～	78.4	192.1	3.3	5.6	33.7	0.0	0.1
	45 岁～	83.2	201.2	4.3	4.7	29.9	0.0	0.1
	60 岁～	79.9	187.3	3.8	4.2	26.5	0.1	0.2
	70 岁～	78.9	164.9	4.1	2.6	16.8	0.0	0.3
女性	2 岁～	28.0	47.7	0.8	2.1	33.5	0.0	0.1
	4 岁～	41.9	73.3	1.0	2.0	30.9	0.0	0.2
	7 岁～	46.0	108.2	1.2	3.1	33.5	0.0	0.0
	11 岁～	58.3	140.7	1.8	4.3	34.6	0.0	0.1
	14 岁～	66.5	155.9	1.5	3.0	55.8	0.0	0.1
	18 岁～	69.5	173.0	2.3	5.7	44.4	0.2	0.2
	30 岁～	76.8	175.4	3.2	4.8	39.3	0.0	0.1
	45 岁～	79.2	185.4	4.0	4.7	32.4	0.0	0.1
	60 岁～	76.0	167.5	3.1	3.2	27.2	0.0	0.1
	70 岁～	71.8	137.0	4.1	2.0	16.7	0.0	0.3

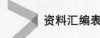

附表 1-4-8　中国贫困农村不同性别年龄居民蔬菜水果摄入量（g/人日）

	年龄组	深色蔬菜	浅色蔬菜	腌菜	菌藻类	新鲜水果	水果罐头	干果果脯
男性	2 岁～	22.2	52.1	1.0	3.2	27.3	0.0	0.0
	4 岁～	33.0	89.7	1.1	3.6	30.5	0.0	0.2
	7 岁～	37.8	110.1	1.5	2.4	29.9	0.0	0.4
	11 岁～	46.2	124.8	0.8	3.0	32.8	0.0	0.0
	14 岁～	45.1	142.4	1.1	3.1	20.9	0.0	0.0
	18 岁～	56.2	171.0	2.1	4.0	22.7	0.0	0.2
	30 岁～	62.9	168.7	2.0	4.2	21.1	0.1	0.3
	45 岁～	60.0	165.3	2.4	3.7	22.1	0.3	0.1
	60 岁～	59.6	161.1	2.1	3.1	17.4	0.0	0.3
	70 岁～	54.6	141.9	2.0	2.1	12.4	0.2	0.4
女性	2 岁～	28.3	43.6	0.1	0.8	35.2	0.0	0.1
	4 岁～	32.2	78.5	1.0	1.5	30.1	0.0	0.2
	7 岁～	43.0	107.9	1.1	1.6	30.2	0.0	0.0
	11 岁～	50.0	115.8	1.3	1.7	29.8	0.0	0.7
	14 岁～	44.6	129.1	1.1	1.8	38.4	0.0	0.2
	18 岁～	52.7	144.6	1.4	2.7	34.9	0.0	0.2
	30 岁～	57.1	151.5	1.8	3.8	31.4	0.0	0.1
	45 岁～	55.6	149.8	2.0	2.8	26.6	0.1	0.2
	60 岁～	54.7	146.6	1.8	2.8	17.7	0.0	0.3
	70 岁～	55.0	125.3	1.8	1.8	15.9	0.1	0.2

附表 1-4-9　全国城乡不同收入水平居民蔬菜水果摄入量（g/标准人日）

	收入水平	深色蔬菜	浅色蔬菜	腌菜	菌藻类	新鲜水果	水果罐头	干果果脯
大城市	＜10 000 元	95.3	197.0	4.3	12.0	63.7	0.0	0.9
	10 000 元～	102.0	189.8	4.0	12.8	83.8	0.1	0.9
	20 000 元～	99.6	178.3	3.2	13.3	98.8	0.1	1.6
	30 000 元～	104.6	180.3	3.3	14.9	107.1	0.2	1.7
	40 000 元～	111.9	176.0	3.8	16.8	112.8	0.1	1.3
中小城市	＜10 000 元	102.7	165.2	5.4	6.0	31.5	0.1	0.3
	10 000 元～	98.7	174.9	4.7	8.3	50.4	0.2	0.5
	20 000 元～	106.5	170.6	5.3	8.7	49.5	0.2	0.4
	30 000 元～	127.5	176.6	4.0	9.4	73.8	0.0	0.4
	40 000 元～	124.2	158.6	3.4	8.3	64.1	0.0	0.5
普通农村	＜10 000 元	75.0	195.1	3.1	3.7	31.8	0.0	0.1
	10 000 元～	83.9	180.2	3.8	5.5	40.6	0.1	0.1
	20 000 元～	91.3	175.4	4.5	8.9	39.8	0.0	0.3
	30 000 元～	102.7	166.4	4.0	5.9	58.3	0.0	0.0
	40 000 元～	101.9	173.2	4.2	6.7	64.6	0.0	0.6
贫困农村	＜10 000 元	58.6	149.4	1.8	3.0	27.0	0.1	0.2
	10 000 元～	56.6	173.7	2.7	4.2	30.1	0.1	0.4
	20 000 元～	46.1	153.2	2.1	3.1	22.4	0.0	0.0
	30 000 元～	63.2	176.4	4.3	7.3	19.7	0.0	0.0
	40 000 元～	53.8	146.1	7.1	2.1	21.9	0.0	0.0

附表 1-4-10　中国城市不同年龄性别居民蔬菜水果消费率（%）及消费者摄入量均值（g/人日）

年龄组	深色蔬菜		浅色蔬菜		腌菜		水果		菌藻类		水果罐头		干果果脯	
	消费率	摄入均值	消费率	摄入均值	消费率	摄入均值	消费率	摄入均值	消费率	摄入均值	消费率	摄入均值	消费率	摄入均值
男性														
2岁~	83.8	46.2	80.6	57.9	5.3	15.0	45.3	87.4	25.3	10.3	.	.	3.2	15.3
4岁~	89.3	62.1	95.0	78.7	17.8	7.4	45.7	80.2	30.3	14.6	.	.	1.2	7.2
7岁~	86.5	76.9	96.7	105.4	17.5	13.2	44.9	95.5	27.8	23.2	.	.	3.3	19.0
11岁~	84.5	89.1	95.6	123.6	17.0	20.2	44.5	100.6	27.2	20.3	.	.	2.6	32.4
14岁~	89.8	98.0	96.0	140.7	21.4	16.2	32.7	105.8	26.1	27.2	.	.	0.8	20.9
18岁~	86.6	108.5	95.6	160.5	23.3	16.8	29.2	104.8	31.5	26.5	0.0	6.7	1.6	14.8
30岁~	87.7	109.5	97.2	169.7	23.6	17.4	30.4	109.0	30.7	26.3	0.1	16.7	1.5	18.8
45岁~	85.7	112.7	96.7	176.7	24.5	19.5	31.5	106.2	26.6	28.5	0.0	66.7	1.9	14.7
60岁~	87.4	115.8	96.0	175.9	26.0	20.6	34.7	115.3	25.0	27.0	0.1	61.3	2.8	13.1
70岁~	85.9	110.3	96.8	163.5	22.2	19.7	37.2	108.3	23.7	26.7	0.2	131.7	2.7	12.9
女性														
2岁~	85.5	51.2	88.0	49.0	12.5	4.5	58.5	73.3	33.8	11.8	.	.	3.1	7.7
4岁~	86.2	55.1	93.8	72.0	12.3	9.9	49.7	89.9	24.1	14.8	.	.	4.2	8.1
7岁~	84.5	71.8	95.9	99.4	16.2	12.4	47.7	98.3	31.4	18.2	.	.	2.6	7.5
11岁~	88.8	80.3	95.5	118.5	15.2	12.2	51.8	104.7	31.8	26.0	.	.	3.6	13.5
14岁~	87.3	104.3	95.1	130.0	16.4	15.7	44.1	101.7	31.3	23.1	0.1	33.3	4.7	13.9
18岁~	87.8	101.7	96.5	141.1	22.7	15.6	43.7	123.5	30.2	25.2	0.3	75.6	4.0	15.2
30岁~	87.4	107.3	97.1	154.6	22.7	16.0	41.6	118.5	30.0	25.5	0.2	63.9	2.5	17.0
45岁~	86.3	108.3	96.4	163.5	25.7	19.0	41.4	115.6	26.3	28.2	0.1	91.9	3.5	18.3
60岁~	86.7	109.4	96.7	162.2	24.2	20.3	39.7	112.0	25.8	27.5	0.3	73.6	2.6	18.7
70岁~	85.7	99.2	95.7	139.3	23.2	18.9	36.6	91.0	21.9	22.9	0.1	66.7	2.8	13.1

附表 1-4-11　中国农村不同年龄性别居民蔬菜水果消费率（%）及消费者摄入量均值（g/人日）

年龄组	深色蔬菜		浅色蔬菜		腌菜		水果		菌藻类		水果罐头		干果果脯	
	消费率	摄入均值	消费率	摄入均值	消费率	摄入均值	消费率	摄入均值	消费率	摄入均值	消费率	摄入均值	消费率	摄入均值
男性														
2岁~	70.6	34.3	88.4	57.9	4.0	14.0	36.4	80.3	9.8	20.3	0.4	40.0	1.1	10.6
4岁~	73.6	50.7	93.5	81.4	6.3	11.8	37.3	76.2	13.6	17.3	.	.	0.8	16.7
7岁~	71.5	62.5	93.5	123.1	8.1	14.4	33.3	103.9	12.6	19.2	0.1	33.3	1.0	25.4
11岁~	74.4	77.4	97.2	138.5	10.5	13.4	35.5	113.3	16.2	23.4	.	.	1.1	21.1
14岁~	74.8	78.5	95.5	160.3	8.5	14.4	28.3	124.3	12.9	31.8	.	.	1.3	13.5
18岁~	72.9	88.7	95.8	182.3	10.4	24.6	22.0	133.1	15.3	30.5	.	.	0.4	27.7
30岁~	73.9	99.4	96.1	192.3	12.6	22.9	23.9	124.6	15.8	32.5	0.1	54.0	0.5	33.6
45岁~	76.4	100.1	96.9	196.9	14.6	25.6	23.5	117.5	13.7	32.3	0.1	100.0	0.6	17.7
60岁~	75.2	98.1	97.2	184.4	14.6	22.2	22.3	106.6	12.2	31.7	0.0	80.0	0.6	31.5
70岁~	75.5	95.0	95.5	165.6	15.6	22.1	19.7	78.8	9.3	26.1	0.1	100.0	1.0	29.0
女性														
2岁~	75.2	37.3	89.5	51.9	6.1	9.0	41.5	82.0	10.7	15.8	.	.	1.4	8.5
4岁~	78.7	49.4	92.2	81.2	7.4	13.0	38.7	79.3	12.3	14.7	.	.	1.2	16.4
7岁~	76.2	59.1	96.2	112.4	8.1	14.4	33.1	98.0	14.6	17.7	.	.	0.1	10.0
11岁~	72.9	76.0	96.2	137.2	11.5	14.2	30.9	106.5	13.3	25.3	.	.	1.9	15.0
14岁~	73.5	80.5	94.6	155.2	12.8	10.6	31.7	157.6	11.2	23.0	.	.	0.9	18.4
18岁~	74.4	86.2	95.9	170.9	10.4	19.4	32.1	128.9	15.7	30.3	0.1	116.7	0.8	24.4
30岁~	75.3	93.9	95.3	176.3	12.6	22.1	30.5	120.8	15.6	28.9	0.0	67.8	0.4	17.9
45岁~	75.7	95.7	96.6	181.4	14.7	23.2	27.9	110.2	13.3	31.1	0.1	85.1	0.6	21.9
60岁~	75.1	92.5	96.6	166.8	14.5	18.6	24.9	97.6	11.0	28.0	0.0	36.7	0.7	24.8
70岁~	76.0	88.1	93.7	142.7	14.9	22.8	21.7	75.9	9.0	22.0	0.1	50.0	1.3	19.8

附表1-4-12　全国不同年龄性别居民蔬菜水果消费率（%）及消费者摄入量均值（g/人日）

年龄组	深色蔬菜 消费率	深色蔬菜 摄入均值	浅色蔬菜 消费率	浅色蔬菜 摄入均值	腌菜 消费率	腌菜 摄入均值	水果 消费率	水果 摄入均值	菌藻类 消费率	菌藻类 摄入均值	水果罐头 消费率	水果罐头 摄入均值	干果果脯 消费率	干果果脯 摄入均值
男性														
2岁~	76.7	40.3	84.8	57.9	4.6	14.5	40.5	83.9	17.0	13.4	0.2	40.0	2.1	14.0
4岁~	80.9	56.6	94.2	80.1	11.7	8.7	41.2	78.3	21.4	15.5	.	.	0.9	11.3
7岁~	78.6	70.0	95.0	114.5	12.6	13.6	38.8	99.3	19.8	21.9	0.1	33.3	2.1	20.7
11岁~	79.3	83.5	96.4	131.3	13.7	17.5	39.9	106.4	21.5	21.5	.	.	1.8	28.8
14岁~	81.7	88.4	95.7	151.3	14.4	15.7	30.4	115.1	19.0	28.9	.	.	1.1	16.1
18岁~	79.2	98.7	95.7	172.2	16.4	19.5	25.3	118.0	22.8	27.9	0.0	6.7	0.9	17.6
30岁~	80.7	104.8	96.6	181.2	18.0	19.3	27.0	116.1	23.1	28.5	0.1	35.9	1.0	22.4
45岁~	81.5	107.3	96.8	185.9	20.0	21.5	27.9	110.5	20.7	29.6	0.1	96.8	1.3	15.3
60岁~	81.4	107.8	96.6	180.1	20.4	21.2	28.6	112.0	18.7	28.5	0.1	65.9	1.7	16.3
70岁~	80.9	103.4	96.2	164.5	19.0	20.7	28.8	98.6	16.7	26.5	0.1	125.0	1.9	17.0
女性														
2岁~	80.0	44.2	88.8	50.6	9.1	6.2	49.3	77.2	21.4	12.9	.	.	2.2	8.0
4岁~	82.2	52.2	93.0	76.9	9.7	11.2	43.8	84.9	17.8	14.8	.	.	2.6	10.1
7岁~	80.2	65.6	96.0	106.1	12.1	13.1	40.2	98.1	22.7	18.0	.	.	1.3	7.7
11岁~	80.9	78.4	95.9	127.8	13.4	13.0	41.4	105.4	22.6	25.8	0.0	33.3	2.7	14.0
14岁~	79.9	92.5	94.8	143.5	14.5	13.3	37.4	127.1	20.5	23.1	0.2	88.6	2.7	14.8
18岁~	80.7	94.1	96.2	156.9	16.2	16.9	37.5	125.9	22.5	27.1	0.1	64.6	2.3	16.8
30岁~	81.3	101.0	96.2	165.5	17.5	18.3	36.0	119.5	22.7	26.7	0.1	88.9	1.5	17.1
45岁~	81.5	103.0	96.5	171.6	20.7	20.4	35.3	113.6	20.4	29.0	0.1	64.6	2.2	18.8
60岁~	81.1	101.9	96.6	164.4	19.5	19.7	32.6	106.7	18.6	27.7	0.2	68.5	1.7	19.8
70岁~	81.1	94.2	94.7	140.9	19.2	20.4	29.5	85.7	15.7	22.7	0.1	60.8	2.1	15.1

附表1-4-13 中国大城市居民蔬菜水果消费率（%）及消费者摄入量均值（g/人日）

年龄组	深色蔬菜 消费率	深色蔬菜 摄入均值	浅色蔬菜 消费率	浅色蔬菜 摄入均值	腌菜 消费率	腌菜 摄入均值	水果 消费率	水果 摄入均值	菌藻类 消费率	菌藻类 摄入均值	水果罐头 消费率	水果罐头 摄入均值	干果果脯 消费率	干果果脯 摄入均值
男性														
2岁~	90.7	39.5	88.9	56.1	11.1	9.5	72.2	99.6	55.6	12.1	0.0	.	11.1	28.6
4岁~	88.8	72.3	97.2	97.8	14.0	8.0	58.9	125.4	47.7	16.0	0.0	.	0.9	5.3
7岁~	90.5	72.4	98.2	122.8	17.3	12.4	58.9	112.5	39.9	24.2	0.0	.	4.2	13.0
11岁~	88.4	92.7	98.6	142.5	22.5	12.0	57.2	103.0	35.5	23.6	0.0	.	5.1	13.4
14岁~	89.4	94.8	99.3	157.4	21.9	11.8	53.0	120.3	39.1	24.3	0.0	.	2.6	2.7
18岁~	88.7	93.8	98.5	167.5	17.5	17.0	47.4	122.1	44.8	26.7	0.2	6.7	2.9	12.7
30岁~	90.6	102.8	97.8	173.8	22.1	13.5	45.7	114.9	45.1	27.6	0.0	.	3.6	19.6
45岁~	87.2	104.0	97.7	183.6	22.6	16.8	50.1	115.1	38.2	32.4	0.1	66.7	4.6	15.4
60岁~	89.7	108.3	97.7	182.1	22.5	17.4	55.7	125.4	40.9	30.6	0.1	41.7	5.4	11.9
70岁~	86.4	105.7	97.2	168.3	21.1	15.3	57.9	127.2	38.2	27.7	0.2	106.7	7.2	13.7
女性														
2岁~	82.5	99.1	95.0	55.0	10.0	8.1	75.0	85.1	47.5	11.6	0.0	.	7.5	20.6
4岁~	95.6	63.0	96.7	80.4	17.6	14.2	69.2	115.5	51.6	15.0	0.0	.	12.1	11.2
7岁~	91.1	73.0	95.6	100.5	17.0	13.6	70.4	110.2	37.8	20.6	0.0	.	3.0	14.7
11岁~	88.1	76.1	96.8	139.2	14.3	12.3	60.3	120.5	38.1	26.4	0.0	.	3.2	6.1
14岁~	84.8	87.9	99.3	138.9	18.6	15.8	62.1	105.8	38.6	22.3	0.7	33.3	3.4	23.8
18岁~	86.4	91.7	97.9	147.2	16.5	16.3	65.5	137.1	42.3	27.5	0.0	.	6.8	17.9
30岁~	90.3	98.6	98.7	159.7	23.0	14.4	65.2	125.0	43.6	27.0	0.1	50.0	5.4	15.8
45岁~	87.8	100.4	97.9	167.6	22.4	16.1	62.5	135.7	38.0	30.3	0.2	50.8	7.2	19.1
60岁~	88.4	101.1	97.7	172.5	21.4	15.5	63.3	132.0	40.8	27.9	0.2	108.3	6.6	15.3
70岁~	85.2	90.4	96.6	146.5	20.4	14.1	57.4	110.9	35.0	23.9	0.0	.	7.4	14.9

附表1-4-14 中国中小城市居民蔬菜水果消费率(%)及消费者摄入量均值(g/人日)

	年龄组	深色蔬菜		浅色蔬菜		腌菜		水果		菌藻类		水果罐头		干果果脯	
		消费率	摄入均值	消费率	摄入均值	消费率	摄入均值	消费率	摄入均值	消费率	摄入均值	消费率	摄入均值	消费率	摄入均值
男性	2岁~	83.0	47.1	79.5	58.1	4.5	16.7	42.0	84.8	21.6	9.7	0.0	.	2.3	7.3
	4岁~	89.4	60.9	94.7	76.4	18.2	7.3	44.1	73.1	28.2	14.4	0.0	.	1.2	7.3
	7岁~	85.9	77.5	96.5	103.0	17.6	13.3	43.0	92.3	26.2	23.0	0.0	.	3.1	20.1
	11岁~	83.9	88.5	95.2	120.5	16.1	22.0	42.5	100.0	25.8	19.5	0.0	.	2.2	39.6
	14岁~	89.9	98.5	95.5	138.2	21.3	16.9	29.8	102.1	24.2	27.9	0.0	.	0.6	33.3
	18岁~	86.2	110.7	95.1	159.4	24.2	16.8	26.5	100.2	29.4	26.4	0.0	.	1.4	15.4
	30岁~	87.3	110.5	97.1	169.1	23.8	17.9	28.1	107.6	28.5	26.0	0.1	16.7	1.2	18.5
	45岁~	85.4	114.5	96.5	175.3	24.9	20.0	27.7	102.9	24.3	27.2	0.0	.	1.4	14.2
	60岁~	87.0	117.3	95.7	174.8	26.6	21.1	30.9	112.1	22.1	25.8	0.1	63.3	2.4	13.6
	70岁~	85.8	111.2	96.8	162.5	22.4	20.6	32.9	101.4	20.6	26.3	0.2	136.7	1.8	12.2
女性	2岁~	85.9	45.5	87.2	48.2	12.8	4.2	56.4	71.4	32.1	11.8	0.0	.	2.6	3.0
	4岁~	85.1	54.1	93.5	71.0	11.7	9.1	47.4	85.5	20.8	14.7	0.0	.	3.2	6.8
	7岁~	83.5	71.6	96.0	99.2	16.1	12.2	44.3	95.4	30.4	17.7	0.0	.	2.6	6.3
	11岁~	88.9	81.0	95.2	114.8	15.3	12.2	50.3	101.3	30.7	25.9	0.0	.	3.7	14.6
	14岁~	87.7	106.7	94.4	128.6	16.0	15.7	41.4	100.8	30.2	23.3	0.0	.	4.9	12.9
	18岁~	88.0	103.2	96.3	140.2	23.6	15.5	40.5	120.2	28.4	24.7	0.4	75.6	3.6	14.4
	30岁~	87.0	108.6	96.8	153.8	22.6	16.3	38.2	117.0	28.1	25.1	0.3	64.5	2.1	17.4
	45岁~	86.0	109.9	96.1	162.7	26.4	19.5	37.2	108.8	24.0	27.5	0.0	133.3	2.7	17.9
	60岁~	86.3	111.1	96.5	160.1	24.8	21.2	35.1	104.9	22.8	27.4	0.3	68.3	1.8	21.1
	70岁~	85.8	101.0	95.5	137.8	23.7	19.7	32.3	83.5	19.1	22.5	0.1	66.7	1.9	11.6

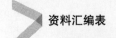

附表 1-4-15 中国普通农村居民蔬菜水果消费率（%）及消费者摄入量均值（g/人日）

年龄组	深色蔬菜		浅色蔬菜		腌菜		水果		菌藻类		水果罐头		干果果脯	
	消费率	摄入均值	消费率	摄入均值	消费率	摄入均值	消费率	摄入均值	消费率	摄入均值	消费率	摄入均值	消费率	摄入均值
男性														
2岁~	73.8	34.1	90.9	55.8	4.3	8.2	39.6	76.2	10.2	14.3	0.5	40.0	1.6	10.6
4岁~	76.4	51.5	93.9	74.3	7.0	8.1	41.2	66.6	14.1	12.7	0.0	.	0.6	14.2
7岁~	74.0	65.0	95.1	123.7	7.5	13.0	36.3	101.4	14.6	16.5	0.2	33.3	0.9	22.1
11岁~	78.4	81.0	98.0	142.8	12.2	14.1	41.6	106.0	18.2	23.1	0.0	.	1.7	21.1
14岁~	75.9	86.4	97.0	163.5	9.0	14.3	35.2	120.4	15.1	30.8	0.0		2.0	13.5
18岁~	75.0	91.5	96.5	182.7	11.9	23.4	23.0	140.7	17.5	28.4	0.0		0.4	13.1
30岁~	76.3	102.6	96.9	198.3	14.3	23.0	26.4	127.6	18.3	30.7	0.1	33.3	0.4	18.3
45岁~	78.5	105.9	97.6	206.1	16.1	26.5	25.1	119.0	15.7	29.9	0.1	49.2	0.7	13.6
60岁~	78.2	102.2	98.1	190.9	16.2	23.2	25.0	106.3	14.2	29.6	0.1	80.0	0.6	26.9
70岁~	78.1	101.0	96.6	170.7	17.8	22.8	22.3	75.3	10.7	24.0	0.0		1.2	20.7
女性														
2岁~	76.6	36.5	90.8	52.6	7.8	9.9	44.0	76.1	13.5	15.8	0.0		1.4	9.2
4岁~	82.5	50.8	93.2	78.6	8.2	11.7	42.9	72.1	14.3	13.8	0.0		1.4	11.7
7岁~	76.9	59.9	97.4	111.1	8.7	13.8	37.8	88.7	17.2	17.8	0.0		0.0	.
11岁~	74.5	78.2	97.3	144.6	12.9	13.9	32.9	104.9	15.7	27.2	0.0		1.2	6.2
14岁~	75.0	88.7	96.3	161.9	14.9	9.9	33.5	166.4	13.3	22.3	0.0		1.1	13.3
18岁~	75.1	92.6	97.0	178.4	11.6	19.9	34.7	127.6	19.1	29.9	0.2	116.7	1.0	20.3
30岁~	77.9	98.6	96.1	182.5	14.4	22.4	32.6	120.4	17.7	27.1	0.0	58.3	0.6	16.3
45岁~	77.7	101.9	97.3	190.5	16.6	24.0	29.4	110.0	15.6	30.0	0.0	100.0	0.6	15.9
60岁~	78.9	96.2	97.1	172.5	16.3	19.0	28.0	97.2	12.7	25.3	0.1	36.7	0.6	13.6
70岁~	79.4	90.4	94.7	144.7	17.1	23.8	24.3	68.9	10.1	20.1	0.0	.	1.5	17.5

附表 1-4-16　中国贫困农村居民蔬菜水果消费率（%）及消费者摄入量均值（g/人日）

	年龄组	深色蔬菜 消费率	深色蔬菜 摄入均值	浅色蔬菜 消费率	浅色蔬菜 摄入均值	腌菜 消费率	腌菜 摄入均值	水果 消费率	水果 摄入均值	菌藻类 消费率	菌藻类 摄入均值	水果罐头 消费率	水果罐头 摄入均值	干果果脯 消费率	干果果脯 摄入均值
男性	2岁~	63.6	34.9	83.0	62.8	3.4	29.8	29.5	92.4	9.1	35.0	0.0	·	0.0	·
	4岁~	67.5	48.8	92.7	96.8	4.7	23.9	28.8	105.9	12.6	28.4	0.0	·	1.0	20.0
	7岁~	66.3	56.9	90.5	121.7	9.2	16.7	27.0	110.7	8.6	28.3	0.0	·	1.3	30.0
	11岁~	66.7	69.4	95.8	130.3	7.4	11.1	23.8	137.7	12.2	24.4	0.0	·	0.0	·
	14岁~	72.7	62.1	92.7	153.7	7.3	14.8	14.7	142.6	8.7	35.4	0.0	·	0.0	·
	18岁~	68.4	82.2	94.3	181.3	7.4	28.8	19.8	114.3	10.8	37.6	0.0	·	0.3	64.5
	30岁~	68.7	91.6	94.3	179.0	8.9	22.4	18.4	115.1	10.5	39.5	0.1	86.7	0.6	57.8
	45岁~	71.3	84.2	95.0	174.0	11.0	22.3	19.7	112.7	8.7	43.0	0.2	145.6	0.3	40.5
	60岁~	68.3	87.3	95.2	169.2	11.0	18.8	16.1	108.0	7.7	40.5	0.0	·	0.7	40.3
	70岁~	69.1	79.0	92.8	153.0	10.4	19.4	13.4	92.7	6.0	34.9	0.2	100.0	0.4	86.7
女性	2岁~	72.3	39.2	86.7	50.3	2.4	2.5	36.1	97.5	4.8	15.8	0.0	·	1.2	6.7
	4岁~	70.4	45.8	90.1	87.0	5.6	17.5	29.6	101.7	8.0	18.3	0.0	·	0.6	40.0
	7岁~	74.8	57.5	93.6	115.3	6.8	15.9	23.6	127.9	9.2	17.3	0.0	·	0.4	10.0
	11岁~	69.8	71.6	94.3	122.7	8.8	15.0	27.0	110.3	8.8	19.2	0.0	·	3.1	21.1
	14岁~	70.5	63.2	91.4	141.3	8.6	12.9	28.1	136.8	7.2	25.7	0.0	·	0.7	33.3
	18岁~	73.1	72.0	93.6	154.4	7.9	17.6	26.4	132.3	8.4	32.3	0.0	·	0.3	59.6
	30岁~	69.5	82.1	93.5	162.0	8.6	21.1	25.7	121.9	10.8	35.7	0.1	83.3	0.2	29.4
	45岁~	70.7	78.7	94.8	158.0	9.9	20.1	24.0	110.9	7.6	36.9	0.1	75.0	0.4	43.1
	60岁~	66.4	82.4	95.4	153.7	10.4	17.1	17.9	98.9	7.1	39.0	0.0	·	0.7	49.0
	70岁~	67.7	81.3	91.1	137.5	9.5	18.5	15.4	103.1	6.1	29.8	0.2	50.0	0.6	33.7

附表 1-4-17　全国城乡不同收入水平居民蔬菜水果消费率（%）及消费者摄入量均值（g/人日）

收入水平	深色蔬菜 消费率	深色蔬菜 摄入均值	浅色蔬菜 消费率	浅色蔬菜 摄入均值	腌菜 消费率	腌菜 摄入均值	水果 消费率	水果 摄入均值	菌藻类 消费率	菌藻类 摄入均值	水果罐头 消费率	水果罐头 摄入均值	干果果脯 消费率	干果果脯 摄入均值
大城市														
<10 000 元	84.2	94.6	98.0	171.0	20.1	17.5	47.7	106.8	33.6	30.2	0.1	38.4	3.3	20.5
10 000 元～	87.6	96.4	97.8	163.5	22.5	14.5	56.6	124.6	39.6	27.7	0.1	44.4	4.5	13.9
20 000 元～	91.0	91.5	98.1	148.2	19.9	13.2	62.5	124.8	44.8	25.5	0.1	65.5	7.1	18.4
30 000 元～	91.5	95.1	97.6	151.5	17.0	15.1	66.6	133.0	48.1	26.4	0.0	175.0	7.3	16.6
40 000 元～	93.4	102.2	96.9	149.0	22.6	13.5	66.8	136.6	54.3	25.8	0.1	46.8	8.3	13.0
中小城市														
<10 000 元	84.3	104.4	94.6	149.4	21.9	19.0	29.1	97.0	20.3	27.2	0.1	58.4	1.4	14.5
10 000 元～	87.4	97.1	96.9	155.1	23.5	16.8	38.7	111.0	29.2	24.9	0.1	113.1	2.6	18.9
20 000 元～	87.1	106.3	97.2	145.4	24.7	18.0	40.2	101.8	32.9	24.0	0.1	96.4	2.5	14.7
30 000 元～	93.6	121.5	96.4	159.2	21.5	17.2	52.0	120.1	35.6	24.5	·	·	4.3	6.2
40 000 元～	88.7	117.6	97.3	141.2	21.4	12.5	43.3	124.9	37.3	19.1	0.1	3.3	3.5	12.7
普通农村														
<10 000 元	74.2	86.9	96.9	179.0	10.3	23.7	28.3	109.9	12.7	27.5	0.0	40.0	0.7	16.1
10 000 元～	77.9	94.0	96.8	167.7	17.6	18.6	33.8	120.7	20.4	26.7	0.2	78.7	0.8	12.6
20 000 元～	82.8	98.6	96.2	164.4	20.1	18.5	28.8	120.3	27.2	28.6	·	·	1.2	22.3
30 000 元～	85.1	102.6	96.2	152.2	14.6	19.6	34.4	127.5	18.3	26.1	·	·	0.3	9.9
40 000 元～	88.7	98.9	96.2	164.0	18.6	17.3	49.1	130.3	22.8	24.3	·	·	2.2	29.8
贫困农村														
<10 000 元	70.7	76.1	93.8	149.3	8.4	18.9	22.3	117.1	8.5	34.7	0.0	106.4	0.4	43.8
10 000 元～	68.7	77.6	93.1	177.2	8.0	26.4	23.4	120.8	11.9	34.4	0.1	89.8	0.9	36.8
20 000 元～	56.6	83.1	92.3	172.2	10.3	14.2	18.1	109.4	9.6	34.7	·	·	·	·
30 000 元～	78.2	70.3	97.1	168.8	19.1	22.2	15.8	100.9	9.4	59.6	·	·	·	·
40 000 元～	75.5	65.9	96.9	152.9	27.2	32.8	26.7	76.9	8.6	23.9	·	·	·	·

5. 乳及乳制品平均摄入量及消费率

附表 1-5-1　全国城乡居民乳及乳制品摄入量（g/标准人日）

	液态乳	奶粉	酸奶	其他乳制品	合计
全国合计	19.3	2.5	2.4	0.7	24.9
城市	30.8	3.2	3.6	0.3	37.8
农村	8.2	1.8	1.3	1.0	12.3
大城市	65.2	4.6	9.5	1.5	80.7
中小城市	25.2	3.0	2.6	0.1	30.8
普通农村	9.5	1.7	1.5	0.5	13.3
贫困农村	5.3	1.8	1.0	2.0	10.1

附表 1-5-2　全国城乡不同性别年龄居民乳及乳制品摄入量（g/人日）

	年龄组	液态乳	奶粉	酸奶	其他乳制品	合计
男性	2岁～	48.3	24.5	8.9	0.6	82.4
	4岁～	36.2	1.2	5.4	1.7	44.5
	7岁～	31.3	0.2	4.7	0.4	36.6
	11岁～	32.6	0.7	5.3	0.7	39.2
	14岁～	25.5	0.3	1.8	0.0	27.6
	18岁～	11.0	0.1	1.8	1.4	14.2
	30岁～	9.8	0.4	0.8	0.6	11.7
	45岁～	12.7	1.3	1.1	0.6	15.6
	60岁～	16.0	1.5	1.4	0.5	19.4
	70岁～	21.6	4.0	1.9	0.9	28.4
女性	2岁～	44.9	28.3	9.8	0.5	83.4
	4岁～	35.6	2.0	8.6	0.0	46.2
	7岁～	33.6	1.3	4.6	0.7	40.2
	11岁～	32.9	0.6	5.6	0.1	39.2
	14岁～	28.2	0.2	3.3	0.3	32.0
	18岁～	14.0	1.2	2.7	0.5	18.5
	30岁～	11.6	1.5	1.3	0.8	15.2
	45岁～	14.2	1.4	1.8	0.5	17.8
	60岁～	16.5	3.6	1.6	0.7	22.4
	70岁～	20.4	2.9	1.7	0.4	25.3

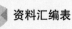

附表 1-5-3　中国城市不同性别年龄居民乳及乳制品摄入量（g/人日）

	年龄组	液态乳	奶粉	酸奶	其他乳制品	合计
男性	2 岁～	64.3	28.2	7.0	1.3	100.8
	4 岁～	60.0	1.7	5.6	0.8	68.2
	7 岁～	45.2	0.1	5.0	0.1	50.5
	11 岁～	49.7	0.7	6.9	0.2	57.5
	14 岁～	41.2	0.5	2.2	0.1	43.9
	18 岁～	20.1	0.1	3.6	0.2	23.9
	30 岁～	15.9	0.4	1.3	0.4	18.0
	45 岁～	19.5	1.7	1.7	0.3	23.3
	60 岁～	26.0	1.9	2.5	0.2	30.7
	70 岁～	35.4	6.3	3.4	0.3	45.4
女性	2 岁～	69.8	25.5	11.8	1.0	108.1
	4 岁～	54.0	2.6	9.4	0.0	66.0
	7 岁～	51.0	0.7	5.3	1.0	58.0
	11 岁～	51.4	1.1	8.9	0.0	61.5
	14 岁～	44.4	0.4	5.0	0.0	49.7
	18 岁～	23.7	1.6	5.0	0.2	30.4
	30 岁～	18.6	2.3	2.1	0.1	23.2
	45 岁～	22.3	1.9	3.0	0.2	27.5
	60 岁～	26.7	5.0	2.9	0.1	34.8
	70 岁～	34.3	4.3	2.7	0.6	41.9

附表 1-5-4　中国农村不同性别年龄居民乳及乳制品摄入量（g/人日）

	年龄组	液态乳	奶粉	酸奶	其他乳制品	合计
男性	2 岁～	34.7	21.4	10.6	0.0	66.7
	4 岁～	15.5	0.7	5.2	2.5	23.9
	7 岁～	18.7	0.3	4.5	0.7	24.1
	11 岁～	16.2	0.8	3.7	1.1	21.8
	14 岁～	12.1	0.2	1.4	0.0	13.8
	18 岁～	3.1	0.1	0.3	2.4	5.9
	30 岁～	4.0	0.5	0.4	0.7	5.6
	45 岁～	4.5	0.8	0.3	0.9	6.5
	60 岁～	5.7	1.1	0.3	0.7	7.7
	70 岁～	6.8	1.4	0.4	1.5	10.1
女性	2 岁～	23.5	30.6	8.1	0.0	62.2
	4 岁～	19.6	1.4	7.8	0.0	28.9
	7 岁～	17.2	1.9	4.0	0.3	23.3
	11 岁～	14.0	0.0	2.2	0.3	16.5
	14 岁～	14.4	0.0	1.9	0.5	16.7
	18 岁～	5.5	0.9	0.7	0.8	7.9
	30 岁～	4.8	0.6	0.6	1.4	7.5
	45 岁～	4.3	0.7	0.3	0.8	6.0
	60 岁～	5.5	2.1	0.2	1.2	9.1
	70 岁～	5.1	1.4	0.5	0.2	7.3

附表 1-5-5　中国大城市不同性别年龄居民乳及乳制品摄入量（g/人日）

	年龄组	液态乳	奶粉	酸奶	其他乳制品	合计
男性	2 岁～	99.3	73.5	13.2	1.0	187.1
	4 岁～	105.0	4.0	19.8	7.5	136.2
	7 岁～	106.1	0.0	17.4	0.9	124.4
	11 岁～	84.4	3.8	16.7	1.6	106.4
	14 岁～	82.8	1.1	9.7	0.4	94.0
	18 岁～	51.5	0.0	6.5	0.6	58.6
	30 岁～	37.3	1.3	3.5	1.3	43.4
	45 岁～	42.2	2.8	4.3	1.5	50.8
	60 岁～	55.1	2.8	7.1	0.6	65.6
	70 岁～	69.7	10.4	7.9	1.6	89.5
女性	2 岁～	93.7	17.5	20.9	9.2	141.3
	4 岁～	126.0	12.0	23.7	0.3	162.0
	7 岁～	107.7	0.0	9.5	4.4	121.6
	11 岁～	75.2	0.7	11.2	0.1	87.1
	14 岁～	82.2	0.0	10.5	0.0	92.7
	18 岁～	52.0	2.3	12.8	0.7	67.8
	30 岁～	42.9	2.4	6.7	0.5	52.5
	45 岁～	47.6	3.8	8.6	1.1	61.1
	60 岁～	56.2	3.8	9.0	0.5	69.4
	70 岁～	68.9	3.9	7.7	2.6	83.0

附表 1-5-6　中国中小城市不同性别年龄居民乳及乳制品摄入量（g/人日）

	年龄组	液态乳	奶粉	酸奶	其他乳制品	合计
男性	2 岁～	60.0	22.6	6.2	1.4	90.2
	4 岁～	54.7	1.4	4.0	0.0	60.2
	7 岁～	36.9	0.1	3.3	0.0	40.4
	11 岁～	44.1	0.2	5.3	0.0	49.6
	14 岁～	35.1	0.4	1.1	0.0	36.6
	18 岁～	15.3	0.1	3.1	0.1	18.6
	30 岁～	12.7	0.2	0.9	0.3	14.1
	45 岁～	15.0	1.5	1.2	0.0	17.7
	60 岁～	20.7	1.8	1.7	0.2	24.3
	70 岁～	28.2	5.5	2.5	0.0	36.1
女性	2 岁～	66.8	26.5	10.7	0.0	104.0
	4 岁～	45.4	1.5	7.7	0.0	54.6
	7 岁～	42.5	0.8	4.6	0.5	48.4
	11 岁～	47.2	1.2	8.5	0.0	56.9
	14 岁～	38.7	0.4	4.1	0.0	43.3
	18 岁～	19.5	1.4	3.9	0.1	24.9
	30 岁～	15.1	2.3	1.4	0.1	18.9
	45 岁～	17.3	1.6	1.8	0.0	20.7
	60 岁～	20.9	5.3	1.8	0.1	28.0
	70 岁～	27.1	4.4	1.7	0.1	33.3

附表 1-5-7　中国普通农村不同性别年龄居民乳及乳制品摄入量（g/ 人日）

	年龄组	液态乳	奶粉	酸奶	其他乳制品	合计
男性	2 岁～	39.2	17.1	8.9	0.0	65.2
	4 岁～	19.3	0.4	5.6	0.8	26.1
	7 岁～	24.5	0.4	5.2	0.7	30.8
	11 岁～	21.3	1.1	3.8	1.7	27.9
	14 岁～	14.7	0.0	2.0	0.1	16.7
	18 岁～	3.2	0.1	0.4	2.2	5.9
	30 岁～	4.4	0.1	0.4	0.3	5.2
	45 岁～	5.1	0.5	0.3	0.3	6.2
	60 岁～	6.3	1.3	0.2	0.2	8.1
	70 岁～	6.4	1.6	0.4	0.2	8.6
女性	2 岁～	23.3	40.4	10.3	0.1	74.1
	4 岁～	23.6	0.9	9.7	0.0	34.2
	7 岁～	21.9	0.0	5.5	0.4	27.7
	11 岁～	17.2	0.0	1.1	0.4	18.7
	14 岁～	16.5	0.0	2.3	0.5	19.4
	18 岁～	6.2	1.1	0.8	0.6	8.8
	30 岁～	5.9	0.2	0.7	1.2	8.0
	45 岁～	4.6	0.6	0.3	0.3	5.8
	60 岁～	6.3	2.5	0.3	0.3	9.4
	70 岁～	5.6	0.8	0.7	0.2	7.4

附表 1-5-8　中国贫困农村不同性别年龄居民乳及乳制品摄入量（g/ 人日）

	年龄组	液态乳	奶粉	酸奶	其他乳制品	合计
男性	2 岁～	24.9	30.6	14.4	0.0	69.9
	4 岁～	7.2	1.4	4.3	6.2	19.2
	7 岁～	6.8	0.0	3.1	0.6	10.4
	11 岁～	6.6	0.0	3.7	0.1	10.3
	14 岁～	7.0	0.5	0.4	0.0	7.9
	18 岁～	3.0	0.0	0.2	2.9	6.1
	30 岁～	3.3	1.3	0.5	1.4	6.4
	45 岁～	3.0	1.5	0.3	2.4	7.2
	60 岁～	4.3	0.6	0.3	1.7	6.8
	70 岁～	7.7	1.0	0.2	4.7	13.6
女性	2 岁～	23.8	9.2	3.4	0.0	36.4
	4 岁～	11.1	2.5	3.8	0.0	17.4
	7 岁～	7.8	5.6	1.0	0.0	14.4
	11 岁～	8.1	0.0	4.3	0.1	12.4
	14 岁～	10.1	0.0	0.9	0.4	11.4
	18 岁～	4.1	0.4	0.4	1.3	6.1
	30 岁～	2.4	1.6	0.4	1.9	6.2
	45 岁～	3.6	0.7	0.5	1.9	6.6
	60 岁～	3.8	1.1	0.1	3.3	8.3
	70 岁～	4.0	2.9	0.1	0.1	7.2

附表 1-5-9　全国城乡不同收入水平居民乳及乳制品摄入量（g/标准人日）

	收入水平	液态乳	奶粉	酸奶	其他乳制品	合计
大城市	<10 000 元	51.8	4.5	6.1	0.2	62.5
	10 000 元～	61.2	2.9	9.2	1.2	74.5
	20 000 元～	74.6	3.7	10.3	2.4	91.1
	30 000 元～	79.7	2.6	11.3	1.7	95.3
	40 000 元～	85.5	11.2	16.7	1.9	115.3
中小城市	<10 000 元	19.0	2.7	1.3	0.1	23.2
	10 000 元～	27.4	2.8	2.8	0.0	33.0
	20 000 元～	33.0	5.3	4.2	0.0	42.6
	30 000 元～	36.8	1.6	5.8	0.8	45.1
	40 000 元～	39.5	5.4	6.7	0.3	52.0
普通农村	<10 000 元	8.0	1.6	1.7	0.7	12.0
	10 000 元～	10.4	1.1	0.9	0.5	12.8
	20 000 元～	13.7	2.6	1.5	0.1	17.9
	30 000 元～	11.1	9.4	1.4	0.9	22.9
	40 000 元～	18.5	4.4	3.6	0.0	26.5
贫困农村	<10 000 元	5.5	1.3	1.1	1.6	9.5
	10 000 元～	4.6	3.8	0.9	3.7	12.9
	20 000 元～	5.6	5.3	0.2	0.1	11.1
	30 000 元～	0.0	0.0	2.0	0.0	2.0
	40 000 元～	0.0	0.0	0.7	0.0	0.7

附表 1-5-10　中国城市不同年龄性别居民乳及乳制品消费率（%）及消费者摄入量均值（g/人日）

	年龄组	液态乳		奶粉		酸奶		其他乳制品	
		消费率	摄入均值	消费率	摄入均值	消费率	摄入均值	消费率	摄入均值
男性	2 岁～	39.3	163.8	17.0	165.8	9.5	73.1	1.2	108.9
	4 岁～	42.0	142.9	2.5	68.7	6.5	86.5	0.6	128.3
	7 岁～	32.2	140.5	0.3	26.7	5.2	95.9	0.6	16.8
	11 岁～	35.3	140.6	0.7	106.7	6.8	100.2	0.3	72.7
	14 岁～	30.1	136.8	1.1	46.2	3.4	64.5	0.6	10.3
	18 岁～	16.3	122.8	0.2	53.3	3.2	111.4	0.5	30.6
	30 岁～	13.8	115.4	0.2	188.5	2.1	61.1	0.4	107.6
	45 岁～	16.3	120.1	0.7	253.0	2.1	82.3	0.2	152.9
	60 岁～	19.6	132.5	0.9	225.8	3.0	83.7	0.5	49.3
	70 岁～	24.1	146.5	1.6	388.9	3.3	103.3	0.4	89.1
女性	2 岁～	47.1	148.1	11.9	214.8	14.8	80.0	0.6	183.4
	4 岁～	40.6	133.0	2.6	103.2	11.6	80.9	0.2	14.8
	7 岁～	35.1	145.1	1.0	73.3	5.8	90.8	0.5	204.6
	11 岁～	33.8	152.1	1.0	110.4	10.8	82.7	0.1	6.6
	14 岁～	30.6	144.9	0.5	70.5	6.2	80.5	0.2	0.6
	18 岁～	19.7	120.3	0.6	281.8	6.4	77.7	0.5	36.6
	30 岁～	17.0	109.4	0.4	533.3	3.1	66.8	0.4	40.5
	45 岁～	18.5	120.8	0.8	229.8	3.9	77.1	0.5	46.4
	60 岁～	21.4	124.6	1.0	519.3	3.4	87.7	0.3	41.3
	70 岁～	23.9	143.6	1.1	394.1	3.5	78.7	0.5	107.5

附表 1-5-11　中国农村不同年龄性别居民乳及乳制品消费率（%）及消费者摄入量均值（g/ 人日）

	年龄组	液态乳		奶粉		酸奶		其他乳制品	
		消费率	摄入均值	消费率	摄入均值	消费率	摄入均值	消费率	摄入均值
男性	2 岁～	22.6	153.5	7.3	293.5	9.8	108.6	0.7	3.8
	4 岁～	13.5	114.5	0.8	90.4	5.5	95.5	1.8	137.4
	7 岁～	14.2	131.0	0.1	187.5	5.1	88.7	1.1	61.5
	11 岁～	13.0	124.8	0.7	112.9	4.5	82.6	1.3	86.2
	14 岁～	9.0	134.3	0.2	73.3	2.6	56.1	0.3	12.3
	18 岁～	3.0	103.7	0.1	70.0	0.6	57.9	3.0	81.2
	30 岁～	4.2	96.6	0.1	381.4	0.6	66.8	1.0	65.3
	45 岁～	4.0	111.6	0.4	220.1	0.4	80.7	0.8	118.2
	60 岁～	4.7	121.1	0.5	198.6	0.3	75.0	0.5	130.3
	70 岁～	4.8	139.7	0.9	165.2	0.4	81.8	0.7	233.6
女性	2 岁～	17.6	133.8	7.6	404.5	10.6	76.4	0.5	8.0
	4 岁～	17.9	109.8	1.3	108.0	8.0	98.4	0.4	4.3
	7 岁～	14.8	116.2	0.3	705.6	4.8	83.0	1.2	24.9
	11 岁～	11.1	125.9	0.0	0.0.	2.6	86.1	1.5	18.2
	14 岁～	13.6	105.4	0.0	0.0	1.8	104.0	1.8	26.6
	18 岁～	4.4	125.8	0.6	155.7	1.3	53.6	2.1	39.9
	30 岁～	4.9	98.8	0.1	489.5	0.9	64.4	1.3	109.9
	45 岁～	3.9	109.5	0.3	235.6	0.5	63.6	0.8	99.2
	60 岁～	4.5	123.6	0.7	281.6	0.3	90.7	0.7	166.1
	70 岁～	4.5	114.6	0.6	231.0	0.6	97.2	0.6	29.2

附表 1-5-12　全国不同年龄性别居民乳及乳制品消费率（%）及消费者摄入量均值（g/ 人日）

	年龄组	液态乳		奶粉		酸奶		其他乳制品	
		消费率	摄入均值	消费率	摄入均值	消费率	摄入均值	消费率	摄入均值
男性	2 岁～	30.3	159.6	11.8	208.4	9.7	92.5	1.0	65.5
	4 岁～	26.8	135.2	1.6	74.4	6.0	90.9	1.3	135.3
	7 岁～	22.8	137.3	0.2	77.6	5.2	92.2	0.9	46.0
	11 岁～	23.9	136.2	0.7	109.9	5.7	93.0	0.8	83.7
	14 岁～	18.7	136.1	0.6	51.6	2.9	60.6	0.4	11.1
	18 岁～	9.2	119.5	0.1	60.2	1.8	102.3	1.9	74.5
	30 岁～	8.9	110.9	0.2	263.7	1.3	62.5	0.7	77.0
	45 岁～	10.7	118.7	0.5	243.2	1.3	82.1	0.5	125.3
	60 岁～	12.3	130.3	0.7	215.5	1.7	82.8	0.5	89.9
	70 岁～	14.8	145.5	1.3	314.8	1.9	100.9	0.5	180.7
女性	2 岁～	31.2	143.8	9.6	295.5	12.5	78.4	0.5	94.8
	4 岁～	28.5	125.2	1.9	105.0	9.7	88.6	0.3	7.6
	7 岁～	24.7	136.2	0.6	216.4	5.3	87.1	0.8	77.8
	11 岁～	22.6	145.7	0.5	110.4	6.7	83.3	0.8	17.3
	14 岁～	21.5	131.4	0.2	70.5	3.8	86.4	1.0	24.5
	18 岁～	11.6	121.4	0.6	214.2	3.7	73.3	1.4	39.3
	30 岁～	10.8	107.0	0.3	522.7	2.0	66.3	0.8	95.2
	45 岁～	11.9	119.1	0.6	231.0	2.4	75.7	0.6	77.1
	60 岁～	13.3	124.4	0.9	420.3	1.9	87.9	0.5	125.4
	70 岁～	14.6	139.3	0.9	337.9	2.1	81.1	0.6	66.4

附表 1-5-13　中国大城市居民乳及乳制品消费率（%）及消费者摄入量均值（g/人日）

年龄组		液态乳		奶粉		酸奶		其他乳制品	
		消费率	摄入均值	消费率	摄入均值	消费率	摄入均值	消费率	摄入均值
男性	2 岁～	63.0	157.6	25.9	283.6	22.2	59.5	1.9	56.7
	4 岁～	69.2	151.9	3.7	106.6	16.8	117.4	0.9	799.6
	7 岁～	67.9	156.4	0.0	0.0	17.9	97.7	2.4	36.3
	11 岁～	54.3	155.3	1.4	259.8	15.9	104.7	2.2	72.7
	14 岁～	51.7	160.3	0.7	167.1	11.3	86.1	0.7	53.3
	18 岁～	35.7	144.2	0.0	0.0	8.2	78.7	0.5	118.6
	30 岁～	29.3	127.4	0.3	501.2	4.8	74.2	0.5	249.3
	45 岁～	32.9	128.4	1.0	288.2	5.0	86.1	0.4	398.4
	60 岁～	38.3	143.8	1.1	258.5	8.2	86.4	0.4	134.6
	70 岁～	44.6	156.3	2.4	424.1	8.4	93.4	0.4	385.9
女性	2 岁～	65.0	144.2	25.0	70.0	20.0	104.4	5.0	183.4
	4 岁～	70.3	179.1	7.7	156.4	27.5	86.2	2.2	14.8
	7 岁～	66.7	161.5	0.0	0.0.	12.6	75.3	1.5	299.8
	11 岁～	48.4	155.3	0.8	88.4	11.9	93.8	0.8	6.6
	14 岁～	49.7	165.5	0.0	0.0	10.3	101.7	1.4	0.6
	18 岁～	36.8	141.4	0.8	289.9	15.1	84.8	0.5	136.6
	30 岁～	34.1	125.7	1.0	241.6	8.8	75.7	0.7	67.5
	45 岁～	36.5	130.2	1.4	263.6	10.2	84.6	0.6	188.8
	60 岁～	39.2	143.2	1.4	272.0	10.3	86.6	0.3	172.5
	70 岁～	46.8	147.3	1.5	256.4	9.2	83.0	0.6	428.5

附表 1-5-14　中国中小城市居民乳及乳制品消费率（%）及消费者摄入量均值（g/人日）

年龄组		液态乳		奶粉		酸奶		其他乳制品	
		消费率	摄入均值	消费率	摄入均值	消费率	摄入均值	消费率	摄入均值
男性	2 岁～	36.4	165.0	15.9	142.3	8.0	77.8	1.1	119.4
	4 岁～	38.8	141.0	2.4	61.6	5.3	74.9	0.6	2.7
	7 岁～	27.3	135.1	0.4	26.7	3.5	94.6	0.4	0.4
	11 岁～	32.3	136.6	0.5	40.0	5.4	98.1	0.0	.
	14 岁～	27.0	130.2	1.1	35.8	2.2	48.8	0.6	3.0
	18 岁～	13.4	114.2	0.2	53.3	2.4	127.9	0.5	16.8
	30 岁～	11.5	110.8	0.2	126.5	1.6	55.3	0.4	79.5
	45 岁～	12.9	115.9	0.6	242.1	1.5	79.8	0.1	6.0
	60 岁～	16.2	127.6	0.8	218.0	2.1	81.7	0.5	36.9
	70 岁～	19.8	141.9	1.4	376.4	2.2	111.1	0.3	10.1
女性	2 岁～	44.9	148.8	10.3	258.9	14.1	75.6	0.0	.
	4 岁～	37.0	122.6	1.9	78.3	9.7	79.1	0.0	.
	7 岁～	30.4	139.7	1.1	73.3	4.8	96.9	0.4	146.7
	11 岁～	31.2	151.2	1.1	113.3	10.6	80.4	0.0	.
	14 岁～	27.8	139.3	0.6	70.5	5.6	74.6	0.0	.
	18 岁～	17.2	113.6	0.5	280.0	5.2	74.7	0.5	21.3
	30 岁～	14.5	103.9	0.4	653.5	2.3	62.0	0.3	30.9
	45 岁～	14.9	116.1	0.7	216.3	2.6	71.1	0.4	7.8
	60 岁～	17.9	116.5	0.9	595.8	2.0	88.9	0.3	20.2
	70 岁～	19.1	141.7	1.0	437.2	2.3	75.0	0.5	27.1

附表 1-5-15　中国普通农村居民乳及乳制品消费率（%）及消费者摄入量均值（g/人日）

年龄组		液态乳		奶粉		酸奶		其他乳制品	
		消费率	摄入均值	消费率	摄入均值	消费率	摄入均值	消费率	摄入均值
男性	2 岁～	25.7	152.6	7.5	228.1	7.0	127.8	1.1	3.8
	4 岁～	16.6	116.2	0.6	55.2	6.1	92.9	1.9	40.1
	7 岁～	18.3	134.1	0.2	187.5	5.4	96.6	1.3	53.0
	11 岁～	16.2	131.4	1.0	112.9	4.4	85.4	1.7	98.7
	14 岁～	10.6	139.4	0.0	0.0	3.5	55.9	0.5	12.3
	18 岁～	2.8	112.4	0.1	70.0	0.7	58.6	3.9	57.3
	30 岁～	4.5	97.3	0.1	225.0	0.6	64.7	1.1	29.0
	45 岁～	4.6	110.6	0.3	180.3	0.3	93.6	0.6	60.5
	60 岁～	5.2	122.1	0.5	246.6	0.3	75.6	0.4	62.8
	70 岁～	4.6	137.3	1.1	140.0	0.5	99.0	0.6	29.3
女性	2 岁～	18.4	126.5	9.9	407.2	12.8	80.6	0.7	8.0
	4 岁～	20.7	113.7	1.1	87.9	9.6	100.7	0.4	5.0
	7 岁～	19.5	111.9	0.0	0.0	6.2	88.5	1.5	27.8
	11 岁～	13.7	125.3	0.0	0.0	2.0	57.9	1.6	24.2
	14 岁～	15.4	107.2	0.0	0.0	1.6	145.6	1.6	30.9
	18 岁～	5.1	122.3	0.7	158.0	1.5	54.7	2.4	26.3
	30 岁～	6.0	99.5	0.1	269.4	1.1	63.4	1.2	96.6
	45 岁～	4.3	106.1	0.2	260.2	0.4	65.8	0.6	47.6
	60 岁～	5.0	125.6	0.8	325.4	0.3	96.3	0.7	41.1
	70 岁～	4.6	121.8	0.7	118.3	0.7	102.2	0.7	30.7

附表 1-5-16　中国贫困农村居民乳及乳制品消费率（%）及消费者摄入量均值（g/人日）

年龄组		液态乳		奶粉		酸奶		其他乳制品	
		消费率	摄入均值	消费率	摄入均值	消费率	摄入均值	消费率	摄入均值
男性	2 岁～	15.9	156.7	6.8	449.3	15.9	90.4	0.0	0.0
	4 岁～	6.8	105.7	1.0	137.2	4.2	103.5	1.6	395.2
	7 岁～	6.0	111.9	0.0	0.0	4.4	69.2	0.6	96.8
	11 岁～	6.9	95.6	0.0	0.0	4.8	77.5	0.5	9.6
	14 岁～	6.0	116.6	0.7	73.3	0.7	58.7	0.0	0.0
	18 岁～	3.4	88.3	0.0	0.0	0.3	54.9	1.2	248.0
	30 岁～	3.5	94.9	0.3	443.2	0.6	71.1	0.8	179.8
	45 岁～	2.6	116.1	0.6	267.7	0.6	61.6	1.3	178.2
	60 岁～	3.6	117.7	0.6	100.2	0.4	73.8	0.8	204.5
	70 岁～	5.3	144.8	0.2	484.6	0.4	38.2	0.9	558.0
女性	2 岁～	15.7	152.2	2.4	380.0	6.0	57.2	0.0	0.0
	4 岁～	11.7	94.5	1.9	133.3	4.3	87.5	0.6	3.3
	7 岁～	5.2	149.0	0.8	705.6	2.0	48.5	0.4	1.9
	11 岁～	6.3	128.5	0.0	0.0	3.8	113.5	1.3	4.2
	14 岁～	10.1	99.8	0.0	0.0	2.2	43.5	2.2	20.2
	18 岁～	2.9	138.7	0.3	141.7	0.8	49.0	1.4	90.2
	30 岁～	2.5	95.2	0.2	670.3	0.5	68.9	1.4	137.5
	45 岁～	2.9	121.8	0.4	197.4	0.8	60.2	1.0	180.8
	60 岁～	3.3	116.7	0.7	167.7	0.1	54.2	0.8	421.9
	70 岁～	4.2	95.5	0.4	693.9	0.2	56.5	0.4	23.1

附表 1-5-17　全国城乡不同收入水平居民乳及乳制品消费率(%)及消费者摄入量均值(g/人日)

收入水平		液态乳		奶粉		酸奶		其他乳制品	
		消费率	摄入均值	消费率	摄入均值	消费率	摄入均值	消费率	摄入均值
大城市	<10 000 元	35.5	128.4	1.1	329.6	6.1	89.7	0.2	63.9
	10 000 元～	38.6	136.7	1.2	165.8	9.4	88.5	0.5	178.5
	20 000 元～	43.0	148.2	0.8	229.0	10.9	77.3	0.9	223.9
	30 000 元～	44.5	144.8	1.0	157.9	12.5	80.0	0.9	183.0
	40 000 元～	45.7	157.6	4.3	215.0	15.6	86.5	2.5	73.5
中小城市	<10 000 元	15.0	118.9	1.0	206.3	1.7	90.1	0.4	20.8
	10 000 元～	18.7	125.5	0.7	244.5	3.5	73.9	0.3	16.8
	20 000 元～	22.7	134.9	1.2	300.2	5.4	77.1	0.1	14.6
	30 000 元～	24.2	129.5	2.0	87.4	6.8	90.1	0.4	319.3
	40 000 元～	24.6	138.2	0.9	332.3	6.9	76.4	0.5	49.9
普通农村	<10 000 元	6.3	118.1	0.6	195.0	1.9	83.2	1.7	50.7
	10 000 元～	7.5	123.7	0.5	176.2	1.4	71.5	1.4	40.2
	20 000 元～	9.7	121.1	0.4	573.7	1.2	102.4	0.4	22.9
	30 000 元～	7.6	113.9	0.7	1040.5	1.0	89.9	0.3	348.4
	40 000 元～	14.9	96.1	0.5	384.6	4.0	103.3	0.0	0.0
贫困农村	<10 000 元	4.7	110.6	0.4	243.6	1.4	74.8	0.9	154.5
	10 000 元～	3.1	139.7	0.6	582.8	1.2	72.9	1.6	184.0
	20 000 元～	4.1	118.3	0.6	562.3	0.3	57.5	0.2	27.1
	30 000 元～	0.0	0.0	0.0	0.0	2.0	54.2	0.0	0.0
	40 000 元～	0.0	0.0	0.0	0.0	1.9	33.3	0.0	0.0

6. 食用油平均摄入量及消费率

附表 1-6-1　全国城乡居民食用油摄入量(g/标准人日)

	菜籽油	豆油	花生油	色拉油	其他植物油	植物油合计	动物油	食用油合计
全国合计	12.8	6.5	7.4	5.8	4.5	37.1	4.7	41.8
城市	12.8	5.7	9	8.1	5.3	40.9	2.1	43
农村	12.8	7.3	5.9	3.7	3.7	33.5	7.3	40.7
大城市	7.6	4.5	9.1	8.9	9.1	39.3	1.4	40.6
中小城市	13.6	5.9	9	7.9	4.6	41.1	2.2	43.3
普通农村	12.5	8.2	6.6	4.3	2.8	34.4	6.4	40.8
贫困农村	13.5	5.4	4.4	2.3	5.7	31.3	9.2	40.5

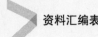

附表 1-6-2　全国城乡不同性别年龄居民食用油摄入量（g/ 人日）

	年龄组	菜籽油	豆油	花生油	色拉油	其他植物油	植物油合计	动物油	食用油合计
男性	2 岁～	5.6	2.0	5.8	3.5	2.1	19.0	2.0	21.0
	4 岁～	7.6	3.9	4.0	3.0	2.2	20.7	2.9	23.6
	7 岁～	9.5	4.3	5.3	4.3	3.3	26.7	3.7	30.4
	11 岁～	12.1	4.5	5.6	4.2	4.2	30.6	3.8	34.4
	14 岁～	14.9	6.1	5.6	4.6	4.4	35.7	4.5	40.2
	18 岁～	11.9	6.5	7.3	5.6	3.8	35.0	5.4	40.5
	30 岁～	13.8	6.9	7.6	6.1	4.7	39.1	5.5	44.6
	45 岁～	13.1	7.1	7.9	7.0	5.1	40.2	4.6	44.8
	60 岁～	12.8	6.4	7.1	5.7	4.0	36.0	4.5	40.5
	70 岁～	11.3	5.9	5.6	4.8	3.7	31.3	3.9	35.2
女性	2 岁～	5.5	3.3	3.8	1.7	1.3	15.6	2.3	17.9
	4 岁～	7.6	3.3	4.7	2.3	2.7	20.6	3.5	24.1
	7 岁～	8.6	4.1	5.1	3.4	3.0	24.2	3.5	27.7
	11 岁～	10.1	4.4	4.9	3.5	4.4	27.3	4.0	31.3
	14 岁～	10.9	4.9	5.5	2.9	3.6	27.8	4.0	31.8
	18 岁～	10.5	5.0	7.0	5.0	4.3	31.8	4.6	36.4
	30 岁～	12.5	5.4	6.4	4.9	4.1	33.4	4.7	38.1
	45 岁～	11.4	6.1	7.0	5.6	4.3	34.4	4.1	38.5
	60 岁～	10.8	5.7	6.1	4.8	3.3	30.7	3.7	34.4
	70 岁～	9.1	5.0	5.4	4.1	3.3	27.0	3.1	30.1

附表 1-6-3　中国城市不同性别年龄居民食用油摄入量（g/ 人日）

	年龄组	菜籽油	豆油	花生油	色拉油	其他植物油	植物油合计	动物油	食用油合计
男性	2 岁～	5.5	1.0	7.5	6.4	2.8	23.2	0.9	24.0
	4 岁～	8.4	3.3	4.2	5.4	3.0	24.3	1.5	25.8
	7 岁～	9.9	4.4	6.4	6.0	4.4	31.1	1.6	32.7
	11 岁～	12.3	5.0	6.8	6.0	5.1	35.2	0.9	36.1
	14 岁～	14.0	6.4	8.3	7.4	4.7	40.7	2.3	42.9
	18 岁～	11.4	5.6	9.2	7.9	4.5	38.6	2.2	40.8
	30 岁～	12.9	5.9	9.4	8.5	5.9	42.6	2.4	44.9
	45 岁～	13.0	6.3	8.9	9.0	5.5	42.9	2.0	44.8
	60 岁～	12.5	5.0	8.4	7.8	4.3	38.0	2.1	40.1
	70 岁～	11.9	5.0	6.6	6.3	4.3	34.2	1.9	36.2
女性	2 岁～	6.2	3.0	3.9	2.5	2.1	17.7	1.3	19.0
	4 岁～	8.8	3.3	5.5	3.4	3.9	24.9	2.1	27.0
	7 岁～	8.3	4.0	6.5	4.8	3.4	27.0	2.1	29.1
	11 岁～	11.3	4.3	6.2	4.6	5.7	32.1	1.4	33.5
	14 岁～	10.7	4.3	7.6	3.7	4.8	31.0	0.9	31.9
	18 岁～	9.4	3.8	8.7	7.4	5.2	34.4	2.2	36.6
	30 岁～	11.7	4.7	7.8	6.5	4.8	35.6	1.9	37.5
	45 岁～	11.1	5.1	8.2	7.1	4.6	36.2	1.9	38.0
	60 岁～	10.6	4.6	7.0	6.3	3.7	32.2	1.8	34.0
	70 岁～	8.9	4.4	6.5	5.5	3.6	29.0	1.5	30.5

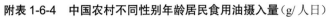

附表 1-6-4 中国农村不同性别年龄居民食用油摄入量（g/人日）

	年龄组	菜籽油	豆油	花生油	色拉油	其他植物油	植物油合计	动物油	食用油合计
男性	2 岁～	5.6	2.9	4.3	1.0	1.5	15.3	3.0	18.4
	4 岁～	6.9	4.3	3.9	0.9	1.6	17.7	4.1	21.7
	7 岁～	9.1	4.2	4.3	2.9	2.3	22.8	5.5	28.3
	11 岁～	12.0	4.1	4.3	2.5	3.4	26.3	6.5	32.8
	14 岁～	15.7	5.9	3.4	2.3	4.2	31.4	6.5	37.9
	18 岁～	12.3	7.2	5.6	3.7	3.1	31.9	8.3	40.2
	30 岁～	14.6	7.8	6.0	3.8	3.6	35.8	8.5	44.2
	45 岁～	13.2	8.1	6.7	4.5	4.5	37.0	7.8	44.8
	60 岁～	13.1	7.9	5.7	3.6	3.6	34.0	7.0	41.0
	70 岁～	10.6	7.0	4.5	3.2	3.0	28.2	5.9	34.2
女性	2 岁～	4.9	3.6	3.7	0.9	0.6	13.8	3.2	16.9
	4 岁～	6.5	3.4	4.0	1.3	1.6	16.9	4.7	21.5
	7 岁～	9.0	4.2	3.7	2.1	2.6	21.5	4.8	26.3
	11 岁～	8.8	4.6	3.6	2.3	3.1	22.5	6.6	29.1
	14 岁～	11.1	5.5	3.8	2.2	2.5	25.1	6.6	31.7
	18 岁～	11.4	6.1	5.5	2.8	3.5	29.4	6.7	36.1
	30 岁～	13.3	6.1	5.1	3.4	3.4	31.3	7.4	38.7
	45 岁～	11.9	7.3	5.5	3.8	3.8	32.3	6.8	39.1
	60 岁～	11.0	7.0	5.1	3.2	2.9	29.2	5.7	34.9
	70 岁～	9.2	5.7	4.2	2.6	3.0	24.8	4.9	29.7

附表 1-6-5 中国大城市不同性别年龄居民食用油摄入量（g/人日）

	年龄组	菜籽油	豆油	花生油	色拉油	其他植物油	植物油合计	动物油	食用油合计
男性	2 岁～	2.7	0.7	6.2	5.3	6.6	21.5	0.2	21.7
	4 岁～	6.4	2.5	5.1	7.4	7.6	28.9	1.2	30.2
	7 岁～	5.9	2.0	6.5	6.7	8.6	29.7	1.9	31.6
	11 岁～	7.2	2.3	8.5	10.7	6.2	34.9	2.4	37.3
	14 岁～	9.4	2.4	6.2	7.9	7.3	33.2	3.6	36.8
	18 岁～	6.9	4.3	9.1	8.2	7.2	35.6	1.4	37.0
	30 岁～	7.8	4.3	7.8	7.9	9.0	36.8	1.6	38.4
	45 岁～	7.4	5.1	9.0	8.8	8.6	38.8	1.3	40.1
	60 岁～	7.0	4.0	7.9	8.7	9.7	37.3	0.5	37.9
	70 岁～	5.8	4.0	7.5	7.1	7.1	31.4	1.0	32.4
女性	2 岁～	2.4	1.2	5.6	3.1	5.1	17.4	1.9	19.3
	4 岁～	7.2	2.3	5.3	5.4	6.1	26.3	2.7	29.0
	7 岁～	8.2	2.9	4.9	6.4	10.0	32.4	2.2	34.7
	11 岁～	9.7	3.5	7.8	5.1	6.3	32.4	2.1	34.5
	14 岁～	7.4	3.3	6.5	4.2	7.9	29.2	1.2	30.3
	18 岁～	5.5	2.9	8.9	7.7	6.2	31.2	1.4	32.6
	30 岁～	7.7	3.6	7.3	7.1	7.8	33.4	1.5	34.9
	45 岁～	6.5	4.0	7.8	7.7	7.5	33.6	1.1	34.7
	60 岁～	5.0	3.8	7.6	6.8	8.0	31.2	0.4	31.6
	70 岁～	4.7	3.5	7.3	7.0	6.3	28.7	1.2	30.0

附表 1-6-6　中国中小城市不同性别年龄居民食用油摄入量（g/ 人日）

	年龄组	菜籽油	豆油	花生油	色拉油	其他植物油	植物油合计	动物油	食用油合计
男性	2 岁～	5.8	1.0	7.6	6.5	2.4	23.4	0.9	24.3
	4 岁～	8.6	3.4	4.1	5.2	2.4	23.7	1.5	25.2
	7 岁～	10.5	4.7	6.4	5.9	3.8	31.2	1.6	32.8
	11 岁～	13.1	5.4	6.6	5.3	4.9	35.2	0.7	35.9
	14 岁～	14.6	7.0	8.6	7.3	4.3	41.8	2.1	43.8
	18 岁～	12.1	5.8	9.2	7.8	4.1	39.1	2.3	41.3
	30 岁～	13.7	6.1	9.6	8.6	5.4	43.4	2.5	45.9
	45 岁～	14.2	6.6	8.9	9.1	4.9	43.7	2.1	45.8
	60 岁～	13.5	5.1	8.5	7.6	3.3	38.1	2.3	40.5
	70 岁～	13.2	5.2	6.5	6.2	3.8	34.8	2.1	36.9
女性	2 岁～	6.6	3.2	3.7	2.4	1.7	17.8	1.2	19.0
	4 岁～	9.0	3.4	5.5	3.2	3.6	24.8	2.0	26.8
	7 岁～	8.3	4.2	6.8	4.6	2.4	26.2	2.1	28.3
	11 岁～	11.6	4.4	5.9	4.5	5.6	32.0	1.3	33.3
	14 岁～	11.2	4.4	7.7	3.6	4.3	31.2	0.9	32.2
	18 岁～	10.0	3.9	8.7	7.3	5.1	34.9	2.3	37.2
	30 岁～	12.3	4.9	7.9	6.4	4.4	35.9	1.9	37.9
	45 岁～	12.0	5.3	8.3	7.0	4.1	36.7	2.0	38.7
	60 岁～	11.7	4.7	6.9	6.2	2.9	32.4	2.0	34.4
	70 岁～	9.8	4.6	6.3	5.2	3.0	29.0	1.6	30.6

附表 1-6-7　中国普通农村不同性别年龄居民食用油摄入量（g/ 人日）

	年龄组	菜籽油	豆油	花生油	色拉油	其他植物油	植物油合计	动物油	食用油合计
男性	2 岁～	5.6	3.6	4.9	1.2	1.0	16.2	2.5	18.7
	4 岁～	5.7	5.2	4.4	1.1	1.4	17.7	3.0	20.7
	7 岁～	9.6	4.8	4.8	3.5	1.5	24.2	4.6	28.8
	11 岁～	12.0	5.3	5.0	3.0	2.6	27.8	6.2	34.1
	14 岁～	15.6	8.2	3.6	2.8	2.7	32.8	6.5	39.3
	18 岁～	11.6	8.2	6.6	4.0	2.1	32.4	7.1	39.5
	30 岁～	13.4	9.4	6.7	4.5	2.8	36.8	7.2	44.0
	45 岁～	13.3	8.9	7.3	5.2	3.5	38.2	6.8	45.0
	60 岁～	12.7	8.6	6.1	4.2	2.7	34.3	6.6	40.9
	70 岁～	9.9	7.3	5.5	3.7	1.9	28.5	4.9	33.4
女性	2 岁～	4.3	4.5	4.2	1.2	0.2	14.4	2.8	17.2
	4 岁～	6.9	3.7	4.2	1.6	1.2	17.6	4.0	21.5
	7 岁～	9.4	5.1	4.2	2.5	2.2	23.3	3.9	27.2
	11 岁～	8.8	5.8	4.0	3.1	2.1	23.8	6.0	29.9
	14 岁～	9.8	6.8	5.0	2.4	1.7	25.7	6.9	32.6
	18 岁～	11.0	6.8	6.1	3.2	2.2	29.3	5.9	35.2
	30 岁～	12.2	7.0	5.8	4.0	2.5	31.6	6.1	37.7
	45 岁～	11.7	7.9	5.7	4.4	3.0	32.7	6.0	38.7
	60 岁～	10.8	7.6	5.6	3.7	1.9	29.5	4.9	34.4
	70 岁～	8.7	5.8	5.1	3.2	2.2	25.0	4.0	29.0

附表 1-6-8　中国贫困农村不同性别年龄居民食用油摄入量（g/ 人日）

年龄组	菜籽油	豆油	花生油	色拉油	其他植物油	植物油合计	动物油	食用油合计
男性 2 岁～	5.8	1.4	3.2	0.6	2.6	13.5	4.3	17.8
4 岁～	9.5	2.6	2.8	0.7	2.0	17.5	6.4	23.9
7 岁～	8.1	3.1	3.4	1.6	3.9	20.0	7.4	27.4
11 岁～	12.0	1.8	3.0	1.5	5.1	23.4	7.0	30.4
14 岁～	15.9	1.3	3.0	1.2	7.2	28.7	6.4	35.1
18 岁～	13.9	5.2	3.3	3.2	5.3	30.9	10.7	41.6
30 岁～	17.2	4.4	4.3	2.2	5.3	33.4	11.3	44.6
45 岁～	13.0	6.2	5.4	2.9	6.8	34.3	10.2	44.5
60 岁～	13.9	6.5	4.9	2.1	5.8	33.2	8.0	41.2
70 岁～	12.1	6.2	2.0	1.9	5.5	27.6	8.3	36.0
女性 2 岁～	6.2	1.7	2.6	0.4	1.3	12.3	4.1	16.3
4 岁～	5.7	2.6	3.7	0.8	2.5	15.4	6.2	21.6
7 岁～	8.1	2.4	2.7	1.4	3.3	17.9	6.5	24.4
11 岁～	8.9	2.2	3.0	0.8	5.0	20.0	7.7	27.6
14 岁～	13.7	2.9	1.4	1.8	4.2	24.0	5.9	29.9
18 岁～	12.5	4.8	4.1	2.1	6.2	29.7	8.5	38.1
30 岁～	15.8	4.1	3.4	2.2	5.3	30.8	10.4	41.2
45 岁～	12.3	5.7	4.9	2.4	6.0	31.3	8.9	40.1
60 岁～	11.6	5.7	3.9	2.0	5.1	28.3	7.5	35.8
70 岁～	10.4	5.4	2.2	1.1	5.1	24.2	7.1	31.4

附表 1-6-9　全国城乡不同收入水平居民食用油摄入量（g/ 标准人日）

	收入水平	菜籽油	豆油	花生油	色拉油	其他植物油	植物油合计	动物油	食用油合计
大城市	<10 000 元	11.5	4.7	7.0	8.3	7.1	38.7	2.8	41.5
	10 000 元～	8.2	6.1	8.5	10.4	8.6	41.8	1.3	43.1
	20 000 元～	5.6	4.0	10.3	8.5	10.6	38.9	0.5	39.5
	30 000 元～	3.5	3.1	10.1	9.3	10.9	36.8	0.2	37.0
	40 000 元～	3.6	3.1	10.3	4.4	12.9	34.3	0.7	35.0
中小城市	<10 000 元	13.8	5.8	7.7	7.7	5.4	40.4	3.3	43.6
	10 000 元～	14.7	7.1	9.2	8.5	3.4	42.9	1.6	44.5
	20 000 元～	13.5	4.2	10.0	7.5	5.5	40.7	1.3	41.9
	30 000 元～	10.2	3.0	12.0	5.7	5.8	36.6	0.6	37.3
	40 000 元～	12.0	2.1	12.2	7.5	7.6	41.4	1.0	42.4
普通农村	<10 000 元	12.6	8.9	6.5	3.5	2.3	33.8	6.1	39.9
	10 000 元～	12.4	7.7	5.7	5.5	2.8	34.2	7.1	41.3
	20 000 元～	13.2	7.4	6.8	5.3	4.8	37.5	6.6	44.0
	30 000 元～	14.9	6.5	5.3	9.0	6.2	41.9	4.1	46.0
	40 000 元～	8.9	3.8	6.5	9.7	8.9	37.8	6.7	44.5
贫困农村	<10 000 元	13.4	4.9	3.8	2.2	6.2	30.5	9.0	39.5
	10 000 元～	12.7	7.1	6.6	2.1	4.8	33.3	10.1	43.4
	20 000 元～	18.1	6.1	6.5	3.3	2.3	36.3	9.8	46.1
	30 000 元～	26.0	0.8	9.7	3.6	4.4	44.5	9.5	54.0
	40 000 元～	30.2	0.5	8.2	0.0	4.4	43.4	11.5	54.9

附表 1-6-10　中国城市不同年龄性别居民食用油消费率（%）及消费者摄入量均值（g/人日）

年龄组	菜籽油 消费率	菜籽油 摄入均值	豆油 消费率	豆油 摄入均值	花生油 消费率	花生油 摄入均值	色拉油 消费率	色拉油 摄入均值	其他植物油 消费率	其他植物油 摄入均值	动物油 消费率	动物油 摄入均值
男性												
2岁~	19.6	27.8	7.7	12.5	35.4	21.1	21.5	29.8	26.5	10.7	9.9	8.7
4岁~	33.6	25.0	16.9	19.7	23.2	18.1	19.3	27.9	26.5	11.2	10.6	13.8
7岁~	28.5	34.8	14.1	30.9	27.4	23.4	18.4	32.5	27.5	16.0	6.8	23.7
11岁~	28.3	43.4	14.1	35.2	28.2	24.3	14.9	40.6	26.1	19.3	7.5	12.2
14岁~	24.8	56.2	15.4	41.7	26.7	30.9	18.4	40.1	24.7	18.9	6.4	35.1
18岁~	24.0	47.6	14.5	38.3	29.0	31.7	20.0	39.4	23.7	19.1	8.0	27.2
30岁~	27.8	46.5	14.4	40.8	25.4	36.9	19.0	44.6	25.6	23.1	9.0	26.4
45岁~	28.4	45.9	15.3	41.3	24.4	36.6	20.0	45.0	26.3	21.1	8.5	23.3
60岁~	31.3	39.9	13.8	35.9	25.9	32.7	19.6	39.9	25.3	17.1	10.3	19.9
70岁~	33.1	36.0	14.2	34.9	22.1	30.0	19.1	33.2	25.5	17.1	11.3	17.3
女性												
2岁~	30.2	20.5	12.8	23.4	25.3	15.6	19.3	13.0	31.2	6.8	14.8	8.6
4岁~	31.2	28.2	14.3	23.0	26.4	20.8	16.0	21.5	24.8	15.7	11.5	18.1
7岁~	26.2	31.4	13.2	30.8	27.9	23.4	18.5	26.0	24.0	14.1	9.6	21.9
11岁~	31.3	36.1	13.6	31.4	20.8	29.8	15.8	28.9	31.6	18.1	9.2	15.5
14岁~	30.2	35.4	12.7	33.8	28.4	26.7	15.1	24.2	27.8	17.1	6.7	14.0
18岁~	24.4	38.4	12.9	29.5	30.0	28.9	18.8	39.2	25.8	20.1	8.1	26.8
30岁~	29.1	40.3	14.2	33.2	25.1	31.2	18.2	35.9	25.6	18.7	8.5	22.2
45岁~	28.5	38.9	15.1	33.8	26.1	31.6	19.0	37.3	25.5	18.2	9.2	20.3
60岁~	31.2	34.0	14.2	32.0	24.3	29.0	19.8	31.7	25.3	14.7	10.4	17.1
70岁~	29.6	30.2	15.6	28.0	24.4	26.6	19.1	28.9	24.0	15.0	9.1	16.7

附表 1-6-11 中国农村不同年龄性别居民食用油消费率（%）及消费者摄入量均值（g/人日）

	年龄组	菜籽油 消费率	菜籽油 摄入均值	豆油 消费率	豆油 摄入均值	花生油 消费率	花生油 摄入均值	色拉油 消费率	色拉油 摄入均值	其他植物油 消费率	其他植物油 摄入均值	动物油 消费率	动物油 摄入均值
男性	2岁~	36.0	15.6	14.2	20.2	23.0	18.9	5.8	17.1	21.1	7.2	25.4	12.0
	4岁~	34.5	20.0	18.6	23.3	18.6	21.0	5.9	15.8	19.9	7.9	29.6	13.8
	7岁~	33.7	27.0	16.0	26.5	16.8	25.8	10.1	28.5	20.4	11.1	29.4	18.8
	11岁~	38.3	31.3	14.7	27.7	13.4	32.4	8.5	29.2	21.4	16.1	30.5	21.2
	14岁~	41.4	37.9	13.4	44.1	12.8	26.3	7.4	30.7	21.5	19.7	26.3	24.5
	18岁~	33.4	37.0	17.1	42.2	16.3	34.2	9.6	38.6	18.8	16.4	27.1	30.5
	30岁~	35.5	41.1	18.5	42.1	15.5	38.5	9.0	42.2	16.5	21.7	27.0	31.4
	45岁~	32.2	41.1	19.2	42.1	16.2	41.6	10.2	44.6	20.9	21.3	24.9	31.3
	60岁~	35.3	37.1	20.2	39.4	15.0	37.9	9.4	38.2	18.3	19.9	25.4	27.7
	70岁~	33.1	32.0	20.4	34.3	17.3	25.9	10.4	30.7	19.6	15.1	24.2	24.6
女性	2岁~	32.2	15.3	18.1	20.0	21.9	16.9	6.0	15.4	14.5	4.0	29.5	10.8
	4岁~	32.2	20.2	15.4	21.9	20.4	19.7	8.1	16.7	22.9	7.1	28.7	16.3
	7岁~	35.6	25.1	17.0	24.6	15.4	23.8	8.7	24.7	21.6	11.8	27.8	17.1
	11岁~	33.6	26.3	17.0	26.8	14.8	24.6	9.0	25.8	22.2	14.1	28.2	23.4
	14岁~	37.7	29.5	17.0	32.2	14.4	26.3	7.7	29.0	13.8	18.2	27.7	23.7
	18岁~	33.5	34.1	17.9	34.3	17.4	31.5	8.8	32.2	21.5	16.3	24.8	27.1
	30岁~	35.4	37.5	17.8	34.3	15.6	32.7	9.9	34.6	17.1	19.9	26.0	28.5
	45岁~	33.2	35.8	19.8	36.8	15.7	35.0	10.1	37.6	20.6	18.7	25.4	26.9
	60岁~	34.4	32.0	21.1	33.4	16.2	31.2	9.9	32.4	18.3	15.6	24.0	23.7
	70岁~	32.1	28.7	20.1	28.3	18.8	22.5	8.8	29.7	22.6	13.3	23.5	20.7

附表 1-6-12　全国不同年龄性别居民食用油消费率（%）及消费者摄入量均值（g/人日）

年龄组	菜籽油		豆油		花生油		色拉油		其他植物油		动物油	
	消费率	摄入均值	消费率	摄入均值	消费率	摄入均值	消费率	摄入均值	消费率	摄入均值	消费率	摄入均值
男性												
2岁~	28.4	19.5	11.2	17.7	28.7	20.2	13.0	26.8	23.6	9.0	18.3	11.1
4岁~	34.1	22.3	17.8	21.7	20.8	19.5	12.1	24.8	23.0	9.7	20.7	13.8
7岁~	31.2	30.4	15.1	28.4	21.9	24.4	14.0	31.0	23.8	13.8	18.6	19.6
11岁~	33.4	36.3	14.4	31.3	20.6	27.0	11.6	36.3	23.7	17.8	19.3	19.5
14岁~	33.8	44.1	14.3	42.9	19.2	29.2	12.4	37.1	23.0	19.3	17.2	26.4
18岁~	29.0	41.0	15.9	40.6	22.2	32.7	14.4	39.1	21.1	17.8	18.2	29.8
30岁~	31.8	43.4	16.5	41.5	20.3	37.5	13.9	43.8	20.9	22.5	18.2	30.2
45岁~	30.2	43.5	17.1	41.7	20.7	38.4	15.5	44.9	23.8	21.2	16.0	29.0
60岁~	33.3	38.4	16.9	37.9	20.5	34.5	14.6	39.4	21.9	18.2	17.7	25.4
70岁~	33.1	34.1	17.2	34.6	19.8	28.3	14.9	32.3	22.6	16.3	17.5	22.1
女性												
2岁~	31.3	17.6	15.6	21.3	23.5	16.3	12.1	13.6	22.2	5.8	22.7	10.1
4岁~	31.7	23.9	14.9	22.4	23.2	20.3	11.8	19.7	23.8	11.3	20.7	16.7
7岁~	31.1	27.7	15.2	27.2	21.5	23.6	13.5	25.5	22.8	13.0	19.0	18.3
11岁~	32.4	31.1	15.3	28.8	17.8	27.7	12.4	27.8	26.9	16.5	18.7	21.4
14岁~	34.2	31.9	15.0	32.8	20.9	26.5	11.1	26.0	20.3	17.5	18.0	22.1
18岁~	29.3	35.8	15.6	32.4	23.3	29.9	13.5	36.7	23.5	18.3	17.0	27.0
30岁~	32.3	38.8	16.1	33.8	20.2	31.8	13.9	35.4	21.3	19.2	17.4	27.0
45岁~	30.6	37.4	17.2	35.4	21.4	32.7	15.0	37.4	23.3	18.4	16.5	24.9
60岁~	32.8	33.0	17.5	32.8	20.4	29.8	15.0	31.9	21.9	15.0	17.0	21.6
70岁~	30.8	29.5	17.7	28.2	21.8	24.9	14.2	29.1	23.4	14.2	16.0	19.5

附表 1-6-13　中国大城市居民食用油消费率（%）及消费者摄入量均值（g/人日）

	年龄组	菜籽油 消费率	菜籽油 摄入均值	豆油 消费率	豆油 摄入均值	花生油 消费率	花生油 摄入均值	色拉油 消费率	色拉油 摄入均值	其他植物油 消费率	其他植物油 摄入均值	动物油 消费率	动物油 摄入均值
男性	2岁~	13.0	20.9	5.6	12.3	27.8	22.3	20.4	25.8	48.1	13.8	7.4	2.4
	4岁~	24.3	26.3	10.3	23.8	20.6	24.8	18.7	39.8	42.1	18.0	5.6	22.1
	7岁~	19.6	29.9	8.9	22.5	28.0	23.2	21.4	31.4	39.9	21.6	7.7	24.2
	11岁~	23.9	30.2	8.0	28.9	26.1	32.4	20.3	52.5	28.3	21.9	10.9	22.5
	14岁~	17.9	52.3	9.3	26.2	25.2	24.5	21.2	37.3	36.4	20.2	11.9	30.2
	18岁~	16.6	41.4	12.6	34.4	27.3	33.2	21.1	38.6	35.5	20.3	6.4	22.2
	30岁~	19.7	39.6	11.8	36.6	24.0	32.4	20.4	38.5	38.0	23.8	7.3	22.2
	45岁~	17.2	43.3	13.8	36.7	26.6	33.7	22.2	39.5	39.5	21.8	6.7	18.8
	60岁~	16.3	42.8	12.2	32.9	26.7	29.5	22.7	38.6	44.4	21.9	3.9	12.9
	70岁~	17.2	33.4	12.6	31.7	26.6	28.1	23.6	30.0	41.6	17.2	6.6	15.4
女性	2岁~	15.0	16.3	12.5	9.8	22.5	24.8	20.0	15.3	45.0	11.3	10.0	18.8
	4岁~	20.9	34.7	8.8	26.0	24.2	21.8	19.8	27.3	41.8	14.6	4.4	60.3
	7岁~	23.0	35.7	8.1	35.9	18.5	26.2	22.2	29.0	44.4	22.5	10.4	21.6
	11岁~	34.9	27.7	12.7	27.8	24.6	31.6	12.7	40.4	31.0	20.2	13.5	15.6
	14岁~	21.4	34.5	11.0	30.1	20.0	32.4	13.1	31.7	32.4	24.2	10.3	11.4
	18岁~	16.0	34.3	10.3	28.4	27.1	32.8	21.2	36.3	34.7	17.8	7.3	19.1
	30岁~	20.7	37.0	12.3	29.1	23.9	30.5	20.5	34.9	37.8	20.5	7.1	21.3
	45岁~	16.9	38.2	13.6	29.5	26.1	30.0	23.1	33.5	39.7	18.9	6.3	17.7
	60岁~	15.1	32.7	13.4	28.5	28.0	27.3	21.8	31.0	42.6	18.8	4.2	10.0
	70岁~	16.6	28.5	13.4	25.9	27.2	26.7	24.2	28.9	41.6	15.1	7.0	17.8

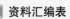

附表 1-6-14　中国中小城市居民食用油消费率（%）及消费者摄入量均值（g/人日）

	年龄组	菜籽油		豆油		花生油		色拉油		其他植物油		动物油	
		消费率	摄入均值	消费率	摄入均值	消费率	摄入均值	消费率	摄入均值	消费率	摄入均值	消费率	摄入均值
男性	2岁~	20.5	28.4	8.0	12.5	36.4	21.0	21.6	30.3	23.9	10.0	10.2	9.3
	4岁~	34.7	24.8	17.6	19.4	23.5	17.4	19.4	26.6	24.7	9.8	11.2	13.4
	7岁~	29.7	35.2	14.8	31.6	27.3	23.4	18.0	32.7	25.8	14.8	6.6	23.6
	11岁~	29.0	45.2	15.1	35.7	28.5	23.1	14.0	37.8	25.8	18.9	7.0	9.6
	14岁~	25.8	56.6	16.3	42.9	27.0	31.8	18.0	40.6	23.0	18.6	5.6	36.6
	18岁~	25.1	48.2	14.8	38.8	29.3	31.5	19.9	39.5	22.0	18.9	8.2	27.8
	30岁~	29.1	47.3	14.8	41.3	25.6	37.5	18.8	45.7	23.7	22.9	9.2	26.9
	45岁~	30.7	46.2	15.6	42.1	24.0	37.3	19.6	46.3	23.6	20.9	8.9	24.0
	60岁~	34.0	39.6	14.1	36.3	25.7	33.3	19.0	40.2	21.8	15.3	11.5	20.3
	70岁~	36.5	36.2	14.6	35.5	21.2	30.5	18.2	34.0	22.1	17.0	12.3	17.5
女性	2岁~	32.1	20.7	12.8	25.0	25.6	14.6	19.2	12.7	29.5	5.9	15.4	7.8
	4岁~	32.5	27.7	14.9	22.8	26.6	20.7	15.6	20.6	22.7	16.0	12.3	16.3
	7岁~	26.7	30.9	13.9	30.3	29.3	23.1	17.9	25.4	20.9	11.4	9.5	22.0
	11岁~	30.7	37.7	13.8	32.0	20.1	29.4	16.4	27.3	31.7	17.7	8.5	15.5
	14岁~	31.5	35.5	13.0	34.3	29.6	26.1	15.4	23.3	27.2	15.8	6.2	14.7
	18岁~	25.7	38.8	13.3	29.6	30.5	28.4	18.5	39.6	24.5	20.6	8.3	27.9
	30岁~	30.3	40.7	14.5	33.7	25.3	31.3	17.8	36.0	23.9	18.3	8.7	22.3
	45岁~	30.8	39.0	15.4	34.6	26.0	32.0	18.2	38.3	22.6	17.9	9.8	20.6
	60岁~	34.4	34.1	14.4	32.7	23.6	29.4	19.3	31.9	21.9	13.1	11.6	17.6
	70岁~	32.3	30.4	16.1	28.4	23.9	26.6	18.1	28.9	20.4	15.0	9.5	16.5

附表 1-6-15　中国普通农村居民食用油消费率(%)及消费者摄入量均值(g/人日)

年龄组	菜籽油 消费率	菜籽油 摄入均值	豆油 消费率	豆油 摄入均值	花生油 消费率	花生油 摄入均值	色拉油 消费率	色拉油 摄入均值	其他植物油 消费率	其他植物油 摄入均值	动物油 消费率	动物油 摄入均值
男性												
2岁~	33.7	16.5	17.1	20.8	27.8	17.6	5.9	19.8	20.3	4.9	21.9	11.3
4岁~	32.3	17.7	22.4	23.1	23.3	18.9	6.4	16.5	20.1	6.9	24.6	12.2
7岁~	35.7	26.8	17.0	28.3	20.4	23.6	11.6	30.2	17.8	8.3	25.4	18.0
11岁~	38.2	31.5	18.6	28.3	16.2	30.9	10.1	29.5	19.3	13.4	28.7	21.6
14岁~	40.7	38.2	18.1	45.3	15.6	22.9	9.0	30.6	19.6	13.9	25.1	25.7
18岁~	32.7	35.5	18.2	45.1	20.3	32.6	10.1	38.9	17.4	11.8	24.3	29.3
30岁~	34.1	39.4	20.5	45.5	18.4	36.6	10.7	42.6	15.4	18.2	23.9	30.1
45岁~	33.0	40.4	20.0	44.3	18.5	39.3	11.5	45.4	18.8	18.6	22.4	30.4
60岁~	36.0	35.4	21.0	41.0	17.2	35.1	10.6	39.9	15.5	17.4	24.0	27.6
70岁~	32.7	30.4	20.9	35.1	22.1	25.1	11.9	31.4	16.7	11.5	21.4	23.0
女性												
2岁~	27.7	15.7	22.0	20.4	27.0	15.6	7.1	16.6	13.5	1.8	24.8	11.2
4岁~	32.5	21.1	16.8	22.2	23.6	17.7	8.9	17.9	21.8	5.6	25.7	15.4
7岁~	36.2	25.9	19.5	25.9	18.5	22.5	10.0	24.8	21.1	10.4	23.4	16.7
11岁~	33.3	26.4	20.4	28.5	17.6	22.6	11.8	26.5	19.6	10.9	25.5	23.7
14岁~	35.6	27.5	22.3	30.4	19.1	26.1	8.0	30.6	10.6	15.6	27.1	25.5
18岁~	33.3	32.9	19.0	35.6	21.2	28.8	9.6	33.1	19.7	11.4	23.2	25.4
30岁~	34.2	35.7	19.8	35.4	18.9	30.9	11.2	35.2	16.0	15.9	22.6	27.1
45岁~	34.1	34.4	20.8	38.0	17.8	32.1	11.5	38.1	18.3	16.3	23.7	25.2
60岁~	34.3	31.3	22.4	34.0	18.9	29.7	11.3	33.0	15.8	11.7	21.6	22.7
70岁~	32.2	27.2	19.9	29.2	23.6	21.4	10.6	30.5	19.8	11.0	21.0	18.9

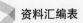

附表 1-6-16　中国贫困农村居民食用油消费率（%）及消费者摄入量均值（g/人日）

年龄组	菜籽油		豆油		花生油		色拉油		其他植物油		动物油	
	消费率	摄入均值	消费率	摄入均值	消费率	摄入均值	消费率	摄入均值	消费率	摄入均值	消费率	摄入均值
男性												
2岁~	40.9	14.1	8.0	17.0	12.5	25.2	5.7	11.2	22.7	11.5	33.0	12.9
4岁~	39.3	24.2	10.5	24.6	8.4	33.3	4.7	14.0	19.4	10.2	40.3	15.9
7岁~	29.5	27.4	14.0	21.9	9.5	35.7	7.0	22.7	25.7	15.0	37.5	19.8
11岁~	38.6	31.0	7.4	24.8	7.9	38.3	5.3	28.0	25.4	19.9	33.9	20.6
14岁~	42.7	37.2	4.0	33.7	7.3	40.8	4.0	31.1	25.3	28.5	28.7	22.4
18岁~	34.8	40.0	15.0	34.6	7.7	43.1	8.4	37.9	22.0	24.0	32.9	32.4
30岁~	38.7	44.4	14.2	31.3	9.2	46.6	5.5	40.4	18.8	28.0	33.6	33.5
45岁~	30.3	43.0	17.1	36.1	10.3	51.7	7.0	41.6	26.1	26.2	31.0	32.8
60岁~	33.8	41.2	18.3	35.2	9.9	48.9	6.7	32.1	24.9	23.5	28.8	27.7
70岁~	34.0	35.5	19.1	32.3	6.0	33.2	6.8	28.0	26.6	20.6	30.6	27.2
女性												
2岁~	42.2	14.8	9.6	17.9	10.8	24.0	3.6	10.1	16.9	8.0	39.8	10.2
4岁~	31.5	18.1	12.3	21.1	13.6	27.3	6.2	13.0	25.3	10.0	35.2	17.6
7岁~	34.4	23.5	12.0	20.2	9.2	29.0	6.0	24.0	22.8	14.5	36.8	17.6
11岁~	34.0	26.3	10.7	20.4	9.4	31.8	3.8	21.9	27.0	18.6	33.3	23.0
14岁~	41.7	32.9	6.5	44.3	5.0	27.6	7.2	25.5	20.1	20.9	28.8	20.5
18岁~	34.0	36.7	15.5	30.7	9.3	44.5	7.1	29.7	25.4	24.4	28.2	30.1
30岁~	38.3	41.2	13.3	30.7	8.0	42.7	6.8	32.5	19.7	27.1	33.7	30.7
45岁~	31.1	39.5	17.1	33.2	10.5	46.8	6.6	35.5	26.1	22.9	29.4	30.2
60岁~	34.5	33.6	18.1	31.7	10.2	37.9	6.7	29.9	24.0	21.3	29.6	25.3
70岁~	32.1	32.4	20.5	26.3	7.2	31.3	4.4	24.7	29.6	17.1	29.8	23.9

附表 1-6-17　全国城乡不同收入水平居民食用油消费率（%）及消费者摄入量均值（g/人日）

收入水平	菜籽油 消费率	菜籽油 摄入均值	豆油 消费率	豆油 摄入均值	花生油 消费率	花生油 摄入均值	色拉油 消费率	色拉油 摄入均值	其他植物油 消费率	其他植物油 摄入均值	动物油 消费率	动物油 摄入均值
大城市 <10000元	27.1	38.1	15.0	28.5	20.0	28.8	21.6	32.3	31.9	18.9	15.1	19.2
10000元~	19.2	37.7	15.1	32.6	23.6	32.0	23.3	38.6	38.3	19.3	6.1	21.3
20000元~	13.6	38.1	9.6	36.6	28.6	30.0	22.1	34.3	41.1	21.7	3.8	12.8
30000元~	10.6	30.5	10.4	25.1	31.0	28.2	20.2	37.9	45.3	20.2	1.1	11.6
40000元~	10.3	36.2	7.5	32.4	30.3	28.7	11.8	32.8	49.9	22.9	3.7	18.7
中小城市 <10000元	29.2	41.1	14.7	33.8	22.9	30.4	17.7	38.1	24.9	19.9	11.7	26.1
10000元~	32.5	40.8	16.6	37.9	25.8	31.9	19.2	39.7	21.3	14.6	7.6	17.7
20000元~	30.9	36.6	11.7	32.8	30.5	31.0	20.4	34.8	21.7	24.2	7.1	15.2
30000元~	27.3	40.0	7.8	38.7	39.6	25.7	16.4	26.5	27.8	17.7	3.3	12.8
40000元~	26.8	42.7	5.8	28.8	36.3	29.7	16.1	35.4	30.1	22.2	7.2	13.6
普通农村 <10000元	34.7	33.9	21.7	36.4	19.4	29.0	8.9	34.4	19.0	11.0	22.8	24.7
10000元~	34.9	32.4	19.1	38.2	16.8	31.8	12.7	36.7	14.2	16.4	26.5	25.8
20000元~	32.6	35.5	15.8	45.8	17.6	34.5	13.1	34.7	17.0	23.6	23.6	25.9
30000元~	40.9	35.2	14.8	38.4	18.0	29.7	14.7	43.8	18.9	24.3	15.0	24.5
40000元~	25.4	32.8	6.9	40.5	17.2	33.4	16.3	56.6	30.2	25.2	20.9	34.6
贫困农村 <10000元	36.6	36.1	12.1	32.6	8.2	38.1	6.2	31.6	24.9	23.1	31.9	27.2
10000元~	30.6	40.0	22.6	27.9	12.1	49.3	6.9	31.7	17.5	25.9	31.5	31.0
20000元~	42.9	40.5	17.8	34.3	9.3	58.3	6.5	43.8	9.5	19.3	32.0	29.7
30000元~	51.0	43.9	6.6	23.3	15.9	60.1	11.2	45.0	23.8	14.8	32.7	25.2
40000元~	54.6	50.3	1.9	16.7	11.3	61.0	0.0	0.0	21.4	15.9	36.8	34.0

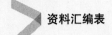

7. 调味品平均摄入量及消费率

附表 1-7-1　全国城乡居民调味品摄入量（g/ 标准人日）

	糖	盐	味精鸡精	酱油	醋	酱类	腐乳	果酱	淀粉
全国合计	2.1	10.4	2.2	7.9	5.4	1.2	0.2	0.1	4.3
城市	2.9	10.2	2.6	9.1	5.7	0.8	0.3	0.1	4.1
农村	1.4	10.6	1.9	6.8	5.1	1.5	0.2	0.0	4.5
大城市	3.7	8.9	3.6	10.1	7.0	1.4	0.4	0.2	4.8
中小城市	2.8	10.5	2.4	8.9	5.5	0.7	0.3	0.1	4.0
普通农村	1.7	10.6	2.0	7.4	5.1	1.7	0.2	0.0	3.9
贫困农村	0.6	10.7	1.6	5.4	5.2	0.9	0.1	0.0	5.8

附表 1-7-2　全国城乡不同性别年龄居民调味品摄入量（g/ 人日）

	年龄组	糖	盐	味精鸡精	酱油	醋	酱类	腐乳	果酱	淀粉
男性	2 岁～	1.3	4.7	0.9	3.3	1.6	0.7	0.0	0.0	1.4
	4 岁～	2.0	5.8	1.2	4.1	2.5	0.5	0.1	0.1	2.5
	7 岁～	2.7	7.0	1.4	5.7	3.4	1.0	0.0	0.0	3.8
	11 岁～	1.6	8.0	1.7	6.2	4.8	0.8	0.1	0.0	4.0
	14 岁～	1.8	9.1	1.6	6.4	4.9	0.9	0.1	0.0	4.7
	18 岁～	1.6	10.3	2.0	8.0	5.1	1.2	0.2	0.0	4.1
	30 岁～	1.9	10.6	2.2	8.2	5.5	1.3	0.2	0.0	4.5
	45 岁～	2.2	11.2	2.5	8.6	5.8	1.2	0.2	0.0	4.2
	60 岁～	1.9	10.8	2.3	7.7	5.5	1.3	0.3	0.0	3.7
	70 岁～	1.9	9.1	2.0	6.7	4.8	0.8	0.3	0.1	2.9
女性	2 岁～	1.8	4.7	1.0	3.2	1.8	0.8	0.0	0.0	1.5
	4 岁～	2.0	5.7	1.3	3.9	3.5	0.6	0.1	0.0	2.4
	7 岁～	1.9	6.8	1.3	5.2	3.4	0.9	0.1	0.1	2.8
	11 岁～	3.1	8.4	1.4	5.8	3.8	1.2	0.1	0.1	3.6
	14 岁～	2.0	7.7	1.4	6.0	4.0	1.1	0.1	0.0	5.4
	18 岁～	1.9	8.9	1.9	6.2	4.4	0.9	0.2	0.1	4.5
	30 岁～	1.9	9.0	1.9	6.9	4.8	1.0	0.1	0.0	4.4
	45 岁～	2.0	9.5	2.2	7.4	5.0	1.0	0.3	0.1	3.8
	60 岁～	1.7	9.3	1.8	6.9	4.7	1.0	0.2	0.1	3.7
	70 岁～	1.5	7.9	1.8	5.8	4.0	0.7	0.3	0.0	2.7

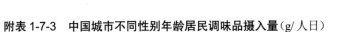

附表 1-7-3　中国城市不同性别年龄居民调味品摄入量（g/人日）

	年龄组	糖	盐	味精鸡精	酱油	醋	酱类	腐乳	果酱	淀粉
男性	2 岁～	1.7	4.4	1.2	3.8	1.4	0.4	0.0	0.0	1.4
	4 岁～	3.2	5.9	1.5	5.1	2.9	0.3	0.0	0.1	2.3
	7 岁～	4.3	7.0	1.6	6.9	3.7	1.0	0.0	0.0	2.9
	11 岁～	2.0	7.8	2.3	7.3	6.5	0.5	0.0	0.0	4.2
	14 岁～	1.8	8.5	1.6	7.7	3.3	0.7	0.1	0.0	4.5
	18 岁～	2.1	9.6	1.9	9.7	5.9	0.9	0.3	0.1	3.5
	30 岁～	2.5	10.3	2.3	9.2	5.9	0.9	0.2	0.1	4.2
	45 岁～	2.8	10.6	2.8	9.3	5.9	0.8	0.3	0.1	4.0
	60 岁～	2.4	10.3	2.6	8.6	5.4	0.9	0.5	0.1	3.5
	70 岁～	2.6	8.4	2.4	7.5	5.3	0.6	0.4	0.1	2.6
女性	2 岁～	2.0	4.8	1.0	3.7	1.4	0.6	0.0	0.0	1.2
	4 岁～	3.2	5.6	1.8	4.6	4.9	0.4	0.0	0.0	2.1
	7 岁～	2.5	6.9	1.5	6.7	3.7	0.9	0.1	0.2	1.5
	11 岁～	4.6	9.4	1.5	7.1	4.4	1.3	0.0	0.2	4.0
	14 岁～	3.1	6.9	1.6	7.1	3.8	1.0	0.5	0.0	6.0
	18 岁～	2.7	8.3	2.1	6.9	4.7	0.7	0.2	0.2	3.9
	30 岁～	2.6	8.6	1.9	7.7	4.7	0.7	0.1	0.0	4.0
	45 岁～	2.5	9.0	2.5	8.1	5.0	0.7	0.3	0.1	3.7
	60 岁～	2.3	9.1	2.0	7.9	4.8	0.8	0.3	0.1	3.4
	70 岁～	2.0	7.4	2.3	6.2	4.0	0.5	0.3	0.1	2.6

附表 1-7-4　中国农村不同性别年龄居民调味品摄入量（g/人日）

	年龄组	糖	盐	味精鸡精	酱油	醋	酱类	腐乳	果酱	淀粉
男性	2 岁～	0.9	5.0	0.7	2.9	1.9	0.9	0.0	0.0	1.3
	4 岁～	0.9	5.8	0.9	3.3	2.1	0.7	0.1	0.0	2.7
	7 岁～	1.2	7.1	1.3	4.5	3.0	1.0	0.0	0.0	4.6
	11 岁～	1.2	8.1	1.2	5.2	3.3	1.0	0.1	0.0	3.8
	14 岁～	1.7	9.7	1.5	5.2	6.2	1.2	0.2	0.0	4.9
	18 岁～	1.1	10.9	2.1	6.6	4.5	1.4	0.1	0.0	4.6
	30 岁～	1.2	10.9	2.2	7.3	5.0	1.7	0.2	0.0	4.7
	45 岁～	1.6	11.8	2.1	7.7	5.8	1.7	0.2	0.0	4.4
	60 岁～	1.4	11.2	1.9	6.7	5.5	1.7	0.2	0.0	3.8
	70 岁～	1.3	9.9	1.6	5.9	4.3	1.0	0.2	0.0	3.2
女性	2 岁～	1.6	4.5	1.0	2.8	2.2	0.9	0.1	0.1	1.8
	4 岁～	0.9	5.7	0.9	3.2	2.2	0.8	0.1	0.0	2.7
	7 岁～	1.4	6.7	1.1	3.9	3.1	1.0	0.1	0.0	4.0
	11 岁～	1.5	7.4	1.2	4.5	3.2	1.2	0.1	0.0	3.3
	14 岁～	1.1	8.3	1.3	5.0	4.2	1.1	0.1	0.0	4.8
	18 岁～	1.1	9.3	1.7	5.6	4.1	1.0	0.1	0.0	5.1
	30 岁～	1.2	9.4	1.8	6.2	5.0	1.2	0.1	0.0	4.8
	45 岁～	1.3	10.2	1.9	6.6	5.0	1.5	0.2	0.0	3.9
	60 岁～	1.1	9.5	1.5	5.8	4.6	1.3	0.2	0.0	4.0
	70 岁～	1.1	8.4	1.4	5.4	4.1	0.9	0.2	0.0	2.9

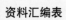

附表 1-7-5　中国大城市不同性别年龄居民调味品摄入量（g/人日）

	年龄组	糖	盐	味精鸡精	酱油	醋	酱类	腐乳	果酱	淀粉
男性	2 岁～	4.7	4.0	1.0	4.5	1.5	1.0	0.0	0.1	1.4
	4 岁～	2.5	5.6	5.1	5.2	2.7	1.5	0.1	0.0	1.5
	7 岁～	5.1	6.3	1.8	6.3	2.6	1.0	0.1	0.0	4.9
	11 岁～	3.3	7.2	2.3	8.6	3.8	1.1	0.1	0.0	3.2
	14 岁～	2.7	7.4	2.9	8.8	3.9	0.6	0.1	0.0	5.5
	18 岁～	2.6	8.9	2.8	8.8	5.6	2.0	0.3	0.3	4.6
	30 岁～	2.8	8.4	3.5	8.2	5.7	1.3	0.2	0.1	3.8
	45 岁～	3.7	8.8	2.9	10.1	7.2	1.5	0.4	0.3	5.0
	60 岁～	3.1	7.9	3.4	9.5	7.3	1.4	0.6	0.2	3.9
	70 岁～	3.7	7.6	2.8	9.3	6.6	1.0	0.4	0.2	3.7
女性	2 岁～	4.6	3.6	3.4	6.9	1.7	0.4	0.0	0.2	0.7
	4 岁～	3.9	5.3	5.2	4.2	2.5	0.7	0.0	0.1	2.4
	7 岁～	3.1	6.3	4.0	6.8	5.7	1.2	0.1	0.1	3.5
	11 岁～	2.6	6.4	1.9	6.7	3.7	1.9	0.0	0.1	5.5
	14 岁～	2.4	5.4	4.7	9.4	2.9	0.7	0.0	0.2	4.0
	18 岁～	3.1	7.6	2.9	7.4	5.0	1.1	0.1	0.2	5.0
	30 岁～	2.8	7.4	2.4	7.2	5.0	1.1	0.2	0.2	4.4
	45 岁～	3.2	7.7	2.8	8.9	6.1	1.2	0.3	0.2	4.2
	60 岁～	2.8	7.1	3.4	8.9	6.7	1.3	0.4	0.2	3.9
	70 岁～	2.9	6.9	4.0	9.2	6.3	0.7	0.5	0.2	3.2

附表 1-7-6　中国中小城市不同性别年龄居民调味品摄入量（g/人日）

	年龄组	糖	盐	味精鸡精	酱油	醋	酱类	腐乳	果酱	淀粉
男性	2 岁～	1.4	4.4	1.2	3.7	1.3	0.3	0.0	0.0	1.4
	4 岁～	3.3	5.9	1.1	5.1	2.9	0.2	0.0	0.1	2.5
	7 岁～	4.2	7.1	1.5	7.0	3.9	1.0	0.0	0.0	2.6
	11 岁～	1.8	7.9	2.3	7.1	6.9	0.4	0.0	0.0	4.3
	14 岁～	1.7	8.6	1.4	7.5	3.2	0.7	0.2	0.0	4.4
	18 岁～	2.0	9.7	1.7	9.8	5.9	0.7	0.3	0.0	3.3
	30 岁～	2.5	10.6	2.2	9.4	5.9	0.8	0.2	0.1	4.2
	45 岁～	2.6	11.0	2.8	9.1	5.6	0.6	0.2	0.0	3.8
	60 岁～	2.3	10.7	2.5	8.4	5.1	0.8	0.4	0.0	3.4
	70 岁～	2.3	8.6	2.3	7.2	5.1	0.5	0.4	0.1	2.3
女性	2 岁～	1.7	4.9	0.7	3.3	1.4	0.6	0.0	0.0	1.3
	4 岁～	3.2	5.6	1.4	4.6	5.2	0.3	0.0	0.0	2.1
	7 岁～	2.4	7.0	1.2	6.7	3.4	0.9	0.1	0.2	1.2
	11 岁～	4.9	10.0	1.4	7.2	4.5	1.2	0.0	0.2	3.7
	14 岁～	3.2	7.1	1.1	6.8	3.9	1.1	0.6	0.0	6.3
	18 岁～	2.7	8.4	2.0	6.9	4.6	0.7	0.2	0.2	3.8
	30 岁～	2.5	8.8	1.8	7.8	4.6	0.7	0.1	0.0	4.0
	45 岁～	2.4	9.2	2.4	7.9	4.8	0.6	0.3	0.1	3.6
	60 岁～	2.2	9.5	1.7	7.7	4.4	0.7	0.3	0.1	3.3
	70 岁～	1.8	7.5	1.9	5.6	3.5	0.4	0.3	0.0	2.5

附表 1-7-7　中国普通农村不同性别年龄居民调味品摄入量（g/ 人日）

	年龄组	糖	盐	味精鸡精	酱油	醋	酱类	腐乳	果酱	淀粉
男性	2 岁～	1.2	4.9	0.7	3.2	1.5	1.0	0.0	0.0	1.1
	4 岁～	1.3	5.9	1.0	3.8	2.2	0.8	0.0	0.0	2.0
	7 岁～	1.5	7.0	1.4	5.1	3.2	1.3	0.0	0.0	3.6
	11 岁～	1.6	8.1	1.3	6.1	3.4	1.5	0.1	0.0	3.0
	14 岁～	2.4	9.1	1.8	5.5	7.1	1.5	0.2	0.0	3.7
	18 岁～	1.4	10.6	2.2	7.3	4.5	1.8	0.1	0.0	3.9
	30 岁～	1.6	10.7	2.2	8.2	5.2	2.1	0.3	0.0	4.1
	45 岁～	1.9	11.7	2.3	8.3	5.7	1.8	0.2	0.0	4.1
	60 岁～	1.7	11.2	2.0	7.3	5.4	2.1	0.2	0.0	3.3
	70 岁～	1.5	9.8	1.7	6.3	4.3	0.9	0.3	0.0	2.7
女性	2 岁～	2.1	4.9	1.2	3.2	2.4	1.0	0.0	0.1	1.7
	4 岁～	1.0	5.8	0.9	3.2	2.5	0.9	0.2	0.0	2.1
	7 岁～	1.8	6.9	1.3	4.6	3.6	1.2	0.1	0.0	3.1
	11 岁～	2.1	7.1	1.4	5.2	3.3	1.4	0.2	0.0	2.8
	14 岁～	1.1	8.3	1.4	5.6	4.2	1.6	0.1	0.0	3.5
	18 岁～	1.3	9.0	1.7	6.1	4.1	1.2	0.1	0.0	4.1
	30 岁～	1.6	9.1	1.8	6.7	4.6	1.5	0.1	0.0	4.1
	45 岁～	1.5	10.0	2.0	7.0	4.7	1.7	0.2	0.0	3.6
	60 岁～	1.4	9.4	1.6	6.2	4.4	1.5	0.3	0.0	3.2
	70 岁～	1.3	8.5	1.4	5.5	4.2	1.0	0.3	0.0	2.8

附表 1-7-8　中国贫困农村不同性别年龄居民调味品摄入量（g/ 人日）

	年龄组	糖	盐	味精鸡精	酱油	醋	酱类	腐乳	果酱	淀粉
男性	2 岁～	0.2	5.3	0.6	2.1	2.9	0.8	0.0	0.0	1.8
	4 岁～	0.2	5.6	0.6	2.3	1.8	0.3	0.2	0.0	4.1
	7 岁～	0.6	7.3	1.0	3.5	2.7	0.3	0.1	0.0	6.5
	11 岁～	0.5	8.2	1.1	3.4	3.1	0.2	0.1	0.0	5.4
	14 岁～	0.4	10.9	0.9	4.6	4.3	0.4	0.0	0.0	7.2
	18 岁～	0.6	11.3	1.8	5.1	4.5	0.6	0.2	0.0	6.0
	30 岁～	0.5	11.4	2.1	5.4	4.7	0.8	0.2	0.0	6.0
	45 岁～	0.7	11.9	1.7	6.5	5.9	1.5	0.2	0.0	5.2
	60 岁～	0.6	11.4	1.6	5.4	5.7	0.7	0.2	0.0	5.0
	70 岁～	0.8	10.0	1.4	5.1	4.4	1.1	0.2	0.0	4.4
女性	2 岁～	0.5	3.8	0.4	1.9	1.8	0.8	0.1	0.0	2.0
	4 岁～	0.8	5.6	0.9	3.2	1.6	0.7	0.0	0.0	4.1
	7 岁～	0.6	6.4	0.9	2.5	2.1	0.5	0.1	0.0	6.0
	11 岁～	0.5	7.9	1.0	3.1	2.9	0.6	0.0	0.0	4.4
	14 岁～	1.1	8.5	1.2	3.8	4.3	0.1	0.0	0.0	7.5
	18 岁～	0.7	10.2	1.7	4.4	4.2	0.6	0.2	0.0	7.1
	30 岁～	0.4	10.3	1.8	5.2	5.7	0.6	0.1	0.0	6.3
	45 岁～	0.6	10.4	1.6	5.6	5.8	1.0	0.2	0.0	4.7
	60 岁～	0.4	9.8	1.4	4.9	5.0	0.8	0.1	0.0	5.7
	70 岁～	0.6	8.4	1.2	5.0	3.6	0.7	0.1	0.0	3.1

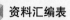

附表 1-7-9　全国城乡不同收入水平居民调味品摄入量（g/ 标准人日）

	收入水平	糖	盐	味精鸡精	酱油	醋	酱类	腐乳	果酱	淀粉
大城市	<10 000 元	2.7	8.9	3.8	9.4	5.6	1.2	0.3	0.1	5.4
	10 000 元～	3.7	9.3	4.0	10.8	8.6	1.5	0.5	0.2	4.8
	20 000 元～	3.9	8.6	3.8	10.5	7.2	1.7	0.3	0.3	5.0
	30 000 元～	5.6	9.3	2.8	9.4	6.1	1.4	0.5	0.2	4.0
	40 000 元～	4.6	8.0	2.3	9.3	6.2	1.3	0.3	0.5	3.5
中小城市	<10 000 元	2.5	10.1	2.3	7.4	5.8	0.7	0.2	0.1	3.8
	10 000 元～	2.6	11.4	2.5	10.2	6.1	0.9	0.3	0.0	4.0
	20 000 元～	2.9	9.9	2.3	10.0	5.0	0.6	0.4	0.2	4.1
	30 000 元～	3.4	9.2	2.2	9.7	4.3	0.8	0.3	0.1	3.6
	40 000 元～	4.4	9.2	2.9	9.5	3.4	0.7	0.2	0.1	4.0
普通农村	<10 000 元	1.6	10.9	1.8	7.3	6.3	1.7	0.2	0.0	4.2
	10 000 元～	1.9	10.1	2.5	7.3	3.2	2.1	0.3	0.0	3.3
	20 000 元～	2.2	9.7	2.8	6.7	2.8	1.3	0.3	0.0	4.4
	30 000 元～	3.3	10.9	2.3	9.5	4.1	1.7	0.3	0.0	5.7
	40 000 元～	2.0	9.8	1.8	10.5	2.0	3.4	0.2	0.0	3.6
贫困农村	<10 000 元	0.6	10.8	1.5	5.1	5.4	0.9	0.2	0.0	5.9
	10 000 元～	0.6	10.3	2.0	6.2	4.3	0.8	0.1	0.0	5.7
	20 000 元～	0.5	9.8	1.9	7.1	4.1	1.0	0.1	0.0	5.5
	30 000 元～	0.0	11.9	1.1	4.8	6.6	2.0	0.0	0.0	5.1
	40 000 元～	0.1	8.6	1.9	8.7	3.3	0.4	0.1	0.0	5.5

附表 1-7-10　中国城市不同年龄性别居民调味品消费率（%）及消费者摄入量均值（g/人日）

年龄组	糖 消费率	糖 摄入均值	盐 消费率	盐 摄入均值	味精鸡精 消费率	味精鸡精 摄入均值	酱油 消费率	酱油 摄入均值	醋 消费率	醋 摄入均值	酱类 消费率	酱类 摄入均值	腐乳 消费率	腐乳 摄入均值	果酱 消费率	果酱 摄入均值	淀粉 消费率	淀粉 摄入均值
男性																		
2岁~	29.1	5.9	97.0	4.5	67.0	1.8	84.8	4.5	43.1	3.1	11.1	3.7	.	.	0.2	5.4	11.5	12.2
4岁~	39.1	8.3	97.6	6.0	71.3	2.1	89.0	5.8	49.8	5.8	7.8	4.1	0.8	3.8	3.9	3.5	14.4	16.3
7岁~	33.0	12.9	97.7	7.1	67.2	2.3	84.2	8.2	56.5	6.6	11.6	8.5	0.5	8.3	0.7	5.6	15.1	19.1
11岁~	35.5	5.8	97.3	8.0	72.5	3.1	84.6	8.6	57.7	11.2	8.8	5.7	0.5	2.8	0.6	1.3	19.5	21.4
14岁~	28.2	6.5	97.3	8.7	63.0	2.6	85.5	9.0	54.5	6.1	8.3	8.3	1.6	8.9	0.1	1.0	19.5	23.0
18岁~	29.6	7.1	95.6	10.1	66.2	2.8	86.2	11.2	51.8	11.3	8.6	10.3	1.8	15.6	1.0	7.1	15.1	23.2
30岁~	29.9	8.5	96.8	10.6	69.1	3.4	86.0	10.7	54.2	10.9	8.0	11.3	1.8	10.1	0.9	9.3	16.4	25.5
45岁~	28.6	9.8	97.2	10.9	70.4	4.0	85.9	10.8	54.4	10.8	8.7	8.9	2.6	10.2	0.8	10.5	15.1	26.7
60岁~	31.1	7.8	98.3	10.5	72.0	3.7	85.1	10.1	53.0	10.2	9.2	9.8	3.5	12.9	0.8	9.5	13.9	25.3
70岁~	31.7	8.1	96.8	8.7	71.4	3.4	84.1	9.0	52.5	10.2	7.6	7.6	4.1	9.1	0.8	14.1	12.5	20.7
女性																		
2岁~	40.6	4.9	98.3	4.9	73.0	1.4	86.1	4.3	46.6	3.0	12.2	5.0	.	.	0.3	6.5	9.6	12.3
4岁~	36.4	8.9	96.5	5.8	69.7	2.6	81.2	5.7	50.2	9.9	10.2	3.7	0.1	1.9	0.8	2.6	14.9	14.2
7岁~	35.3	7.1	96.4	7.1	68.4	2.3	85.9	7.8	50.7	7.2	9.6	9.7	1.1	5.2	2.0	7.6	10.5	14.0
11岁~	34.9	13.1	97.1	9.7	66.1	2.3	83.4	8.5	56.6	7.7	7.3	17.6	0.6	3.0	1.6	13.0	20.5	19.3
14岁~	37.0	8.5	96.8	7.1	68.2	2.3	85.9	8.3	54.0	7.0	12.7	8.0	3.8	13.6	1.3	3.8	20.5	29.1
18岁~	34.2	8.0	96.7	8.6	69.3	3.1	85.3	8.1	50.8	9.2	10.1	7.4	1.5	14.9	1.1	21.5	15.4	25.4
30岁~	30.2	8.5	97.2	8.8	67.4	2.8	85.5	9.0	53.9	8.7	7.8	9.5	1.8	7.3	0.8	6.1	16.2	24.8
45岁~	30.2	8.4	97.2	9.2	69.8	3.6	85.7	9.4	52.8	9.5	8.4	8.1	3.1	9.5	0.8	11.5	14.3	26.1
60岁~	30.4	7.5	97.7	9.4	70.9	2.8	84.5	9.4	55.4	8.6	8.5	9.0	3.1	10.5	1.0	10.3	14.8	22.7
70岁~	31.7	6.2	97.5	7.6	70.3	3.2	82.8	7.5	49.9	8.0	8.0	6.0	4.3	8.0	0.6	10.1	13.1	19.7

附表1-7-11 中国农村不同年龄性别居民调味品消费率（%）及消费者摄入量均值（g/人日）

	年龄组	糖 消费率	糖 摄入均值	盐 消费率	盐 摄入均值	味精鸡精 消费率	味精鸡精 摄入均值	酱油 消费率	酱油 摄入均值	醋 消费率	醋 摄入均值	酱类 消费率	酱类 摄入均值	腐乳 消费率	腐乳 摄入均值	果酱 消费率	果酱 摄入均值	淀粉 消费率	淀粉 摄入均值
男性	2岁~	13.5	6.6	99.3	5.1	60.8	1.1	76.1	3.8	37.1	5.1	8.7	10.5	0.4	1.7	.	.	8.3	15.6
	4岁~	13.5	6.9	99.1	5.8	65.1	1.3	74.8	4.4	39.0	5.4	9.5	6.9	0.4	18.5	0.2	0.7	12.0	22.2
	7岁~	13.7	8.9	98.6	7.2	64.8	2.0	77.7	5.8	39.3	7.7	10.3	9.3	0.7	6.6	0.0	0.0	15.9	28.9
	11岁~	14.3	8.7	98.1	8.3	60.4	2.1	78.0	6.6	38.6	8.6	12.0	8.8	0.8	9.2	0.0	0.0	14.2	26.7
	14岁~	11.5	15.1	98.2	9.8	58.0	2.6	75.4	6.9	41.6	14.8	11.6	10.0	0.7	22.4	0.0	0.0	11.3	43.4
	18岁~	13.4	8.4	98.3	11.1	69.0	3.0	78.4	8.4	43.1	10.4	11.1	12.6	1.2	10.3	0.2	2.0	13.9	32.8
	30岁~	12.4	9.9	97.7	11.2	67.3	3.2	79.1	9.2	41.9	12.0	11.2	15.2	1.8	11.9	0.1	12.0	14.3	33.1
	45岁~	13.4	11.8	98.0	12.0	67.1	3.1	79.4	9.8	44.7	12.9	11.0	15.7	2.0	11.4	0.2	3.6	13.4	32.7
	60岁~	11.9	11.6	97.9	11.5	62.3	3.0	77.2	8.7	43.4	12.7	9.8	17.3	2.1	8.8	0.1	2.7	13.2	29.0
	70岁~	13.9	9.2	98.0	10.1	58.3	2.7	75.9	7.8	41.0	10.5	10.5	9.3	2.2	10.8	0.2	7.9	11.5	27.7
女性	2岁~	15.8	10.2	98.2	4.6	68.7	1.4	81.8	3.5	38.4	5.8	10.8	8.5	1.8	3.3	0.5	12.1	12.3	14.7
	4岁~	14.0	6.4	98.9	5.8	64.4	1.4	77.7	4.1	43.3	5.1	11.4	7.4	1.5	9.4	0.2	3.6	16.5	16.5
	7岁~	14.2	9.8	98.1	6.9	65.8	1.7	74.2	5.2	38.6	8.0	11.5	8.4	0.8	9.4	0.1	9.6	15.9	25.3
	11岁~	14.5	10.5	98.4	7.5	61.2	2.0	78.7	5.7	37.7	8.4	13.8	8.3	1.3	11.5	0.3	0.7	11.9	27.9
	14岁~	12.9	8.7	98.8	8.4	62.7	2.1	80.4	6.2	45.3	9.4	10.5	10.6	1.3	8.8	0.0	0.0	13.6	35.6
	18岁~	13.2	8.6	97.8	9.6	70.1	2.5	79.1	7.1	44.7	9.2	10.0	10.2	1.3	10.8	0.3	6.5	15.6	32.7
	30岁~	13.3	9.4	97.9	9.6	65.8	2.8	79.0	7.9	43.3	11.5	10.8	11.4	1.4	9.6	0.1	5.7	14.2	33.8
	45岁~	13.2	9.6	98.2	10.3	67.5	2.8	79.0	8.3	44.7	11.2	11.0	13.5	1.9	11.3	0.2	2.3	13.4	29.2
	60岁~	12.6	8.6	98.0	9.7	59.5	2.6	77.5	7.5	45.0	10.2	10.6	12.2	2.2	10.8	0.1	5.6	12.8	31.0
	70岁~	13.9	7.9	98.3	8.6	58.4	2.3	75.1	7.2	40.4	10.0	9.2	10.2	2.5	9.0	0.2	8.8	12.4	23.2

附表 1-7-12　全国不同年龄性别居民调味品消费率（%）及消费者摄入量均值（g／人日）

年龄组	糖 消费率	糖 摄入均值	盐 消费率	盐 摄入均值	味精 消费率	味精 摄入均值	鸡精 消费率	鸡精 摄入均值	酱油 消费率	酱油 摄入均值	醋 消费率	醋 摄入均值	酱类 消费率	酱类 摄入均值	腐乳 消费率	腐乳 摄入均值	果酱 消费率	果酱 摄入均值	淀粉 消费率	淀粉 摄入均值
男性																				
2岁～	20.7	6.2	98.2	4.8	63.7	1.4			80.1	4.1	39.9	4.1	9.8	7.0	0.2	1.7	0.1	5.4	9.8	13.8
4岁～	25.4	7.9	98.4	5.9	68.0	1.7			81.4	5.1	44.0	5.6	8.7	5.7	0.6	8.9	1.9	3.4	13.1	19.2
7岁～	22.8	11.7	98.2	7.2	65.9	2.2			80.8	7.0	47.4	7.1	10.9	8.9	0.6	7.3	0.3	5.6	15.5	24.4
11岁～	24.6	6.6	97.7	8.1	66.3	2.6			81.2	7.6	47.9	10.1	10.4	7.5	0.7	6.9	0.3	1.3	16.8	23.7
14岁～	19.2	9.3	97.8	9.3	60.3	2.6			80.0	8.0	47.5	10.2	10.1	9.4	1.1	13.3	0.0	1.0	15.1	31.3
18岁～	20.9	7.5	97.0	10.6	67.7	2.9			82.1	9.8	47.1	10.9	10.0	11.7	1.5	13.3	0.5	6.2	14.4	28.2
30岁～	20.9	9.0	97.3	10.9	68.2	3.3			82.4	10.0	47.9	11.4	9.7	13.6	1.8	11.0	0.5	9.6	15.3	29.1
45岁～	21.7	10.4	97.6	11.4	68.9	3.6			82.9	10.3	49.9	11.7	9.7	12.4	2.3	10.7	0.5	9.1	14.3	29.3
60岁～	21.7	8.8	98.1	11.0	67.2	3.4			81.2	9.4	48.3	11.3	9.5	13.6	2.9	11.4	0.4	8.8	13.6	27.0
70岁～	23.1	8.4	97.4	9.4	65.1	3.1			80.1	8.4	47.0	10.3	9.0	8.6	3.2	9.6	0.5	12.8	12.0	23.9
女性																				
2岁～	27.2	6.6	98.2	4.7	70.7	1.4			83.8	3.9	42.2	4.4	11.5	6.8	1.0	3.3	0.4	10.3	11.1	13.7
4岁～	24.4	8.2	97.8	5.8	66.8	2.0			79.4	4.9	46.5	7.5	10.8	5.8	0.8	8.9	0.5	2.8	15.8	15.5
7岁～	24.5	7.9	97.3	7.0	67.1	2.0			79.9	6.6	44.5	7.6	10.5	9.0	0.9	7.0	1.0	7.8	13.3	21.0
11岁～	24.8	12.3	97.7	8.6	63.7	2.1			81.0	7.2	47.2	8.0	10.5	11.6	0.9	8.9	0.9	11.3	16.3	22.4
14岁～	24.0	8.5	97.9	7.8	65.2	2.2			83.0	7.2	49.3	8.1	11.5	9.3	2.4	12.2	0.6	3.8	16.8	31.9
18岁～	23.1	8.2	97.3	9.1	69.7	2.8			82.0	7.6	47.6	9.2	10.1	8.8	1.4	12.8	0.7	17.8	15.5	29.3
30岁～	21.6	8.7	97.5	9.3	66.6	2.8			82.2	8.4	48.5	9.9	9.3	10.6	1.6	8.3	0.4	6.1	15.2	29.1
45岁～	22.5	8.7	97.7	9.7	68.8	3.2			82.7	8.9	49.1	10.2	9.6	10.9	2.6	10.1	0.6	9.7	13.9	27.4
60岁～	21.8	7.8	97.8	9.5	65.4	2.7			81.2	8.5	50.4	9.3	9.5	10.7	2.7	10.6	0.6	9.8	13.8	26.4
70岁～	23.2	6.7	97.9	8.1	64.6	2.8			79.1	7.4	45.4	8.8	8.6	8.2	3.4	8.4	0.4	9.8	12.8	21.3

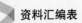

附表 1-7-13　中国大城市居民调味品消费率（%）及消费者摄入量均值（g/人日）

年龄组	糖 消费率	糖 摄入均值	盐 消费率	盐 摄入均值	味精鸡精 消费率	味精鸡精 摄入均值	酱油 消费率	酱油 摄入均值	醋 消费率	醋 摄入均值	酱类 消费率	酱类 摄入均值	腐乳 消费率	腐乳 摄入均值	果酱 消费率	果酱 摄入均值	淀粉 消费率	淀粉 摄入均值
男性																		
2岁~	44.4	10.6	90.7	4.4	66.7	1.5	81.5	5.5	51.9	2.9	18.5	5.5	0.0	.	1.9	5.4	13.0	11.1
4岁~	41.1	6.2	92.5	6.1	67.3	7.5	85.0	6.1	53.3	5.0	14.0	10.7	2.8	4.5	1.9	1.7	12.1	12.0
7岁~	42.9	11.9	97.6	6.4	72.6	2.5	88.7	7.1	52.4	4.9	19.0	5.2	1.2	6.7	0.0	.	22.6	21.9
11岁~	42.0	7.9	94.2	7.7	81.9	2.9	85.5	10.0	58.7	6.4	10.1	10.6	3.6	2.8	0.7	2.2	17.4	18.4
14岁~	40.4	6.7	94.0	7.8	75.5	3.9	90.1	9.8	50.3	7.7	11.3	4.9	1.3	6.2	0.7	1.0	18.5	29.5
18岁~	40.1	6.4	91.8	9.7	72.3	3.8	84.0	10.5	58.8	9.5	17.3	11.7	2.4	11.6	2.7	9.7	17.9	25.5
30岁~	38.2	7.4	93.6	9.0	73.3	4.8	86.8	9.4	60.4	9.5	12.9	10.2	2.1	9.3	1.7	4.5	17.8	21.3
45岁~	41.2	8.9	95.3	9.2	78.4	3.7	87.8	11.5	62.2	11.7	12.5	12.4	2.9	13.3	1.8	16.0	20.1	25.1
60岁~	40.4	7.6	96.5	8.2	79.0	4.4	89.6	10.6	65.3	11.1	13.1	10.6	4.8	11.8	1.9	12.2	17.6	22.2
70岁~	42.3	8.8	96.4	7.9	79.1	3.5	87.8	10.6	64.5	10.2	11.4	8.6	4.8	9.3	2.0	8.1	17.4	21.3
女性																		
2岁~	57.5	8.0	95.0	3.8	72.5	4.8	77.5	9.0	40.0	4.2	17.5	2.2	0.0	.	2.5	6.5	15.0	4.5
4岁~	41.8	9.4	94.5	5.7	71.4	7.3	81.3	5.2	57.1	4.4	14.3	5.1	1.1	1.9	2.2	6.2	14.3	16.9
7岁~	45.9	6.8	91.9	6.8	77.8	5.2	87.4	7.8	54.1	10.5	17.0	6.9	0.7	10.0	3.0	2.6	22.2	15.9
11岁~	34.9	7.5	92.9	6.9	69.0	2.8	79.4	8.5	59.5	6.2	12.7	14.8	0.8	1.7	1.6	4.1	23.0	23.9
14岁~	36.6	6.5	83.4	6.5	70.3	6.7	78.6	11.9	51.7	5.5	11.0	6.1	0.0	.	5.5	2.8	21.4	18.6
18岁~	44.5	7.0	91.1	8.4	68.5	4.2	82.9	8.9	57.9	8.6	12.0	9.4	2.0	7.1	1.3	11.6	19.2	26.0
30岁~	39.2	7.2	93.8	7.9	75.2	3.2	86.2	8.4	59.5	8.5	14.1	8.1	2.5	7.9	2.0	8.2	19.3	22.7
45岁~	41.7	7.6	95.3	8.1	76.9	3.6	87.9	10.2	63.9	9.5	11.9	9.8	2.9	11.4	1.6	11.2	18.5	22.7
60岁~	38.7	7.2	96.3	7.4	76.9	4.4	88.0	10.1	63.3	10.6	12.4	10.4	3.9	10.1	2.0	11.6	17.7	21.8
70岁~	38.2	7.7	96.1	7.1	78.8	5.1	88.7	10.3	62.9	10.0	9.9	7.4	4.2	12.0	0.9	23.2	18.1	17.4

附表 1-7-14　中国中小城市居民调味品消费率（%）及消费者摄入量均值（g/人日）

	年龄组	糖 消费率	糖 摄入均值	盐 消费率	盐 摄入均值	味精鸡精 消费率	味精鸡精 摄入均值	酱油 消费率	酱油 摄入均值	醋 消费率	醋 摄入均值	酱类 消费率	酱类 摄入均值	腐乳 消费率	腐乳 摄入均值	果酱 消费率	果酱 摄入均值	淀粉 消费率	淀粉 摄入均值
男性	2岁~	27.3	5.0	97.7	4.5	67.0	1.8	85.2	4.3	42.0	3.2	10.2	3.3	0.0	0.0	0.0	0.0	11.4	12.4
	4岁~	38.8	8.5	98.2	6.0	71.8	1.5	89.4	5.7	49.4	5.9	7.1	2.5	0.6	3.3	4.1	3.6	14.7	16.7
	7岁~	31.6	13.1	97.7	7.2	66.4	2.3	83.6	8.4	57.0	6.8	10.5	9.3	0.4	8.9	0.8	5.6	14.1	18.5
	11岁~	34.4	5.3	97.8	8.0	71.0	3.2	84.4	8.4	57.5	12.0	8.6	4.8	0.0	0.0	0.5	1.1	19.9	21.8
	14岁~	26.4	6.4	97.8	8.8	61.2	2.4	84.8	8.9	55.1	5.9	7.9	9.1	1.7	9.2	0.0	0.0	19.7	22.1
	18岁~	28.0	7.2	96.2	10.1	65.3	2.7	86.6	11.3	50.7	11.6	7.3	9.8	1.7	16.4	0.7	5.5	14.6	22.8
	30岁~	28.6	8.8	97.3	10.9	68.5	3.2	85.9	10.9	53.3	11.1	7.3	11.5	1.8	10.3	0.8	10.8	16.2	26.2
	45岁~	26.0	10.1	97.6	11.3	68.8	4.1	85.6	10.6	52.8	10.6	7.9	7.8	2.5	9.6	0.6	6.8	14.1	27.2
	60岁~	29.5	7.9	98.6	10.9	70.7	3.5	84.2	10.0	50.7	10.0	8.5	9.6	3.3	13.2	0.6	7.9	13.3	26.0
	70岁~	29.4	7.9	96.9	8.9	69.8	3.3	83.3	8.6	49.9	10.2	6.8	7.3	4.0	9.0	0.6	18.7	11.5	20.5
女性	2岁~	38.5	4.4	98.7	5.0	73.1	1.0	87.2	3.8	47.4	2.9	11.5	5.6	0.0	0.0	0.0	0.0	9.0	14.0
	4岁~	35.7	8.9	96.8	5.8	69.5	2.0	81.2	5.7	49.4	10.6	9.7	3.5	0.0	0.0	0.6	1.1	14.9	13.9
	7岁~	33.7	7.2	97.1	7.2	67.0	1.7	85.7	7.8	50.2	6.7	8.4	10.5	1.1	4.7	1.8	8.9	8.8	13.3
	11岁~	34.9	14.1	97.9	10.2	65.6	2.2	84.1	8.5	56.1	8.0	6.3	18.7	0.5	3.3	1.6	14.6	20.1	18.4
	14岁~	37.0	8.7	98.8	7.2	67.9	1.7	87.0	7.8	54.3	7.2	13.0	8.2	4.3	13.6	0.6	5.0	20.4	30.7
	18岁~	32.6	8.2	97.5	8.6	69.4	2.9	85.7	8.0	49.8	9.3	9.8	7.0	1.4	16.6	1.0	23.4	14.8	25.3
	30岁~	28.9	8.7	97.7	9.0	66.2	2.8	85.4	9.1	53.1	8.7	6.9	9.9	1.8	7.2	0.6	5.2	15.8	25.2
	45岁~	27.9	8.7	97.6	9.4	68.4	3.6	85.2	9.2	50.6	9.5	7.7	7.6	3.2	9.2	0.7	11.7	13.4	27.0
	60岁~	28.7	7.6	98.0	9.7	69.7	2.4	83.9	9.2	53.9	8.2	7.8	8.5	2.9	10.5	0.7	9.7	14.2	22.9
	70岁~	30.4	5.8	97.7	7.7	68.5	2.8	81.5	6.9	47.2	7.4	7.5	5.7	4.3	7.2	0.5	5.1	12.1	20.3

附表 1-7-15　中国普通农村居民调味品消费率（%）及消费者摄入量均值（g/人日）

年龄组		糖		盐		味精鸡精		酱油		醋		酱类		腐乳		果酱		淀粉	
		消费率	摄入均值	消费率	摄入均值	消费率	摄入均值	消费率	摄入均值	消费率	摄入均值	消费率	摄入均值	消费率	摄入均值	消费率	摄入均值	消费率	摄入均值
男性	2岁~	17.1	7.0	99.5	4.9	66.3	1.1	80.7	4.0	36.4	4.0	9.6	10.1	0.0	0.0	0.0	0.0	6.4	17.0
	4岁~	17.3	7.4	99.4	5.9	66.1	1.5	77.6	4.8	41.2	5.4	11.2	7.2	0.3	2.3	0.3	0.7	10.2	19.5
	7岁~	16.3	9.5	98.3	7.1	66.0	2.1	81.5	6.2	39.4	8.1	13.3	9.5	0.9	2.4	0.0	0.0	15.9	22.8
	11岁~	19.3	8.3	98.0	8.3	61.5	2.2	81.4	7.5	41.9	8.2	16.6	8.9	1.0	7.1	0.0	0.0	12.5	23.7
	14岁~	14.6	16.4	98.0	9.3	62.3	2.9	78.4	7.1	43.7	16.3	16.1	9.6	1.0	22.4	0.0	0.0	11.6	32.1
	18岁~	16.8	8.2	98.4	10.8	73.8	3.0	84.6	8.6	42.6	10.6	14.4	12.4	1.2	8.0	0.3	2.0	13.4	29.4
	30岁~	15.6	10.0	98.1	10.9	69.6	3.2	83.8	9.7	42.5	12.2	14.4	14.5	2.2	12.2	0.2	12.0	13.2	31.5
	45岁~	16.1	11.9	98.1	12.0	71.0	3.2	82.6	10.0	44.0	13.0	12.9	14.1	2.2	10.6	0.3	3.6	12.4	32.8
	60岁~	14.6	11.9	98.6	11.4	66.6	3.1	79.7	9.1	41.9	13.0	12.4	17.0	2.6	9.0	0.1	2.7	11.2	29.8
	70岁~	16.2	9.1	98.4	10.0	62.2	2.7	79.1	7.9	40.1	10.6	12.6	7.5	2.7	10.1	0.2	5.8	9.5	28.2
女性	2岁~	19.1	11.2	97.9	5.0	73.8	1.6	87.2	3.7	41.1	5.9	11.3	8.7	2.1	2.0	0.7	12.1	11.3	15.3
	4岁~	15.4	6.2	99.3	5.8	66.4	1.4	81.4	4.0	46.8	5.4	13.2	6.8	2.1	9.4	0.0	0.0	15.4	13.6
	7岁~	17.5	10.1	98.7	7.0	66.8	1.9	79.2	5.8	42.4	8.5	14.4	8.3	0.8	6.9	0.0	0.0	14.1	21.7
	11岁~	18.8	11.0	98.8	7.2	62.0	2.2	84.7	6.2	40.4	8.1	18.8	7.7	2.0	11.5	0.4	0.7	10.6	26.0
	14岁~	15.4	7.3	98.9	8.4	64.9	2.1	86.2	6.5	45.2	9.3	15.4	10.5	1.6	9.3	0.0	0.0	12.8	27.2
	18岁~	16.3	8.2	97.8	9.2	74.3	2.4	84.2	7.3	44.7	9.1	12.6	9.7	1.5	9.0	0.4	6.2	14.4	28.7
	30岁~	16.6	9.7	98.2	9.2	68.3	2.7	83.7	8.0	43.7	10.6	13.8	10.8	1.6	8.9	0.1	5.7	13.0	31.8
	45岁~	15.8	9.6	98.4	10.2	71.6	2.8	81.8	8.5	43.8	10.7	13.1	12.7	2.1	10.6	0.3	1.9	12.5	28.8
	60岁~	15.8	8.8	98.4	9.5	62.9	2.5	80.0	7.7	44.3	10.0	13.3	11.2	2.8	11.0	0.1	3.9	11.1	29.1
	70岁~	16.6	8.0	98.6	8.6	61.8	2.3	78.4	7.1	40.2	10.5	11.2	9.3	2.9	9.2	0.2	8.8	11.7	23.9

附表 1-7-16　中国贫困农村居民调味品消费率（%）及消费者摄入量均值（g/人日）

年龄组	糖 消费率	糖 摄入均值	盐 消费率	盐 摄入均值	味精鸡精 消费率	味精鸡精 摄入均值	酱油 消费率	酱油 摄入均值	醋 消费率	醋 摄入均值	酱类 消费率	酱类 摄入均值	腐乳 消费率	腐乳 摄入均值	果酱 消费率	果酱 摄入均值	淀粉 消费率	淀粉 摄入均值
男性																		
2岁~	5.7	4.3	98.9	5.4	48.9	1.2	65.9	3.2	38.6	7.4	6.8	11.7	1.1	1.7	0.0	0.0	12.5	14.1
4岁~	5.2	3.1	98.4	5.7	62.8	1.0	68.6	3.4	34.0	5.4	5.8	5.5	0.5	40.0	0.0	0.0	15.7	26.0
7岁~	8.3	6.8	99.4	7.4	62.2	1.7	69.8	5.0	39.0	6.9	4.1	8.3	0.3	30.0	0.0	0.0	15.9	41.2
11岁~	4.8	11.3	98.4	8.3	58.2	1.9	71.4	4.7	32.3	9.5	3.2	7.8	0.5	16.7	0.0	0.0	17.5	30.9
14岁~	5.3	7.9	98.7	11.0	49.3	1.7	69.3	6.7	37.3	11.5	2.7	15.5	0.0	0.0	0.0	0.0	10.7	67.9
18岁~	6.1	10.0	98.0	11.6	58.7	3.0	65.2	7.9	44.2	10.1	4.2	13.9	1.2	15.3	0.0	0.0	15.1	39.4
30岁~	5.5	9.6	96.8	11.8	62.1	3.3	68.7	7.9	40.7	11.6	4.3	20.0	0.9	9.9	0.0	0.0	16.7	35.8
45岁~	6.9	10.9	97.8	12.2	57.6	2.9	71.4	9.1	46.2	12.8	6.4	23.6	1.5	14.6	0.0	0.0	16.0	32.6
60岁~	5.7	9.7	96.5	11.8	52.5	3.0	71.6	7.5	47.0	12.0	3.7	19.7	1.1	7.4	0.0	0.0	17.9	27.8
70岁~	8.5	9.6	97.0	10.3	48.9	2.8	68.1	7.4	43.2	10.3	5.5	19.1	1.1	15.0	0.2	13.3	16.2	26.9
女性																		
2岁~	8.4	5.6	98.8	3.8	57.8	0.7	69.9	2.8	32.5	5.5	9.6	7.8	1.2	8.3	0.0	0.0	14.5	13.7
4岁~	11.1	7.2	98.1	5.7	59.9	1.5	69.8	4.6	35.8	4.4	7.4	9.7	0.0	0.0	0.6	3.6	19.1	21.5
7岁~	7.6	8.4	96.8	6.6	63.6	1.4	64.0	3.9	30.8	6.7	5.6	8.9	0.8	14.2	0.4	9.6	19.6	30.7
11岁~	6.3	7.6	97.5	8.1	59.7	1.7	67.3	4.6	32.7	9.0	4.4	13.5	0.0	0.0	0.0	0.0	14.5	30.4
14岁~	7.9	14.1	98.6	8.6	58.3	2.1	69.1	5.5	45.3	9.5	0.7	11.7	0.7	6.7	0.0	0.0	15.1	49.6
18岁~	6.8	10.5	98.0	10.4	61.0	2.8	68.0	6.5	44.6	9.4	4.5	12.9	0.9	17.0	0.1	8.3	18.0	39.5
30岁~	5.8	7.1	97.1	10.6	60.3	3.0	68.6	7.5	42.6	13.4	3.9	16.2	1.0	12.0	0.0	0.0	16.9	37.1
45岁~	6.6	9.4	97.8	10.6	57.4	2.7	72.1	7.8	46.7	12.5	5.8	17.9	1.2	14.1	0.1	8.3	15.6	30.1
60岁~	5.3	7.3	97.0	10.1	51.7	2.8	71.9	6.9	46.5	10.7	4.5	18.4	1.0	9.6	0.1	10.1	16.7	34.0
70岁~	7.4	7.5	97.7	8.6	50.1	2.4	67.0	7.5	41.0	8.8	4.4	15.8	1.5	8.1	0.0	0.0	14.4	21.8

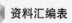
附表1-7-17　全国城乡不同收入水平居民调味品消费率（%）及消费者摄入量均值（g/人日）

收入水平	糖 消费率	糖 摄入均值	盐 消费率	盐 摄入均值	味精鸡精 消费率	味精鸡精 摄入均值	酱油 消费率	酱油 摄入均值	醋 消费率	醋 摄入均值	酱类 消费率	酱类 摄入均值	腐乳 消费率	腐乳 摄入均值	果酱 消费率	果酱 摄入均值	淀粉 消费率	淀粉 摄入均值
大城市 <10000元	35.1	6.6	95.9	8.0	75.3	3.8	87.0	9.4	60.0	7.7	11.9	9.0	1.9	8.5	2.2	4.2	17.8	25.8
10000元~	40.5	7.3	95.6	8.3	79.0	4.4	88.6	9.9	63.6	10.9	12.7	11.2	3.2	13.0	1.6	9.6	20.1	21.8
20000元~	45.1	7.6	94.1	7.9	72.9	4.5	86.7	10.0	60.3	9.8	15.3	9.7	2.4	8.2	1.7	13.9	19.8	22.8
30000元~	43.7	10.7	92.9	8.9	75.1	3.0	86.1	9.2	61.0	8.3	15.6	8.0	3.3	9.8	2.5	7.0	16.1	21.2
40000元~	46.4	8.6	86.8	7.8	64.3	2.9	78.5	9.9	51.0	8.0	15.6	7.3	2.7	5.9	1.5	17.3	18.4	15.6
中小城市 <10000元	22.0	10.3	97.3	9.0	66.4	2.9	82.1	7.8	51.8	9.8	6.7	9.8	1.9	13.1	0.6	17.2	14.3	24.0
10000元~	31.5	7.0	97.9	10.3	69.9	3.0	87.6	10.3	52.8	10.6	8.7	9.1	2.0	9.4	0.5	5.9	15.1	23.8
20000元~	37.2	7.2	97.8	8.7	69.3	2.8	88.2	10.4	52.9	8.1	8.0	8.3	2.2	11.4	1.5	7.9	14.3	27.0
30000元~	40.5	7.1	95.5	8.5	69.3	2.8	87.4	9.0	51.4	7.1	10.9	6.3	3.3	7.3	0.6	1.3	15.5	23.0
40000元~	49.6	7.4	96.5	8.4	67.9	3.9	88.5	9.2	46.7	6.2	11.0	6.2	2.9	6.0	1.4	4.5	16.6	24.4
普通农村 <10000元	14.1	10.0	98.1	9.9	66.9	2.4	81.4	7.9	47.4	11.8	14.2	10.5	1.6	9.3	0.1	9.8	14.1	28.2
10000元~	18.0	9.6	98.5	9.3	73.8	3.0	83.0	8.0	36.7	7.9	14.6	13.0	2.0	10.5	0.3	2.2	10.6	28.1
20000元~	20.0	10.1	98.4	8.9	76.1	3.3	83.8	7.1	35.3	6.6	10.1	11.0	2.1	13.2	0.1	0.5	10.7	36.6
30000元~	27.1	10.0	98.6	10.0	73.3	2.9	87.4	9.4	41.9	8.0	6.4	26.2	1.9	8.5	0.8	2.6	16.8	31.0
40000元~	29.1	5.9	98.8	9.2	64.5	2.6	90.5	10.4	34.6	5.5	14.7	22.0	1.5	6.3	0.0	0.0	8.8	31.6
贫困农村 <10000元	6.2	9.2	97.8	10.3	56.9	2.5	69.3	6.5	42.0	11.1	4.6	16.3	1.0	13.7	0.0	6.4	15.8	36.7
10000元~	7.1	8.7	97.5	10.2	60.7	3.0	66.0	8.8	43.9	9.6	5.3	13.8	0.5	13.4	0.1	10.6	17.0	32.1
20000元~	4.8	10.5	95.9	9.5	68.6	2.6	72.1	8.5	42.3	8.5	4.0	21.1	1.1	5.5	0.0	0.0	18.0	25.7
30000元~		.	100.0	10.8	53.6	2.1	57.0	9.0	34.4	21.3	5.4	35.9	0.0	0.0	0.0	0.0	22.1	22.2
40000元~	8.8	1.5	93.5	8.2	78.2	2.4	87.2	7.4	67.9	4.3	5.0	8.9	1.9	4.2	0.0	0.0	31.2	24.2

8. 饮料平均摄入量及消费率

附表 1-8-1　全国城乡居民饮料摄入量（g/ 标准人日）

	含糖饮料	含酒精饮料
全国合计	14.5	2.0
城市	11.3	2.1
农村	17.4	1.9
大城市	39.5	1.8
中小城市	6.7	2.1
普通农村	11.4	1.9
贫困农村	30.8	1.9

附表 1-8-2　全国城乡不同性别年龄居民饮料摄入量（g/ 人日）

	年龄组	含糖饮料	含酒精饮料
男性	2 岁～	23.1	0.0
	4 岁～	21.9	0.0
	7 岁～	16.9	0.0
	11 岁～	19.7	0.0
	14 岁～	22.8	0.2
	18 岁～	19.2	1.5
	30 岁～	14.2	4.4
	45 岁～	13.6	6.2
	60 岁～	11.5	4.9
	70 岁～	9.8	3.4
女性	2 岁～	19.5	0.1
	4 岁～	20.3	0.0
	7 岁～	18.1	0.0
	11 岁～	14.7	0.0
	14 岁～	20.8	0.0
	18 岁～	15.0	0.1
	30 岁～	11.7	0.3
	45 岁～	10.2	0.3
	60 岁～	10.0	0.3
	70 岁～	7.4	0.4

附表 1-8-3　中国城市不同性别年龄居民饮料摄入量（g/ 人日）

	年龄组	含糖饮料	含酒精饮料
男性	2 岁～	18.7	0.0
	4 岁～	23.0	0.0
	7 岁～	18.3	0.0
	11 岁～	23.1	0.0
	14 岁～	17.6	0.3
	18 岁～	20.1	1.4
	30 岁～	10.2	4.2
	45 岁～	10.6	6.2
	60 岁～	9.4	5.4
	70 岁～	8.5	3.6
女性	2 岁～	20.4	0.1
	4 岁～	18.8	0.0
	7 岁～	20.1	0.0
	11 岁～	12.3	0.0
	14 岁～	15.0	0.0
	18 岁～	11.9	0.1
	30 岁～	6.6	0.2
	45 岁～	7.7	0.4
	60 岁～	8.0	0.2
	70 岁～	5.2	0.3

附表 1-8-4　中国农村不同性别年龄居民饮料摄入量（g/ 人日）

	年龄组	含糖饮料	含酒精饮料
男性	2 岁～	26.9	0.0
	4 岁～	20.9	0.0
	7 岁～	15.6	0.0
	11 岁～	16.4	0.0
	14 岁～	27.3	0.1
	18 岁～	18.4	1.5
	30 岁～	18.1	4.6
	45 岁～	17.1	6.2
	60 岁～	13.6	4.4
	70 岁～	11.3	3.1
女性	2 岁～	18.8	0.0
	4 岁～	21.6	0.0
	7 岁～	16.3	0.0
	11 岁～	17.2	0.0
	14 岁～	25.8	0.0
	18 岁～	17.7	0.2
	30 岁～	16.5	0.4
	45 岁～	13.2	0.3
	60 岁～	12.2	0.4
	70 岁～	9.7	0.4

附表 1-8-5　中国大城市不同性别年龄居民饮料摄入量（g/ 人日）

年龄组		含糖饮料	含酒精饮料
男性	2 岁～	36.3	0.0
	4 岁～	16.2	0.0
	7 岁～	45.5	0.1
	11 岁～	34.8	0.0
	14 岁～	43.4	0.3
	18 岁～	67.9	1.3
	30 岁～	29.6	3.6
	45 岁～	37.9	5.8
	60 岁～	39.3	4.2
	70 岁～	28.6	1.9
女性	2 岁～	18.1	0.2
	4 岁～	31.3	0.0
	7 岁～	59.6	0.0
	11 岁～	41.2	0.0
	14 岁～	26.3	0.0
	18 岁～	42.2	0.1
	30 岁～	25.6	0.2
	45 岁～	30.2	0.4
	60 岁～	33.3	0.2
	70 岁～	21.6	0.2

附表 1-8-6　中国中小城市不同性别年龄居民饮料摄入量（g/ 人日）

年龄组		含糖饮料	含酒精饮料
男性	2 岁～	16.5	0.0
	4 岁～	23.8	0.0
	7 岁～	14.6	0.0
	11 岁～	21.3	0.0
	14 岁～	13.8	0.3
	18 岁～	12.9	1.4
	30 岁～	7.3	4.3
	45 岁～	5.0	6.3
	60 岁～	3.9	5.6
	70 岁～	4.3	4.0
女性	2 岁～	20.7	0.1
	4 岁～	17.3	0.0
	7 岁～	14.1	0.0
	11 岁～	7.1	0.0
	14 岁～	13.3	0.0
	18 岁～	7.4	0.1
	30 岁～	3.8	0.2
	45 岁～	3.2	0.4
	60 岁～	3.0	0.2
	70 岁～	1.8	0.4

附表 1-8-7 　中国普通农村不同性别年龄居民饮料摄入量（g/ 人日）

年龄组		含糖饮料	含酒精饮料
男性	2 岁～	34.1	0.0
	4 岁～	19.8	0.0
	7 岁～	19.4	0.0
	11 岁～	18.7	0.0
	14 岁～	30.7	0.1
	18 岁～	15.5	1.4
	30 岁～	9.9	4.6
	45 岁～	7.0	6.0
	60 岁～	6.7	4.4
	70 岁～	6.5	2.9
女性	2 岁～	24.0	0.0
	4 岁～	24.5	0.0
	7 岁～	15.7	0.0
	11 岁～	22.5	0.0
	14 岁～	29.8	0.0
	18 岁～	13.3	0.1
	30 岁～	8.3	0.4
	45 岁～	5.3	0.3
	60 岁～	6.1	0.3
	70 岁～	8.0	0.2

附表 1-8-8 　中国贫困农村不同性别年龄居民饮料摄入量（g/ 人日）

年龄组		含糖饮料	含酒精饮料
男性	2 岁～	11.1	0.0
	4 岁～	23.3	0.0
	7 岁～	7.7	0.0
	11 岁～	12.1	0.0
	14 岁～	20.5	0.0
	18 岁～	24.7	1.7
	30 岁～	36.0	4.6
	45 岁～	41.9	6.5
	60 岁～	29.6	4.3
	70 岁～	22.7	3.5
女性	2 岁～	7.5	0.0
	4 岁～	15.4	0.0
	7 岁～	17.4	0.0
	11 岁～	7.3	0.0
	14 岁～	18.0	0.1
	18 岁～	27.3	0.2
	30 岁～	35.2	0.3
	45 岁～	33.0	0.3
	60 岁～	26.0	0.4
	70 岁～	13.9	0.7

附表 1-8-9　全国城乡不同收入水平居民饮料摄入量（g/标准人日）

	收入水平	含糖饮料	含酒精饮料
大城市	<10 000 元	15.7	1.8
	10 000 元~	26.1	1.9
	20 000 元~	68.0	2.0
	30 000 元~	75.2	1.9
	40 000 元~	44.6	1.5
中小城市	<10 000 元	5.9	2.0
	10 000 元~	7.5	2.4
	20 000 元~	7.5	2.3
	30 000 元~	7.2	1.3
	40 000 元~	7.3	1.5
普通农村	<10 000 元	12.6	2.0
	10 000 元~	10.6	2.0
	20 000 元~	7.2	1.1
	30 000 元~	14.1	1.1
	40 000 元~	6.2	2.4
贫困农村	<10 000 元	22.8	1.8
	10 000 元~	61.7	1.8
	20 000 元~	53.1	3.3
	30 000 元~	75.8	0.2
	40 000 元~	76.2	0.3

附表 1-8-10　中国城市不同年龄性别居民饮料消费率（%）及消费者摄入量均值（g/人日）

	年龄组	饮料		酒精饮料	
		消费率	摄入均值	消费率	摄入均值
男性	2 岁~	15.6	119.7	2.2	0.8
	4 岁~	19.6	117.5	2.8	0.7
	7 岁~	14.7	124.2	1.2	2.0
	11 岁~	13.3	173.6	1.6	2.1
	14 岁~	12.2	143.4	2.5	10.9
	18 岁~	9.7	206.6	6.8	20.4
	30 岁~	5.6	180.9	13.9	30.1
	45 岁~	4.6	231.5	16.7	37.2
	60 岁~	4.2	223.6	15.1	35.6
	70 岁~	4.9	174.3	10.1	35.9
女性	2 岁~	19.6	104.0	1.4	8.8
	4 岁~	18.0	104.2	1.4	1.8
	7 岁~	16.8	119.6	1.6	0.9
	11 岁~	11.9	103.1	2.7	0.8
	14 岁~	10.3	145.8	2.3	1.0
	18 岁~	8.3	143.6	1.8	3.6
	30 岁~	5.0	132.8	2.7	7.1
	45 岁~	4.4	177.7	3.4	10.7
	60 岁~	4.0	201.4	3.2	7.3
	70 岁~	3.1	168.2	3.0	11.1

附表 1-8-11　中国农村不同年龄性别居民饮料消费率（%）及消费者摄入量均值（g/人日）

年龄组		饮料		酒精饮料	
		消费率	摄入均值	消费率	摄入均值
男性	2 岁～	20.5	131.4	1.5	0.1
	4 岁～	15.1	138.6	0.6	1.4
	7 岁～	12.6	123.7	0.4	1.6
	11 岁～	10.4	157.7	0.4	1.2
	14 岁～	12.7	214.9	1.8	4.7
	18 岁～	7.1	258.4	7.3	20.9
	30 岁～	5.9	304.6	15.1	30.5
	45 岁～	4.9	348.7	15.9	38.7
	60 岁～	4.5	303.1	12.1	36.0
	70 岁～	3.9	286.2	8.8	35.0
女性	2 岁～	16.7	112.3	1.0	0.5
	4 岁～	15.2	142.3	1.0	0.5
	7 岁～	10.6	153.3	0.6	1.6
	11 岁～	12.5	137.6	0.3	0.3
	14 岁～	15.1	170.4	0.5	10.1
	18 岁～	7.5	235.3	1.4	13.3
	30 岁～	6.5	256.4	2.2	17.9
	45 岁～	5.0	263.1	2.2	13.7
	60 岁～	4.5	268.5	2.6	14.1
	70 岁～	3.2	303.6	2.6	15.3

附表 1-8-12　全国不同年龄性别居民饮料消费率（%）及消费者摄入量均值（g/人日）

年龄组		饮料		酒精饮料	
		消费率	摄入均值	消费率	摄入均值
男性	2 岁～	18.2	126.8	1.8	0.5
	4 岁～	17.2	127.4	1.6	0.8
	7 岁～	13.6	124.0	0.8	1.9
	11 岁～	11.8	166.4	1.0	1.9
	14 岁～	12.5	182.6	2.1	8.1
	18 岁～	8.3	230.3	7.1	20.7
	30 岁～	5.8	245.8	14.5	30.3
	45 岁～	4.7	287.1	16.3	37.9
	60 岁～	4.3	264.0	13.7	35.7
	70 岁～	4.4	222.4	9.5	35.5
女性	2 岁～	18.1	108.1	1.2	5.1
	4 岁～	16.5	122.9	1.2	1.2
	7 岁～	13.6	133.1	1.1	1.1
	11 岁～	12.2	120.7	1.5	0.8
	14 岁～	12.9	161.3	1.3	2.8
	18 岁～	7.9	190.2	1.6	8.0
	30 岁～	5.7	203.8	2.5	12.1
	45 岁～	4.7	219.4	2.8	11.8
	60 岁～	4.2	236.0	2.9	10.2
	70 岁～	3.1	234.3	2.8	12.9

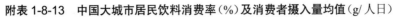

附表 1-8-13　中国大城市居民饮料消费率（%）及消费者摄入量均值（g/人日）

年龄组		饮料		酒精饮料	
		消费率	摄入均值	消费率	摄入均值
男性	2 岁～	22.2	163.6	1.9	2.0
	4 岁～	15.9	102.2	1.9	1.2
	7 岁～	22.6	201.3	1.2	8.2
	11 岁～	15.9	218.2	1.4	0.8
	14 岁～	19.2	226.0	4.0	6.6
	18 岁～	18.9	358.2	9.1	14.5
	30 岁～	9.6	307.3	15.5	23.1
	45 岁～	7.9	482.9	17.5	33.4
	60 岁～	7.4	529.2	14.4	28.9
	70 岁～	8.9	320.0	8.9	21.8
女性	2 岁～	22.5	80.7	2.5	6.1
	4 岁～	22.0	142.3	2.2	1.5
	7 岁～	31.1	191.6	2.2	0.2
	11 岁～	22.2	185.2	0.0	0.0
	14 岁～	25.5	102.9	1.4	1.5
	18 岁～	18.8	224.6	2.0	3.5
	30 岁～	10.5	245.1	3.3	7.1
	45 岁～	8.6	351.5	3.9	9.6
	60 岁～	8.2	406.4	3.6	5.0
	70 岁～	7.0	307.7	2.8	7.8

附表 1-8-14　中国中小城市居民饮料消费率（%）及消费者摄入量均值（g/人日）

年龄组		饮料		酒精饮料	
		消费率	摄入均值	消费率	摄入均值
男性	2 岁～	14.8	111.7	2.3	0.7
	4 岁～	20.0	119.0	2.9	0.7
	7 岁～	13.7	106.8	1.2	1.1
	11 岁～	12.9	164.7	1.6	2.3
	14 岁～	11.2	122.8	2.2	12.0
	18 岁～	8.4	154.8	6.4	21.7
	30 岁～	5.0	144.2	13.6	31.3
	45 岁～	3.9	129.2	16.5	38.1
	60 岁～	3.6	109.3	15.2	36.7
	70 岁～	4.0	106.5	10.4	38.5
女性	2 岁～	19.2	107.4	1.3	9.4
	4 岁～	17.5	98.5	1.3	1.9
	7 岁～	14.7	96.6	1.5	1.1
	11 岁～	10.1	70.7	3.2	0.8
	14 岁～	8.0	166.3	2.5	1.0
	18 岁～	6.7	110.0	1.8	3.6
	30 岁～	4.2	91.9	2.7	7.1
	45 岁～	3.5	91.8	3.3	11.0
	60 岁～	3.1	95.7	3.1	7.9
	70 岁～	2.3	77.6	3.0	11.7

附表 1-8-15　中国普通农村居民饮料消费率（%）及消费者摄入量均值（g/人日）

年龄组		饮料		酒精饮料	
		消费率	摄入均值	消费率	摄入均值
男性	2 岁～	26.2	130.3	2.1	0.1
	4 岁～	16.0	123.9	0.6	0.6
	7 岁～	15.5	125.5	0.4	0.9
	11 岁～	12.8	145.9	0.7	1.2
	14 岁～	15.1	203.9	2.0	5.1
	18 岁～	7.5	206.8	7.3	19.3
	30 岁～	4.6	216.2	16.0	28.8
	45 岁～	3.0	235.4	17.1	35.0
	60 岁～	3.5	193.4	13.5	32.5
	70 岁～	3.2	203.6	9.6	30.0
女性	2 岁～	20.6	116.7	1.4	0.5
	4 岁～	16.8	145.9	1.4	0.5
	7 岁～	12.1	129.9	0.8	1.1
	11 岁～	16.5	136.4	0.4	0.3
	14 岁～	18.1	164.6	0.0	.
	18 岁～	7.4	180.2	1.5	9.8
	30 岁～	5.3	156.7	2.5	18.1
	45 岁～	3.7	144.0	2.5	12.2
	60 岁～	3.0	201.2	3.0	11.6
	70 岁～	2.7	296.7	2.5	9.9

附表 1-8-16　中国贫困农村居民饮料消费率（%）及消费者摄入量均值（g/人日）

年龄组		饮料		酒精饮料	
		消费率	摄入均值	消费率	摄入均值
男性	2 岁～	8.0	139.4	0.0	0.0
	4 岁～	13.1	177.7	0.5	3.5
	7 岁～	6.7	114.9	0.3	3.5
	11 岁～	5.8	207.1	0.0	0.0
	14 岁～	8.0	255.9	1.3	3.6
	18 岁～	6.4	386.5	7.2	24.1
	30 岁～	8.9	403.2	13.0	35.0
	45 岁～	9.7	433.5	12.9	50.5
	60 岁～	6.9	429.5	9.1	47.8
	70 岁～	5.7	394.9	6.8	52.0
女性	2 岁～	8.4	88.9	0.0	0.0
	4 岁～	11.7	131.2	0.0	0.0
	7 岁～	7.6	228.6	0.4	3.5
	11 岁～	5.0	145.2	0.0	0.0
	14 岁～	9.4	192.2	1.4	10.1
	18 岁～	7.9	345.4	1.0	24.5
	30 岁～	9.1	386.5	1.7	17.3
	45 岁～	8.4	394.1	1.4	20.4
	60 岁～	8.0	326.5	1.8	23.3
	70 岁～	4.4	314.0	2.7	27.2

附表 1-8-17　全国城乡不同收入水平居民饮料消费率(%)及消费者摄入量均值(g/人日)

收入水平		饮料		酒精饮料	
		消费率	摄入均值	消费率	摄入均值
大城市	<10 000 元	9.0	178.9	6.5	25.9
	10 000 元～	10.7	254.2	7.7	23.8
	20 000 元～	14.7	406.8	8.2	21.6
	30 000 元～	16.8	402.9	9.2	19.0
	40 000 元～	20.0	186.9	8.2	16.4
中小城市	<10 000 元	5.7	113.1	5.4	29.3
	10 000 元～	6.9	131.0	7.6	27.6
	20 000 元～	8.5	131.0	6.9	31.2
	30 000 元～	7.6	110.7	7.2	19.3
	40 000 元～	6.9	107.8	7.4	15.8
普通农村	<10 000 元	7.9	175.1	6.6	26.9
	10 000 元～	7.7	156.5	7.0	26.4
	20 000 元～	4.1	185.8	4.3	25.0
	30 000 元～	5.5	310.8	5.5	15.8
	40 000 元～	6.0	97.8	6.0	33.7
贫困农村	<10 000 元	7.0	292.2	5.0	35.2
	10 000 元～	12.6	433.1	4.7	34.8
	20 000 元～	10.7	450.1	4.7	60.6
	30 000 元～	11.5	478.5	1.9	10.1
	40 000 元～	13.4	714.8	1.0	26.2

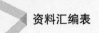

二、中国不同地区居民膳食主要营养素摄入状况

1. 中国城乡居民营养素的平均摄入量

附表 2-1-1　中国不同地区居民营养素平均摄入量（每标准人日）

	合计	城市小计	农村小计	大城市	中小城市	普通农村	贫困农村
能量（kcal）	2162.3	2043.8	2275.7	2133.1	2029.2	2254.4	2323.0
（kJ）	9047.1	8551.2	9521.4	8924.8	8490.4	9432.5	9719.3
蛋白质（g）	64.2	65.2	63.3	73.9	63.8	64.6	60.7
脂肪（g）	79.7	83.6	76.0	89.4	82.6	78.4	70.6
碳水化物（g）	299.2	259.7	337.1	261.6	259.4	325.1	363.6
膳食纤维（g）	10.8	10.7	10.8	12.4	10.4	10.8	10.7
视黄醇（μg）	141.3	157.7	125.4	227.0	146.5	132.0	110.9
视黄醇当量（μg）	441.9	512.3	374.4	605.6	497.1	410.6	294.0
硫胺素（mg）	0.9	0.9	1.0	1.0	0.8	1.0	1.0
核黄素（mg）	0.8	0.8	0.7	1.0	0.8	0.7	0.6
烟酸（mg）	14.3	14.9	13.6	16.6	14.7	13.9	13.0
抗坏血酸（mg）	80.1	84.9	75.4	95.2	83.3	77.3	71.2
维生素 E（mg）	35.7	37.4	34.1	35.7	37.6	32.5	37.8
α- 生育酚（mg）	8.5	9.5	7.6	10.8	9.3	7.8	7.2
钾（mg）	1610.4	1654.3	1567.9	1924.6	1610.3	1611.3	1471.2
钠（mg）	5667.1	5829.6	5512.8	5633.2	5861.6	5611.1	5294.0
钙（mg）	364.3	410.3	320.1	489.0	397.4	337.0	282.4
镁（mg）	283.4	279.6	286.9	306.8	275.1	285.3	290.6
铁（mg）	21.4	21.8	21.1	23.9	21.5	21.3	20.6
锰（mg）	5.9	5.4	6.4	5.5	5.4	6.2	6.7
锌（mg）	10.7	10.6	10.7	11.5	10.4	10.8	10.6
铜（mg）	1.9	1.8	2.0	2.0	1.8	2.1	2.0
磷（mg）	950.6	964.3	937.1	1068.8	947.3	943.8	922.1
硒（μg）	44.4	46.9	42.1	53.9	45.7	43.3	39.3

附表 2-1-2　1982 年、1992 年、2002 年、2012 年中国居民营养素平均摄入量（每标准人日）

	合计				城市				农村			
	1982	1992	2002	2012	1982	1992	2002	2012	1982	1992	2002	2012
能量（kcal）	2491.3	2328.3	2250.5	2172.1	2450.0	2394.6	2135.2	2052.6	2509.0	2294.0	2295.5	2286.4
（kJ）	10423.6	9746.3	9420.6	9079.4	10255.7	10023.8	8933.6	8579.9	10497.7	-	9609.0	9557.2
蛋白质（g）	66.7	68.0	65.9	64.5	66.8	75.1	69.0	65.4	66.6	64.3	64.6	63.6
脂肪（g）	48.1	58.3	76.3	79.9	68.3	77.7	85.6	83.8	39.6	48.3	72.7	76.2
碳水化物（g）	-	378.4	321.2	300.8	-	340.5	268.3	261.1	-	397.9	341.6	338.8
膳食纤维（g）	8.1	13.3	12.0	10.8	6.8	11.6	11.1	10.8	8.7	14.1	12.4	10.9
视黄醇（μg）	53.8	156.5	151.1	141.1	108.9	277.0	226.5	157.5	31.5	94.2	123.1	125.1
视黄醇当量（μg）	119.5	476.0	469.2	443.5	515.2	605.5	550.0	514.5	764.8	409.0	439.1	375.4
硫胺素（mg）	2.5	1.2	1.0	0.9	2.1	1.1	1.0	0.9	2.6	1.2	1.0	1.0
核黄素（mg）	0.9	0.8	0.8	0.8	0.8	0.9	0.9	0.8	0.9	0.7	0.7	0.7
烟酸（mg）	-	15.7	14.7	14.3	-	16.9	15.9	15.0	-	15.0	14.2	13.7
抗坏血酸（mg）	129.4	100.2	88.4	80.4	109.0	95.6	82.3	85.3	138.0	102.6	90.8	75.7
维生素 E（mg）	-	32.2	35.6	35.9	-	37.4	37.3	37.5	-	29.5	35.0	34.3
α- 生育酚（mg）	-	7.5	8.2	8.6	-	8.4	8.3	9.6	-	7.0	8.1	7.6
钾（mg）	-	1871.3	1700.1	1616.9	-	1886.3	1723.2	1660.7	-	1863.5	1691.5	1574.3
钠（mg）	-	7116.4	6268.2	5702.7	-	7258.8	6040.9	5858.8	-	7042.9	6368.8	5554.6
钙（mg）	694.5	405.4	388.8	366.1	563.0	457.9	438.6	412.4	750.0	378.2	369.6	321.4
镁（mg）	-	356.8	308.8	284.9	-	338.5	291.8	281.1	-	366.3	315.3	288.5
铁（mg）	37.3	23.4	23.2	21.5	34.2	25.5	23.8	21.9	38.6	22.4	23.1	21.2
锰（mg）	-	7.8	6.8	5.9	-	7.3	6.0	5.4	-	8.1	7.1	6.4
锌（mg）	-	12.0	11.3	10.7	-	13.2	11.5	10.6	-	11.4	10.8	11.2
铜（mg）	-	2.4	2.2	1.9	-	2.6	2.3	1.8	-	2.4	2	2.2
磷（mg）	1623.2	1057.8	978.8	954.6	1574.0	1077.4	973.2	968.3	1644.0	1047.6	941.2	981
硒（μg）	-	42.0	39.9	44.6	-	52.3	46.6	47.0	-	36.7	42.2	37.4

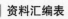

2. 能量平均摄入量及来源分布

附表 2-2-1　全国不同地区不同年龄性别居民能量摄入量（kcal/人日）

	年龄组	全国合计	城市	农村	大城市	中小城市	普通农村	贫困农村
男性	2 岁～	1084.2	1122.7	1051.3	1157.6	1118.5	1055.6	1041.9
	4 岁～	1316.7	1309.8	1322.6	1531.0	1283.8	1248.9	1482.8
	7 岁～	1647.0	1622.2	1669.4	1772.3	1601.7	1643.2	1722.8
	11 岁～	1913.8	1827.9	1995.7	2010.6	1798.4	1948.0	2086.6
	14 岁～	2166.6	2013.3	2297.1	2265.8	1976.5	2260.2	2370.7
	18 岁～	2253.2	2021.8	2453.5	2061.8	2015.7	2397.4	2572.7
	30 岁～	2360.4	2149.5	2561.1	2068.0	2161.9	2509.8	2673.3
	45 岁～	2272.1	2088.2	2492.0	2092.6	2087.3	2461.0	2567.6
	60 岁～	2083.3	1944.5	2227.3	1964.2	1940.9	2207.7	2272.0
	70 岁～	1853.0	1785.6	1925.4	1793.2	1784.0	1876.1	2043.1
女性	2 岁～	1020.7	1000.1	1038.4	1140.9	982.5	1051.1	1010.8
	4 岁～	1256.0	1224.3	1283.8	1381.8	1205.5	1257.4	1341.0
	7 岁～	1500.1	1436.0	1560.8	1674.4	1400.2	1544.3	1594.4
	11 岁～	1732.5	1678.1	1787.6	1842.5	1648.8	1736.8	1882.8
	14 岁～	1843.0	1698.2	1967.6	1751.2	1690.3	1877.4	2145.5
	18 岁～	1891.6	1706.7	2054.7	1741.6	1701.5	1999.9	2172.0
	30 岁～	1962.8	1769.2	2149.4	1777.8	1768.0	2075.2	2316.6
	45 岁～	1896.2	1744.2	2079.9	1772.4	1738.6	2040.4	2178.3
	60 岁～	1771.4	1664.2	1886.5	1684.3	1660.3	1845.1	1980.5
	70 岁～	1542.2	1479.7	1610.3	1540.6	1467.0	1564.4	1723.2

附表 2-2-2　大城市能量摄入百分位数分布（%）

	年龄组	5%	10%	25%	50%	75%	90%	95%
男性	2 岁～	535.2	715.7	882.0	1106.4	1387.4	1663.3	1957.8
	4 岁～	768.7	917.9	1120.6	1511.1	1820.3	2250.1	2519.3
	7 岁～	968.5	1126.1	1373.9	1675.8	2093.5	2452.4	2722.8
	11 岁～	1033.7	1199.5	1509.2	1948.7	2359.1	2973.9	3298.4
	14 岁～	1228.0	1356.6	1671.9	2126.0	2739.5	3260.3	3538.8
	18 岁～	1207.4	1316.7	1590.1	1981.8	2436.9	2911.2	3195.5
	30 岁～	1142.4	1296.5	1592.4	1968.5	2430.9	2958.6	3339.0
	45 岁～	1174.3	1319.0	1618.4	1990.8	2463.7	2965.3	3287.6
	60 岁～	1116.4	1259.4	1512.9	1875.3	2324.1	2812.1	3095.5
	70 岁～	997.3	1160.4	1369.6	1732.4	2117.0	2537.6	2820.9
女性	2 岁～	591.3	666.4	771.6	1017.5	1479.3	1722.1	2003.0
	4 岁～	630.9	801.4	1038.9	1304.4	1655.5	1970.6	2232.5
	7 岁～	955.3	1097.7	1290.5	1592.1	1918.4	2357.1	2644.5
	11 岁～	1051.5	1173.3	1412.9	1776.3	2095.8	2607.6	2891.2
	14 岁～	925.4	1055.0	1317.5	1650.4	2046.8	2523.9	3066.0
	18 岁～	995.4	1078.1	1311.3	1644.3	2023.0	2518.9	2829.0
	30 岁～	1017.5	1150.3	1349.2	1693.0	2086.6	2521.0	2833.6
	45 岁～	1002.9	1133.6	1394.9	1688.8	2059.8	2504.3	2817.0
	60 岁～	957.7	1068.6	1304.1	1619.7	1968.2	2387.6	2665.5
	70 岁～	825.7	944.8	1187.6	1479.5	1821.8	2204.9	2490.0

附表 2-2-3　中小城市能量摄入百分位数分布（%）

	年龄组	5%	10%	25%	50%	75%	90%	95%
男性	2 岁～	499.9	638.3	807.8	969.1	1321.7	1968.3	2098.4
	4 岁～	653.3	692.3	845.4	1195.2	1547.2	1985.1	2458.8
	7 岁～	901.2	986.8	1229.3	1517.2	1873.8	2246.2	2658.7
	11 岁～	1008.9	1098.5	1351.9	1641.8	2084.9	2693.0	3021.1
	14 岁～	1164.6	1320.3	1481.2	1832.2	2338.6	2808.4	3099.8
	18 岁～	1147.2	1289.0	1532.8	1922.1	2380.0	2875.9	3230.8
	30 岁～	1197.1	1348.5	1641.0	2029.8	2559.1	3177.1	3545.4
	45 岁～	1166.2	1298.2	1566.6	1959.1	2465.8	3048.7	3428.3
	60 岁～	1017.6	1181.4	1474.0	1852.3	2320.5	2851.2	3178.3
	70 岁～	993.2	1090.7	1342.6	1685.3	2149.9	2607.1	2951.9
女性	2 岁～	458.8	531.0	657.2	853.3	1211.7	1652.8	1861.6
	4 岁～	645.7	689.6	873.1	1111.8	1417.0	1871.1	2169.7
	7 岁～	761.0	870.9	1057.0	1321.3	1671.9	1984.3	2357.2
	11 岁～	904.2	990.1	1220.1	1533.9	2026.4	2420.5	2610.2
	14 岁～	987.4	1067.4	1260.4	1576.3	1928.6	2539.9	2847.4
	18 岁～	946.4	1047.3	1295.8	1611.4	2021.8	2419.7	2754.0
	30 岁～	985.5	1119.4	1338.7	1653.0	2069.4	2601.4	2914.6
	45 岁～	955.2	1077.2	1331.1	1648.6	2037.7	2494.0	2855.3
	60 岁～	903.1	1023.3	1270.6	1591.6	1953.6	2360.8	2672.0
	70 岁～	752.3	862.4	1105.0	1384.6	1726.5	2120.2	2525.9

附表 2-2-4　普通农村能量摄入百分位数分布（%）

	年龄组	5%	10%	25%	50%	75%	90%	95%
男性	2 岁～	540.2	607.7	755.6	1002.4	1240.0	1542.0	1752.7
	4 岁～	694.2	792.5	949.2	1208.1	1467.5	1751.8	1985.4
	7 岁～	931.5	1033.7	1283.3	1571.1	1900.7	2362.5	2659.3
	11 岁～	1067.4	1169.6	1423.0	1849.9	2309.7	2976.4	3290.9
	14 岁～	1262.5	1419.7	1682.6	2192.0	2654.4	3171.1	3544.3
	18 岁～	1387.0	1566.2	1906.7	2285.5	2754.9	3416.2	3855.1
	30 岁～	1424.9	1628.8	1955.8	2399.3	2933.7	3560.7	3912.6
	45 岁～	1396.8	1588.0	1903.3	2360.0	2875.7	3494.3	3947.9
	60 岁～	1310.8	1454.5	1763.6	2117.8	2569.1	3087.5	3412.6
	70 岁～	1031.2	1175.1	1446.1	1808.1	2205.3	2690.1	3039.5
女性	2 岁～	552.3	620.7	699.7	981.1	1346.5	1625.8	1814.7
	4 岁～	669.1	745.9	950.5	1210.9	1455.3	1768.7	2105.3
	7 岁～	856.9	971.7	1184.7	1492.3	1790.5	2183.1	2523.2
	11 岁～	951.9	1084.2	1352.6	1637.0	1960.2	2525.7	2933.6
	14 岁～	1134.6	1211.5	1489.7	1772.6	2152.5	2587.1	3039.2
	18 岁～	1101.6	1291.1	1582.8	1925.4	2331.7	2783.9	3154.4
	30 岁～	1202.1	1354.3	1616.4	1964.6	2429.5	2986.4	3357.5
	45 岁～	1175.5	1338.9	1604.3	1941.2	2383.5	2886.9	3287.0
	60 岁～	1084.8	1210.7	1457.3	1766.9	2143.0	2558.3	2964.6
	70 岁～	825.7	948.9	1204.3	1494.6	1846.2	2260.2	2504.5

附表 2-2-5　贫困农村能量摄入百分位数分布（%）

	年龄组	5%	10%	25%	50%	75%	90%	95%
男性	2 岁～	503.9	575.3	741.8	1045.5	1288.6	1525.3	1664.4
	4 岁～	773.0	886.7	1033.9	1283.3	1736.1	2384.6	2820.4
	7 岁～	841.5	921.8	1188.6	1541.8	2116.8	2709.9	3151.2
	11 岁～	1033.5	1233.1	1520.3	1806.5	2551.4	3552.3	3829.5
	14 岁～	1307.6	1441.8	1639.5	2167.7	3011.3	3636.5	4148.4
	18 岁～	1393.4	1555.9	1904.8	2376.0	3100.7	3869.5	4393.0
	30 岁～	1403.2	1588.1	1972.7	2505.9	3239.8	4030.4	4466.5
	45 岁～	1384.2	1541.8	1892.1	2396.2	3085.4	3826.5	4350.0
	60 岁～	1222.0	1424.8	1785.1	2163.5	2716.2	3305.4	3689.0
	70 岁～	1016.3	1202.5	1466.0	1939.7	2512.9	3076.0	3498.9
女性	2 岁～	519.8	596.5	751.8	1002.7	1216.0	1400.0	1654.7
	4 岁～	620.3	680.0	893.2	1236.8	1649.0	2181.4	2499.9
	7 岁～	795.9	910.8	1206.7	1500.9	1913.5	2446.2	2790.7
	11 岁～	944.2	1081.1	1332.1	1696.6	2211.3	2864.7	3706.9
	14 岁～	1270.2	1320.9	1572.6	1898.4	2445.5	3499.3	3955.2
	18 岁～	1096.9	1271.1	1627.1	2064.0	2588.2	3301.1	3779.8
	30 岁～	1179.9	1358.7	1698.9	2188.4	2785.7	3490.5	3858.6
	45 岁～	1115.5	1304.6	1617.1	2062.6	2644.4	3229.7	3631.8
	60 岁～	1059.9	1213.6	1499.1	1874.7	2369.6	2866.6	3238.1
	70 岁～	887.1	1014.9	1253.6	1605.6	2086.4	2624.5	2911.3

附表 2-2-6　全国不同地区居民膳食能量的食物来源分布（%）

	全国合计	城市	农村	大城市	中小城市	普通农村	贫困农村
米类	27.0	21.9	32.0	18.8	22.4	31.4	33.2
面类	23.7	22.7	24.6	20.5	23.0	23.5	27.3
其他谷类	2.1	2.1	2.1	2.1	2.1	1.7	2.9
薯类	1.5	1.3	1.6	1.2	1.3	1.3	2.4
杂豆类	0.5	0.4	0.5	0.6	0.4	0.6	0.2
大豆及制品	1.7	2.0	1.4	2.2	2.0	1.4	1.2
蔬菜	3.4	3.9	3.0	4.1	3.8	3.3	2.5
水果	1.0	1.3	0.8	2.3	1.2	0.8	0.7
畜肉	10.0	11.1	9.0	12.8	10.8	9.8	7.3
禽肉	1.5	1.8	1.3	1.9	1.8	1.5	0.7
奶类	0.9	1.3	0.6	2.5	1.1	0.6	0.4
蛋类	1.8	2.3	1.4	2.8	2.2	1.4	1.2
鱼虾类	1.2	1.8	0.7	2.0	1.7	0.9	0.3
食用油	17.1	18.3	15.8	16.5	18.6	15.9	15.6
其他	6.6	7.8	5.4	9.7	7.5	5.9	4.3

3. 蛋白质平均摄入量及来源分布

附表 2-3-1　全国不同地区不同年龄性别居民蛋白质摄入量（g/ 人日）

	年龄组	全国合计	城市	农村	大城市	中小城市	普通农村	贫困农村
男性	2 岁～	33.3	37.3	30.0	38.7	37.1	31.1	27.6
	4 岁～	39.6	42.2	37.3	53.3	40.9	36.4	39.2
	7 岁～	49.5	52.2	47.1	62.6	50.8	47.6	45.9
	11 岁～	56.9	59.0	54.9	68.6	57.4	55.8	53.2
	14 岁～	63.8	63.4	64.1	79.5	61.0	64.0	64.3
	18 岁～	68.0	66.4	69.4	73.7	65.3	70.0	68.0
	30 岁～	69.7	68.6	70.8	73.2	67.9	71.7	68.8
	45 岁～	66.5	64.9	68.5	71.7	63.5	69.1	66.8
	60 岁～	60.8	60.8	60.8	66.8	59.7	62.0	58.1
	70 岁～	55.2	56.6	53.7	61.0	55.7	54.0	53.1
女性	2 岁～	31.0	32.7	29.6	39.1	31.9	31.0	26.5
	4 岁～	37.5	38.4	36.6	48.7	37.2	36.7	36.4
	7 岁～	45.5	47.6	43.5	56.9	46.2	44.0	42.7
	11 岁～	51.6	53.3	49.8	62.5	51.6	49.1	51.3
	14 岁～	55.6	56.2	55.1	63.5	55.1	54.6	56.0
	18 岁～	57.2	55.6	58.6	61.7	54.7	58.8	58.1
	30 岁～	58.4	57.1	59.7	62.4	56.3	59.7	59.7
	45 岁～	56.5	55.3	57.9	61.2	54.1	58.3	57.1
	60 岁～	52.5	52.8	52.2	58.4	51.7	52.6	51.4
	70 岁～	46.5	48.0	45.0	52.3	47.1	44.9	45.1

附表 2-3-2　大城市蛋白质摄入百分位数分布（%）

	年龄组	5%	10%	25%	50%	75%	90%	95%
男性	2 岁～	16.7	22.1	31.9	36.3	45.8	61.2	72.3
	4 岁～	24.0	29.1	37.9	49.1	66.4	76.5	87.8
	7 岁～	29.4	36.9	46.9	58.7	70.9	86.3	97.4
	11 岁～	37.5	42.4	49.2	63.5	78.6	96.5	113.2
	14 岁～	42.7	50.1	60.5	77.4	94.6	107.4	118.4
	18 岁～	37.5	44.1	55.7	70.6	87.9	106.0	121.2
	30 岁～	38.5	43.5	54.1	68.3	85.7	108.0	124.9
	45 岁～	36.6	42.3	52.9	66.4	85.0	107.6	122.3
	60 岁～	33.7	39.1	48.6	62.4	79.9	98.4	112.6
	70 岁～	31.0	36.9	45.5	57.7	72.4	88.6	102.3
女性	2 岁～	16.9	21.1	26.7	35.1	49.3	57.4	77.9
	4 岁～	21.3	25.8	33.5	45.4	59.0	70.2	82.7
	7 岁～	31.0	34.1	42.7	53.1	62.7	83.3	97.4
	11 岁～	34.4	37.0	45.4	57.9	74.8	88.3	117.8
	14 岁～	31.2	36.1	42.4	56.7	75.3	95.1	108.4
	18 岁～	31.5	36.3	45.7	57.8	74.4	91.1	100.3
	30 岁～	32.2	36.8	44.8	58.0	73.6	92.9	110.1
	45 岁～	30.4	36.0	45.5	57.5	72.2	90.0	102.0
	60 岁～	29.1	33.7	43.0	55.6	68.7	86.0	99.6
	70 岁～	25.5	29.2	37.4	48.2	62.7	80.0	90.0

附表 2-3-3　中小城市蛋白质摄入百分位数分布（%）

	年龄组	5%	10%	25%	50%	75%	90%	95%
男性	2 岁～	13.6	17.4	24.8	30.6	47.7	64.4	85.9
	4 岁～	18.9	20.7	26.4	34.3	49.6	65.4	85.7
	7 岁～	24.9	30.3	36.4	47.1	61.2	74.3	87.2
	11 岁～	27.6	31.4	41.1	51.7	65.5	96.1	104.6
	14 岁～	33.4	36.8	43.0	54.5	75.8	93.6	108.1
	18 岁～	33.7	38.2	47.8	61.9	78.5	97.2	113.0
	30 岁～	34.1	39.5	49.4	62.4	81.3	104.3	120.3
	45 岁～	31.4	36.0	45.9	58.4	75.5	97.8	112.7
	60 岁～	27.1	33.1	43.2	56.3	72.9	90.3	103.9
	70 岁～	25.4	30.5	39.1	51.5	66.7	86.3	102.8
女性	2 岁～	13.5	15.2	20.3	27.7	38.1	53.4	68.4
	4 岁～	16.9	19.7	25.2	33.2	46.5	63.8	73.5
	7 岁～	23.2	25.8	32.2	40.8	56.9	75.4	83.0
	11 岁～	25.1	29.3	37.3	46.6	60.1	81.6	87.4
	14 岁～	24.6	31.1	39.9	50.9	66.7	85.0	93.5
	18 岁～	26.7	31.8	38.5	50.0	65.7	85.2	96.6
	30 岁～	27.6	32.0	40.2	51.8	67.3	86.4	102.0
	45 岁～	26.2	30.3	38.6	50.1	64.6	82.7	95.9
	60 岁～	24.5	28.9	36.4	48.6	61.9	78.1	91.1
	70 岁～	20.1	24.0	31.7	42.1	56.9	74.3	90.0

附表 2-3-4　普通农村蛋白质摄入百分位数分布（%）

	年龄组	5%	10%	25%	50%	75%	90%	95%
男性	2 岁～	13.7	15.6	22.6	29.4	36.2	47.9	56.6
	4 岁～	18.0	21.8	27.2	35.5	43.6	53.7	60.3
	7 岁～	22.9	26.5	35.2	44.1	56.9	71.9	83.4
	11 岁～	26.8	30.2	38.8	52.9	68.8	85.8	97.0
	14 岁～	33.0	36.8	47.6	61.3	76.8	94.3	104.4
	18 岁～	35.5	43.1	54.0	65.7	82.9	102.5	114.5
	30 岁～	35.8	42.4	53.6	67.9	86.0	105.1	117.9
	45 岁～	36.4	41.9	51.9	65.8	83.1	101.5	112.2
	60 岁～	33.9	38.4	46.2	58.5	73.9	92.2	102.9
	70 岁～	26.1	30.8	39.6	49.8	64.9	81.6	92.0
女性	2 岁～	15.1	17.3	20.3	30.1	37.3	49.8	57.8
	4 岁～	18.2	21.1	26.2	34.5	42.5	56.1	67.0
	7 岁～	22.9	26.3	33.3	41.3	52.6	63.9	74.9
	11 岁～	24.1	29.4	35.0	45.3	59.7	73.4	84.5
	14 岁～	28.1	33.3	38.8	51.9	65.4	82.0	92.0
	18 岁～	30.4	35.5	43.6	55.2	69.2	86.7	100.7
	30 岁～	30.6	35.5	44.0	55.9	71.5	89.1	100.9
	45 岁～	30.1	35.1	43.5	54.7	69.5	86.7	97.9
	60 岁～	26.7	31.2	39.2	49.3	62.6	78.1	87.7
	70 岁～	21.3	24.6	32.0	42.7	53.6	67.8	78.1

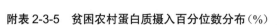

附表 2-3-5　贫困农村蛋白质摄入百分位数分布（%）

	年龄组	5%	10%	25%	50%	75%	90%	95%
男性	2 岁～	12.0	13.8	20.4	27.9	32.9	38.7	48.1
	4 岁～	19.5	22.7	27.7	34.6	47.9	62.1	70.8
	7 岁～	21.6	24.7	31.3	41.5	56.2	72.5	83.1
	11 岁～	28.0	32.1	38.0	46.6	65.5	84.0	101.2
	14 岁～	34.7	37.1	44.0	61.2	80.8	94.6	110.6
	18 岁～	35.4	40.8	50.2	63.8	83.2	101.6	113.9
	30 岁～	33.3	38.8	49.3	64.1	83.0	106.8	119.0
	45 岁～	33.3	38.1	47.5	60.7	82.4	103.8	118.2
	60 岁～	29.5	34.5	43.6	55.7	69.6	83.7	95.4
	70 岁～	25.2	29.2	37.8	49.8	63.9	84.6	93.6
女性	2 岁～	12.3	15.3	20.0	24.7	32.9	38.5	45.6
	4 岁～	14.5	17.0	24.4	34.1	44.3	57.9	69.3
	7 岁～	20.0	23.4	29.9	39.7	49.6	66.9	78.1
	11 岁～	22.3	29.0	36.0	46.2	57.7	83.2	94.3
	14 岁～	30.5	35.2	41.8	53.2	65.0	78.9	89.8
	18 岁～	28.3	33.3	42.9	54.0	69.1	88.3	100.3
	30 岁～	29.1	33.8	43.5	55.2	71.5	92.2	105.0
	45 岁～	28.0	32.4	40.9	52.5	68.6	87.1	102.5
	60 岁～	25.9	29.0	38.0	48.9	61.2	77.6	85.0
	70 岁～	20.8	24.4	32.3	42.8	55.7	70.0	76.1

附表 2-3-6　全国不同地区居民膳食蛋白质的食物来源分布（%）

	全国合计	城市	农村	大城市	中小城市	普通农村	贫困农村
米类	20.3	15.2	25.3	11.8	15.7	23.9	28.3
面类	24.4	21.9	26.8	17.8	22.6	25.0	30.7
其他谷类	1.9	1.9	2.0	1.8	1.9	1.6	2.9
薯类	1.2	1.0	1.5	0.8	1.0	1.1	2.3
杂豆类	0.9	0.9	1.0	1.0	0.8	1.1	0.5
大豆及制品	5.1	5.9	4.3	5.9	6.0	4.5	4.1
蔬菜	7.2	7.7	6.8	7.5	7.7	7.2	5.9
水果	0.4	0.4	0.3	0.7	0.4	0.3	0.2
畜肉	15.6	17.2	14.0	20.2	16.7	15.1	11.7
禽肉	3.9	4.4	3.5	4.5	4.4	4.1	2.2
奶类	1.3	1.9	0.7	3.5	1.6	0.7	0.6
蛋类	5.3	6.3	4.2	7.1	6.2	4.3	4.0
鱼虾类	5.3	7.3	3.4	7.9	7.2	4.2	1.7
食用油	0.0	0.0	0.0	0.0	0.0	0.0	0.0
其他	7.1	8.0	6.2	9.5	7.8	6.8	4.9

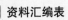

4. 脂肪平均摄入量及来源分布

附表 2-4-1　全国不同地区不同年龄性别居民脂肪摄入量（g/ 人日）

	年龄组	全国合计	城市	农村	大城市	中小城市	普通农村	贫困农村
男性	2 岁～	45.0	50.7	40.1	53.0	50.5	41.4	37.5
	4 岁～	50.7	55.9	46.2	68.1	54.4	44.8	49.2
	7 岁～	62.8	68.7	57.4	79.6	67.2	60.5	51.0
	11 岁～	71.4	75.2	67.8	85.4	73.6	71.1	61.5
	14 岁～	79.9	84.4	76.2	92.9	83.1	80.7	67.1
	18 岁～	81.9	83.5	80.6	88.2	82.8	83.3	74.8
	30 岁～	86.2	88.3	84.3	86.3	88.6	85.9	80.8
	45 岁～	83.9	85.1	82.5	87.9	84.6	84.7	76.9
	60 岁～	74.7	76.8	72.5	80.1	76.2	74.4	68.0
	70 岁～	66.3	70.6	61.7	71.0	70.5	62.5	59.9
女性	2 岁～	40.6	44.3	37.5	50.1	43.5	40.0	32.1
	4 岁～	49.5	53.7	45.8	64.3	52.5	47.5	41.9
	7 岁～	57.1	61.2	53.2	75.1	59.1	55.7	48.2
	11 岁～	63.8	68.9	58.5	79.1	67.1	61.7	52.6
	14 岁～	67.7	70.7	65.2	74.3	70.2	67.1	61.5
	18 岁～	70.8	71.9	69.9	74.8	71.5	71.5	66.3
	30 岁～	72.7	73.2	72.3	76.3	72.7	72.6	71.7
	45 岁～	71.0	71.8	70.0	75.3	71.1	71.0	67.5
	60 岁～	63.9	65.7	62.0	68.1	65.2	63.0	59.6
	70 岁～	55.8	58.8	52.6	63.1	57.9	52.7	52.4

附表 2-4-2　大城市脂肪摄入百分位数分布（%）

	年龄组	5%	10%	25%	50%	75%	90%	95%
男性	2 岁～	27.2	29.4	36.9	44.5	60.6	77.5	120.6
	4 岁～	31.6	35.3	44.5	64.9	86.1	104.3	116.6
	7 岁～	31.7	36.8	58.5	75.8	103.0	120.4	140.2
	11 岁～	32.9	43.7	60.4	78.9	101.9	140.5	169.8
	14 岁～	44.4	50.5	63.1	80.7	113.9	143.8	184.8
	18 岁～	35.6	45.0	58.4	82.6	111.3	137.9	159.3
	30 岁～	34.1	42.9	56.8	79.5	103.1	135.4	165.0
	45 岁～	35.0	41.4	59.6	80.8	108.5	139.6	162.8
	60 岁～	32.0	39.7	55.1	74.1	97.7	126.8	148.8
	70 岁～	29.7	37.1	47.5	63.9	87.9	115.3	133.8
女性	2 岁～	25.1	25.7	30.7	44.5	65.6	85.8	101.4
	4 岁～	25.1	30.3	40.8	58.2	78.9	105.1	112.9
	7 岁～	34.7	39.7	51.5	68.4	95.7	123.0	134.5
	11 岁～	34.4	36.2	54.9	69.5	91.9	117.4	130.6
	14 岁～	26.9	31.9	44.1	69.4	89.3	129.0	157.0
	18 岁～	31.4	38.4	51.7	68.0	88.9	118.4	150.0
	30 岁～	31.4	38.0	50.7	69.6	94.6	119.5	146.2
	45 岁～	30.5	36.8	51.1	69.2	92.7	119.9	139.8
	60 岁～	28.0	34.5	45.6	62.8	83.5	107.1	124.1
	70 岁～	24.8	30.6	41.5	57.3	79.3	103.7	115.9

附表 2-4-3　中小城市脂肪摄入百分位数分布（%）

	年龄组	5%	10%	25%	50%	75%	90%	95%
男性	2 岁～	16.4	22.7	31.7	45.5	59.0	83.4	114.7
	4 岁～	17.4	23.0	31.1	46.6	70.4	101.5	108.8
	7 岁～	25.9	31.5	43.4	61.5	80.6	108.1	134.6
	11 岁～	25.4	32.9	48.1	65.9	90.6	122.2	145.2
	14 岁～	29.6	37.7	50.6	70.9	100.0	136.5	165.3
	18 岁～	30.1	38.5	53.1	73.8	100.2	135.5	169.8
	30 岁～	30.5	38.7	55.5	78.8	106.5	147.7	180.6
	45 岁～	31.4	39.0	53.6	75.4	104.8	139.7	167.7
	60 岁～	27.1	35.0	49.3	69.5	96.6	125.1	147.5
	70 岁～	25.9	31.6	44.6	62.5	88.3	113.5	145.6
女性	2 岁～	12.6	16.3	27.2	44.2	55.5	70.4	88.1
	4 岁～	19.3	23.1	35.4	45.9	66.3	86.0	112.6
	7 岁～	22.7	26.9	40.7	54.0	71.3	97.4	118.2
	11 岁～	21.7	29.0	41.9	59.0	82.1	115.5	141.7
	14 岁～	27.4	37.7	48.0	64.3	84.9	114.3	129.7
	18 岁～	26.5	31.5	43.5	62.5	86.8	122.9	143.1
	30 岁～	25.6	32.4	45.9	64.3	87.9	121.5	146.3
	45 岁～	25.5	31.9	44.9	63.1	88.0	118.7	140.7
	60 岁～	22.1	28.8	42.0	58.7	81.0	110.0	132.3
	70 岁～	20.5	25.5	36.0	51.2	73.8	97.8	116.5

附表 2-4-4　普通农村脂肪摄入百分位数分布（%）

	年龄组	5%	10%	25%	50%	75%	90%	95%
男性	2 岁～	14.9	18.6	26.5	39.9	52.2	65.2	78.3
	4 岁～	18.7	21.5	31.0	41.8	56.4	71.0	83.0
	7 岁～	21.9	26.3	40.1	54.9	77.3	100.4	116.0
	11 岁～	28.4	32.7	45.2	61.4	88.2	122.7	148.6
	14 岁～	25.7	34.8	49.5	76.1	101.3	133.8	150.6
	18 岁～	32.2	39.6	53.4	75.1	104.4	138.0	159.4
	30 岁～	31.0	40.3	56.0	79.3	108.4	143.7	162.2
	45 岁～	29.7	38.9	54.8	78.0	107.1	139.5	161.1
	60 岁～	28.0	34.4	49.2	69.2	93.6	120.4	134.4
	70 岁～	20.5	27.4	39.8	56.3	79.8	106.6	121.0
女性	2 岁～	13.1	16.7	23.6	36.5	51.1	65.1	80.5
	4 岁～	17.4	21.8	29.3	45.6	59.9	76.0	92.6
	7 岁～	19.3	25.8	35.1	52.7	70.9	88.4	101.1
	11 岁～	21.6	26.5	35.2	55.8	80.0	102.3	125.6
	14 岁～	27.4	32.3	43.6	60.1	80.6	111.7	137.2
	18 岁～	27.7	33.8	45.5	64.3	89.2	122.3	144.4
	30 岁～	27.0	33.2	46.8	65.5	89.9	120.3	143.2
	45 岁～	24.9	32.0	45.6	64.8	89.4	118.4	138.5
	60 岁～	23.6	29.3	41.3	57.5	78.4	103.5	122.1
	70 岁～	16.9	21.8	32.0	46.8	65.6	90.3	109.8

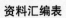

附表 2-4-5　贫困农村脂肪摄入百分位数分布（%）

	年龄组	5%	10%	25%	50%	75%	90%	95%
男性	2 岁～	13.8	15.5	22.0	32.2	50.4	64.9	73.7
	4 岁～	14.5	19.4	28.7	45.1	62.7	82.6	99.1
	7 岁～	17.2	21.0	29.2	44.6	68.5	91.0	105.2
	11 岁～	22.7	24.9	34.3	51.5	80.5	114.0	125.8
	14 岁～	18.2	25.2	37.5	62.3	87.5	119.2	138.4
	18 岁～	24.7	31.3	46.4	67.1	96.1	127.7	148.5
	30 岁～	22.1	29.7	46.2	73.1	105.9	141.0	165.3
	45 岁～	23.4	30.5	44.5	67.4	98.4	136.2	162.0
	60 岁～	20.0	25.3	38.8	61.2	89.7	121.6	143.1
	70 岁～	15.8	21.6	34.6	52.4	78.5	107.3	127.3
女性	2 岁～	11.6	13.1	19.0	31.9	42.4	54.3	59.0
	4 岁～	13.3	16.4	24.7	36.8	56.3	67.4	89.3
	7 岁～	13.5	18.8	28.9	43.8	63.2	82.4	96.7
	11 岁～	17.8	22.9	33.9	47.0	66.2	87.4	102.8
	14 岁～	19.6	24.6	37.1	50.1	77.0	108.5	134.9
	18 岁～	19.3	26.2	38.6	58.5	86.4	115.7	136.1
	30 岁～	19.9	26.8	41.2	64.4	93.2	127.3	150.1
	45 岁～	21.4	26.9	39.3	59.6	87.2	120.3	142.5
	60 岁～	17.0	22.5	33.9	52.4	77.7	109.2	131.2
	70 岁～	15.1	20.6	30.0	45.7	68.6	92.4	115.6

附表 2-4-6　全国不同地区居民膳食脂肪的食物来源分布（%）

	全国合计	城市	农村	大城市	中小城市	普通农村	贫困农村
米类	2.3	1.8	2.9	1.5	1.8	2.6	3.5
面类	6.4	6.4	6.3	6.0	6.4	6.0	7.1
其他谷类	0.8	0.8	0.9	0.8	0.8	0.7	1.3
薯类	0.1	0.1	0.2	0.1	0.1	0.1	0.3
杂豆类	0.1	0.0	0.1	0.0	0.0	0.1	0.0
大豆及制品	2.2	2.4	2.0	2.4	2.4	2.0	2.1
蔬菜	1.1	1.2	1.1	1.2	1.2	1.1	1.2
水果	0.1	0.1	0.1	0.2	0.1	0.1	0.1
畜肉	22.5	22.4	22.5	25.1	21.9	23.6	20.2
禽肉	2.7	3.0	2.5	3.1	2.9	3.0	1.4
奶类	1.4	1.8	1.0	3.4	1.6	1.0	0.7
蛋类	3.3	3.9	2.8	4.6	3.8	2.8	2.8
鱼虾类	1.2	1.6	0.7	1.7	1.6	0.9	0.3
食用油	50.1	48.1	52.0	41.8	49.1	50.6	55.1
其他	5.7	6.5	4.9	7.9	6.2	5.4	3.7

5. 碳水化合物平均摄入量及来源分布

附表 2-5-1　全国不同地区不同年龄性别居民碳水化合物摄入量（g/人日）

	年龄组	全国合计	城市	农村	大城市	中小城市	普通农村	贫困农村
男性	2 岁～	138.7	131.3	145.0	134.0	131.0	142.1	151.2
	4 岁～	178.5	162.7	192.3	180.3	160.7	177.6	224.2
	7 岁～	225.1	202.7	245.3	205.9	202.3	231.0	274.3
	11 岁～	265.5	233.4	296.2	246.8	231.2	275.9	334.9
	14 岁～	303.1	254.7	344.2	283.4	250.5	324.7	383.3
	18 岁～	313.9	253.9	365.8	246.6	255.0	345.2	409.6
	30 岁～	324.4	268.3	377.8	249.0	271.3	360.3	415.9
	45 岁～	307.6	260.2	364.3	249.5	262.4	351.0	396.8
	60 岁～	289.0	248.4	331.0	243.4	249.4	320.6	354.9
	70 岁～	258.0	229.8	288.2	230.0	229.8	274.2	321.6
女性	2 岁～	134.9	119.7	147.9	136.0	117.7	144.0	156.5
	4 岁～	168.1	149.5	184.4	155.5	148.7	173.6	207.8
	7 岁～	204.8	177.4	230.8	197.0	174.4	220.6	251.3
	11 岁～	242.5	215.5	269.9	225.7	213.7	250.7	306.0
	14 岁～	257.4	213.6	295.0	211.9	213.9	268.5	347.2
	18 岁～	261.2	213.9	302.9	210.7	214.4	285.3	340.7
	30 岁～	273.3	225.2	319.7	215.4	226.6	300.4	363.2
	45 岁～	262.5	223.7	309.4	217.5	224.9	296.9	340.8
	60 岁～	251.1	220.1	284.4	215.0	221.1	271.4	313.9
	70 岁～	217.0	193.5	242.7	195.4	193.0	231.2	270.8

附表 2-5-2　大城市碳水化合物摄入百分位数分布（%）

	年龄组	5%	10%	25%	50%	75%	90%	95%
男性	2 岁～	44.8	79.6	97.5	123.4	159.3	218.2	242.8
	4 岁～	78.2	98.7	128.5	169.6	208.6	280.1	344.7
	7 岁～	104.8	124.1	152.0	189.6	241.1	309.3	357.3
	11 岁～	119.2	137.8	173.1	231.0	298.0	377.7	445.5
	14 岁～	136.3	161.9	198.7	272.6	353.6	424.5	483.5
	18 岁～	130.3	147.5	179.4	228.8	298.4	362.7	406.2
	30 岁～	127.3	143.7	177.2	234.2	298.8	374.3	424.4
	45 岁～	126.5	144.8	183.2	234.3	297.1	375.3	422.8
	60 岁～	123.7	141.0	177.4	230.8	290.7	369.8	409.7
	70 岁～	116.9	137.2	169.8	217.3	273.9	342.7	385.2
女性	2 岁～	65.7	74.8	94.1	122.0	155.0	221.2	261.3
	4 岁～	70.8	90.2	121.2	149.8	186.8	225.6	265.5
	7 岁～	100.0	112.1	146.2	180.7	240.3	293.4	318.5
	11 岁～	109.4	137.8	166.6	209.9	263.5	339.8	368.2
	14 岁～	101.9	116.3	150.5	189.9	251.6	337.2	375.2
	18 岁～	109.0	121.3	153.9	191.5	258.5	315.5	359.8
	30 岁～	111.3	126.8	158.9	200.4	254.6	318.0	366.8
	45 岁～	112.4	128.5	162.1	206.2	260.3	315.6	359.9
	60 岁～	109.4	126.5	159.3	202.8	256.2	322.3	366.3
	70 岁～	96.2	110.4	143.3	182.9	236.1	293.8	335.9

附表 2-5-3　中小城市碳水化合物摄入百分位数分布（%）

	年龄组	5%	10%	25%	50%	75%	90%	95%
男性	2 岁～	57.3	68.9	90.9	121.6	163.5	214.0	246.9
	4 岁～	76.9	90.8	107.9	141.2	194.2	253.1	318.9
	7 岁～	111.4	123.2	149.4	190.0	240.8	301.9	335.6
	11 岁～	111.9	129.1	171.0	211.3	286.6	351.0	384.9
	14 岁～	128.7	145.6	184.6	245.0	298.7	358.7	392.8
	18 岁～	128.2	146.9	183.5	238.5	303.0	376.1	459.3
	30 岁～	133.8	154.6	197.4	253.0	324.7	417.5	470.5
	45 岁～	128.9	149.1	190.1	245.5	313.8	395.2	456.2
	60 岁～	118.6	137.6	181.5	238.3	301.7	379.2	439.5
	70 岁～	112.1	128.3	166.2	214.7	280.4	353.6	397.6
女性	2 岁～	52.2	62.0	78.9	106.3	142.9	209.5	225.8
	4 岁～	62.9	82.4	105.8	141.6	174.0	222.2	275.8
	7 岁～	82.4	101.1	126.6	160.3	204.8	257.7	335.1
	11 岁～	105.2	122.8	151.3	193.0	253.1	315.6	383.3
	14 岁～	111.2	116.7	148.0	198.2	252.7	334.1	398.6
	18 岁～	104.3	122.9	159.1	199.8	258.4	321.7	365.3
	30 岁～	112.6	128.8	164.8	211.5	268.5	337.1	396.0
	45 岁～	112.6	130.3	164.4	211.6	268.6	329.7	384.6
	60 岁～	109.0	123.7	161.2	209.3	269.0	327.8	377.2
	70 岁～	92.4	104.6	135.8	178.9	234.9	289.0	329.7

附表 2-5-4　普通农村碳水化合物摄入百分位数分布（%）

	年龄组	5%	10%	25%	50%	75%	90%	95%
男性	2 岁～	62.7	76.1	101.0	135.1	170.8	206.6	265.1
	4 岁～	93.6	107.1	128.5	167.6	213.3	257.1	307.8
	7 岁～	123.4	141.2	178.9	217.3	262.5	338.6	386.3
	11 岁～	145.4	160.3	205.7	256.9	322.8	403.9	487.6
	14 岁～	168.7	193.2	236.9	298.7	391.3	501.6	555.0
	18 岁～	195.7	215.0	260.1	326.4	405.3	496.4	561.0
	30 岁～	188.7	222.5	272.3	339.5	424.7	524.7	601.2
	45 岁～	191.7	217.8	265.0	332.4	408.5	509.9	587.4
	60 岁～	175.1	202.1	244.8	305.3	371.8	451.9	522.1
	70 岁～	142.2	162.7	208.9	260.3	325.6	388.8	458.7
女性	2 岁～	67.7	80.2	104.5	131.9	177.0	233.9	244.3
	4 岁～	86.8	101.4	126.2	161.7	206.3	252.4	287.2
	7 岁～	120.0	133.5	169.0	209.5	255.5	330.6	373.8
	11 岁～	133.6	153.4	193.4	234.6	289.7	368.4	427.5
	14 岁～	158.0	176.5	215.0	246.3	320.0	385.3	444.2
	18 岁～	150.4	174.8	220.5	272.8	335.5	404.0	473.1
	30 岁～	166.2	187.7	230.0	277.8	349.7	437.8	503.9
	45 岁～	161.5	186.6	230.5	280.6	345.0	429.9	492.0
	60 岁～	149.7	171.0	210.6	256.1	317.3	385.4	440.3
	70 岁～	116.0	135.8	172.5	219.3	273.9	339.3	389.9

附表 2-5-5　贫困农村碳水化合物摄入百分位数分布（%）

	年龄组	5%	10%	25%	50%	75%	90%	95%
男性	2 岁～	67.9	78.5	97.7	145.5	183.8	237.4	259.7
	4 岁～	106.1	114.2	144.4	196.3	268.6	380.2	449.8
	7 岁～	105.3	133.7	183.4	248.1	341.5	438.9	515.6
	11 岁～	140.0	180.8	236.0	297.7	409.4	558.4	617.1
	14 岁～	197.0	210.8	258.9	345.6	457.1	623.2	679.4
	18 岁～	188.4	220.1	280.9	371.4	511.6	667.6	756.3
	30 岁～	201.7	235.0	293.4	385.5	498.9	655.5	748.9
	45 岁～	192.9	218.1	278.9	368.4	472.8	628.3	725.7
	60 岁～	173.6	198.3	263.5	331.8	424.4	538.5	633.2
	70 岁～	154.5	174.6	220.4	293.2	398.9	502.4	572.6
女性	2 岁～	63.6	68.8	110.2	147.1	191.6	249.9	283.0
	4 岁～	88.0	97.1	123.0	189.7	257.0	362.1	390.4
	7 岁～	107.6	131.2	173.0	237.4	315.1	398.0	455.8
	11 岁～	120.8	163.4	208.0	269.8	372.8	508.9	609.9
	14 岁～	173.2	200.3	249.9	313.8	387.0	592.1	661.9
	18 岁～	163.3	189.1	241.3	310.0	418.0	526.4	623.4
	30 岁～	177.0	199.1	256.8	336.2	440.5	566.3	643.5
	45 岁～	163.3	190.2	241.0	316.4	420.6	530.1	610.0
	60 岁～	155.4	179.4	223.7	297.1	380.3	487.9	538.5
	70 岁～	125.6	149.1	187.2	244.6	338.0	430.8	502.1

附表 2-5-6　全国不同地区居民膳食碳水化合物的食物来源分布（%）

	全国合计	城市	农村	大城市	中小城市	普通农村	贫困农村
米类	44.1	39.5	48.6	34.5	40.4	49.1	47.4
面类	33.8	33.9	33.6	32.3	34.2	32.5	35.9
其他谷类	2.9	3.1	2.8	3.2	3.1	2.4	3.6
薯类	2.3	2.3	2.4	2.2	2.3	1.9	3.4
杂豆类	0.6	0.6	0.6	0.9	0.6	0.8	0.3
大豆及制品	0.8	1.1	0.6	1.2	1.0	0.7	0.4
蔬菜	5.0	6.0	4.0	6.7	5.9	4.4	3.0
水果	1.9	2.6	1.3	4.5	2.3	1.3	1.1
畜肉	0.6	0.7	0.5	0.9	0.7	0.5	0.3
禽肉	0.1	0.1	0.1	0.2	0.1	0.1	0.0
奶类	0.6	0.9	0.3	1.9	0.8	0.4	0.2
蛋类	0.3	0.4	0.2	0.4	0.4	0.2	0.2
鱼虾类	0.2	0.3	0.1	0.3	0.2	0.1	0.0
食用油	0.0	0.0	0.0	0.0	0.0	0.0	0.0
其他	6.7	8.4	5.1	10.8	8.0	5.6	4.0

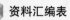

6. 膳食纤维平均摄入量及来源分布

附表 2-6-1　全国不同地区不同年龄性别居民膳食纤维摄入量（g/ 人日）

	年龄组	全国合计	城市	农村	大城市	中小城市	普通农村	贫困农村
男性	2 岁～	4.2	4.0	4.4	5.1	3.9	4.2	4.9
	4 岁～	5.7	5.9	5.4	7.6	5.7	5.0	6.3
	7 岁～	7.5	7.4	7.6	8.9	7.2	7.7	7.6
	11 岁～	8.7	8.5	8.9	8.9	8.4	9.1	8.6
	14 岁～	9.9	9.3	10.4	11.3	9.0	10.2	10.9
	18 岁～	10.3	9.8	10.8	10.7	9.6	10.8	10.9
	30 岁～	10.7	10.2	11.2	10.8	10.1	11.0	11.6
	45 岁～	10.9	10.4	11.5	11.5	10.2	11.4	11.7
	60 岁～	10.5	10.3	10.8	11.9	10.0	10.8	10.7
	70 岁～	9.6	10.0	9.3	10.6	9.8	9.3	9.3
女性	2 岁～	4.3	4.3	4.4	5.6	4.1	4.2	4.6
	4 岁～	5.3	5.1	5.5	6.7	4.9	5.3	6.1
	7 岁～	7.0	6.8	7.1	8.0	6.6	7.0	7.3
	11 岁～	8.5	8.4	8.5	10.5	8.0	8.4	8.8
	14 岁～	8.7	8.0	9.3	8.8	7.9	8.9	10.0
	18 岁～	9.6	9.1	10.1	10.1	8.9	10.1	10.1
	30 岁～	9.8	9.4	10.2	10.6	9.3	10.0	10.6
	45 岁～	9.9	9.6	10.3	10.8	9.4	10.2	10.5
	60 岁～	9.6	9.6	9.7	10.9	9.3	9.7	9.6
	70 岁～	8.1	8.4	7.8	9.3	8.2	7.6	8.2

附表 2-6-2　大城市膳食纤维摄入百分位数分布（%）

	年龄组	5%	10%	25%	50%	75%	90%	95%
男性	2 岁～	1.6	2.0	2.8	4.2	7.2	9.7	11.0
	4 岁～	2.8	3.0	5.1	6.5	9.9	12.5	15.8
	7 岁～	3.0	3.5	5.3	7.5	9.8	14.1	16.7
	11 岁～	3.2	3.8	5.6	8.3	11.5	14.6	17.6
	14 岁～	4.4	5.5	7.2	10.1	14.3	18.4	22.1
	18 岁～	4.0	5.0	6.9	9.3	13.0	17.8	21.1
	30 岁～	4.3	5.0	6.7	9.3	13.2	17.3	21.8
	45 岁～	4.3	5.3	6.9	9.7	13.8	19.1	24.1
	60 岁～	4.2	5.2	7.0	9.8	14.3	20.3	26.2
	70 岁～	3.9	4.7	6.6	9.4	13.3	17.8	21.3
女性	2 岁～	1.5	1.6	2.7	4.3	6.4	8.6	11.5
	4 岁～	1.7	2.2	4.1	6.1	8.5	11.5	14.6
	7 岁～	2.7	3.6	5.3	7.1	9.9	13.2	16.5
	11 岁～	3.2	4.8	6.0	8.4	11.0	16.8	22.1
	14 岁～	3.3	3.8	5.3	7.3	10.7	15.2	17.8
	18 岁～	3.6	4.5	6.2	8.7	12.0	16.9	20.4
	30 岁～	4.0	4.7	6.5	9.1	12.7	17.1	21.2
	45 岁～	3.9	4.8	6.5	9.1	13.0	18.1	22.9
	60 岁～	4.0	4.8	6.6	9.1	13.1	18.8	22.3
	70 岁～	3.2	4.0	5.5	8.0	11.5	15.9	20.0

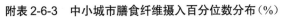

附表 2-6-3　中小城市膳食纤维摄入百分位数分布（%）

	年龄组	5%	10%	25%	50%	75%	90%	95%
男性	2 岁～	0.9	1.5	2.5	3.4	5.4	6.7	7.9
	4 岁～	2.2	2.5	3.3	4.9	6.7	9.8	11.9
	7 岁～	2.7	3.2	4.5	6.5	8.6	12.5	15.3
	11 岁～	3.5	3.9	5.4	7.3	10.7	14.5	16.8
	14 岁～	3.0	3.5	5.6	8.6	11.4	14.3	18.3
	18 岁～	3.6	4.4	6.0	8.7	11.7	16.0	18.9
	30 岁～	3.9	4.7	6.4	9.0	12.4	16.3	20.3
	45 岁～	3.8	4.7	6.3	8.9	12.2	17.0	21.1
	60 岁～	3.8	4.7	6.4	8.8	12.3	16.6	20.3
	70 岁～	3.2	4.1	5.6	8.3	11.9	16.7	21.3
女性	2 岁～	1.0	1.4	1.8	3.6	5.2	8.6	10.3
	4 岁～	1.8	2.2	3.1	4.3	5.8	7.5	10.7
	7 岁～	2.7	3.0	3.9	5.8	7.9	11.5	14.0
	11 岁～	3.1	3.6	4.9	6.9	9.4	14.1	16.3
	14 岁～	3.0	3.6	5.2	7.3	9.6	13.1	15.3
	18 岁～	3.5	4.2	5.4	7.6	10.9	14.7	18.3
	30 岁～	3.5	4.2	5.9	8.2	11.3	15.1	18.4
	45 岁～	3.5	4.3	5.8	8.1	11.2	15.6	19.3
	60 岁～	3.5	4.3	5.8	8.1	11.5	15.7	18.4
	70 岁～	2.6	3.3	4.8	7.0	10.3	14.0	17.3

附表 2-6-4　普通农村膳食纤维摄入百分位数分布（%）

	年龄组	5%	10%	25%	50%	75%	90%	95%
男性	2 岁～	1.3	1.6	2.5	3.5	5.2	7.6	8.9
	4 岁～	2.1	2.5	3.5	4.5	6.1	7.8	9.4
	7 岁～	2.9	3.5	4.6	6.7	9.2	12.6	16.7
	11 岁～	3.4	4.2	5.7	7.7	11.1	16.6	18.6
	14 岁～	4.0	4.6	6.0	8.8	12.6	16.2	20.4
	18 岁～	4.1	4.8	6.8	9.5	13.0	17.9	21.8
	30 岁～	4.5	5.2	7.0	10.0	13.5	17.6	21.1
	45 岁～	4.6	5.4	7.3	10.0	13.8	18.9	22.4
	60 岁～	4.4	5.1	6.8	9.4	12.8	17.6	22.1
	70 岁～	3.6	4.3	5.8	8.3	11.2	15.3	18.9
女性	2 岁～	1.4	1.8	2.5	3.6	5.3	7.4	9.4
	4 岁～	2.0	2.4	3.2	4.5	6.3	8.7	10.6
	7 岁～	2.9	3.3	4.4	6.1	8.2	11.7	13.6
	11 岁～	3.2	3.8	5.0	7.3	10.0	13.7	17.2
	14 岁～	3.2	3.8	5.5	7.9	10.7	15.6	18.4
	18 岁～	4.0	4.7	6.1	8.8	12.2	17.3	20.6
	30 岁～	4.1	4.8	6.3	8.7	12.0	16.3	19.8
	45 岁～	4.2	4.9	6.6	9.0	12.4	16.8	20.6
	60 岁～	4.0	4.6	5.9	8.3	11.5	16.0	19.6
	70 岁～	2.9	3.6	4.9	6.8	9.1	12.6	15.4

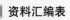

附表 2-6-5　贫困农村膳食纤维摄入百分位数分布（%）

	年龄组	5%	10%	25%	50%	75%	90%	95%
男性	2 岁～	0.8	1.3	2.0	3.9	5.8	8.8	14.2
	4 岁～	2.3	2.9	3.7	5.1	7.2	10.1	13.8
	7 岁～	2.3	3.0	4.8	6.7	9.4	12.6	16.0
	11 岁～	3.3	3.9	5.7	7.6	9.8	13.6	16.1
	14 岁～	4.7	5.1	6.4	8.5	12.4	19.0	26.0
	18 岁～	4.1	5.6	7.2	9.5	13.1	17.0	20.2
	30 岁～	4.4	5.3	7.0	9.6	13.2	18.4	24.6
	45 岁～	4.4	5.3	7.3	9.9	13.4	18.8	24.0
	60 岁～	4.1	4.8	6.8	9.5	13.0	17.6	21.6
	70 岁～	3.3	4.3	5.7	8.1	11.0	15.0	19.5
女性	2 岁～	1.5	1.7	2.1	3.4	5.3	7.4	11.1
	4 岁～	2.1	2.4	3.4	5.4	7.2	10.7	13.6
	7 岁～	2.7	3.2	4.7	6.2	8.4	11.9	16.5
	11 岁～	3.1	3.9	5.2	7.6	10.2	14.0	19.8
	14 岁～	4.1	5.2	6.8	8.4	12.0	15.3	18.9
	18 岁～	3.9	4.7	6.5	8.5	11.5	15.7	20.3
	30 岁～	4.1	4.9	6.5	8.8	12.2	17.4	22.1
	45 岁～	3.9	4.7	6.4	8.8	12.4	16.7	21.1
	60 岁～	3.7	4.4	6.2	8.3	11.4	15.9	19.7
	70 岁～	2.9	3.6	5.0	7.1	9.5	13.1	17.6

附表 2-6-6　全国不同地区居民膳食纤维的食物来源分布（%）

	全国合计	城市	农村	大城市	中小城市	普通农村	贫困农村
米类	15.1	11.7	18.4	9.3	12.1	17.2	21.1
面类	22.2	20.5	23.9	17.3	21.0	22.5	27.0
其他谷类	4.0	3.9	4.1	3.9	3.8	3.7	4.9
薯类	3.0	2.6	3.4	2.3	2.7	2.6	5.0
杂豆类	1.7	1.6	1.8	2.0	1.5	2.2	1.0
大豆及制品	4.3	5.4	3.3	5.7	5.3	3.7	2.5
蔬菜	35.8	38.4	33.3	38.9	38.3	35.6	28.2
水果	4.4	5.3	3.6	8.4	4.8	3.4	3.9
其他	9.4	10.7	8.2	12.1	10.5	9.0	6.4

7. 维生素 A 平均摄入量及来源分布

附表 2-7-1　全国不同地区不同年龄性别居民视黄醇摄入量（μg/ 人日）

	年龄组	全国合计	城市	农村	大城市	中小城市	普通农村	贫困农村
男性	2 岁～	265.0	331.4	208.1	476.2	313.7	225.5	170.3
	4 岁～	279.8	332.5	233.9	445.2	319.2	245.5	208.7
	7 岁～	318.9	366.8	275.5	472.7	352.3	304.7	216.3
	11 岁～	353.4	386.0	322.4	477.0	371.3	341.5	286.0
	14 岁～	414.0	458.3	376.2	565.1	442.8	426.2	276.5
	18 岁～	429.4	502.9	365.7	549.9	495.8	393.7	306.4
	30 岁～	436.7	475.3	400.0	575.8	460.0	428.9	337.0
	45 岁～	431.8	474.1	381.3	540.1	460.8	405.8	321.5
	60 岁～	407.8	477.9	335.2	538.1	466.9	365.1	266.5
	70 岁～	403.5	468.3	333.9	504.3	460.7	367.0	255.1
女性	2 岁～	292.4	355.8	238.0	616.3	323.3	276.0	155.3
	4 岁～	259.6	287.2	235.4	513.4	260.3	255.5	191.8
	7 岁～	293.5	339.3	250.1	428.6	325.9	253.2	243.8
	11 岁～	330.0	386.5	272.8	501.6	366.0	292.9	234.9
	14 岁～	397.8	431.9	368.5	493.8	422.6	434.5	238.4
	18 岁～	410.2	484.4	344.8	543.2	475.7	375.6	278.8
	30 岁～	400.3	444.2	358.1	518.9	433.4	388.5	289.4
	45 岁～	409.1	458.1	350.0	524.6	444.8	376.2	284.4
	60 岁～	382.2	445.4	314.2	490.8	436.4	345.3	243.8
	70 岁～	349.9	394.2	301.5	423.3	388.1	331.8	227.1

附表 2-7-2　大城市视黄醇当量摄入百分位数分布（%）

	年龄组	5%	10%	25%	50%	75%	90%	95%
男性	2 岁～	104.8	151.1	196.6	287.4	414.6	1132.4	1442.4
	4 岁～	89.6	123.8	213.3	359.1	574.4	894.5	1200.6
	7 岁～	98.5	120.7	221.7	355.2	585.8	914.3	1324.0
	11 岁～	98.8	130.1	221.0	352.3	572.6	977.0	1473.0
	14 岁～	129.6	178.5	279.8	415.2	629.4	1171.1	1587.9
	18 岁～	116.2	152.1	233.6	390.7	635.6	1086.9	1481.6
	30 岁～	119.8	161.1	241.6	396.6	653.8	1096.5	1672.0
	45 岁～	94.7	136.5	225.7	386.1	611.0	1048.1	1450.5
	60 岁～	106.1	145.0	237.8	394.2	649.6	1046.7	1433.0
	70 岁～	86.7	132.3	220.9	373.0	642.4	962.1	1354.8
女性	2 岁～	114.6	141.8	214.8	389.1	643.5	1529.5	1842.2
	4 岁～	131.5	141.9	229.1	374.8	581.0	877.6	1495.7
	7 岁～	111.6	141.9	220.9	363.2	519.0	728.2	1086.1
	11 岁～	109.3	133.9	212.5	335.7	567.3	934.7	1282.9
	14 岁～	99.9	132.7	186.6	300.5	601.7	960.5	1309.0
	18 岁～	98.4	135.3	222.9	375.6	613.2	1035.3	1571.8
	30 岁～	110.2	148.2	234.9	383.0	611.9	974.9	1338.1
	45 岁～	101.1	144.5	227.0	373.1	604.8	987.8	1368.3
	60 岁～	96.5	132.2	222.1	367.5	603.1	966.0	1264.5
	70 岁～	65.5	106.8	193.7	325.2	512.7	822.3	1105.5

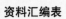

附表 2-7-3　中小城市视黄醇当量摄入百分位数分布（%）

	年龄组	5%	10%	25%	50%	75%	90%	95%
男性	2 岁～	38.0	63.3	137.2	241.5	348.5	709.2	826.0
	4 岁～	52.8	94.0	165.4	257.0	419.8	628.9	689.5
	7 岁～	65.0	94.0	181.1	256.4	407.5	655.1	936.0
	11 岁～	68.9	98.1	180.7	312.2	464.6	716.5	930.4
	14 岁～	82.7	114.9	189.7	304.7	505.5	915.8	1455.4
	18 岁～	76.3	112.1	200.5	354.6	595.1	929.8	1384.3
	30 岁～	71.8	108.8	196.6	342.8	563.4	886.6	1184.1
	45 岁～	67.3	101.0	189.9	329.7	565.0	894.4	1197.0
	60 岁～	78.3	109.7	203.2	347.1	571.2	930.3	1275.3
	70 岁～	76.4	111.4	198.5	328.4	555.2	912.1	1232.9
女性	2 岁～	61.0	78.0	141.2	241.4	384.0	570.9	1082.0
	4 岁～	51.5	76.0	134.6	229.8	321.3	474.8	591.7
	7 岁～	69.3	96.2	148.1	254.8	395.9	606.2	766.4
	11 岁～	47.7	82.6	183.2	311.4	460.2	713.4	812.8
	14 岁～	71.5	84.5	179.8	301.3	523.4	777.5	1179.0
	18 岁～	65.3	98.9	189.6	329.3	543.9	874.3	1279.7
	30 岁～	68.7	106.4	188.5	329.6	544.2	847.7	1132.0
	45 岁～	67.1	99.5	183.2	319.4	539.5	878.6	1190.2
	60 岁～	71.9	100.5	184.2	320.3	526.7	877.2	1184.8
	70 岁～	55.3	90.3	167.8	288.1	483.1	779.0	1078.9

附表 2-7-4　普通农村视黄醇当量摄入百分位数分布（%）

	年龄组	5%	10%	25%	50%	75%	90%	95%
男性	2 岁～	33.5	51.3	92.3	164.3	290.7	427.0	630.5
	4 岁～	26.8	47.7	96.4	173.3	283.7	473.5	627.7
	7 岁～	44.9	64.4	117.7	195.0	337.8	583.1	801.3
	11 岁～	54.2	69.8	131.7	241.7	415.5	689.7	905.5
	14 岁～	40.2	75.5	122.6	243.7	416.4	611.3	1227.5
	18 岁～	51.6	74.6	134.9	246.5	438.3	758.5	1140.4
	30 岁～	50.4	79.9	145.0	262.8	479.0	809.6	1316.9
	45 岁～	57.6	86.4	152.6	277.7	466.1	786.7	1053.7
	60 岁～	51.9	80.0	142.2	250.1	420.8	680.9	998.2
	70 岁～	46.4	64.4	129.2	238.7	400.0	704.1	1069.4
女性	2 岁～	51.4	63.2	91.1	157.7	289.5	603.2	1009.6
	4 岁～	33.9	54.1	102.8	168.9	314.8	466.8	662.9
	7 岁～	47.2	64.3	122.9	198.4	315.0	488.4	626.5
	11 岁～	38.6	62.3	109.3	209.7	367.2	560.8	744.0
	14 岁～	66.9	85.7	131.3	237.7	423.0	817.9	1038.8
	18 岁～	43.7	70.8	134.4	244.0	424.4	702.7	1017.0
	30 岁～	47.3	75.8	137.1	255.1	453.8	754.5	1108.8
	45 岁～	49.6	76.8	135.9	249.9	437.7	717.8	1016.5
	60 岁～	43.9	69.3	131.7	230.3	395.6	653.8	952.5
	70 岁～	41.1	61.7	114.5	217.3	384.0	642.5	936.1

附表 2-7-5　贫困农村视黄醇当量摄入百分位数分布（%）

	年龄组	5%	10%	25%	50%	75%	90%	95%
男性	2岁～	19.3	25.1	59.7	110.2	201.5	377.5	451.5
	4岁～	26.8	35.3	75.7	141.1	268.4	474.9	661.0
	7岁～	20.3	34.0	63.0	127.9	258.6	443.4	580.5
	11岁～	28.4	37.6	70.7	150.4	319.3	527.6	788.1
	14岁～	23.9	36.1	68.0	125.4	306.2	537.9	770.7
	18岁～	32.8	51.1	99.4	171.9	314.7	587.4	976.7
	30岁～	33.5	47.9	93.7	180.2	339.1	633.8	948.5
	45岁～	35.7	54.5	99.3	179.1	322.8	607.4	967.5
	60岁～	30.7	44.9	82.6	165.8	318.5	572.2	781.3
	70岁～	25.2	38.0	79.0	150.2	289.0	522.0	848.9
女性	2岁～	12.9	25.8	52.4	106.9	218.6	278.0	478.1
	4岁～	19.8	29.3	55.5	121.0	288.2	436.5	539.7
	7岁～	30.2	40.8	71.6	144.7	290.7	548.1	796.8
	11岁～	19.0	38.1	71.0	134.2	290.7	574.8	855.6
	14岁～	32.9	48.2	83.5	147.5	252.7	391.5	709.3
	18岁～	35.4	47.6	87.2	165.9	302.2	498.4	776.4
	30岁～	31.9	46.1	88.7	162.1	297.3	545.9	795.6
	45岁～	34.0	46.7	89.5	165.5	289.5	509.1	818.7
	60岁～	25.5	36.8	75.0	144.8	288.0	514.9	744.7
	70岁～	22.7	34.9	65.4	146.8	252.1	514.3	718.2

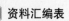

附表 2-7-6 全国不同年龄性别居民视黄醇当量摄入量与 DRIs 比较（%）

年龄组	男女合计				男性				女性			
	<EAR	EAR~RNI	RNI~	UL~	<EAR	EAR~RNI	RNI~	UL~	<EAR	EAR~RNI	RNI~	UL~
2岁~	57.3	16.0	19.2	7.5	57.2	15.7	20.3	6.8	57.4	16.4	18.0	8.2
4岁~	61.6	14.8	21.0	2.6	60.8	12.9	23.8	2.6	62.5	17.0	18.1	2.5
7岁~	73.8	11.7	13.2	1.3	73.7	11.6	12.9	1.8	73.8	11.8	13.5	0.8
11岁~	78.6	10.2	10.7	0.5	79.1	9.5	10.8	0.6	78.0	11.1	10.7	0.2
14岁~	79.7	9.3	10.0	1.0	84.5	7.5	6.7	1.3	74.3	11.2	13.9	0.6
18岁~	78.0	10.6	10.6	0.8	78.7	10.2	10.2	0.9	77.2	11.0	11.1	0.7
30岁~	76.7	11.2	11.4	0.6	78.7	10.1	10.4	0.7	74.6	12.4	12.5	0.5
45岁~	76.6	11.5	11.2	0.7	78.6	10.2	10.4	0.8	74.5	12.8	12.0	0.7
60岁~	78.4	10.6	10.6	0.4	79.7	10.1	9.8	0.4	77.1	11.0	11.4	0.4
70岁~	80.0	9.6	10.0	0.5	80.7	8.6	10.1	0.7	79.3	10.5	9.9	0.3

附表 2-7-7 城市不同年龄性别居民视黄醇当量摄入量与 DRIs 比较（%）

年龄组	男女合计				男性				女性			
	<EAR	EAR~RNI	RNI~	UL~	<EAR	EAR~RNI	RNI~	UL~	<EAR	EAR~RNI	RNI~	UL~
2岁~	43.1	21.5	24.9	10.4	42.5	22.5	24.1	10.9	43.8	20.5	25.8	9.9
4岁~	51.5	18.0	27.9	2.7	48.8	14.4	34.2	2.6	54.3	21.9	20.9	2.8
7岁~	66.1	14.7	17.5	1.7	65.5	14.9	17.5	2.1	66.7	14.6	17.5	1.2
11岁~	73.9	12.7	13.2	0.2	75.8	10.8	13.2	0.2	71.8	14.9	13.1	0.2
14岁~	73.0	12.7	13.9	0.4	78.4	10.3	10.7	0.7	66.9	15.5	17.6	0.1
18岁~	70.3	14.4	14.6	0.7	70.9	14.2	14.1	0.9	69.6	14.5	15.3	0.6
30岁~	71.1	14.3	14.3	0.4	73.7	13.1	12.7	0.5	68.4	15.4	15.9	0.3
45岁~	71.6	14.0	13.8	0.7	74.2	12.6	12.5	0.7	68.9	15.5	15.0	0.6
60岁~	71.5	13.6	14.4	0.4	73.1	12.8	13.7	0.4	70.0	14.5	15.1	0.4
70岁~	74.3	12.6	12.7	0.4	74.6	11.6	13.1	0.6	74.0	13.5	12.4	0.2

附表 2-7-8 农村不同年龄性别居民视黄醇当量摄入量与 DRIs 比较 (%)

年龄组	男女合计				男性				女性			
	<EAR	EAR~RNI	RNI~	UL~	<EAR	EAR~RNI	RNI~	UL~	<EAR	EAR~RNI	RNI~	UL~
2岁~	69.4	11.3	14.4	4.9	69.8	9.9	17.1	3.3	69.1	12.8	11.4	6.7
4岁~	70.4	12.1	15.1	2.5	71.2	11.5	14.6	2.7	69.6	12.6	15.6	2.2
7岁~	80.9	8.9	9.2	1.0	81.2	8.6	8.8	1.5	80.6	9.2	9.7	0.4
11岁~	83.2	7.8	8.3	0.7	82.3	8.2	8.4	1.0	84.2	7.4	8.2	0.3
14岁~	85.5	6.3	6.7	1.4	89.7	5.2	3.2	1.8	80.6	7.5	10.8	1.1
18岁~	84.8	7.3	7.1	0.8	85.5	6.8	6.9	0.9	84.0	7.9	7.4	0.7
30岁~	82.1	8.3	8.8	0.8	83.5	7.2	8.3	1.0	80.6	9.4	9.3	0.7
45岁~	82.6	8.5	8.1	0.9	83.8	7.4	7.8	0.9	81.3	9.5	8.4	0.8
60岁~	85.7	7.3	6.6	0.5	86.5	7.3	5.7	0.5	84.8	7.3	7.4	0.4
70岁~	86.1	6.3	7.0	0.6	87.2	5.3	6.8	0.7	85.1	7.2	7.3	0.4

附表 2-7-9 大城市不同年龄性别居民视黄醇当量摄入量与 DRIs 比较 (%)

年龄组	男女合计				男性				女性			
	<EAR	EAR~RNI	RNI~	UL~	<EAR	EAR~RNI	RNI~	UL~	<EAR	EAR~RNI	RNI~	UL~
2岁~	26.4	20.1	36.4	17.1	27.8	29.6	25.9	16.7	25.0	10.0	47.5	17.5
4岁~	32.3	16.1	42.0	9.6	33.6	16.8	40.2	9.3	30.8	15.4	44.0	9.9
7岁~	50.1	20.8	26.2	2.9	50.6	17.9	28.0	3.6	49.6	23.7	24.4	2.2
11岁~	67.0	14.8	16.7	1.5	68.8	14.5	15.2	1.4	65.1	15.1	18.3	1.6
14岁~	68.7	11.5	18.8	1.0	72.8	11.3	14.6	1.3	64.1	11.7	23.4	0.7
18岁~	66.3	15.2	17.7	0.8	68.5	13.7	17.1	0.7	64.0	16.8	18.3	0.9
30岁~	65.4	16.5	17.2	1.0	67.7	15.0	16.0	1.3	62.8	18.1	18.5	0.6
45岁~	67.3	15.1	16.6	1.0	71.4	12.8	14.9	1.0	63.2	17.5	18.4	0.9
60岁~	66.0	16.2	17.3	0.5	67.9	15.3	16.1	0.7	64.1	17.1	18.5	0.3
70岁~	70.8	14.5	14.2	0.6	70.5	13.5	15.2	0.7	71.0	15.4	13.3	0.4

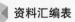

附表 2-7-10　中小城市不同年龄性别居民视黄醇当量摄入量与 DRIs 比较（%）

年龄组	男女合计				男性				女性			
	<EAR	EAR~RNI	RNI~	UL~	<EAR	EAR~RNI	RNI~	UL~	<EAR	EAR~RNI	RNI~	UL~
2岁~	45.2	21.7	23.5	9.6	44.3	21.6	23.9	10.2	46.2	21.8	23.1	9.0
4岁~	53.7	18.2	26.2	1.9	50.6	14.1	33.5	1.8	57.1	22.7	18.2	1.9
7岁~	68.4	13.9	16.2	1.5	67.6	14.5	16.0	2.0	69.2	13.2	16.5	1.1
11岁~	75.1	12.3	12.6	.	76.9	10.2	12.9	.	73.0	14.8	12.2	.
14岁~	73.7	12.9	13.2	0.3	79.2	10.1	10.1	0.6	67.3	16.0	16.7	.
18岁~	70.9	14.2	14.2	0.7	71.3	14.3	13.6	0.9	70.5	14.2	14.8	0.5
30岁~	71.9	13.9	13.8	0.3	74.6	12.8	12.2	0.4	69.2	15.0	15.5	0.3
45岁~	72.4	13.8	13.2	0.6	74.7	12.5	12.1	0.7	70.0	15.1	14.3	0.5
60岁~	72.6	13.2	13.8	0.4	74.0	12.4	13.3	0.4	71.1	14.0	14.4	0.5
70岁~	75.0	12.2	12.4	0.3	75.5	11.3	12.7	0.6	74.6	13.1	12.2	0.1

附表 2-7-11　普通农村不同年龄性别居民视黄醇当量摄入量与 DRIs 比较（%）

年龄组	男女合计				男性				女性			
	<EAR	EAR~RNI	RNI~	UL~	<EAR	EAR~RNI	RNI~	UL~	<EAR	EAR~RNI	RNI~	UL~
2岁~	65.9	12.2	16.1	5.8	65.8	12.3	19.3	2.7	66.0	12.1	12.8	9.2
4岁~	69.5	12.5	14.8	3.2	70.0	12.5	14.4	3.2	68.9	12.5	15.4	3.2
7岁~	79.8	9.8	9.4	1.0	78.9	9.7	9.7	1.7	80.7	10.0	9.0	0.3
11岁~	81.3	9.1	8.9	0.7	79.7	9.5	9.8	1.0	83.1	8.6	7.8	0.4
14岁~	82.7	7.9	7.6	1.8	88.9	5.5	3.5	2.0	75.5	10.6	12.2	1.6
18岁~	82.6	8.5	8.0	0.9	83.7	7.9	7.5	0.9	81.4	9.1	8.6	0.9
30岁~	79.4	9.7	10.0	0.8	81.3	8.4	9.3	1.0	77.5	11.1	10.8	0.6
45岁~	80.1	9.9	9.1	0.9	81.8	8.6	8.7	0.9	78.3	11.2	9.6	0.9
60岁~	84.1	8.0	7.3	0.6	85.2	7.8	6.3	0.6	82.9	8.2	8.3	0.6
70岁~	84.6	6.8	8.0	0.6	85.8	5.7	7.7	0.8	83.5	7.8	8.2	0.5

附表 2-7-12　贫困农村不同年龄性别居民视黄醇当量摄入量与 DRIs 比较（%）

年龄组	男女合计				男性				女性			
	<EAR	EAR~RNI	RNI~	UL~	<EAR	EAR~RNI	RNI~	UL~	<EAR	EAR~RNI	RNI~	UL~
2岁~	77.2	9.3	10.6	2.9	78.4	4.5	12.5	4.5	75.9	14.5	8.4	1.2
4岁~	72.5	11.1	15.6	0.8	73.8	9.4	15.2	1.6	71.0	13.0	16.0	.
7岁~	83.2	6.9	9.0	0.9	85.7	6.3	7.0	1.0	80.4	7.6	11.2	0.8
11岁~	86.8	5.5	7.2	0.6	87.3	5.8	5.8	1.1	86.2	5.0	8.8	.
14岁~	91.0	3.2	5.1	0.7	91.3	4.7	2.7	1.3	90.6	1.4	7.9	.
18岁~	89.3	4.8	5.3	0.6	89.2	4.4	5.5	0.8	89.4	5.2	5.0	0.4
30岁~	88.0	5.2	6.0	0.8	88.4	4.7	6.1	0.9	87.7	5.7	5.8	0.8
45岁~	88.7	4.9	5.6	0.7	88.7	4.7	5.7	0.9	88.7	5.2	5.5	0.5
60岁~	89.3	5.7	4.8	0.2	89.4	6.1	4.3	0.2	89.2	5.3	5.4	0.1
70岁~	89.8	5.1	4.7	0.4	90.6	4.3	4.5	0.6	89.0	5.9	4.9	0.2

附表 2-7-13　全国不同地区居民视黄醇当量的食物来源分布（%）

	全国合计	城市	农村	大城市	中小城市	普通农村	贫困农村
米类	0.1	0.2	0.1	0.2	0.2	0.1	0.1
面类	0.3	0.3	0.4	0.4	0.3	0.4	0.4
其他谷类	0.4	0.4	0.5	0.2	0.4	0.4	0.7
薯类	2.7	2.0	3.4	1.4	2.1	2.7	4.8
杂豆类	0.2	0.1	0.3	0.2	0.1	0.3	0.4
大豆及制品	1.2	1.5	0.9	1.6	1.5	1.0	0.7
蔬菜	57.4	57.1	57.7	50.9	58.1	58.2	56.6
水果	4.1	4.2	4.0	5.5	3.9	4.2	3.5
畜肉	5.5	4.6	6.3	5.0	4.6	6.0	7.1
禽肉	2.7	2.3	3.1	2.2	2.4	3.4	2.6
奶类	2.5	3.0	1.9	4.8	2.7	2.1	1.5
蛋类	16.6	17.8	15.4	19.0	17.6	15.0	16.2
鱼虾类	1.4	1.8	1.1	2.0	1.8	1.4	0.6
食用油	0.7	0.2	1.1	0.2	0.2	0.8	1.8
其他	4.2	4.5	3.9	6.5	4.2	4.3	3.1

8. 硫胺素（维生素 B$_1$）平均摄入量及来源分布

附表 2-8-1　全国不同地区不同年龄性别居民硫胺素摄入量（mg/ 人日）

	年龄组	全国合计	城市	农村	大城市	中小城市	普通农村	贫困农村
男性	2 岁～	0.5	0.5	0.4	0.6	0.5	0.5	0.4
	4 岁～	0.5	0.5	0.6	0.7	0.5	0.5	0.6
	7 岁～	0.7	0.7	0.7	0.8	0.7	0.7	0.7
	11 岁～	0.8	0.8	0.8	0.9	0.8	0.8	0.8
	14 岁～	0.9	0.8	1.0	1.0	0.8	0.9	1.0
	18 岁～	1.0	0.9	1.0	0.9	0.9	1.0	1.0
	30 岁～	1.0	0.9	1.1	1.0	0.9	1.1	1.1
	45 岁～	0.9	0.9	1.1	0.9	0.9	1.0	1.1
	60 岁～	0.8	0.8	0.9	0.9	0.8	0.9	0.9
	70 岁～	0.8	0.7	0.8	0.8	0.7	0.8	0.8
女性	2 岁～	0.4	0.5	0.4	0.5	0.4	0.5	0.4
	4 岁～	0.5	0.5	0.5	0.6	0.5	0.5	0.5
	7 岁～	0.6	0.6	0.6	0.7	0.6	0.7	0.6
	11 岁～	0.7	0.7	0.7	0.8	0.7	0.7	0.8
	14 岁～	0.8	0.7	0.8	0.8	0.7	0.8	0.9
	18 岁～	0.8	0.7	0.9	0.8	0.7	0.9	0.9
	30 岁～	0.8	0.8	0.9	0.9	0.8	0.9	1.0
	45 岁～	0.8	0.7	0.9	0.8	0.7	0.9	0.9
	60 岁～	0.7	0.7	0.8	0.8	0.7	0.8	0.8
	70 岁～	0.6	0.6	0.7	0.7	0.6	0.7	0.7

附表 2-8-2　大城市硫胺素摄入百分位数分布（%）

	年龄组	5%	10%	25%	50%	75%	90%	95%
男性	2 岁～	0.2	0.3	0.3	0.5	0.7	0.9	1.2
	4 岁～	0.3	0.4	0.5	0.6	0.8	1.1	1.3
	7 岁～	0.4	0.4	0.5	0.7	0.9	1.2	1.4
	11 岁～	0.4	0.5	0.6	0.8	1.1	1.3	1.5
	14 岁～	0.4	0.5	0.7	0.9	1.3	1.6	1.8
	18 岁～	0.4	0.5	0.6	0.8	1.1	1.4	1.7
	30 岁～	0.4	0.5	0.6	0.9	1.1	1.5	1.8
	45 岁～	0.4	0.5	0.6	0.8	1.1	1.4	1.7
	60 岁～	0.4	0.4	0.6	0.8	1.0	1.4	1.6
	70 岁～	0.3	0.4	0.5	0.7	1.0	1.2	1.4
女性	2 岁～	0.2	0.2	0.3	0.5	0.6	0.8	1.1
	4 岁～	0.2	0.3	0.4	0.6	0.7	0.9	1.0
	7 岁～	0.3	0.4	0.5	0.6	0.8	1.0	1.2
	11 岁～	0.4	0.5	0.6	0.7	0.9	1.3	1.7
	14 岁～	0.3	0.4	0.5	0.7	1.0	1.3	1.4
	18 岁～	0.3	0.4	0.5	0.7	0.9	1.2	1.4
	30 岁～	0.4	0.4	0.6	0.7	1.0	1.3	1.5
	45 岁～	0.4	0.4	0.5	0.7	1.0	1.2	1.4
	60 岁～	0.3	0.4	0.5	0.7	0.9	1.2	1.4
	70 岁～	0.3	0.3	0.5	0.6	0.8	1.0	1.3

附表 2-8-3　中小城市硫胺素摄入百分位数分布（%）

	年龄组	5%	10%	25%	50%	75%	90%	95%
男性	2 岁～	0.2	0.2	0.3	0.4	0.6	0.8	1.4
	4 岁～	0.2	0.3	0.3	0.4	0.6	0.9	1.1
	7 岁～	0.3	0.4	0.5	0.6	0.8	1.0	1.2
	11 岁～	0.3	0.4	0.5	0.7	0.9	1.2	1.3
	14 岁～	0.3	0.4	0.5	0.7	1.0	1.3	1.6
	18 岁～	0.4	0.4	0.6	0.8	1.0	1.4	1.6
	30 岁～	0.4	0.5	0.6	0.8	1.1	1.4	1.7
	45 岁～	0.4	0.4	0.6	0.8	1.0	1.4	1.6
	60 岁～	0.3	0.4	0.5	0.7	1.0	1.3	1.5
	70 岁～	0.3	0.4	0.5	0.6	0.9	1.2	1.4
女性	2 岁～	0.2	0.2	0.2	0.4	0.5	0.8	1.0
	4 岁～	0.2	0.2	0.3	0.4	0.6	0.8	0.9
	7 岁～	0.3	0.3	0.4	0.5	0.8	1.0	1.2
	11 岁～	0.3	0.4	0.5	0.6	0.8	1.1	1.3
	14 岁～	0.3	0.4	0.5	0.6	0.8	1.1	1.3
	18 岁～	0.3	0.4	0.5	0.7	0.9	1.1	1.3
	30 岁～	0.3	0.4	0.5	0.7	0.9	1.2	1.4
	45 岁～	0.3	0.4	0.5	0.7	0.9	1.1	1.4
	60 岁～	0.3	0.3	0.5	0.6	0.8	1.1	1.2
	70 岁～	0.2	0.3	0.4	0.6	0.8	1.0	1.2

附表 2-8-4　普通农村硫胺素摄入百分位数分布(%)

	年龄组	5%	10%	25%	50%	75%	90%	95%
男性	2 岁～	0.2	0.2	0.3	0.4	0.5	0.7	0.9
	4 岁～	0.2	0.3	0.4	0.5	0.7	0.8	0.9
	7 岁～	0.3	0.4	0.5	0.6	0.8	1.1	1.3
	11 岁～	0.4	0.4	0.5	0.7	1.0	1.4	1.6
	14 岁～	0.4	0.5	0.7	0.9	1.2	1.4	1.7
	18 岁～	0.5	0.5	0.7	0.9	1.3	1.7	1.9
	30 岁～	0.5	0.6	0.8	1.0	1.3	1.6	2.0
	45 岁～	0.5	0.6	0.7	1.0	1.3	1.6	1.9
	60 岁～	0.4	0.5	0.6	0.8	1.1	1.4	1.6
	70 岁～	0.4	0.4	0.6	0.7	1.0	1.2	1.5
女性	2 岁～	0.2	0.2	0.3	0.4	0.6	0.7	0.8
	4 岁～	0.2	0.3	0.4	0.5	0.7	0.9	1.0
	7 岁～	0.3	0.3	0.5	0.6	0.8	1.0	1.1
	11 岁～	0.3	0.4	0.5	0.7	0.9	1.2	1.3
	14 岁～	0.4	0.4	0.6	0.7	0.9	1.2	1.4
	18 岁～	0.4	0.5	0.6	0.8	1.0	1.3	1.6
	30 岁～	0.4	0.5	0.6	0.8	1.1	1.4	1.6
	45 岁～	0.4	0.5	0.6	0.8	1.1	1.4	1.6
	60 岁～	0.4	0.4	0.5	0.7	1.0	1.2	1.4
	70 岁～	0.3	0.3	0.4	0.6	0.8	1.0	1.2

附表 2-8-5　贫困农村硫胺素摄入百分位数分布(%)

	年龄组	5%	10%	25%	50%	75%	90%	95%
男性	2 岁～	0.2	0.2	0.3	0.4	0.5	0.6	0.7
	4 岁～	0.3	0.3	0.4	0.5	0.7	0.9	1.0
	7 岁～	0.3	0.4	0.5	0.7	0.9	1.1	1.3
	11 岁～	0.4	0.4	0.6	0.7	1.0	1.3	1.5
	14 岁～	0.4	0.5	0.7	1.0	1.1	1.5	1.7
	18 岁～	0.5	0.5	0.7	1.0	1.3	1.6	1.8
	30 岁～	0.5	0.6	0.8	1.0	1.3	1.7	1.9
	45 岁～	0.4	0.5	0.7	1.0	1.3	1.6	1.9
	60 岁～	0.4	0.5	0.7	0.9	1.1	1.4	1.6
	70 岁～	0.3	0.4	0.6	0.8	1.0	1.3	1.5
女性	2 岁～	0.2	0.2	0.3	0.4	0.5	0.6	0.7
	4 岁～	0.2	0.2	0.3	0.5	0.7	0.9	1.0
	7 岁～	0.3	0.3	0.4	0.6	0.8	1.0	1.2
	11 岁～	0.3	0.4	0.5	0.7	0.9	1.1	1.5
	14 岁～	0.4	0.4	0.7	0.8	1.1	1.3	1.6
	18 岁～	0.4	0.5	0.6	0.9	1.1	1.3	1.6
	30 岁～	0.4	0.5	0.7	0.9	1.2	1.5	1.7
	45 岁～	0.4	0.5	0.6	0.8	1.1	1.4	1.6
	60 岁～	0.4	0.4	0.6	0.8	1.0	1.3	1.5
	70 岁～	0.3	0.3	0.5	0.7	0.9	1.1	1.3

附表 2-8-6　全国不同年龄性别居民硫胺素摄入量与 DRIs 比较（%）

年龄组	男女合计			男性			女性		
	<EAR	EAR~RNI	RNI~	<EAR	EAR~RNI	RNI~	<EAR	EAR~RNI	RNI~
2 岁~	67.7	11.3	21.0	65.1	13.5	21.4	70.5	9.0	20.5
4 岁~	67.5	19.5	13.0	64.9	21.5	13.6	70.3	17.3	12.4
7 岁~	73.4	14.3	12.3	70.9	15.7	13.4	76.1	12.8	11.1
11 岁~	82.6	7.4	10.0	82.1	9.0	8.9	83.1	5.5	11.3
14 岁~	85.5	7.5	7.1	86.0	8.5	5.5	84.9	6.2	8.8
18 岁~	77.5	9.8	12.7	76.8	9.0	14.2	78.4	10.6	11.0
30 岁~	72.8	11.4	15.8	72.7	10.7	16.6	73.0	12.1	14.9
45 岁~	76.7	10.0	13.3	77.1	9.4	13.5	76.4	10.6	13.1
60 岁~	82.5	8.7	8.8	83.8	7.4	8.8	81.2	10.0	8.8
70 岁~	88.7	5.6	5.7	88.6	5.5	5.9	88.9	5.7	5.5

附表 2-8-7　城市不同年龄性别居民硫胺素摄入量与 DRIs 比较（%）

年龄组	男女合计			男性			女性		
	<EAR	EAR~RNI	RNI~	<EAR	EAR~RNI	RNI~	<EAR	EAR~RNI	RNI~
2 岁~	66.8	9.4	23.9	62.6	10.9	26.5	71.3	7.6	21.0
4 岁~	69.9	17.3	12.8	66.7	18.1	15.2	73.4	16.4	10.2
7 岁~	74.8	14.3	10.9	72.0	17.5	10.5	77.8	10.9	11.3
11 岁~	84.4	7.5	8.1	84.1	9.2	6.7	84.8	5.5	9.7
14 岁~	88.5	5.4	6.1	88.3	6.5	5.2	88.7	4.2	7.1
18 岁~	85.1	6.5	8.4	84.7	5.8	9.5	85.5	7.3	7.1
30 岁~	79.9	9.1	11.0	79.1	9.0	11.9	80.7	9.3	10.1
45 岁~	83.0	7.7	9.2	83.5	7.2	9.3	82.6	8.2	9.2
60 岁~	86.9	6.2	6.8	88.0	4.8	7.2	85.9	7.6	6.5
70 岁~	89.7	5.1	5.2	89.8	5.0	5.2	89.6	5.2	5.2

附表 2-8-8　农村不同年龄性别居民硫胺素摄入量与 DRIs 比较（%）

年龄组	男女合计			男性			女性		
	<EAR	EAR~RNI	RNI~	<EAR	EAR~RNI	RNI~	<EAR	EAR~RNI	RNI~
2 岁~	68.4	13.0	18.6	67.2	15.7	17.1	69.7	10.1	20.1
4 岁~	65.3	21.4	13.3	63.2	24.5	12.3	67.6	18.1	14.3
7 岁~	72.0	14.3	13.7	69.9	14.0	16.1	74.5	14.6	10.9
11 岁~	80.8	7.3	11.9	80.3	8.8	10.9	81.5	5.5	13.0
14 岁~	82.9	9.2	7.9	83.9	10.3	5.8	81.7	8.0	10.4
18 岁~	70.9	12.6	16.5	69.9	11.8	18.4	72.1	13.5	14.4
30 岁~	66.1	13.6	20.3	66.5	12.4	21.0	65.6	14.8	19.6
45 岁~	69.2	12.7	18.1	69.5	12.0	18.5	68.8	13.4	17.8
60 岁~	77.8	11.3	10.8	79.4	10.1	10.5	76.2	12.6	11.2
70 岁~	87.7	6.1	6.2	87.3	6.1	6.6	88.0	6.1	5.8

附表 2-8-9　大城市不同年龄性别居民硫胺素摄入量与 DRIs 比较（%）

年龄组	男女合计			男性			女性		
	<EAR	EAR~RNI	RNI~	<EAR	EAR~RNI	RNI~	<EAR	EAR~RNI	RNI~
2 岁～	55.5	17.1	27.4	53.7	16.7	29.6	57.5	17.5	25.0
4 岁～	47.6	30.5	21.9	43.9	27.1	29.0	51.6	34.1	14.3
7 岁～	68.8	16.1	15.1	61.3	19.6	19.0	76.3	12.6	11.1
11 岁～	77.3	8.6	14.1	75.4	13.0	11.6	79.4	4.0	16.7
14 岁～	80.3	10.2	9.5	77.5	12.6	9.9	83.4	7.6	9.0
18 岁～	81.2	8.6	10.2	80.5	8.4	11.1	82.0	8.8	9.2
30 岁～	77.8	9.4	12.8	77.5	9.3	13.2	78.1	9.5	12.4
45 岁～	79.6	9.2	11.2	80.6	8.1	11.3	78.7	10.2	11.1
60 岁～	82.3	8.3	9.5	84.2	6.8	9.1	80.5	9.7	9.9
70 岁～	88.8	5.2	6.0	89.6	4.1	6.3	88.1	6.1	5.8

附表 2-8-10　中小城市不同年龄性别居民硫胺素摄入量与 DRIs 比较（%）

年龄组	男女合计			男性			女性		
	<EAR	EAR~RNI	RNI~	<EAR	EAR~RNI	RNI~	<EAR	EAR~RNI	RNI~
2 岁～	68.2	8.4	23.4	63.6	10.2	26.1	73.1	6.4	20.5
4 岁～	72.6	15.7	11.7	69.4	17.1	13.5	76.0	14.3	9.7
7 岁～	75.6	14.1	10.3	73.4	17.2	9.4	78.0	10.6	11.4
11 岁～	85.6	7.3	7.1	85.5	8.6	5.9	85.7	5.8	8.5
14 岁～	89.7	4.7	5.6	89.9	5.6	4.5	89.5	3.7	6.8
18 岁～	85.7	6.2	8.1	85.4	5.4	9.2	86.1	7.1	6.8
30 岁～	80.2	9.1	10.7	79.4	8.9	11.7	81.1	9.2	9.7
45 岁～	83.7	7.4	8.9	84.1	7.0	8.9	83.4	7.8	8.8
60 岁～	87.8	5.8	6.3	88.7	4.5	6.8	87.0	7.2	5.8
70 岁～	89.9	5.1	5.0	89.9	5.1	5.0	89.9	5.0	5.0

附表 2-8-11　普通农村不同年龄性别居民硫胺素摄入量与 DRIs 比较（%）

年龄组	男女合计			男性			女性		
	<EAR	EAR~RNI	RNI~	<EAR	EAR~RNI	RNI~	<EAR	EAR~RNI	RNI~
2 岁～	65.0	13.1	22.0	64.7	16.6	18.7	65.2	9.2	25.5
4 岁～	67.3	20.4	12.3	65.8	24.0	10.2	68.9	16.4	14.6
7 岁～	72.0	14.5	13.4	70.5	13.8	15.7	73.8	15.4	10.8
11 岁～	80.5	7.9	11.6	79.1	10.1	10.8	82.4	5.1	12.5
14 岁～	84.0	9.1	6.9	83.9	11.1	5.0	84.0	6.9	9.0
18 岁～	71.5	12.3	16.2	69.4	11.9	18.7	73.8	12.7	13.4
30 岁～	67.9	12.8	19.3	67.7	11.7	20.6	68.1	13.9	18.0
45 岁～	69.9	12.3	17.8	69.8	11.8	18.4	70.1	12.9	17.1
60 岁～	78.5	11.2	10.3	79.8	9.9	10.3	77.2	12.4	10.4
70 岁～	88.9	5.2	5.8	88.2	5.3	6.5	89.5	5.2	5.3

附表 2-8-12　贫困农村不同年龄性别居民硫胺素摄入量与 DRIs 比较（%）

年龄组	男女合计			男性			女性		
	<EAR	EAR~RNI	RNI~	<EAR	EAR~RNI	RNI~	<EAR	EAR~RNI	RNI~
2 岁~	76.0	12.9	11.1	72.7	13.6	13.6	79.5	12.0	8.4
4 岁~	61.1	23.7	15.2	57.6	25.7	16.8	64.8	21.6	13.6
7 岁~	72.0	13.8	14.2	68.6	14.6	16.8	76.0	12.8	11.2
11 岁~	81.3	6.3	12.3	82.5	6.3	11.1	79.9	6.3	13.8
14 岁~	80.7	9.3	10.0	84.0	8.7	7.3	77.0	10.1	12.9
18 岁~	69.6	13.2	17.1	70.8	11.6	17.6	68.4	15.0	16.6
30 岁~	62.1	15.3	22.6	64.0	13.9	22.1	60.1	16.8	23.2
45 岁~	67.4	13.6	19.0	68.8	12.6	18.6	65.8	14.7	19.4
60 岁~	76.3	11.7	12.0	78.5	10.5	11.0	73.9	12.9	13.1
70 岁~	84.7	8.2	7.1	85.1	7.9	7.0	84.4	8.5	7.2

附表 2-8-13　全国不同地区居民硫胺素的食物来源分布（%）

	全国合计	城市	农村	大城市	中小城市	普通农村	贫困农村
米类	19.6	13.7	25.3	10.7	14.3	24.4	27.3
面类	26.6	24.9	28.2	20.3	25.6	26.3	32.4
其他谷类	3.4	3.4	3.3	3.3	3.4	2.8	4.5
薯类	3.1	2.7	3.6	2.4	2.7	2.8	5.4
杂豆类	0.7	0.7	0.7	0.8	0.7	0.9	0.4
大豆及制品	2.4	2.9	2.0	3.0	2.8	2.2	1.7
蔬菜	11.3	12.4	10.2	12.1	12.5	10.9	8.8
水果	1.9	2.5	1.4	3.8	2.3	1.5	1.1
畜肉	18.7	21.8	15.8	25.3	21.2	17.9	11.2
禽肉	1.1	1.2	1.0	1.1	1.2	1.1	0.7
奶类	1.0	1.5	0.5	2.8	1.3	0.5	0.4
蛋类	3.5	4.3	2.6	4.9	4.2	2.7	2.4
鱼虾类	1.0	1.4	0.7	1.4	1.3	0.8	0.5
其他	5.6	6.6	4.6	8.1	6.4	5.3	3.1

9. 核黄素（维生素 B$_2$）平均摄入量及来源分布

附表 2-9-1　全国不同地区不同年龄性别居民核黄素摄入量（mg/人日）

	年龄组	全国合计	城市	农村	大城市	中小城市	普通农村	贫困农村
男性	2 岁～	0.5	0.6	0.4	0.7	0.6	0.4	0.4
	4 岁～	0.5	0.6	0.4	0.8	0.6	0.4	0.4
	7 岁～	0.6	0.6	0.5	0.9	0.6	0.6	0.5
	11 岁～	0.7	0.7	0.6	0.9	0.7	0.6	0.6
	14 岁～	0.7	0.8	0.7	1.0	0.8	0.7	0.6
	18 岁～	0.8	0.8	0.7	0.9	0.8	0.8	0.7
	30 岁～	0.8	0.8	0.8	0.9	0.8	0.8	0.7
	45 岁～	0.8	0.8	0.7	0.9	0.7	0.8	0.7
	60 岁～	0.7	0.7	0.7	0.9	0.7	0.7	0.6
	70 岁～	0.7	0.7	0.6	0.8	0.7	0.6	0.6
女性	2 岁～	0.5	0.5	0.4	0.8	0.5	0.5	0.3
	4 岁～	0.5	0.5	0.4	0.8	0.5	0.5	0.4
	7 岁～	0.5	0.6	0.5	0.8	0.6	0.5	0.5
	11 岁～	0.6	0.7	0.6	0.8	0.7	0.6	0.5
	14 岁～	0.7	0.7	0.6	0.8	0.7	0.6	0.6
	18 岁～	0.7	0.7	0.6	0.8	0.7	0.7	0.6
	30 岁～	0.7	0.7	0.7	0.8	0.7	0.7	0.6
	45 岁～	0.7	0.7	0.6	0.8	0.7	0.7	0.6
	60 岁～	0.6	0.7	0.6	0.8	0.6	0.6	0.5
	70 岁～	0.6	0.6	0.5	0.7	0.6	0.5	0.5

附表 2-9-2　大城市核黄素摄入百分位数分布（%）

	年龄组	5%	10%	25%	50%	75%	90%	95%
男性	2 岁～	0.2	0.3	0.4	0.6	0.8	1.1	1.8
	4 岁～	0.4	0.4	0.5	0.7	1.0	1.2	1.4
	7 岁～	0.4	0.5	0.6	0.8	1.0	1.4	1.7
	11 岁～	0.4	0.5	0.6	0.9	1.1	1.3	1.4
	14 岁～	0.5	0.6	0.8	1.0	1.2	1.5	1.9
	18 岁～	0.5	0.5	0.7	0.9	1.1	1.3	1.5
	30 岁～	0.5	0.5	0.6	0.8	1.1	1.3	1.6
	45 岁～	0.4	0.5	0.6	0.8	1.1	1.4	1.6
	60 岁～	0.4	0.5	0.6	0.8	1.1	1.3	1.5
	70 岁～	0.4	0.5	0.6	0.8	1.0	1.2	1.4
女性	2 岁～	0.3	0.4	0.5	0.6	0.8	1.3	2.0
	4 岁～	0.3	0.4	0.5	0.7	1.0	1.2	1.5
	7 岁～	0.4	0.4	0.5	0.7	1.0	1.2	1.4
	11 岁～	0.4	0.5	0.6	0.8	1.0	1.2	1.6
	14 岁～	0.4	0.4	0.6	0.7	1.1	1.4	1.5
	18 岁～	0.4	0.4	0.6	0.8	1.0	1.2	1.5
	30 岁～	0.4	0.4	0.6	0.7	1.0	1.2	1.5
	45 岁～	0.4	0.4	0.6	0.7	1.0	1.2	1.4
	60 岁～	0.4	0.4	0.6	0.7	0.9	1.2	1.4
	70 岁～	0.3	0.4	0.5	0.7	0.9	1.1	1.3

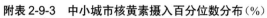

附表 2-9-3　中小城市核黄素摄入百分位数分布（%）

	年龄组	5%	10%	25%	50%	75%	90%	95%
男性	2 岁～	0.2	0.2	0.3	0.4	0.7	1.0	1.1
	4 岁～	0.2	0.3	0.4	0.5	0.7	1.0	1.1
	7 岁～	0.3	0.3	0.4	0.6	0.7	0.9	1.1
	11 岁～	0.3	0.4	0.5	0.7	0.8	1.1	1.2
	14 岁～	0.3	0.4	0.5	0.7	0.9	1.2	1.4
	18 岁～	0.4	0.4	0.6	0.7	0.9	1.2	1.4
	30 岁～	0.4	0.5	0.6	0.7	0.9	1.2	1.4
	45 岁～	0.4	0.4	0.5	0.7	0.9	1.2	1.3
	60 岁～	0.3	0.4	0.5	0.7	0.9	1.1	1.3
	70 岁～	0.3	0.4	0.5	0.6	0.8	1.1	1.3
女性	2 岁～	0.2	0.2	0.3	0.4	0.6	0.9	1.3
	4 岁～	0.2	0.2	0.3	0.5	0.6	0.8	1.0
	7 岁～	0.3	0.3	0.4	0.5	0.7	0.9	1.0
	11 岁～	0.3	0.3	0.5	0.6	0.8	1.0	1.2
	14 岁～	0.3	0.4	0.5	0.6	0.8	1.0	1.4
	18 岁～	0.3	0.4	0.5	0.6	0.8	1.1	1.2
	30 岁～	0.3	0.4	0.5	0.6	0.8	1.0	1.2
	45 岁～	0.3	0.4	0.5	0.6	0.8	1.0	1.2
	60 岁～	0.3	0.3	0.4	0.6	0.8	1.0	1.2
	70 岁～	0.2	0.3	0.4	0.5	0.7	0.9	1.1

附表 2-9-4　普通农村核黄素摄入百分位数分布（%）

	年龄组	5%	10%	25%	50%	75%	90%	95%
男性	2 岁～	0.1	0.2	0.3	0.4	0.5	0.7	0.8
	4 岁～	0.2	0.2	0.3	0.4	0.5	0.7	0.9
	7 岁～	0.2	0.3	0.4	0.5	0.7	0.9	1.0
	11 岁～	0.3	0.3	0.4	0.6	0.8	1.0	1.2
	14 岁～	0.3	0.4	0.5	0.6	0.8	1.1	1.2
	18 岁～	0.4	0.4	0.5	0.7	0.9	1.1	1.3
	30 岁～	0.4	0.4	0.6	0.7	0.9	1.2	1.4
	45 岁～	0.4	0.4	0.5	0.7	0.9	1.1	1.3
	60 岁～	0.3	0.4	0.5	0.6	0.8	1.0	1.2
	70 岁～	0.3	0.3	0.4	0.6	0.7	0.9	1.1
女性	2 岁～	0.2	0.2	0.3	0.4	0.5	0.8	1.2
	4 岁～	0.2	0.2	0.3	0.4	0.6	0.7	0.9
	7 岁～	0.2	0.3	0.4	0.5	0.6	0.8	0.9
	11 岁～	0.3	0.3	0.4	0.5	0.7	0.8	1.0
	14 岁～	0.3	0.3	0.4	0.6	0.8	1.0	1.1
	18 岁～	0.3	0.4	0.5	0.6	0.8	1.0	1.2
	30 岁～	0.3	0.4	0.5	0.6	0.8	1.0	1.2
	45 岁～	0.3	0.4	0.5	0.6	0.8	1.0	1.2
	60 岁～	0.3	0.3	0.4	0.5	0.7	0.9	1.1
	70 岁～	0.2	0.3	0.3	0.5	0.6	0.8	0.9

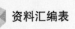

附表 2-9-5　贫困农村核黄素摄入百分位数分布（%）

	年龄组	5%	10%	25%	50%	75%	90%	95%
男性	2 岁～	0.1	0.2	0.2	0.3	0.5	0.6	0.8
	4 岁～	0.2	0.2	0.3	0.4	0.5	0.7	0.8
	7 岁～	0.2	0.3	0.3	0.4	0.6	0.8	0.9
	11 岁～	0.3	0.3	0.4	0.5	0.7	0.9	1.0
	14 岁～	0.3	0.4	0.4	0.6	0.7	1.0	1.1
	18 岁～	0.3	0.4	0.5	0.7	0.9	1.0	1.2
	30 岁～	0.3	0.4	0.5	0.7	0.9	1.1	1.3
	45 岁～	0.3	0.4	0.5	0.6	0.8	1.1	1.2
	60 岁～	0.3	0.3	0.5	0.6	0.7	0.9	1.1
	70 岁～	0.2	0.3	0.4	0.5	0.7	0.9	1.0
女性	2 岁～	0.1	0.2	0.2	0.3	0.4	0.5	0.6
	4 岁～	0.1	0.2	0.2	0.4	0.5	0.7	0.7
	7 岁～	0.2	0.2	0.3	0.4	0.6	0.8	0.9
	11 岁～	0.2	0.3	0.4	0.5	0.6	0.8	1.0
	14 岁～	0.3	0.3	0.4	0.5	0.7	0.8	1.0
	18 岁～	0.3	0.3	0.4	0.6	0.7	0.9	1.1
	30 岁～	0.3	0.3	0.4	0.6	0.8	1.0	1.1
	45 岁～	0.3	0.3	0.4	0.6	0.7	0.9	1.1
	60 岁～	0.3	0.3	0.4	0.5	0.7	0.8	1.0
	70 岁～	0.2	0.2	0.3	0.5	0.6	0.7	0.9

附表 2-9-6　全国不同年龄性别居民核黄素摄入量与 DRIs 比较（%）

年龄组	男女合计			男性			女性		
	＜EAR	EAR～RNI	RNI～	＜EAR	EAR～RNI	RNI～	＜EAR	EAR～RNI	RNI～
2 岁～	65.7	10.3	24.0	63.9	12.3	23.8	67.7	8.1	24.2
4 岁～	74.7	9.6	15.7	72.6	10.7	16.7	76.9	8.4	14.7
7 岁～	83.9	10.0	6.1	82.2	10.6	7.3	85.8	9.4	4.8
11 岁～	88.8	6.6	4.6	91.1	5.4	3.4	86.0	8.0	6.0
14 岁～	92.0	3.8	4.2	94.9	2.5	2.6	88.7	5.3	6.0
18 岁～	90.8	4.8	4.4	91.8	4.5	3.7	89.6	5.1	5.2
30 岁～	89.3	5.7	4.9	89.7	5.4	5.0	89.0	6.2	4.9
45 岁～	90.2	5.0	4.8	91.1	4.6	4.3	89.2	5.5	5.3
60 岁～	92.8	3.8	3.5	94.0	3.2	2.8	91.5	4.4	4.1
70 岁～	94.2	3.2	2.6	94.5	3.1	2.4	94.0	3.3	2.7

附表 2-9-7　城市不同年龄性别居民核黄素摄入量与 DRIs 比较（%）

年龄组	男女合计			男性			女性		
	<EAR	EAR~RNI	RNI~	<EAR	EAR~RNI	RNI~	<EAR	EAR~RNI	RNI~
2 岁~	56.5	11.4	32.1	54.9	12.8	32.4	58.3	9.9	31.8
4 岁~	66.3	10.8	22.9	60.9	13.3	25.8	72.2	8.0	19.8
7 岁~	78.9	12.4	8.8	76.9	12.7	10.4	81.0	12.1	6.9
11 岁~	84.9	8.3	6.8	88.5	6.1	5.3	80.7	10.8	8.4
14 岁~	90.2	4.7	5.1	92.7	4.2	3.1	87.4	5.2	7.4
18 岁~	88.5	6.3	5.2	90.1	6.1	3.8	86.7	6.5	6.8
30 岁~	88.4	6.2	5.3	89.1	5.5	5.4	87.7	7.0	5.3
45 岁~	88.5	5.8	5.7	89.6	5.3	5.1	87.5	6.2	6.3
60 岁~	90.4	4.8	4.8	91.8	4.1	4.1	89.0	5.6	5.5
70 岁~	91.9	4.2	3.9	92.7	3.9	3.4	91.2	4.5	4.3

附表 2-9-8　农村不同年龄性别居民核黄素摄入量与 DRIs 比较（%）

年龄组	男女合计			男性			女性		
	<EAR	EAR~RNI	RNI~	<EAR	EAR~RNI	RNI~	<EAR	EAR~RNI	RNI~
2 岁~	73.6	9.4	17.0	71.6	12.0	16.4	75.7	6.6	17.7
4 岁~	82.0	8.6	9.4	82.9	8.4	8.7	81.0	8.7	10.2
7 岁~	88.6	7.8	3.6	86.9	8.7	4.4	90.4	6.8	2.8
11 岁~	92.6	4.9	2.5	93.6	4.7	1.7	91.3	5.1	3.6
14 岁~	93.6	3.0	3.4	96.8	1.0	2.2	89.9	5.3	4.8
18 岁~	92.8	3.5	3.7	93.3	3.1	3.6	92.2	4.0	3.9
30 岁~	90.2	5.3	4.5	90.2	5.2	4.5	90.1	5.3	4.5
45 岁~	92.2	4.2	3.7	92.9	3.7	3.4	91.4	4.6	4.0
60 岁~	95.3	2.6	2.1	96.2	2.2	1.6	94.2	3.1	2.7
70 岁~	96.7	2.1	1.2	96.4	2.4	1.3	97.0	1.9	1.1

附表 2-9-9　大城市不同年龄性别居民核黄素摄入量与 DRIs 比较（%）

年龄组	男女合计			男性			女性		
	<EAR	EAR~RNI	RNI~	<EAR	EAR~RNI	RNI~	<EAR	EAR~RNI	RNI~
2 岁~	35.8	11.3	52.9	38.9	5.6	55.6	32.5	17.5	50.0
4 岁~	36.8	8.2	55.0	38.3	6.5	55.1	35.2	9.9	54.9
7 岁~	60.1	15.7	24.1	53.6	19.6	26.8	66.7	11.9	21.5
11 岁~	72.6	14.5	12.9	77.5	10.9	11.6	67.5	18.3	14.3
14 岁~	77.2	10.5	12.4	80.8	9.9	9.3	73.1	11.0	15.9
18 岁~	79.5	10.8	9.7	81.4	10.7	7.8	77.3	10.9	11.7
30 岁~	81.5	9.1	9.4	84.2	7.8	7.9	78.5	10.5	11.1
45 岁~	80.5	9.2	10.3	83.3	7.6	9.0	77.7	10.8	11.6
60 岁~	81.8	9.5	8.7	84.2	8.2	7.6	79.7	10.6	9.7
70 岁~	86.1	8.0	5.9	88.6	6.5	4.9	84.0	9.2	6.7

附表 2-9-10　中小城市不同年龄性别居民核黄素摄入量与 DRIs 比较（%）

年龄组	男女合计			男性			女性		
	<EAR	EAR~RNI	RNI~	<EAR	EAR~RNI	RNI~	<EAR	EAR~RNI	RNI~
2 岁~	59.1	11.4	29.5	56.8	13.6	29.5	61.5	9.0	29.5
4 岁~	69.8	11.1	19.1	63.5	14.1	22.4	76.6	7.8	15.6
7 岁~	81.5	11.9	6.6	80.1	11.7	8.2	83.2	12.1	4.8
11 岁~	87.0	7.3	5.7	90.3	5.4	4.3	83.1	9.5	7.4
14 岁~	92.1	3.8	4.1	94.4	3.4	2.2	89.5	4.3	6.2
18 岁~	89.9	5.6	4.5	91.5	5.4	3.1	88.1	5.8	6.1
30 岁~	89.5	5.8	4.7	89.9	5.1	5.0	89.1	6.5	4.4
45 岁~	90.1	5.1	4.8	90.8	4.9	4.3	89.4	5.3	5.2
60 岁~	92.0	3.9	4.0	93.2	3.3	3.5	90.8	4.6	4.6
70 岁~	93.1	3.4	3.5	93.5	3.3	3.1	92.7	3.5	3.8

附表 2-9-11　普通农村不同年龄性别居民核黄素摄入量与 DRIs 比较（%）

年龄组	男女合计			男性			女性		
	<EAR	EAR~RNI	RNI~	<EAR	EAR~RNI	RNI~	<EAR	EAR~RNI	RNI~
2 岁~	69.5	10.2	20.3	69.5	11.8	18.7	69.5	8.5	22.0
4 岁~	81.2	8.6	10.1	83.7	7.7	8.6	78.6	9.6	11.8
7 岁~	86.8	8.9	4.3	84.7	9.7	5.6	89.2	8.0	2.8
11 岁~	91.7	6.0	2.3	92.2	6.1	1.7	91.0	5.9	3.1
14 岁~	92.9	3.5	3.6	96.5	0.5	3.0	88.8	6.9	4.3
18 岁~	91.9	3.7	4.4	92.7	3.2	4.1	91.0	4.3	4.6
30 岁~	89.0	5.8	5.1	88.9	5.9	5.2	89.2	5.7	5.1
45 岁~	91.5	4.5	4.0	92.4	4.1	3.6	90.6	4.9	4.5
60 岁~	94.5	3.0	2.4	95.4	2.8	1.8	93.7	3.3	3.0
70 岁~	96.5	2.3	1.2	96.4	2.3	1.4	96.7	2.2	1.1

附表 2-9-12　贫困农村不同年龄性别居民核黄素摄入量与 DRIs 比较（%）

年龄组	男女合计			男性			女性		
	<EAR	EAR~RNI	RNI~	<EAR	EAR~RNI	RNI~	<EAR	EAR~RNI	RNI~
2 岁~	82.4	7.7	10.0	76.1	12.5	11.4	89.2	2.4	8.4
4 岁~	83.7	8.4	7.9	81.2	9.9	8.9	86.4	6.8	6.8
7 岁~	92.1	5.6	2.3	91.4	6.7	1.9	92.8	4.4	2.8
11 岁~	94.3	2.9	2.9	96.3	2.1	1.6	91.8	3.8	4.4
14 岁~	94.9	2.1	3.0	97.3	2.0	0.7	92.1	2.2	5.8
18 岁~	94.6	3.1	2.3	94.6	3.0	2.4	94.6	3.2	2.2
30 岁~	92.7	4.1	3.2	93.0	3.8	3.1	92.3	4.4	3.3
45 岁~	93.8	3.3	2.8	94.2	2.9	2.9	93.4	3.8	2.8
60 岁~	96.9	1.7	1.4	98.2	0.8	0.9	95.5	2.7	1.8
70 岁~	97.2	1.8	1.1	96.4	2.6	1.1	97.9	1.1	1.1

附表 2-9-13　全国不同地区居民核黄素的食物来源分布（%）

	全国合计	城市	农村	大城市	中小城市	普通农村	贫困农村
米类	14.2	11.6	16.8	8.7	12.1	15.6	19.3
面类	16.1	13.5	18.6	10.1	14.1	17.1	22.1
其他谷类	2.6	2.4	2.8	2.3	2.4	2.2	4.1
薯类	2.3	1.7	2.9	1.3	1.8	2.1	4.6
杂豆类	0.7	0.7	0.7	0.6	0.7	0.8	0.4
大豆及制品	2.2	2.5	1.9	2.5	2.5	1.9	1.7
蔬菜	21.5	22.5	20.6	20.7	22.8	21.6	18.2
水果	1.6	1.7	1.5	2.7	1.6	1.6	1.4
畜肉	13.0	13.3	12.7	14.6	13.0	13.4	11.1
禽肉	2.6	2.8	2.5	2.6	2.8	3.0	1.5
奶类	3.7	5.4	2.0	10.0	4.6	2.1	1.6
蛋类	8.8	10.1	7.4	11.1	10.0	7.6	7.1
鱼虾类	2.8	3.6	2.0	3.5	3.6	2.4	1.3
其他	7.9	8.2	7.7	9.3	8.0	8.6	5.8

10. 烟酸平均摄入量及来源分布

附表 2-10-1　全国不同地区不同年龄性别居民烟酸摄入量（mg/ 人日）

	年龄组	全国合计	城市	农村	大城市	中小城市	普通农村	贫困农村
男性	2 岁～	6.8	7.9	5.9	8.4	7.8	6.2	5.4
	4 岁～	8.5	9.3	7.7	11.3	9.1	7.4	8.4
	7 岁～	10.7	11.8	9.7	13.7	11.5	9.8	9.6
	11 岁～	12.6	13.4	11.9	15.7	13.1	12.0	11.5
	14 岁～	14.3	14.7	13.9	18.2	14.2	14.0	13.8
	18 岁～	15.6	15.9	15.4	17.2	15.7	15.5	15.2
	30 岁～	15.9	16.2	15.6	17.3	16.1	15.7	15.3
	45 岁～	14.9	15.0	14.9	16.5	14.7	15.1	14.5
	60 岁～	13.3	13.9	12.7	14.9	13.7	13.1	11.9
	70 岁～	12.0	12.6	11.3	13.1	12.5	11.4	11.0
女性	2 岁～	6.7	7.0	6.4	8.7	6.8	6.7	5.6
	4 岁～	8.0	8.4	7.6	10.2	8.2	7.6	7.7
	7 岁～	9.8	10.4	9.2	12.5	10.1	9.3	9.1
	11 岁～	11.4	12.2	10.5	14.5	11.8	10.6	10.3
	14 岁～	12.4	13.0	12.0	15.2	12.7	11.9	12.0
	18 岁～	12.8	13.0	12.7	14.0	12.9	12.6	12.8
	30 岁～	13.1	13.2	13.0	14.2	13.1	12.9	13.2
	45 岁～	12.6	12.7	12.5	13.7	12.5	12.6	12.3
	60 岁～	11.4	11.9	10.9	12.7	11.7	11.1	10.5
	70 岁～	10.0	10.6	9.4	10.9	10.6	9.3	9.6

附表 2-10-2　大城市烟酸摄入百分位数分布（%）

	年龄组	5%	10%	25%	50%	75%	90%	95%
男性	2 岁～	3.4	3.7	5.3	7.1	9.6	14.4	18.1
	4 岁～	4.9	5.8	7.8	10.6	13.9	18.3	20.6
	7 岁～	6.2	7.7	9.7	12.1	16.0	20.2	24.1
	11 岁～	7.3	9.0	11.6	14.7	18.5	22.7	28.7
	14 岁～	7.5	9.0	13.4	18.0	22.7	26.6	30.6
	18 岁～	7.6	9.3	12.3	15.6	20.8	26.9	29.7
	30 岁～	8.3	9.5	12.1	16.0	21.0	26.5	29.9
	45 岁～	7.4	8.7	11.5	14.9	20.0	26.2	30.7
	60 岁～	6.5	7.8	10.2	13.5	18.1	23.2	27.5
	70 岁～	5.9	6.9	9.1	12.1	15.6	20.6	23.5
女性	2 岁～	3.3	3.6	4.9	7.9	10.8	13.8	19.1
	4 岁～	4.3	5.4	6.8	9.6	13.1	16.1	18.4
	7 岁～	6.0	6.9	8.8	11.6	15.4	19.4	23.6
	11 岁～	6.6	7.6	9.8	12.6	16.1	22.5	29.7
	14 岁～	6.6	7.8	10.2	13.4	17.7	23.1	26.3
	18 岁～	6.5	7.6	10.0	12.7	16.8	21.9	25.5
	30 岁～	6.5	7.5	9.8	12.8	17.0	22.1	26.7
	45 岁～	6.3	7.3	9.5	12.7	16.4	21.2	24.7
	60 岁～	5.8	7.0	8.9	11.7	15.3	19.8	23.0
	70 岁～	4.6	5.6	7.5	10.0	13.3	16.8	20.1

附表 2-10-3　中小城市烟酸摄入百分位数分布（%）

	年龄组	5%	10%	25%	50%	75%	90%	95%
男性	2 岁～	2.7	3.3	4.8	6.4	10.5	13.7	16.0
	4 岁～	3.0	3.4	4.9	8.2	11.4	16.0	19.5
	7 岁～	4.4	5.9	7.7	10.6	14.2	17.9	20.5
	11 岁～	5.3	5.9	8.1	12.0	16.2	22.7	25.7
	14 岁～	5.7	6.6	8.5	11.9	18.8	24.1	30.2
	18 岁～	6.9	8.1	10.9	14.4	19.3	24.4	28.2
	30 岁～	6.7	7.9	10.5	14.4	19.6	26.1	30.6
	45 岁～	5.9	7.1	9.6	13.2	18.0	23.8	28.1
	60 岁～	5.8	6.7	9.2	12.5	16.9	22.3	25.7
	70 岁～	4.9	6.3	8.2	11.2	14.9	20.3	24.7
女性	2 岁～	2.1	2.5	4.2	5.7	8.4	12.3	15.1
	4 岁～	2.8	3.8	5.5	6.8	10.6	14.2	16.2
	7 岁～	4.3	5.0	6.8	8.8	12.5	16.9	20.5
	11 岁～	5.2	6.1	7.6	10.6	14.3	19.7	23.9
	14 岁～	5.3	6.0	8.0	11.5	15.9	21.6	25.2
	18 岁～	5.2	6.2	8.2	11.6	16.0	20.5	24.8
	30 岁～	5.5	6.5	8.5	11.7	16.1	21.5	24.6
	45 岁～	5.3	6.2	8.3	11.2	15.3	20.3	23.8
	60 岁～	4.9	5.8	7.9	10.5	14.2	18.8	22.8
	70 岁～	3.9	4.8	6.9	9.3	13.1	17.5	22.0

附表 2-10-4　普通农村烟酸摄入百分位数分布（%）

	年龄组	5%	10%	25%	50%	75%	90%	95%
男性	2 岁～	2.1	2.7	4.2	5.8	7.7	10.2	11.2
	4 岁～	2.8	3.4	5.0	7.1	9.5	12.1	13.2
	7 岁～	3.7	4.5	6.4	9.1	12.1	15.6	18.5
	11 岁～	4.2	5.5	7.7	10.6	15.6	20.0	23.7
	14 岁～	5.6	6.6	9.0	12.6	17.2	23.8	27.1
	18 岁～	5.8	7.0	9.8	14.0	19.3	25.7	29.5
	30 岁～	5.8	7.2	10.2	14.7	19.7	25.6	29.6
	45 岁～	5.6	6.8	9.7	14.1	19.0	24.5	28.0
	60 岁～	4.9	6.0	8.6	12.0	16.5	21.2	24.5
	70 岁～	4.0	5.1	7.2	10.8	14.1	18.4	21.0
女性	2 岁～	2.5	2.9	3.8	6.0	8.2	11.0	12.9
	4 岁～	2.7	3.4	4.9	6.7	9.2	12.8	16.2
	7 岁～	3.5	4.3	6.3	8.6	11.5	14.1	16.4
	11 岁～	4.1	4.9	6.7	9.6	12.3	17.2	19.7
	14 岁～	4.2	5.9	8.0	10.8	14.7	19.8	23.5
	18 岁～	4.9	5.8	8.2	11.5	15.5	20.6	24.8
	30 岁～	4.9	6.1	8.5	11.9	16.1	20.8	24.1
	45 岁～	4.8	5.9	8.3	11.6	15.8	20.3	23.5
	60 岁～	4.1	5.2	7.2	10.3	13.9	18.0	20.9
	70 岁～	3.1	3.9	5.9	8.4	12.0	15.9	18.2

附表 2-10-5　贫困农村烟酸摄入百分位数分布（%）

	年龄组	5%	10%	25%	50%	75%	90%	95%
男性	2 岁～	2.0	2.4	3.3	5.1	7.0	8.5	10.9
	4 岁～	2.8	3.7	5.2	7.5	10.8	13.8	17.0
	7 岁～	3.0	3.7	5.5	8.2	12.5	17.7	21.0
	11 岁～	4.1	5.1	6.9	10.3	15.0	20.8	22.8
	14 岁～	4.8	5.5	8.4	12.7	17.2	25.1	28.8
	18 岁～	5.0	6.4	9.5	13.8	19.2	26.0	30.3
	30 岁～	5.1	6.7	9.5	14.2	19.5	25.9	29.4
	45 岁～	4.6	6.1	9.0	13.1	18.4	24.3	29.5
	60 岁～	4.1	5.0	7.7	10.9	15.3	19.9	22.5
	70 岁～	3.6	4.3	6.7	9.7	14.4	18.6	21.7
女性	2 岁～	2.1	2.6	3.4	5.0	7.0	8.7	12.3
	4 岁～	2.2	3.2	4.2	6.0	10.2	14.9	17.5
	7 岁～	3.4	4.0	5.5	7.9	11.4	16.8	19.4
	11 岁～	3.2	3.9	6.0	9.0	13.8	18.2	21.6
	14 岁～	3.0	5.4	7.1	11.1	15.6	19.4	26.3
	18 岁～	3.8	5.5	7.9	11.6	16.0	21.8	25.3
	30 岁～	4.3	5.4	8.3	12.3	16.7	22.3	25.9
	45 岁～	4.1	5.3	7.5	10.9	15.5	21.1	24.9
	60 岁～	3.6	4.8	6.6	9.7	13.5	17.2	20.7
	70 岁～	2.9	3.8	5.6	8.2	12.6	16.4	19.3

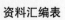

附表 2-10-6　全国不同地区居民烟酸的食物来源分布（%）

	全国合计	城市	农村	大城市	中小城市	普通农村	贫困农村
米类	27.2	26.0	28.3	22.0	26.7	27.1	31.0
面类	16.0	14.4	17.6	12.2	14.8	15.9	21.1
其他谷类	2.8	2.6	3.0	2.5	2.7	2.5	4.2
薯类	3.3	2.5	4.0	2.0	2.6	2.9	6.4
杂豆类	0.5	0.4	0.5	0.5	0.4	0.6	0.3
大豆及制品	1.0	1.1	0.9	1.2	1.1	1.0	0.7
蔬菜	12.3	12.5	12.1	12.5	12.6	12.7	10.7
水果	0.9	1.0	0.8	1.8	0.9	0.9	0.6
畜肉	17.5	18.7	16.2	22.8	18.1	17.6	13.4
禽肉	5.4	5.5	5.2	5.6	5.5	5.9	3.7
奶类	0.3	0.5	0.2	0.8	0.4	0.2	0.2
蛋类	0.4	0.5	0.3	0.5	0.5	0.4	0.3
鱼虾类	3.5	4.7	2.4	5.2	4.6	2.9	1.2
其他	8.8	9.4	8.3	10.7	9.2	9.3	6.1

11. 抗坏血酸（维生素 C）平均摄入量及来源分布

附表 2-11-1　全国不同地区不同年龄性别居民抗坏血酸摄入量（mg/ 人日）

	年龄组	全国合计	城市	农村	大城市	中小城市	普通农村	贫困农村
男性	2 岁～	31.1	37.1	25.9	42.5	36.4	25.3	27.4
	4 岁～	40.8	45.5	36.7	58.0	44.1	33.4	43.9
	7 岁～	52.1	53.5	50.8	63.4	52.2	50.6	51.3
	11 岁～	67.3	74.1	60.8	94.2	70.8	60.3	61.8
	14 岁～	72.5	74.0	71.2	93.1	71.2	72.0	69.5
	18 岁～	74.3	77.0	71.9	79.0	76.7	70.1	75.7
	30 岁～	78.6	79.0	78.2	85.9	77.9	78.3	78.0
	45 岁～	77.9	78.5	77.1	82.9	77.6	78.6	73.4
	60 岁～	76.9	81.1	72.5	85.2	80.3	73.8	69.4
	70 岁～	69.7	73.3	65.8	79.5	72.0	66.1	65.0
女性	2 岁～	30.7	35.1	26.9	51.2	33.1	27.3	26.1
	4 岁～	39.8	42.5	37.5	57.9	40.7	36.3	40.2
	7 岁～	51.6	54.1	49.3	67.9	52.0	47.0	53.9
	11 岁～	60.6	60.8	60.3	78.6	57.6	60.6	59.6
	14 岁～	75.6	74.3	76.7	75.5	74.2	82.4	65.5
	18 岁～	72.6	75.3	70.3	85.4	73.8	71.0	68.8
	30 岁～	76.0	77.8	74.3	84.9	76.7	74.8	73.3
	45 岁～	76.9	78.7	74.6	83.9	77.7	77.2	68.2
	60 岁～	71.2	76.2	65.7	82.7	74.9	67.0	62.9
	70 岁～	61.1	64.1	57.8	69.6	62.9	57.5	58.6

附表 2-11-2　大城市抗坏血酸摄入百分位数分布（%）

	年龄组	5%	10%	25%	50%	75%	90%	95%
男性	2 岁～	3.3	12.0	20.9	34.2	55.6	77.8	100.0
	4 岁～	11.8	18.9	28.8	49.9	75.0	107.4	136.8
	7 岁～	15.4	18.1	30.6	47.8	80.0	115.6	136.4
	11 岁～	15.1	24.5	39.3	67.3	104.3	145.4	169.5
	14 岁～	21.5	29.7	46.1	76.5	106.0	143.3	168.1
	18 岁～	18.9	25.4	47.8	67.9	98.1	138.9	171.1
	30 岁～	22.1	29.4	46.5	73.2	108.8	148.5	178.9
	45 岁～	19.9	29.5	46.1	72.0	105.0	148.6	181.4
	60 岁～	21.3	30.9	47.8	73.8	111.4	152.6	179.7
	70 岁～	18.3	25.4	41.7	66.1	104.3	146.8	176.2
女性	2 岁～	10.0	13.4	19.3	36.2	64.3	101.9	157.6
	4 岁～	14.4	16.4	27.9	44.3	69.0	123.2	139.4
	7 岁～	13.4	20.9	38.3	57.7	75.3	114.4	131.2
	11 岁～	22.0	27.6	43.1	58.9	91.0	142.8	221.5
	14 岁～	20.0	25.8	41.7	61.8	92.3	152.3	176.4
	18 岁～	19.3	27.0	45.3	68.5	101.9	145.1	181.8
	30 岁～	22.0	27.7	45.6	71.6	108.3	147.9	181.2
	45 岁～	22.6	30.6	46.8	70.7	105.5	152.6	187.7
	60 岁～	20.0	27.5	44.8	71.5	105.7	145.1	179.7
	70 岁～	16.0	20.6	37.0	59.0	91.3	124.3	153.5

附表 2-11-3　中小城市抗坏血酸摄入百分位数分布（%）

	年龄组	5%	10%	25%	50%	75%	90%	95%
男性	2 岁～	6.5	9.3	14.8	27.3	44.7	68.4	102.5
	4 岁～	7.6	10.7	21.5	35.9	61.1	86.9	111.0
	7 岁～	9.9	17.0	28.3	44.0	67.5	93.2	118.6
	11 岁～	14.0	18.6	31.1	53.8	85.7	117.1	143.3
	14 岁～	16.2	24.8	37.4	58.4	90.0	133.3	150.2
	18 岁～	18.3	26.7	40.9	64.9	95.6	138.5	169.0
	30 岁～	19.4	26.8	44.2	68.6	101.4	135.4	168.7
	45 岁～	17.8	25.5	43.7	68.7	100.0	141.6	166.9
	60 岁～	19.1	26.3	44.4	69.4	104.5	146.1	173.3
	70 岁～	16.3	21.8	38.0	62.2	94.7	133.5	162.9
女性	2 岁～	3.7	6.6	13.5	25.3	51.8	72.9	92.9
	4 岁～	7.8	11.8	21.2	35.1	51.7	81.4	94.1
	7 岁～	12.8	17.1	28.2	43.7	67.4	95.6	124.3
	11 岁～	16.5	21.5	33.1	48.8	76.2	104.8	117.6
	14 岁～	16.6	22.2	36.3	64.3	92.3	129.8	186.1
	18 岁～	16.3	24.6	40.4	63.8	95.1	133.8	170.7
	30 岁～	19.0	27.1	42.6	67.3	97.4	138.5	166.0
	45 岁～	18.4	26.0	42.3	67.0	98.9	140.5	171.4
	60 岁～	18.1	25.2	39.7	64.9	97.3	135.8	165.9
	70 岁～	11.1	18.7	33.2	53.9	80.0	116.5	146.4

附表2-11-4　普通农村抗坏血酸摄入百分位数分布(%)

	年龄组	5%	10%	25%	50%	75%	90%	95%
男性	2岁~	4.0	5.3	9.9	19.6	30.2	50.7	69.8
	4岁~	5.1	8.5	16.8	29.2	45.6	62.8	75.4
	7岁~	10.2	14.7	24.8	43.3	67.8	93.6	118.3
	11岁~	12.2	20.5	34.6	54.7	78.4	112.1	129.1
	14岁~	15.8	22.6	40.2	63.2	95.3	122.4	146.2
	18岁~	14.2	20.6	36.0	58.2	91.1	136.5	169.4
	30岁~	15.9	24.2	40.5	67.4	102.7	144.2	172.5
	45岁~	19.1	25.4	41.9	67.7	102.6	145.6	179.1
	60岁~	18.3	25.1	39.1	62.4	90.4	132.8	164.6
	70岁~	14.7	22.1	36.0	56.2	84.1	124.3	154.7
女性	2岁~	3.6	8.7	12.2	20.6	32.7	55.8	70.7
	4岁~	8.4	10.5	17.9	28.6	46.8	72.8	81.5
	7岁~	8.9	15.3	25.4	40.3	61.8	86.6	103.7
	11岁~	11.2	16.4	32.9	52.1	76.9	111.2	120.5
	14岁~	14.1	20.8	37.1	61.5	92.6	119.7	132.2
	18岁~	14.9	22.2	35.7	61.6	94.2	131.0	163.0
	30岁~	15.6	23.3	39.5	65.2	97.3	137.2	163.5
	45岁~	17.8	24.6	39.9	64.2	95.9	135.8	167.4
	60岁~	14.5	21.1	35.9	56.6	87.3	124.6	153.8
	70岁~	12.5	18.6	31.4	49.1	75.8	104.5	134.0

附表2-11-5　贫困农村抗坏血酸摄入百分位数分布(%)

	年龄组	5%	10%	25%	50%	75%	90%	95%
男性	2岁~	2.0	4.7	10.4	18.3	34.7	50.8	64.8
	4岁~	4.2	10.4	23.0	36.7	60.5	85.1	103.5
	7岁~	9.3	14.2	25.7	44.4	70.5	100.5	117.6
	11岁~	16.5	21.8	31.7	53.0	74.0	119.0	153.0
	14岁~	12.3	20.7	36.5	55.0	81.3	125.2	160.9
	18岁~	15.8	23.7	38.8	63.3	99.2	142.8	174.8
	30岁~	15.0	23.5	41.5	66.8	104.0	141.1	169.6
	45岁~	15.3	23.0	40.5	63.8	95.5	133.6	169.2
	60岁~	16.1	21.6	36.1	60.9	93.0	128.2	154.2
	70岁~	8.1	15.3	32.1	52.9	87.8	127.5	155.1
女性	2岁~	3.2	4.5	10.9	20.7	34.9	60.7	74.2
	4岁~	5.3	8.9	18.1	33.7	50.9	74.3	93.3
	7岁~	10.0	18.3	28.0	46.6	70.0	102.2	122.0
	11岁~	13.2	20.0	33.7	50.4	77.7	110.1	141.5
	14岁~	19.4	24.1	37.3	56.2	83.6	120.4	149.5
	18岁~	13.0	21.2	36.7	62.2	91.0	123.0	150.3
	30岁~	14.0	20.6	39.1	62.6	96.6	138.3	168.7
	45岁~	14.9	21.3	36.3	58.4	87.5	126.5	155.1
	60岁~	14.0	18.5	32.1	55.6	85.7	116.6	135.6
	70岁~	9.4	15.6	28.7	48.1	77.2	113.7	137.8

附表 2-11-6　全国不同年龄性别居民抗坏血酸摄入量与 DRIs 比较 (%)

年龄组	男女合计				男性				女性			
	<EAR	EAR~RNI	RNI~	UL~	<EAR	EAR~RNI	RNI~	UL~	<EAR	EAR~RNI	RNI~	UL~
2 岁~	71.7	3.6	24.7	.	72.2	3.4	24.4	.	71.2	3.8	25.0	.
4 岁~	59.8	11.1	29.1	.	58.0	10.8	31.1	.	61.8	11.3	26.9	.
7 岁~	63.7	9.0	27.2	.	63.8	8.5	27.7	.	63.6	9.6	26.8	.
11 岁~	71.1	9.2	19.6	0.0	69.8	8.5	21.6	0.0	72.7	10.0	17.3	0.0
14 岁~	71.1	8.2	20.6	0.1	70.6	8.9	20.5	0.1	71.6	7.5	20.7	0.2
18 岁~	69.3	9.4	21.4	.	68.3	9.4	22.4	.	70.3	9.4	20.3	.
30 岁~	65.4	9.5	25.1	0.0	63.9	9.6	26.5	0.0	67.0	9.5	23.6	.
45 岁~	66.0	9.5	24.5	0.0	64.8	9.9	25.3	0.0	67.2	9.2	23.7	0.0
60 岁~	68.0	9.1	22.9	.	66.2	9.1	24.7	.	69.8	9.1	21.1	.
70 岁~	75.4	7.7	16.9	.	71.1	8.8	20.0	.	79.1	6.8	14.1	.

附表 2-11-7　城市不同年龄性别居民抗坏血酸摄入量与 DRIs 比较 (%)

年龄组	男女合计				男性				女性			
	<EAR	EAR~RNI	RNI~	UL~	<EAR	EAR~RNI	RNI~	UL~	<EAR	EAR~RNI	RNI~	UL~
2 岁~	64.9	3.1	32.1	.	65.2	2.2	32.6	.	64.5	4.0	31.5	.
4 岁~	55.4	10.8	33.8	.	53.3	9.4	37.3	.	57.7	12.3	30.0	.
7 岁~	63.0	8.7	28.3	.	63.0	8.4	28.6	.	63.0	9.0	28.1	.
11 岁~	69.2	9.8	21.0	0.1	66.3	9.3	24.3	0.1	72.6	10.3	17.1	.
14 岁~	70.5	7.6	21.9	.	69.4	9.0	21.6	.	71.8	5.9	22.3	.
18 岁~	68.2	10.1	21.7	.	67.1	10.5	22.4	.	69.4	9.6	21.0	.
30 岁~	65.3	9.4	25.3	0.0	64.2	9.5	26.3	0.0	66.4	9.4	24.2	.
45 岁~	64.7	10.0	25.3	.	64.2	10.3	25.5	.	65.3	9.7	25.0	.
60 岁~	63.9	9.6	26.5	.	62.1	9.5	28.4	.	65.7	9.6	24.7	.
70 岁~	72.5	8.3	19.2	.	67.8	9.9	22.4	.	76.4	7.1	16.5	.

附表 2-11-8　农村不同年龄性别居民抗坏血酸摄入量与 DRIs 比较（%）

年龄组	男女合计				男性				女性			
	<EAR	EAR~RNI	RNI~	UL~	<EAR	EAR~RNI	RNI~	UL~	<EAR	EAR~RNI	RNI~	UL~
2岁~	77.6	4.0	18.4	·	78.2	4.4	17.4	·	76.9	3.6	19.5	·
4岁~	63.7	11.3	25.0	·	62.2	12.1	25.7	·	65.3	10.4	24.3	·
7岁~	64.4	9.4	26.2	·	64.6	8.6	26.8	·	64.1	10.3	25.6	·
11岁~	73.0	8.7	18.3	·	73.2	7.8	19.0	·	72.8	9.8	17.5	·
14岁~	71.6	8.8	19.5	0.2	71.7	8.7	19.6	·	71.4	8.9	19.4	0.4
18岁~	70.2	8.8	21.1	·	69.3	8.4	22.3	·	71.2	9.2	19.7	·
30岁~	65.6	9.6	24.8	0.0	63.7	9.7	26.7	·	67.5	9.5	23.0	·
45岁~	67.5	8.9	23.6	·	65.6	9.4	25.1	0.0	69.4	8.5	22.0	0.0
60岁~	72.3	8.6	19.1	·	70.4	8.6	20.9	·	74.2	8.6	17.2	·
70岁~	78.7	7.0	14.3	·	74.7	7.7	17.5	·	82.0	6.4	11.5	·

附表 2-11-9　大城市不同年龄性别居民抗坏血酸摄入量与 DRIs 比较（%）

年龄组	男女合计				男性				女性			
	<EAR	EAR~RNI	RNI~	UL~	<EAR	EAR~RNI	RNI~	UL~	<EAR	EAR~RNI	RNI~	UL~
2岁~	48.8	8.1	43.1	·	50.0	11.1	38.9	·	47.5	5.0	47.5	·
4岁~	43.5	8.0	48.4	·	41.1	9.3	49.5	·	46.2	6.6	47.3	·
7岁~	53.2	11.1	35.7	·	58.3	9.5	32.1	·	48.1	12.6	39.3	·
11岁~	60.7	9.5	29.5	0.4	57.2	10.1	31.9	0.7	64.3	8.7	27.0	·
14岁~	64.0	10.9	25.1	·	59.6	13.2	27.2	·	69.0	8.3	22.8	·
18岁~	65.6	9.8	24.6	·	66.3	9.7	24.0	·	64.9	9.9	25.2	·
30岁~	60.7	9.9	29.4	0.0	60.6	10.1	29.3	0.1	60.9	9.7	29.4	·
45岁~	62.1	10.0	27.9	·	62.2	10.0	27.9	·	62.1	10.0	27.9	·
60岁~	60.2	9.4	30.4	·	58.9	8.7	32.3	·	61.5	9.9	28.6	·
70岁~	67.9	9.1	23.0	·	63.9	8.5	27.6	·	71.3	9.5	19.2	·

附表 2-11-10　中小城市不同年龄性别居民抗坏血酸摄入量与 DRIs 比较（%）

年龄组	男女合计				男性			女性		
	<EAR	EAR~RNI	RNI~	UL~	<EAR	EAR~RNI	RNI~	<EAR	EAR~RNI	RNI~
2 岁~	66.9	2.4	30.7	·	67.0	1.1	31.8	66.7	3.8	29.5
4 岁~	56.8	11.1	32.1	·	54.7	9.4	35.9	59.1	13.0	27.9
7 岁~	64.4	8.3	27.3	·	63.7	8.2	28.1	65.2	8.4	26.4
11 岁~	70.7	9.8	19.5	0.2	67.7	9.1	23.1	74.1	10.6	15.3
14 岁~	71.5	7.1	21.5	·	70.8	8.4	20.8	72.2	5.6	22.2
18 岁~	68.6	10.1	21.3	·	67.2	10.6	22.1	70.1	9.5	20.4
30 岁~	66.0	9.4	24.7	0.0	64.8	9.4	25.9	67.2	9.4	23.5
45 岁~	65.2	10.0	24.7	·	64.6	10.4	25.0	65.9	9.7	24.4
60 岁~	64.6	9.6	25.8	·	62.7	9.6	27.7	66.6	9.5	23.9
70 岁~	73.4	8.2	18.4	·	68.6	10.1	21.3	77.5	6.5	16.0

附表 2-11-11　普通农村不同年龄性别居民抗坏血酸摄入量与 DRIs 比较（%）

年龄组	男女合计				男性			女性			
	<EAR	EAR~RNI	RNI~	UL~	<EAR	EAR~RNI	RNI~	<EAR	EAR~RNI	RNI~	UL~
2 岁~	78.5	2.6	18.8	·	79.7	3.7	16.6	77.3	1.4	21.3	·
4 岁~	67.8	9.9	22.3	·	66.5	12.1	21.4	69.3	7.5	23.2	·
7 岁~	66.1	9.4	24.6	·	64.9	8.8	26.2	67.4	10.0	22.6	·
11 岁~	72.6	8.7	18.7	·	72.0	8.8	19.3	73.3	8.6	18.0	·
14 岁~	69.2	9.5	21.0	0.2	68.8	9.0	22.1	69.7	10.1	19.7	0.5
18 岁~	70.7	8.6	20.7	·	70.6	8.1	21.2	70.8	9.1	20.1	·
30 岁~	65.3	9.8	25.0	·	63.5	9.8	26.7	67.1	9.7	23.2	·
45 岁~	66.0	9.4	24.6	0.0	64.2	9.8	26.0	67.9	8.9	23.2	0.1
60 岁~	72.4	8.6	19.0	·	70.9	8.4	20.6	74.0	8.7	17.3	·
70 岁~	79.4	6.5	14.1	·	75.4	7.0	17.6	82.8	6.1	11.1	·

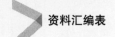

附表 2-11-12　贫困农村不同年龄性别居民抗坏血酸摄入量与 DRIs 比较（%）

年龄组	男女合计			男性			女性		
	<EAR	EAR~RNI	RNI~	<EAR	EAR~RNI	RNI~	<EAR	EAR~RNI	RNI~
2 岁～	75.4	7.0	17.6	75.0	5.7	19.3	75.9	8.4	15.7
4 岁～	54.8	14.3	31.0	52.9	12.0	35.1	56.8	16.7	26.5
7 岁～	60.9	9.4	29.7	63.8	8.3	27.9	57.6	10.8	31.6
11 岁～	73.9	8.6	17.5	75.7	5.8	18.5	71.7	11.9	16.4
14 岁～	76.2	7.3	16.5	77.3	8.0	14.7	74.8	6.5	18.7
18 岁～	69.0	9.1	21.9	66.4	8.9	24.7	72.0	9.3	18.7
30 岁～	66.2	9.2	24.6	64.0	9.4	26.6	68.5	9.1	22.4
45 岁～	71.1	7.9	21.1	68.9	8.3	22.8	73.4	7.5	19.2
60 岁～	71.9	8.8	19.3	69.3	9.1	21.6	74.6	8.5	16.9
70 岁～	76.9	8.2	14.9	73.2	9.4	17.4	80.1	7.2	12.7

附表 2-11-13　全国不同地区居民抗坏血酸的食物来源分布（%）

	全国合计	城市	农村	大城市	中小城市	普通农村	贫困农村
米类	0.1	0.2	0.1	0.2	0.1	0.1	0.0
面类	0.1	0.1	0.1	0.1	0.1	0.1	0.1
其他谷类	0.7	0.5	0.8	0.5	0.5	1.0	0.6
薯类	13.4	10.5	16.3	9.2	10.7	12.7	24.1
蔬菜	77.3	78.7	76.0	74.8	79.3	78.9	69.7
水果	6.5	7.9	5.2	11.8	7.2	5.7	4.0
奶类	0.6	0.8	0.3	1.3	0.7	0.4	0.2
其他	1.2	1.4	0.9	2.0	1.3	1.0	0.8

12. 维生素 E 平均摄入量及来源分布

附表 2-12-1　全国不同地区不同年龄性别居民维生素 E 摄入量（mg/ 人日）

	年龄组	全国合计	城市	农村	大城市	中小城市	普通农村	贫困农村
男性	2 岁～	17.1	19.0	15.4	16.8	19.3	14.8	16.7
	4 岁～	21.0	24.7	17.7	23.6	24.8	17.0	19.4
	7 岁～	28.0	32.4	24.1	25.6	33.3	22.8	26.7
	11 岁～	30.8	33.6	28.1	27.5	34.6	26.1	31.8
	14 岁～	38.8	41.7	36.3	32.6	43.0	32.8	43.1
	18 岁～	34.2	35.2	33.4	32.1	35.6	31.1	38.4
	30 岁～	37.2	38.5	36.0	32.5	39.4	34.9	38.3
	45 岁～	38.1	38.6	37.5	35.1	39.3	35.3	42.9
	60 岁～	33.8	33.6	34.1	33.2	33.7	32.1	38.6
	70 岁～	30.3	31.5	29.0	30.0	31.9	27.4	32.7
女性	2 岁～	15.4	17.0	13.9	14.9	17.3	14.3	13.0
	4 岁～	20.6	24.8	16.9	22.0	25.1	17.0	16.7
	7 岁～	23.1	24.4	21.8	28.1	23.9	22.1	21.2
	11 岁～	29.9	33.2	26.4	32.9	33.3	23.9	31.1
	14 岁～	30.9	33.5	28.6	27.1	34.4	26.8	32.2
	18 岁～	33.3	34.9	31.8	27.7	36.0	28.7	38.6
	30 岁～	32.9	33.6	32.2	30.7	34.0	29.7	37.7
	45 岁～	32.4	32.3	32.7	30.8	32.6	30.7	37.4
	60 岁～	29.0	28.5	29.6	29.2	28.3	28.1	33.1
	70 岁～	25.7	26.4	25.0	26.3	26.4	22.7	30.6

附表 2-12-2　大城市维生素 E 摄入百分位数分布（%）

	年龄组	5%	10%	25%	50%	75%	90%	95%
男性	2 岁～	3.1	6.4	9.2	14.2	20.8	32.3	43.7
	4 岁～	6.6	8.1	13.8	22.4	32.1	38.1	46.9
	7 岁～	7.7	9.9	13.5	21.7	33.9	48.7	57.5
	11 岁～	6.7	7.8	15.0	22.8	32.7	49.8	56.2
	14 岁～	8.3	11.8	15.5	25.7	38.8	52.9	72.5
	18 岁～	8.4	10.9	16.3	25.9	39.6	55.2	66.5
	30 岁～	8.4	10.8	16.6	25.7	39.5	56.2	76.8
	45 岁～	9.2	12.4	19.0	28.5	43.4	60.9	79.0
	60 岁～	9.3	12.6	18.5	27.6	40.4	57.2	72.4
	70 岁～	8.9	11.1	17.0	24.7	36.5	52.2	63.7
女性	2 岁～	3.6	5.6	7.7	12.9	16.8	25.4	39.8
	4 岁～	5.6	7.9	12.0	17.2	29.3	44.0	51.5
	7 岁～	7.1	8.7	14.9	22.7	35.5	52.3	67.0
	11 岁～	7.1	10.2	15.1	23.7	34.7	48.2	56.2
	14 岁～	6.2	7.4	12.9	21.1	33.9	52.2	62.3
	18 岁～	7.7	9.7	14.7	23.0	34.1	49.5	60.5
	30 岁～	7.5	10.6	16.5	24.6	37.9	53.0	70.9
	45 岁～	8.7	11.3	16.9	25.1	38.1	54.9	69.5
	60 岁～	8.3	11.3	16.4	24.0	34.8	49.4	63.5
	70 岁～	7.9	10.1	14.8	22.6	32.7	46.0	55.4

附表 2-12-3　中小城市维生素 E 摄入百分位数分布（%）

	年龄组	5%	10%	25%	50%	75%	90%	95%
男性	2 岁～	4.5	5.7	9.6	13.9	21.0	44.5	60.9
	4 岁～	6.1	7.6	12.2	18.0	31.0	46.7	64.2
	7 岁～	7.7	9.6	14.1	22.4	36.9	60.1	88.6
	11 岁～	8.5	10.3	15.8	24.4	40.6	70.3	103.1
	14 岁～	9.9	11.7	16.9	27.4	43.9	74.1	123.9
	18 岁～	8.9	11.0	16.2	26.7	41.2	65.2	81.6
	30 岁～	9.7	12.1	18.7	29.2	45.4	71.4	97.5
	45 岁～	9.1	12.2	19.0	29.9	45.7	69.3	89.8
	60 岁～	9.2	11.5	17.6	27.8	43.0	60.1	75.1
	70 岁～	7.4	10.5	16.6	24.6	38.6	58.6	73.5
女性	2 岁～	3.4	4.7	7.7	14.1	20.7	32.4	49.3
	4 岁～	5.7	6.4	11.6	17.8	28.0	47.3	73.9
	7 岁～	6.2	8.0	12.2	18.9	29.5	43.3	57.4
	11 岁～	7.2	9.0	14.4	22.3	39.0	72.7	84.3
	14 岁～	8.5	11.1	15.6	23.1	39.4	65.1	86.8
	18 岁～	8.2	10.6	14.9	24.1	39.0	58.4	77.8
	30 岁～	8.4	11.0	16.6	25.5	38.8	60.4	84.0
	45 岁～	8.5	11.0	16.7	26.2	39.5	57.1	74.3
	60 岁～	8.3	10.3	15.3	23.7	36.2	51.1	62.5
	70 岁～	5.4	7.9	13.1	20.9	32.1	48.5	63.0

附表 2-12-4　普通农村维生素 E 摄入百分位数分布（%）

	年龄组	5%	10%	25%	50%	75%	90%	95%
男性	2 岁～	3.4	5.3	8.1	13.1	19.1	26.4	34.4
	4 岁～	4.3	5.4	9.4	14.1	22.1	30.9	39.3
	7 岁～	5.4	7.8	12.2	18.9	29.9	43.2	52.7
	11 岁～	6.7	8.8	14.2	21.1	32.0	50.3	61.4
	14 岁～	7.3	8.9	15.3	26.3	42.0	62.8	80.9
	18 岁～	7.5	9.4	14.7	25.2	40.6	61.7	76.3
	30 岁～	8.1	10.5	17.2	28.1	44.3	66.9	85.0
	45 岁～	8.3	11.0	18.0	29.2	46.3	65.8	83.3
	60 岁～	7.7	10.0	17.0	27.6	40.6	59.7	73.7
	70 岁～	6.4	8.2	13.9	22.7	34.2	52.5	68.4
女性	2 岁～	2.8	4.4	7.0	10.4	17.8	31.0	32.7
	4 岁～	3.8	5.3	8.5	13.8	22.0	33.7	38.9
	7 岁～	5.6	6.6	11.7	18.8	28.6	41.3	49.8
	11 岁～	5.2	6.5	11.4	19.5	31.7	44.8	58.4
	14 岁～	7.5	8.7	14.7	21.8	34.2	48.0	58.8
	18 岁～	7.1	8.6	14.4	23.4	37.2	53.6	69.7
	30 岁～	7.3	9.4	15.4	24.8	38.3	55.4	68.4
	45 岁～	7.3	9.8	15.7	25.5	39.8	57.9	70.6
	60 岁～	6.5	8.8	15.2	24.1	35.9	51.1	63.4
	70 岁～	5.4	7.1	11.6	18.3	28.4	45.1	54.2

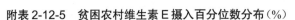

附表 2-12-5　贫困农村维生素 E 摄入百分位数分布（%）

	年龄组	5%	10%	25%	50%	75%	90%	95%
男性	2 岁～	2.4	3.4	6.3	11.4	18.2	28.9	40.0
	4 岁～	4.6	5.2	7.6	14.3	25.1	36.2	45.4
	7 岁～	4.4	5.9	10.5	19.1	33.6	60.3	82.3
	11 岁～	5.9	7.5	11.6	21.0	37.4	67.3	102.5
	14 岁～	8.1	9.6	13.1	25.2	43.5	79.3	163.6
	18 岁～	8.4	9.9	15.3	26.3	41.5	71.5	109.5
	30 岁～	7.8	9.6	15.2	27.7	44.4	72.3	99.4
	45 岁～	8.3	10.4	16.2	28.8	47.5	80.8	125.1
	60 岁～	7.2	9.0	15.6	28.1	46.7	71.3	109.5
	70 岁～	5.7	7.4	12.6	23.5	39.1	66.8	97.8
女性	2 岁～	2.8	3.3	4.8	10.3	17.5	23.3	27.1
	4 岁～	4.2	4.7	7.6	13.6	21.8	32.4	39.6
	7 岁～	4.2	5.6	9.0	15.6	26.7	40.5	62.3
	11 岁～	5.5	7.7	11.2	20.1	33.7	62.8	118.8
	14 岁～	6.0	8.6	11.7	20.1	37.4	70.9	114.1
	18 岁～	7.1	8.8	14.5	25.2	40.3	71.3	124.0
	30 岁～	7.2	8.9	13.8	25.3	42.0	72.8	102.7
	45 岁～	7.4	9.3	14.9	26.5	43.4	71.7	108.3
	60 岁～	6.5	8.5	13.6	23.8	39.6	60.9	86.9
	70 岁～	5.2	6.8	11.0	21.3	35.2	57.1	84.6

附表 2-12-6　全国不同地区居民维生素 E 的食物来源分布（%）

	全国合计	城市	农村	大城市	中小城市	普通农村	贫困农村
米类	3.7	1.7	5.6	1.5	1.8	5.1	6.9
面类	7.4	7.3	7.5	7.5	7.2	7.3	7.8
其他谷类	1.3	1.3	1.3	1.3	1.3	1.0	1.9
薯类	0.5	0.4	0.6	0.4	0.4	0.5	0.9
杂豆类	0.8	0.6	0.9	1.0	0.6	1.1	0.6
大豆及制品	5.7	6.1	5.3	7.2	5.9	5.3	5.2
蔬菜	9.5	9.1	9.8	9.9	9.0	9.8	9.8
水果	1.6	2.0	1.3	3.4	1.7	1.3	1.3
畜肉	1.5	1.4	1.5	1.7	1.4	1.5	1.4
禽肉	0.5	0.5	0.5	0.5	0.5	0.5	0.5
奶类	0.2	0.3	0.1	0.6	0.3	0.2	0.1
蛋类	2.0	2.3	1.7	3.0	2.2	1.8	1.5
鱼虾类	1.6	2.0	1.2	2.7	1.9	1.3	1.0
食用油	60.0	60.8	59.2	54.0	62.0	59.6	58.5
其他	3.7	4.1	3.4	5.6	3.8	3.8	2.5

附表 2-12-7　全国不同地区不同年龄性别居民 α 维生素 E 摄入量（mg/ 人日）

	年龄组	全国合计	城市	农村	大城市	中小城市	普通农村	贫困农村
男性	2 岁～	4.6	5.5	3.7	5.7	5.5	3.9	3.4
	4 岁～	5.0	5.7	4.4	7.2	5.5	4.2	4.7
	7 岁～	6.5	7.2	5.9	8.8	7.0	6.2	5.3
	11 岁～	7.2	8.1	6.4	8.6	8.0	6.8	5.7
	14 岁～	8.0	8.6	7.6	9.7	8.5	7.9	6.9
	18 岁～	8.2	8.9	7.5	9.5	8.8	7.7	7.2
	30 岁～	8.8	9.6	8.0	9.6	9.6	8.1	7.7
	45 岁～	8.9	9.7	8.1	10.5	9.5	8.2	7.8
	60 岁～	8.1	8.9	7.4	9.9	8.7	7.5	7.1
	70 岁～	7.0	7.8	6.2	8.6	7.7	6.2	6.1
女性	2 岁～	3.8	4.3	3.4	5.0	4.2	3.4	3.4
	4 岁～	5.1	5.7	4.6	7.6	5.4	4.6	4.4
	7 岁～	5.9	6.6	5.3	8.0	6.4	5.5	4.8
	11 岁～	6.9	8.1	5.7	8.1	8.1	6.0	5.1
	14 岁～	7.2	7.7	6.8	8.1	7.7	6.9	6.6
	18 岁～	7.8	8.5	7.1	9.3	8.4	7.3	6.9
	30 岁～	7.8	8.4	7.2	9.4	8.3	7.2	7.0
	45 岁～	7.9	8.6	7.1	9.4	8.4	7.1	7.1
	60 岁～	7.1	7.6	6.5	9.0	7.4	6.5	6.4
	70 岁～	6.0	6.7	5.3	7.7	6.5	5.4	5.0

附表 2-12-8　大城市 α 维生素 E 摄入百分位数分布（%）

	年龄组	5%	10%	25%	50%	75%	90%	95%
男性	2 岁～	1.3	1.9	3.8	5.0	6.7	8.4	12.8
	4 岁～	2.3	2.8	3.9	6.1	9.4	13.0	15.2
	7 岁～	2.6	2.9	4.6	7.0	11.4	17.0	22.5
	11 岁～	2.3	2.8	4.9	7.5	11.3	15.7	18.6
	14 岁～	2.6	4.0	5.8	8.0	12.7	17.1	21.4
	18 岁～	2.7	3.4	5.2	8.2	12.1	16.7	22.2
	30 岁～	2.5	3.4	5.2	8.0	12.1	17.1	21.9
	45 岁～	2.8	3.8	5.7	8.8	13.0	18.9	23.8
	60 岁～	2.8	3.7	5.8	8.7	12.2	17.3	20.9
	70 岁～	2.5	3.4	5.1	7.5	10.6	15.0	18.6
女性	2 岁～	1.4	1.6	2.4	4.0	6.2	10.1	12.0
	4 岁～	1.5	2.7	3.9	5.9	9.1	14.6	20.4
	7 岁～	2.0	2.5	4.6	7.3	10.6	14.2	16.8
	11 岁～	1.7	3.0	4.7	6.9	9.2	16.9	20.2
	14 岁～	2.3	2.6	4.0	6.8	10.2	15.5	18.9
	18 岁～	2.5	3.2	5.0	7.9	11.4	17.1	21.4
	30 岁～	2.4	3.2	5.0	7.8	11.7	16.8	21.3
	45 岁～	2.7	3.5	5.1	7.9	11.7	16.9	21.1
	60 岁～	2.5	3.4	5.1	7.6	10.9	15.4	19.3
	70 岁～	2.1	2.9	4.5	6.6	9.6	13.4	16.7

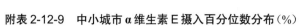

附表 2-12-9　中小城市 α 维生素 E 摄入百分位数分布（%）

	年龄组	5%	10%	25%	50%	75%	90%	95%
男性	2 岁～	1.2	1.6	2.6	4.8	7.1	11.4	12.9
	4 岁～	1.3	1.9	3.0	4.8	7.4	9.8	11.4
	7 岁～	2.0	2.7	3.9	6.1	8.9	12.1	15.8
	11 岁～	2.0	2.7	4.5	6.6	10.2	14.9	18.9
	14 岁～	2.4	3.0	5.0	7.4	10.4	14.2	19.3
	18 岁～	2.1	2.9	5.0	7.5	11.0	16.0	19.7
	30 岁～	2.4	3.2	5.2	8.0	12.1	17.7	21.6
	45 岁～	2.4	3.3	5.1	8.2	12.1	16.9	21.0
	60 岁～	2.4	3.2	5.0	7.5	11.0	15.7	19.6
	70 岁～	2.0	2.8	4.4	6.6	10.0	13.1	16.1
女性	2 岁～	1.2	1.5	2.0	3.8	5.3	7.1	9.7
	4 岁～	1.5	1.9	2.8	4.7	7.2	9.9	12.3
	7 岁～	1.8	2.5	3.6	5.6	8.2	11.2	14.2
	11 岁～	2.1	2.6	4.4	6.5	9.5	14.0	17.9
	14 岁～	2.5	2.9	4.3	6.5	9.5	12.6	16.1
	18 岁～	2.0	2.8	4.6	7.0	10.3	14.5	19.3
	30 岁～	2.1	2.8	4.6	7.1	10.6	14.6	18.8
	45 岁～	2.3	2.9	4.6	7.3	10.6	15.0	18.8
	60 岁～	2.2	2.8	4.4	6.5	9.4	12.8	15.8
	70 岁～	1.6	2.0	3.4	5.5	8.2	11.7	14.6

附表 2-12-10　普通农村 α 维生素 E 摄入百分位数分布（%）

	年龄组	5%	10%	25%	50%	75%	90%	95%
男性	2 岁～	1.0	1.3	2.1	3.2	5.0	7.4	8.5
	4 岁～	1.3	1.6	2.3	3.5	5.1	7.3	9.6
	7 岁～	1.4	1.9	3.2	5.1	7.7	11.3	13.9
	11 岁～	1.4	2.1	3.5	5.7	8.3	12.3	14.8
	14 岁～	1.8	2.6	3.8	6.4	9.7	12.7	17.0
	18 岁～	1.8	2.9	4.3	6.6	9.8	14.0	17.3
	30 岁～	1.9	2.6	4.2	7.0	10.5	14.9	17.8
	45 岁～	1.9	2.6	4.3	7.0	10.7	14.7	18.2
	60 岁～	1.8	2.4	4.0	6.4	9.3	13.3	16.8
	70 岁～	1.4	2.0	3.3	5.5	7.9	11.0	13.5
女性	2 岁～	0.9	1.2	1.8	2.7	4.8	6.0	7.9
	4 岁～	0.9	1.3	2.2	3.7	6.1	8.4	11.1
	7 岁～	1.5	2.0	3.0	4.5	6.8	9.5	11.9
	11 岁～	1.2	1.9	3.1	5.2	7.8	10.7	13.4
	14 岁～	1.4	1.8	3.6	5.2	7.5	12.7	16.3
	18 岁～	1.8	2.4	3.9	6.1	9.2	13.4	16.4
	30 岁～	1.6	2.3	3.8	6.1	9.4	13.4	16.2
	45 岁～	1.7	2.3	3.7	6.1	9.2	12.9	16.4
	60 岁～	1.5	2.1	3.5	5.7	8.4	11.6	14.1
	70 岁～	1.3	1.9	3.0	4.4	6.7	9.7	12.7

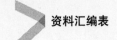

附表 2-12-11　贫困农村 α 维生素 E 摄入百分位数分布（%）

	年龄组	5%	10%	25%	50%	75%	90%	95%
男性	2 岁～	1.0	1.1	1.6	2.5	4.0	6.5	7.6
	4 岁～	1.2	1.7	2.3	3.6	5.9	8.1	10.4
	7 岁～	1.3	1.8	2.6	4.1	6.6	10.7	12.8
	11 岁～	1.5	1.9	3.2	4.6	7.8	10.7	12.8
	14 岁～	1.5	2.1	3.4	5.4	8.7	13.6	16.1
	18 岁～	1.7	2.3	3.6	6.0	9.0	13.5	16.8
	30 岁～	1.8	2.4	3.9	6.2	9.8	14.9	18.7
	45 岁～	1.7	2.3	3.9	6.2	9.6	15.3	19.5
	60 岁～	1.7	2.2	3.5	5.7	9.0	13.6	17.4
	70 岁～	1.6	2.0	3.1	4.9	7.2	10.9	15.3
女性	2 岁～	0.8	1.2	1.7	2.7	4.3	7.1	7.6
	4 岁～	1.2	1.5	2.4	3.5	5.4	8.0	10.7
	7 岁～	1.3	1.7	2.5	4.1	6.1	8.5	11.5
	11 岁～	1.5	2.0	2.9	4.2	6.4	9.8	11.0
	14 岁～	1.7	2.3	3.2	5.1	7.5	11.4	13.5
	18 岁～	1.4	1.9	3.3	5.4	8.8	13.6	17.0
	30 岁～	1.7	2.2	3.5	5.4	8.9	13.9	16.7
	45 岁～	1.5	2.1	3.4	5.6	8.9	14.1	17.8
	60 岁～	1.6	2.2	3.3	5.2	7.9	11.9	14.6
	70 岁～	1.4	1.8	2.6	4.0	6.1	9.1	12.3

附表 2-12-12　全国不同地区居民 α 维生素 E 的食物来源分布（%）

	全国合计	城市	农村	大城市	中小城市	普通农村	贫困农村
米类	0.6	0.8	0.5	0.6	0.8	0.4	0.6
面类	16.1	14.8	17.4	12.9	15.1	16.7	19.1
其他谷类	0.7	0.6	0.8	0.6	0.7	0.5	1.2
薯类	0.7	0.5	1.0	0.4	0.6	0.8	1.3
杂豆类	0.4	0.1	0.7	0.2	0.1	0.9	0.2
大豆及制品	1.0	1.0	0.9	1.1	1.0	0.9	0.9
蔬菜	17.3	16.4	18.2	15.9	16.4	18.0	18.6
水果	3.4	4.0	2.9	5.8	3.7	2.7	3.2
畜肉	3.5	3.3	3.8	3.7	3.2	3.9	3.5
禽肉	1.1	1.0	1.3	0.9	1.0	1.3	1.3
奶类	0.4	0.5	0.3	1.0	0.4	0.3	0.2
蛋类	5.0	5.2	4.7	5.9	5.1	4.9	4.1
鱼虾类	2.8	3.6	2.1	4.4	3.5	2.4	1.3
食用油	42.4	42.9	41.9	40.1	43.3	42.0	41.6
其他	4.5	5.2	3.7	6.5	5.0	4.2	2.8

13. 钙平均摄入量及来源分布

附表 2-13-1　全国不同地区不同年龄性别居民钙摄入量（mg/ 人日）

	年龄组	全国合计	城市	农村	大城市	中小城市	普通农村	贫困农村
男性	2 岁～	268.3	326.6	218.4	412.0	316.2	231.6	189.8
	4 岁～	243.6	297.4	196.8	405.4	284.6	196.1	198.4
	7 岁～	269.0	303.2	238.1	406.4	289.1	251.7	210.6
	11 岁～	311.3	360.4	264.6	429.6	349.2	276.5	241.8
	14 岁～	324.9	363.7	291.7	469.8	348.3	299.8	275.5
	18 岁～	336.9	366.3	311.4	409.8	359.8	318.3	296.8
	30 岁～	355.7	378.6	333.8	411.3	373.6	348.2	302.4
	45 岁～	363.9	387.0	336.4	434.5	377.4	349.2	305.1
	60 岁～	352.9	394.8	309.6	456.1	383.6	324.6	275.0
	70 岁～	338.7	385.7	288.3	455.4	371.1	299.2	262.1
女性	2 岁～	242.5	283.0	207.7	408.7	267.3	232.4	154.1
	4 岁～	233.5	270.8	200.8	399.1	255.5	208.7	183.8
	7 岁～	265.1	304.5	227.7	409.1	288.8	235.8	211.3
	11 岁～	291.7	333.3	249.6	407.2	320.1	252.3	244.5
	14 岁～	307.9	350.5	271.2	402.5	342.7	279.9	254.2
	18 岁～	310.2	338.4	285.4	394.8	330.0	297.9	258.5
	30 岁～	320.7	346.4	295.8	388.9	340.3	308.0	268.5
	45 岁～	327.7	353.7	296.2	409.1	342.6	308.7	265.1
	60 岁～	320.3	363.7	273.7	420.8	352.4	284.6	249.1
	70 岁～	294.6	338.7	246.4	393.6	327.2	253.3	229.6

附表 2-13-2　大城市钙摄入百分位数分布（%）

	年龄组	5%	10%	25%	50%	75%	90%	95%
男性	2 岁～	84.7	145.7	206.3	318.8	486.1	716.0	1321.8
	4 岁～	124.4	169.9	260.8	341.6	464.1	663.0	800.5
	7 岁～	161.6	190.8	276.0	373.7	531.1	672.0	747.4
	11 岁～	167.4	204.0	278.3	411.0	549.5	640.6	768.7
	14 岁～	199.5	247.0	310.6	451.1	565.1	722.7	813.1
	18 岁～	169.7	201.8	275.1	377.9	507.3	658.6	760.8
	30 岁～	174.5	211.4	283.8	377.0	500.1	643.9	754.4
	45 岁～	171.0	210.2	288.5	392.1	528.0	708.6	844.5
	60 岁～	172.6	203.4	288.8	411.0	576.5	740.1	843.5
	70 岁～	168.1	213.8	289.2	411.5	564.6	724.0	869.2
女性	2 岁～	107.0	136.0	209.7	304.3	451.6	837.0	1343.6
	4 岁～	111.8	152.4	242.1	372.8	537.8	647.3	747.5
	7 岁～	169.6	207.6	272.1	363.4	499.6	676.6	885.0
	11 岁～	155.5	187.4	272.1	381.3	505.2	648.7	727.9
	14 岁～	167.2	204.6	262.0	367.0	493.2	620.0	737.8
	18 岁～	151.1	186.4	255.4	355.1	494.6	629.4	731.8
	30 岁～	158.7	189.5	257.7	350.4	474.7	619.0	725.5
	45 岁～	159.9	193.4	268.8	369.8	499.9	660.1	783.5
	60 岁～	157.8	188.3	266.8	377.8	532.3	687.5	795.0
	70 岁～	137.0	176.9	249.1	358.3	492.2	641.5	745.4

附表 2-13-3　中小城市钙摄入百分位数分布(%)

	年龄组	5%	10%	25%	50%	75%	90%	95%
男性	2 岁～	73.6	110.9	154.5	252.3	360.6	565.8	698.2
	4 岁～	94.0	116.6	160.0	244.8	365.4	501.8	542.8
	7 岁～	102.3	137.7	189.0	257.5	362.5	456.4	577.6
	11 岁～	135.1	156.5	209.3	289.3	434.6	649.9	783.4
	14 岁～	156.6	174.7	221.9	306.2	449.0	604.0	672.6
	18 岁～	145.2	177.3	236.7	330.3	437.2	572.4	691.9
	30 岁～	153.2	181.1	243.0	335.4	460.2	609.4	732.1
	45 岁～	149.6	178.6	244.7	340.2	460.7	614.1	734.5
	60 岁～	151.0	178.5	248.3	343.8	469.5	634.5	763.4
	70 岁～	136.1	164.4	231.4	325.6	453.9	619.2	764.3
女性	2 岁～	64.4	80.0	142.9	235.1	348.4	507.9	573.3
	4 岁～	72.9	84.3	140.4	221.6	332.9	442.6	562.7
	7 岁～	103.1	121.4	186.3	251.2	364.8	483.7	604.9
	11 岁～	113.9	142.1	195.4	293.5	394.0	545.0	646.0
	14 岁～	142.0	152.6	216.8	309.6	400.2	564.7	697.5
	18 岁～	123.7	154.2	205.2	296.4	403.1	543.6	653.5
	30 岁～	135.1	162.8	215.6	302.7	413.2	566.6	662.7
	45 岁～	129.8	160.3	218.0	306.6	425.2	564.1	684.4
	60 岁～	132.3	159.8	224.5	309.3	429.7	578.9	673.1
	70 岁～	109.6	134.9	194.7	281.8	385.3	568.0	726.6

附表 2-13-4　普通农村钙摄入百分位数分布(%)

	年龄组	5%	10%	25%	50%	75%	90%	95%
男性	2 岁～	53.3	69.1	93.8	165.5	284.1	455.2	603.8
	4 岁～	82.8	94.6	116.6	166.9	238.5	330.0	460.0
	7 岁～	95.6	122.1	161.1	226.4	319.3	411.9	484.9
	11 岁～	113.2	131.1	183.2	251.7	354.4	442.3	515.1
	14 岁～	146.0	164.6	198.3	265.1	362.1	448.3	599.5
	18 岁～	147.1	167.2	214.2	287.7	388.8	491.9	578.7
	30 岁～	148.0	176.4	233.2	316.7	429.1	549.5	643.8
	45 岁～	151.6	178.8	237.1	314.6	426.8	555.5	658.6
	60 岁～	139.7	165.0	217.5	291.5	397.5	524.4	606.3
	70 岁～	123.7	142.2	191.4	259.0	355.9	498.5	594.6
女性	2 岁～	66.5	71.1	93.8	166.3	248.4	467.6	634.4
	4 岁～	80.6	93.7	124.1	189.2	260.4	371.2	404.0
	7 岁～	104.4	120.5	156.8	213.7	293.1	364.5	447.5
	11 岁～	110.2	126.7	166.9	228.9	310.1	426.5	468.9
	14 岁～	111.6	126.6	182.7	260.5	335.5	453.1	530.1
	18 岁～	129.5	152.9	195.7	261.0	360.0	484.8	592.3
	30 岁～	128.8	153.2	206.3	277.2	373.4	502.5	597.5
	45 岁～	134.5	156.1	206.9	276.5	376.8	492.6	580.1
	60 岁～	121.2	141.4	190.4	250.9	335.2	464.3	561.2
	70 岁～	104.8	126.9	166.7	227.1	306.4	433.2	491.7

附表 2-13-5　贫困农村钙摄入百分位数分布（%）

	年龄组	5%	10%	25%	50%	75%	90%	95%
男性	2 岁～	51.5	59.2	95.1	143.4	212.4	382.7	435.2
	4 岁～	85.9	96.4	119.0	171.9	239.8	336.8	429.6
	7 岁～	78.4	103.5	130.2	184.5	257.4	360.5	456.4
	11 岁～	91.8	112.7	153.7	213.7	291.3	402.4	497.3
	14 岁～	104.1	129.7	174.8	232.2	356.7	455.9	559.7
	18 岁～	127.6	145.2	194.0	274.2	366.1	470.9	573.4
	30 岁～	125.9	146.9	193.4	265.0	368.4	489.9	607.0
	45 岁～	126.4	149.6	198.1	272.6	371.2	491.3	574.9
	60 岁～	114.5	131.5	177.7	252.2	340.4	449.6	552.8
	70 岁～	96.5	118.3	156.8	227.2	323.0	449.2	549.7
女性	2 岁～	47.0	53.8	79.9	118.2	180.2	279.3	348.9
	4 岁～	59.9	72.4	107.8	155.7	228.4	315.2	382.7
	7 岁～	80.1	92.0	130.8	186.4	254.3	352.0	417.4
	11 岁～	81.6	102.5	144.0	204.1	283.0	446.8	559.4
	14 岁～	118.7	128.8	166.9	231.9	312.6	379.6	486.4
	18 岁～	111.3	129.1	171.7	228.8	305.9	417.1	502.1
	30 岁～	114.3	134.8	172.4	231.5	315.7	445.1	546.5
	45 岁～	111.3	131.6	172.6	230.6	316.9	427.7	520.6
	60 岁～	100.4	114.4	158.1	215.7	304.4	409.6	492.7
	70 岁～	86.6	108.9	145.6	201.1	281.7	380.0	451.8

附表 2-13-6　全国不同年龄性别居民钙摄入量与 DRIs 比较（%）

年龄组	男女合计				男性				女性			
	<EAR	EAR~RNI	RNI~	UL~	<EAR	EAR~RNI	RNI~	UL~	<EAR	EAR~RNI	RNI~	UL~
2岁~	90.8	3.8	4.5	0.9	90.5	4.1	4.2	1.2	91.1	3.5	4.9	0.5
4岁~	97.9	1.1	1.0	.	98.2	0.8	1.0	.	97.7	1.4	0.9	.
7岁~	99.2	0.5	0.2	.	99.5	0.5	0.0	.	99.0	0.6	0.4	.
11岁~	99.3	0.6	0.1	.	99.3	0.7	.	.	99.4	0.4	0.2	.
14岁~	98.0	1.3	0.7	.	98.3	1.4	0.3	.	97.7	1.2	1.1	.
18岁~	95.8	2.6	1.5	0.0	95.3	3.0	1.7	.	96.3	2.3	1.4	0.1
30岁~	94.8	3.0	2.1	0.0	94.0	3.3	2.7	0.0	95.7	2.8	1.4	0.0
45岁~	96.3	2.2	1.5	0.0	95.7	2.5	1.8	0.0	97.0	1.9	1.1	0.0
60岁~	97.5	1.6	0.9	0.1	97.0	2.0	0.9	0.0	97.9	1.1	0.9	0.1
70岁~	97.5	1.4	1.1	0.0	96.9	1.7	1.3	0.1	97.9	1.1	1.0	0.0

附表 2-13-7　城市不同年龄性别居民钙摄入量与 DRIs 比较（%）

年龄组	男女合计				男性				女性			
	<EAR	EAR~RNI	RNI~	UL~	<EAR	EAR~RNI	RNI~	UL~	<EAR	EAR~RNI	RNI~	UL~
2岁~	87.5	6.6	4.5	1.4	86.2	7.1	4.4	2.2	88.9	6.0	4.5	0.6
4岁~	96.7	1.8	1.6	.	96.7	1.1	2.2	.	96.6	2.4	0.9	.
7岁~	98.9	1.0	0.1	.	99.2	0.7	0.1	.	98.5	1.3	0.2	.
11岁~	98.9	1.1	.	.	98.5	1.5	.	.	99.4	0.6	.	.
14岁~	97.6	1.8	0.6	.	97.8	2.0	0.3	.	97.4	1.7	0.9	.
18岁~	94.0	3.7	2.3	0.1	93.3	4.0	2.7	.	94.7	3.4	1.8	0.1
30岁~	93.4	3.8	2.8	0.0	92.3	4.0	3.7	0.0	94.4	3.6	1.9	0.1
45岁~	95.2	2.8	2.0	0.0	94.4	3.1	2.4	0.1	96.1	2.4	1.5	0.0
60岁~	96.2	2.3	1.4	0.1	95.5	3.0	1.5	0.0	97.0	1.6	1.3	0.1
70岁~	96.1	2.1	1.7	0.1	95.7	2.4	1.7	0.1	96.4	1.9	1.7	0.0

附表 2-13-8 农村不同年龄性别居民钙摄入量与 DRIs 比较（%）

年龄组	男女合计				男性				女性			
	<EAR	EAR~RNI	RNI~	UL~	<EAR	EAR~RNI	RNI~	UL~	<EAR	EAR~RNI	RNI~	UL~
2岁~	93.6	1.5	4.5	0.4	94.2	1.5	4.0	0.4	92.9	1.5	5.1	0.5
4岁~	99.1	0.5	0.4	.	99.5	0.5	.	.	98.6	0.5	0.9	.
7岁~	99.6	0.1	0.3	.	99.8	0.2	.	.	99.4	.	0.6	.
11岁~	99.7	0.1	0.2	.	100.0	.	.	.	99.3	0.2	0.5	.
14岁~	98.4	0.8	0.8	.	98.8	0.9	0.3	.	98.0	0.7	1.3	.
18岁~	97.4	1.7	0.9	.	97.1	2.1	0.8	.	97.7	1.3	1.1	.
30岁~	96.3	2.3	1.4	0.0	95.6	2.6	1.8	0.0	97.0	2.1	0.9	0.0
45岁~	97.6	1.5	0.9	0.0	97.1	1.8	1.0	0.0	98.1	1.2	0.7	.
60岁~	98.8	0.8	0.4	0.0	98.7	0.9	0.4	.	99.0	0.6	0.4	0.0
70岁~	99.0	0.6	0.4	.	98.2	1.0	0.8	.	99.6	0.3	0.1	.

附表 2-13-9 大城市不同年龄性别居民钙摄入量与 DRIs 比较（%）

年龄组	男女合计				男性				女性			
	<EAR	EAR~RNI	RNI~	UL~	<EAR	EAR~RNI	RNI~	UL~	<EAR	EAR~RNI	RNI~	UL~
2岁~	79.1	6.0	11.5	3.4	75.9	9.3	13.0	1.9	82.5	2.5	10.0	5.0
4岁~	89.4	6.1	4.5	.	88.8	5.6	5.6	.	90.1	6.6	3.3	.
7岁~	94.9	4.1	1.0	.	96.4	3.0	0.6	.	93.3	5.2	1.5	.
11岁~	99.2	0.8	.	.	99.3	0.7	.	.	99.2	0.8	.	.
14岁~	95.2	2.4	2.4	.	94.0	4.0	2.0	.	96.6	0.7	2.8	.
18岁~	90.5	6.1	3.4	.	89.1	7.5	3.5	.	92.0	4.7	3.3	.
30岁~	91.4	5.4	3.1	0.1	90.5	5.9	3.5	0.1	92.3	4.9	2.7	0.1
45岁~	93.1	4.3	2.4	0.1	92.0	5.1	2.9	0.1	94.3	3.5	2.0	0.1
60岁~	94.0	3.6	2.2	0.2	92.7	4.5	2.6	0.2	95.2	2.8	1.9	0.1
70岁~	95.0	3.1	1.7	0.2	93.2	4.5	2.0	0.3	96.5	1.9	1.5	0.1

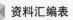

附表 2-13-10　中小城市不同年龄性别居民钙摄入量与 DRIs 比较（%）

年龄组	男女合计				男性				女性			
	<EAR	EAR~RNI	RNI~	UL~	<EAR	EAR~RNI	RNI~	UL~	<EAR	EAR~RNI	RNI~	UL~
2岁~	88.6	6.6	3.6	1.2	87.5	6.8	3.4	2.3	89.7	6.4	3.8	·
4岁~	97.5	1.2	1.2	·	97.6	0.6	1.8	·	97.4	1.9	0.6	·
7岁~	99.4	0.6	·	·	99.6	0.4	·	·	99.3	0.7	·	·
11岁~	98.9	1.1	·	·	98.4	1.6	·	·	99.5	0.5	·	·
14岁~	97.9	1.8	0.3	·	98.3	1.7	·	·	97.5	1.9	0.6	·
18岁~	94.5	3.4	2.1	0.1	93.9	3.5	2.6	·	95.1	3.2	1.5	0.1
30岁~	93.7	3.5	2.8	0.0	92.6	3.7	3.7	·	94.7	3.4	1.8	0.1
45岁~	95.7	2.5	1.9	0.0	94.9	2.7	2.3	0.0	96.4	2.2	1.4	·
60岁~	96.6	2.1	1.2	0.1	95.9	2.7	1.3	0.1	97.3	1.4	1.2	0.1
70岁~	96.3	1.9	1.7	0.1	96.2	2.0	1.7	0.1	96.4	1.9	1.8	·

附表 2-13-11　普通农村不同年龄性别居民钙摄入量与 DRIs 比较（%）

年龄组	男女合计				男性				女性			
	<EAR	EAR~RNI	RNI~	UL~	<EAR	EAR~RNI	RNI~	UL~	<EAR	EAR~RNI	RNI~	UL~
2岁~	92.0	1.9	5.6	0.6	93.0	1.6	4.8	0.5	90.8	2.1	6.4	0.7
4岁~	99.1	0.5	0.3	·	99.7	0.3	·	·	98.6	0.7	0.7	·
7岁~	99.6	0.1	0.2	·	99.8	0.2	·	·	99.5	·	0.5	·
11岁~	99.8	·	0.2	·	100.0	·	·	·	99.6	·	0.4	·
14岁~	98.5	1.0	0.5	·	98.5	1.0	0.5	·	98.4	1.1	0.5	·
18岁~	97.1	1.9	1.0	·	96.8	2.4	0.8	·	97.4	1.3	1.3	·
30岁~	96.0	2.5	1.4	·	95.2	2.8	1.9	·	96.9	2.2	0.9	·
45岁~	97.5	1.7	0.8	·	97.0	2.0	1.0	·	98.0	1.4	0.7	·
60岁~	98.6	0.8	0.5	0.0	98.4	1.0	0.5	·	98.8	0.6	0.5	0.1
70岁~	98.9	0.6	0.5	·	98.0	1.1	0.9	·	99.8	0.1	0.1	·

附表 2-13-12　贫困农村不同年龄性别居民钙摄入量与 DRIs 比较（%）

年龄组	男女合计				男性				女性			
	<EAR	EAR~RNI	RNI~	UL~	<EAR	EAR~RNI	RNI~	UL~	<EAR	EAR~RNI	RNI~	UL~
2岁~	97.1	0.6	2.3	.	96.6	1.1	2.3	.	97.6	.	2.4	.
4岁~	98.9	0.5	0.6	.	99.0	1.0	.	.	98.8	.	1.2	.
7岁~	99.5	0.2	0.4	.	99.7	0.3	.	.	99.2	.	0.8	.
11岁~	99.4	0.3	0.3	.	100.0	.	.	.	98.7	0.6	0.6	.
14岁~	98.3	0.4	1.3	.	99.3	0.7	.	.	97.1	.	2.9	.
18岁~	98.1	1.3	0.6	.	97.8	1.5	0.7	.	98.3	1.1	0.5	.
30岁~	96.7	1.9	1.3	0.1	96.3	2.1	1.6	0.1	97.2	1.8	0.9	0.1
45岁~	97.9	1.1	0.9	0.0	97.5	1.2	1.2	0.1	98.4	1.0	0.6	.
60岁~	99.3	0.6	0.1	.	99.3	0.7	.	.	99.2	0.6	0.2	.
70岁~	99.1	0.6	0.3	.	98.9	0.6	0.4	.	99.2	0.6	0.2	.

附表 2-13-13　全国不同地区居民钙的食物来源分布（%）

	全国合计	城市	农村	大城市	中小城市	普通农村	贫困农村
米类	8.5	6.2	10.7	4.9	6.4	9.7	12.7
面类	14.9	12.3	17.5	9.9	12.7	16.2	20.5
其他谷类	1.5	1.5	1.6	1.5	1.5	1.1	2.6
薯类	1.4	1.2	1.7	0.9	1.3	1.3	2.6
杂豆类	0.7	0.6	0.8	0.7	0.5	0.9	0.5
大豆及制品	10.3	11.3	9.3	10.5	11.5	9.1	9.8
蔬菜	33.7	33.5	33.9	30.1	34.1	35.0	31.6
水果	1.3	1.4	1.3	2.0	1.3	1.3	1.3
畜肉	1.9	2.0	1.9	2.3	1.9	1.9	1.9
禽肉	0.6	0.6	0.6	0.6	0.6	0.7	0.3
奶类	5.5	8.0	3.1	14.7	6.8	3.4	2.4
蛋类	4.3	4.8	3.9	5.0	4.8	3.9	3.9
鱼虾类	4.4	6.0	2.9	6.3	5.9	3.7	1.0
食用油	1.2	1.3	1.2	1.0	1.3	1.2	1.2
其他	9.5	9.4	9.6	9.7	9.4	10.5	7.6

14. 镁平均摄入量及来源分布

附表 2-14-1　全国不同地区不同年龄性别居民镁摄入量（mg/人日）

	年龄组	全国合计	城市	农村	大城市	中小城市	普通农村	贫困农村
男性	2 岁～	128.6	133.6	124.4	145.2	132.2	124.5	124.0
	4 岁～	159.9	166.7	154.0	195.8	163.3	147.7	167.6
	7 岁～	203.7	205.0	202.5	220.4	202.9	200.0	207.5
	11 岁～	235.5	235.0	235.9	255.0	231.8	235.1	237.5
	14 岁～	267.5	250.8	281.8	293.3	244.6	276.8	291.7
	18 岁～	283.9	267.0	298.4	275.6	265.8	292.5	311.2
	30 岁～	296.3	280.2	311.6	279.1	280.4	307.7	320.2
	45 岁～	292.6	277.7	310.4	293.5	274.6	305.9	321.2
	60 岁～	276.7	270.0	283.7	290.3	266.4	280.5	291.1
	70 岁～	251.7	253.0	250.3	270.6	249.3	245.9	260.8
女性	2 岁～	126.2	130.2	122.7	195.0	122.1	125.3	117.2
	4 岁～	152.6	152.7	152.5	177.4	149.8	148.9	160.2
	7 岁～	188.2	187.5	188.8	210.9	184.0	188.1	190.3
	11 岁～	222.7	223.8	221.6	245.8	219.8	213.9	236.2
	14 岁～	234.4	223.6	243.7	234.9	221.9	234.1	262.8
	18 岁～	244.3	228.3	258.4	240.2	226.6	254.2	267.4
	30 岁～	256.4	242.1	270.3	252.7	240.6	263.1	286.5
	45 岁～	255.5	244.3	269.0	262.7	240.6	264.8	279.7
	60 岁～	244.4	241.4	247.8	260.3	237.6	243.1	258.3
	70 岁～	212.0	213.1	210.9	232.6	209.0	205.0	225.4

附表 2-14-2　大城市镁摄入百分位数分布(%)

	年龄组	5%	10%	25%	50%	75%	90%	95%
男性	2 岁～	57.6	81.1	101.3	132.3	179.5	234.4	263.8
	4 岁～	93.2	112.0	147.1	179.5	243.2	287.9	335.1
	7 岁～	110.9	122.3	165.6	209.9	251.7	306.6	336.2
	11 岁～	127.1	151.1	187.7	241.8	303.9	357.9	422.1
	14 岁～	156.7	172.6	217.2	284.2	371.2	410.7	464.7
	18 岁～	149.7	169.0	204.9	261.0	326.8	406.4	464.4
	30 岁～	150.5	166.6	207.7	264.5	326.9	409.7	471.2
	45 岁～	149.1	171.4	212.9	270.3	347.7	436.0	512.9
	60 岁～	144.9	169.4	208.2	267.0	339.9	433.5	527.6
	70 岁～	139.5	157.1	196.3	256.0	321.7	400.5	471.8
女性	2 岁～	67.2	77.0	90.1	133.7	184.2	268.7	356.5
	4 岁～	75.0	93.7	132.3	169.5	214.9	262.7	303.8
	7 岁～	112.6	135.4	161.8	190.9	244.3	294.9	376.3
	11 岁～	131.7	143.2	174.9	221.4	288.6	379.9	448.1
	14 岁～	120.1	136.9	170.8	211.8	282.1	346.6	398.8
	18 岁～	120.3	138.8	172.5	223.2	288.2	360.5	405.7
	30 岁～	126.8	146.1	183.3	231.8	300.6	380.5	441.2
	45 岁～	132.5	152.5	190.4	241.1	307.3	392.7	462.7
	60 岁～	130.8	148.0	188.5	240.9	310.1	386.9	453.0
	70 岁～	113.6	130.5	165.3	217.2	285.7	351.8	405.2

附表 2-14-3　中小城市镁摄入百分位数分布(%)

	年龄组	5%	10%	25%	50%	75%	90%	95%
男性	2 岁～	61.6	69.2	88.1	118.8	157.3	210.4	274.9
	4 岁～	74.9	87.9	105.1	147.4	189.5	257.8	350.5
	7 岁～	108.4	126.0	152.2	189.5	238.4	297.8	338.7
	11 岁～	121.4	146.4	174.1	216.2	273.4	340.0	377.1
	14 岁～	122.9	147.3	179.6	232.4	310.2	362.7	413.5
	18 岁～	139.7	161.7	199.4	246.8	312.4	393.9	460.3
	30 岁～	148.6	169.7	207.7	259.4	328.3	419.5	475.4
	45 岁～	143.3	160.9	204.6	255.1	320.7	403.4	467.3
	60 岁～	134.0	155.5	191.9	249.3	316.5	396.1	467.3
	70 岁～	120.1	137.4	175.7	228.7	299.2	370.3	455.1
女性	2 岁～	52.1	63.9	74.8	113.1	153.6	192.2	240.9
	4 岁～	63.5	81.6	101.9	136.4	186.5	232.7	253.5
	7 岁～	96.7	111.3	132.3	168.8	221.7	275.3	320.1
	11 岁～	110.4	128.4	160.5	199.0	241.5	323.6	374.6
	14 岁～	116.1	133.5	163.1	202.2	274.6	339.7	369.8
	18 岁～	115.2	135.8	168.9	213.3	262.2	341.6	394.2
	30 岁～	124.4	143.5	179.0	226.2	284.3	355.9	408.3
	45 岁～	123.5	139.8	177.7	225.1	278.8	358.8	422.0
	60 岁～	120.4	137.0	168.7	221.9	286.4	359.1	413.4
	70 岁～	95.7	109.5	146.3	193.4	253.0	314.3	376.4

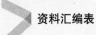

附表 2-14-4　普通农村镁摄入百分位数分布（%）

	年龄组	5%	10%	25%	50%	75%	90%	95%
男性	2 岁～	52.9	66.6	84.3	115.0	147.0	201.4	235.8
	4 岁～	79.7	91.1	113.7	142.9	175.9	212.9	235.1
	7 岁～	105.9	120.8	149.3	186.1	231.8	296.9	353.4
	11 岁～	123.5	143.6	172.9	223.6	283.7	351.7	390.9
	14 岁～	143.4	164.9	205.8	256.6	330.9	421.4	474.3
	18 岁～	164.2	184.1	223.4	275.9	340.8	427.9	489.5
	30 岁～	164.9	191.5	232.4	290.1	365.9	445.5	504.3
	45 岁～	167.7	188.5	231.2	288.6	366.2	446.9	501.4
	60 岁～	151.8	170.4	212.4	266.9	331.7	402.6	461.7
	70 岁～	128.1	147.0	177.8	229.2	293.7	368.9	424.4
女性	2 岁～	59.9	69.2	85.3	110.1	147.0	210.0	248.5
	4 岁～	75.7	84.0	111.6	138.7	173.6	227.7	266.2
	7 岁～	106.6	113.3	140.6	176.3	220.3	276.0	316.1
	11 岁～	110.9	128.9	156.9	200.7	252.4	317.6	390.0
	14 岁～	126.4	138.8	171.8	215.7	281.8	347.3	411.0
	18 岁～	139.4	155.8	189.8	238.0	301.9	378.9	415.2
	30 岁～	142.3	160.8	196.7	244.8	313.9	391.9	439.5
	45 岁～	145.2	162.4	199.0	247.5	313.7	390.9	442.9
	60 岁～	131.2	146.4	178.7	225.3	290.0	363.0	401.6
	70 岁～	105.2	118.8	150.6	190.4	247.6	309.5	354.8

附表 2-14-5　贫困农村镁摄入百分位数分布（%）

	年龄组	5%	10%	25%	50%	75%	90%	95%
男性	2 岁～	53.5	59.0	91.9	124.5	158.1	187.7	208.9
	4 岁～	84.6	92.3	123.0	159.3	198.8	248.6	299.5
	7 岁～	92.6	109.2	148.0	189.3	251.6	323.3	366.6
	11 岁～	107.2	139.2	184.7	223.8	283.9	344.7	407.9
	14 岁～	155.6	166.4	206.3	265.3	341.3	472.8	529.2
	18 岁～	151.8	182.2	229.8	291.9	371.8	474.4	528.4
	30 岁～	168.6	186.5	234.1	297.2	385.6	476.3	530.4
	45 岁～	164.3	185.9	232.9	292.3	378.9	470.8	562.4
	60 岁～	148.7	170.1	213.1	270.8	345.0	433.1	487.3
	70 岁～	127.5	147.6	179.9	239.9	300.7	389.5	466.2
女性	2 岁～	53.8	61.4	81.2	109.1	143.5	183.1	198.6
	4 岁～	69.9	84.5	106.4	147.3	200.0	246.5	284.3
	7 岁～	91.4	107.1	140.8	181.7	229.6	277.0	317.5
	11 岁～	112.5	128.6	166.8	208.9	282.8	353.0	447.6
	14 岁～	133.2	162.3	201.4	248.4	301.5	372.3	460.3
	18 岁～	136.1	157.5	196.2	249.5	321.2	390.0	451.6
	30 岁～	146.0	163.8	206.9	263.9	342.8	435.9	491.6
	45 岁～	138.5	162.9	200.0	255.8	329.5	414.9	486.4
	60 岁～	129.6	149.9	186.1	242.4	307.7	384.8	445.4
	70 岁～	101.7	127.4	155.9	200.8	274.5	346.5	414.7

附表 2-14-6　全国不同年龄性别居民镁摄入量与 DRIs 比较（%）

年龄组	男女合计			男性			女性		
	<EAR	EAR~RNI	RNI~	<EAR	EAR~RNI	RNI~	<EAR	EAR~RNI	RNI~
2 岁～	44.3	23.3	32.5	40.8	24.9	34.3	48.1	21.4	30.5
4 岁～	39.5	21.6	38.9	37.3	22.1	40.5	41.8	21.0	37.2
7 岁～	47.9	21.4	30.7	43.0	23.5	33.6	53.3	19.1	27.5
11 岁～	67.3	14.9	17.8	62.7	17.3	20.0	72.6	12.0	15.3
14 岁～	63.5	15.8	20.7	58.0	16.7	25.3	70.0	14.6	15.4
18 岁～	64.5	14.6	20.9	56.1	17.8	26.1	73.7	11.1	15.2
30 岁～	59.5	15.4	25.1	51.8	17.4	30.8	67.5	13.4	19.1
45 岁～	60.8	15.5	23.7	53.1	18.0	28.9	68.7	13.0	18.3
60 岁～	63.2	15.5	21.3	56.8	17.6	25.7	69.9	13.4	16.7
70 岁～	72.3	13.0	14.7	64.9	15.2	19.9	78.7	11.1	10.2

附表 2-14-7　城市不同年龄性别居民镁摄入量与 DRIs 比较（%）

年龄组	男女合计			男性			女性		
	<EAR	EAR~RNI	RNI~	<EAR	EAR~RNI	RNI~	<EAR	EAR~RNI	RNI~
2 岁～	41.8	22.9	35.3	37.9	24.7	37.4	46.1	21.0	32.9
4 岁～	39.3	21.0	39.8	37.2	19.9	42.9	41.4	22.2	36.4
7 岁～	48.1	20.6	31.3	41.5	23.8	34.7	55.2	17.2	27.5
11 岁～	68.6	13.6	17.8	63.4	16.9	19.7	74.5	9.9	15.6
14 岁～	67.6	14.6	17.8	62.1	15.9	22.0	73.8	13.2	13.0
18 岁～	71.8	12.3	15.9	63.7	16.2	20.2	80.6	8.0	11.4
30 岁～	65.8	14.6	19.7	58.7	16.8	24.4	72.9	12.3	14.8
45 岁～	66.3	14.2	19.5	59.1	17.2	23.7	73.8	11.1	15.1
60 岁～	65.3	14.9	19.8	59.6	16.8	23.5	71.0	12.9	16.1
70 岁～	72.0	12.9	15.1	64.8	14.7	20.5	78.1	11.4	10.5

附表 2-14-8　农村不同年龄性别居民镁摄入量与 DRIs 比较（%）

年龄组	男女合计			男性			女性		
	<EAR	EAR~RNI	RNI~	<EAR	EAR~RNI	RNI~	<EAR	EAR~RNI	RNI~
2 岁～	46.4	23.5	30.1	43.3	25.1	31.6	49.8	21.8	28.4
4 岁～	39.6	22.1	38.2	37.4	24.1	38.5	42.0	20.0	38.0
7 岁～	47.7	22.1	30.2	44.3	23.2	32.5	51.5	20.9	27.5
11 岁～	66.0	16.1	17.9	62.1	17.7	20.3	70.8	14.2	15.0
14 岁～	60.1	16.7	23.2	54.4	17.5	28.1	66.7	15.8	17.5
18 岁～	58.2	16.6	25.2	49.6	19.2	31.2	67.6	13.8	18.5
30 岁～	53.6	16.2	30.2	45.1	18.0	36.9	62.3	14.4	23.3
45 岁～	54.1	17.1	28.7	45.9	18.9	35.2	62.6	15.3	22.1
60 岁～	61.1	16.2	22.7	53.8	18.3	27.9	68.7	13.9	17.4
70 岁～	72.6	13.1	14.2	65.0	15.8	19.2	79.3	10.8	9.9

附表 2-14-9　大城市不同年龄性别居民镁摄入量与 DRIs 比较（%）

年龄组	男女合计			男性			女性		
	<EAR	EAR~RNI	RNI~	<EAR	EAR~RNI	RNI~	<EAR	EAR~RNI	RNI~
2 岁～	33.2	18.7	48.1	31.5	22.2	46.3	35.0	15.0	50.0
4 岁～	21.3	18.4	60.3	18.7	14.0	67.3	24.2	23.1	52.7
7 岁～	35.5	24.2	40.3	31.0	26.2	42.9	40.0	22.2	37.8
11 岁～	57.3	18.5	24.2	52.9	21.7	25.4	61.9	15.1	23.0
14 岁～	57.7	16.0	26.3	45.0	20.5	34.4	71.7	11.0	17.2
18 岁～	65.4	14.8	19.8	58.3	18.4	23.3	73.2	10.8	16.0
30 岁～	63.7	14.7	21.6	58.5	17.2	24.3	69.2	12.0	18.8
45 岁～	60.1	15.4	24.5	54.1	17.1	28.8	66.3	13.8	20.0
60 岁～	58.9	15.8	25.2	53.5	16.6	29.9	64.0	15.1	20.8
70 岁～	63.6	16.0	20.4	56.1	18.2	25.7	70.1	14.1	15.9

附表 2-14-10　中小城市不同年龄性别居民镁摄入量与 DRIs 比较（%）

年龄组	男女合计			男性			女性		
	<EAR	EAR~RNI	RNI~	<EAR	EAR~RNI	RNI~	<EAR	EAR~RNI	RNI~
2 岁～	42.9	23.5	33.7	38.6	25.0	36.4	47.4	21.8	30.8
4 岁～	41.4	21.3	37.3	39.4	20.6	40.0	43.5	22.1	34.4
7 岁～	49.9	20.1	30.0	43.0	23.4	33.6	57.5	16.5	26.0
11 岁～	70.5	12.8	16.7	65.1	16.1	18.8	76.7	9.0	14.3
14 岁～	69.0	14.4	16.6	64.6	15.2	20.2	74.1	13.6	12.3
18 岁～	72.8	11.9	15.4	64.5	15.9	19.7	81.7	7.6	10.7
30 岁～	66.1	14.6	19.4	58.8	16.8	24.5	73.5	12.3	14.2
45 岁～	67.6	13.9	18.5	60.1	17.2	22.7	75.3	10.5	14.2
60 岁～	66.5	14.7	18.8	60.8	16.9	22.4	72.3	12.5	15.2
70 岁～	73.8	12.2	14.0	66.7	13.9	19.4	79.8	10.8	9.4

附表 2-14-11　普通农村不同年龄性别居民镁摄入量与 DRIs 比较（%）

年龄组	男女合计			男性			女性		
	<EAR	EAR~RNI	RNI~	<EAR	EAR~RNI	RNI~	<EAR	EAR~RNI	RNI~
2 岁～	45.4	25.2	29.3	42.2	28.9	28.9	48.9	21.3	29.8
4 岁～	42.0	23.8	34.2	40.9	25.6	33.5	43.2	21.8	35.0
7 岁～	48.1	23.6	28.3	44.1	25.4	30.5	52.7	21.6	25.7
11 岁～	67.2	15.7	17.2	62.2	17.2	20.6	73.3	13.7	12.9
14 岁～	61.7	16.6	21.7	55.3	17.6	27.1	69.1	15.4	15.4
18 岁～	60.1	16.8	23.1	51.9	19.4	28.7	69.0	14.0	17.0
30 岁～	55.3	16.4	28.3	46.0	18.4	35.6	64.9	14.4	20.8
45 岁～	54.9	17.6	27.6	46.4	19.6	34.0	63.6	15.5	21.0
60 岁～	62.3	15.9	21.7	54.5	18.7	26.8	70.6	13.0	16.4
70 岁～	74.8	12.2	12.9	66.8	15.0	18.3	81.7	9.9	8.4

附表 2-14-12　贫困农村不同年龄性别居民镁摄入量与 DRIs 比较（%）

年龄组	男女合计			男性			女性		
	<EAR	EAR~RNI	RNI~	<EAR	EAR~RNI	RNI~	<EAR	EAR~RNI	RNI~
2 岁~	48.5	19.8	31.7	45.5	17.0	37.5	51.8	22.9	25.3
4 岁~	34.5	18.6	46.9	29.8	20.9	49.2	39.5	16.0	44.4
7 岁~	46.8	19.1	34.0	44.8	18.7	36.5	49.2	19.6	31.2
11 岁~	63.8	17.0	19.3	61.9	18.5	19.6	66.0	15.1	18.9
14 岁~	57.0	17.0	26.1	52.7	17.3	30.0	61.9	16.5	21.6
18 岁~	54.1	16.2	29.6	44.5	18.8	36.6	64.7	13.4	21.9
30 岁~	49.6	15.9	34.5	43.2	17.2	39.6	56.4	14.5	29.0
45 岁~	52.3	16.1	31.7	44.6	17.3	38.1	60.3	14.9	24.9
60 岁~	58.2	16.7	25.0	52.2	17.4	30.5	64.5	16.1	19.4
70 岁~	67.3	15.3	17.4	60.6	17.9	21.5	73.2	13.1	13.7

附表 2-14-13　全国不同地区居民镁的食物来源分布（%）

	全国合计	城市	农村	大城市	中小城市	普通农村	贫困农村
米类	22.6	18.1	27.0	14.9	18.7	26.0	29.1
面类	23.8	21.8	25.7	18.5	22.4	24.2	29.1
其他谷类	4.3	4.3	4.3	4.1	4.3	3.5	6.1
薯类	2.9	2.4	3.3	2.1	2.4	2.5	5.2
杂豆类	0.8	0.8	0.9	1.1	0.7	1.0	0.5
大豆及制品	4.9	5.7	4.0	5.9	5.7	4.2	3.5
蔬菜	17.7	19.4	16.0	19.9	19.3	17.4	12.8
水果	1.6	1.9	1.2	3.3	1.7	1.3	0.9
畜肉	4.7	5.2	4.1	6.2	5.1	4.5	3.4
禽肉	1.2	1.3	1.0	1.4	1.3	1.1	0.8
奶类	1.2	1.7	0.6	3.3	1.5	0.7	0.5
蛋类	1.0	1.2	0.8	1.4	1.2	0.8	0.7
鱼虾类	3.1	4.4	1.9	5.1	4.3	2.4	0.9
食用油	0.4	0.4	0.3	0.3	0.4	0.3	0.3
其他	10.1	11.3	8.9	12.5	11.1	10.0	6.3

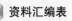

15. 钠平均摄入量及来源分布

附表 2-15-1　全国不同地区不同年龄性别居民钠摄入量（mg/ 人日）

	年龄组	全国合计	城市	农村	大城市	中小城市	普通农村	贫困农村
男性	2 岁～	2620.0	2604.5	2633.2	2585.5	2606.8	2619.3	2663.4
	4 岁～	3173.6	3368.3	3003.9	3896.6	3306.0	3084.7	2828.5
	7 岁～	3965.5	4152.9	3796.0	3975.2	4177.2	3847.4	3691.3
	11 岁～	4449.9	4634.7	4273.9	4670.4	4628.9	4391.1	4050.1
	14 岁～	4941.7	4895.5	4981.1	4873.5	4898.7	4872.3	5198.1
	18 岁～	5588.6	5522.7	5645.6	5435.3	5535.9	5668.1	5598.0
	30 岁～	5792.6	5846.5	5741.3	5264.5	5935.2	5784.7	5646.3
	45 岁～	6054.6	6016.1	6100.6	5455.0	6129.4	6171.3	5928.2
	60 岁～	5755.2	5764.4	5745.7	5050.4	5894.2	5835.3	5540.2
	70 岁～	4911.8	4837.5	4991.6	4738.3	4858.3	5021.2	4920.9
女性	2 岁～	2597.3	2740.1	2474.8	3044.8	2702.0	2696.3	1993.3
	4 岁～	3120.4	3244.1	3012.4	3627.4	3198.4	3063.5	2901.2
	7 岁～	3743.6	3989.9	3510.1	4155.2	3965.1	3656.1	3215.2
	11 岁～	4498.1	5062.9	3925.5	4014.8	5249.8	3947.5	3884.3
	14 岁～	4273.5	4161.2	4370.1	4044.7	4178.7	4466.2	4180.5
	18 岁～	4816.4	4784.7	4844.4	4771.0	4786.8	4781.8	4978.4
	30 岁～	4911.8	4884.6	4938.0	4579.8	4928.7	4862.6	5108.3
	45 岁～	5190.3	5138.4	5253.1	4836.3	5199.1	5289.8	5161.5
	60 岁～	4966.0	5080.9	4842.5	4565.2	5182.6	4854.8	4814.7
	70 岁～	4294.3	4273.1	4317.5	4462.0	4233.6	4384.3	4153.2

附表 2-15-2　大城市钠摄入百分位数分布（%）

	年龄组	5%	10%	25%	50%	75%	90%	95%
男性	2 岁～	441.7	738.3	1637.6	2425.7	3369.3	4243.0	4550.8
	4 岁～	909.0	1053.9	2129.3	3324.9	4677.0	6052.9	7802.5
	7 岁～	1326.5	1710.5	2498.9	3721.2	4999.7	6749.4	7905.2
	11 岁～	1484.6	1866.5	2947.9	3978.6	5610.9	7837.7	9848.1
	14 岁～	1671.8	2168.0	3023.1	4381.3	6295.9	7797.0	9324.4
	18 岁～	1006.3	1716.3	2890.1	4229.4	6321.7	9291.7	11 343.0
	30 岁～	1244.2	1852.0	2887.5	4400.5	6159.4	8300.5	10 511.1
	45 岁～	1535.7	2108.9	3122.9	4506.5	6299.6	8870.6	11 684.9
	60 岁～	1651.2	2209.3	3091.5	4367.0	5994.8	8260.4	10 398.9
	70 岁～	1439.9	2059.6	2916.9	3943.8	5786.1	7920.5	9722.1
女性	2 岁～	634.3	1288.4	1564.6	2298.8	3302.0	5010.1	8413.8
	4 岁～	1206.6	1489.6	2129.6	2921.9	3729.6	5668.5	7323.0
	7 岁～	1074.6	1653.9	2331.9	3439.1	4708.7	6878.9	8982.4
	11 岁～	917.0	1378.0	2349.3	3448.7	5069.7	6608.9	8214.7
	14 岁～	693.4	1003.7	1891.3	3381.6	4930.9	6819.1	7985.6
	18 岁～	961.5	1504.8	2519.2	3706.6	5463.3	8237.0	10 544.8
	30 岁～	1132.9	1762.0	2703.8	3827.9	5397.0	7208.0	9552.6
	45 岁～	1359.0	1871.1	2781.4	3978.8	5592.8	7873.6	10 008.8
	60 岁～	1483.6	1888.5	2736.5	3887.6	5368.2	7533.5	9558.7
	70 岁～	1259.8	1816.3	2605.5	3665.3	5165.9	7307.6	9041.0

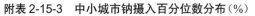

附表 2-15-3　中小城市钠摄入百分位数分布（%）

	年龄组	5%	10%	25%	50%	75%	90%	95%
男性	2 岁～	861.9	1148.5	1751.6	2369.3	3210.1	4119.4	5446.6
	4 岁～	1063.4	1264.8	1980.6	2718.0	3972.2	5669.4	6388.1
	7 岁～	1177.3	1649.5	2499.8	3397.2	5060.2	6952.0	8607.8
	11 岁～	1304.5	1751.2	2890.0	3854.9	5714.1	7717.8	8700.0
	14 岁～	1379.8	1878.2	3267.4	4253.5	5971.7	8036.1	11 169.5
	18 岁～	1494.3	2005.8	3071.5	4504.9	6276.9	8625.7	10 459.6
	30 岁～	1685.4	2337.5	3313.4	4761.4	6697.0	9203.0	11 912.1
	45 岁～	1779.7	2311.4	3404.7	4790.6	6848.2	10 083.4	12 951.7
	60 岁～	1833.5	2436.1	3366.0	4725.9	6724.5	9688.4	12 260.6
	70 岁～	1431.7	1994.1	2888.9	4105.7	5637.5	8172.9	9697.2
女性	2 岁～	797.6	1051.6	1381.5	2026.2	3314.3	5003.9	6333.7
	4 岁～	824.8	1174.1	1675.6	2743.5	4061.4	5696.9	7575.6
	7 岁～	1088.4	1587.4	2225.9	3354.2	4699.0	6189.1	7659.3
	11 岁～	1332.3	1650.5	2644.4	3727.6	5370.1	6838.3	8748.9
	14 岁～	1820.0	2158.2	2794.7	3754.2	5026.5	6757.1	8296.3
	18 岁～	1284.9	1785.5	2791.5	3977.4	5610.3	8114.7	9952.0
	30 岁～	1419.4	1903.6	2829.8	3991.9	5691.5	7816.5	9871.2
	45 岁～	1502.6	1974.2	2932.1	4206.7	5971.5	8531.8	11 029.1
	60 岁～	1574.2	1984.9	2892.7	4011.6	5799.7	8111.3	10 184.2
	70 岁～	1252.0	1609.5	2480.9	3503.0	5032.7	6999.2	9209.8

附表 2-15-4　普通农村钠摄入百分位数分布（%）

	年龄组	5%	10%	25%	50%	75%	90%	95%
男性	2 岁～	876.8	1070.6	1557.7	2082.2	3175.1	4728.2	6632.6
	4 岁～	1035.9	1334.7	1888.1	2746.6	3652.5	5212.5	6385.9
	7 岁～	1171.3	1603.0	2252.4	3354.0	4860.8	6640.3	7860.3
	11 岁～	1451.5	1969.0	2679.1	3801.6	5336.7	7265.8	8748.5
	14 岁～	1494.2	1951.1	2758.7	4181.5	6208.7	8507.6	10 756.0
	18 岁～	1769.4	2350.7	3552.3	4977.6	6827.2	9619.8	12 020.1
	30 岁～	1717.0	2296.2	3518.0	5074.8	7157.5	10 062.5	12 356.9
	45 岁～	2047.2	2666.4	3842.8	5419.1	7643.2	10 515.8	12 435.5
	60 岁～	1950.8	2527.5	3653.0	5094.0	7081.7	10 090.8	12 362.2
	70 岁～	1445.2	1994.8	3129.0	4391.1	6162.8	8764.7	10 696.0
女性	2 岁～	964.6	1166.0	1514.8	2265.5	3435.7	5001.6	5957.2
	4 岁～	1065.6	1339.6	1878.6	2666.8	3957.0	5234.3	6477.2
	7 岁～	1205.1	1510.5	2258.6	3186.1	4560.4	6288.5	7346.1
	11 岁～	1095.7	1651.4	2506.8	3504.4	5013.2	6461.2	7494.6
	14 岁～	1483.1	1876.5	2648.8	4084.2	5612.8	7885.3	8295.8
	18 岁～	1548.8	2009.1	2852.6	4090.0	5949.3	8205.0	10 298.1
	30 岁～	1592.8	2081.2	2997.4	4256.3	6051.0	8280.4	10 152.3
	45 岁～	1773.0	2271.9	3270.2	4603.3	6453.7	8837.6	11 017.3
	60 岁～	1622.0	2043.1	2975.8	4224.2	5911.9	8494.5	10 473.6
	70 岁～	1253.9	1643.5	2551.9	3796.4	5478.6	7614.4	9868.0

附表 2-15-5　贫困农村钠摄入百分位数分布（%）

	年龄组	5%	10%	25%	50%	75%	90%	95%
男性	2 岁～	789.6	1013.2	1709.3	2251.6	3247.9	4982.3	5560.7
	4 岁～	865.7	1162.3	1623.6	2451.6	3479.6	5197.5	6361.0
	7 岁～	1054.7	1469.7	2160.8	3138.0	4493.4	6591.0	8312.6
	11 岁～	1287.3	1782.9	2434.2	3425.1	4925.4	7010.2	9203.3
	14 岁～	1232.9	1814.6	3038.0	4543.1	6571.7	9717.8	11 567.0
	18 岁～	1601.2	2136.9	3183.7	4900.5	7349.2	9835.5	11 931.9
	30 岁～	1516.9	2052.4	3226.5	4527.7	7191.8	10 583.0	13 164.9
	45 岁～	1540.3	2093.6	3308.8	4974.6	7646.0	10 906.0	13 506.4
	60 岁～	1382.5	1978.2	3069.4	4617.9	6985.1	10 440.1	13 464.0
	70 岁～	1517.5	2083.7	2803.9	4032.1	6131.1	9402.6	11 233.2
女性	2 岁～	498.7	590.9	1149.0	1740.3	2738.2	3213.1	4301.7
	4 岁～	813.2	1052.1	1730.0	2432.9	3628.1	5364.7	6327.6
	7 岁～	745.1	1112.1	1844.4	2713.3	3985.8	5432.1	7625.4
	11 岁～	934.3	1622.9	2378.1	3329.0	4988.3	6427.8	9130.5
	14 岁～	1249.6	1626.9	2368.8	3621.8	5287.8	7811.7	9249.0
	18 岁～	1409.7	1787.3	2830.1	4357.3	6447.1	8970.3	10 891.9
	30 岁～	1361.8	1904.9	2855.7	4260.1	6433.9	9518.4	11 916.1
	45 岁～	1427.2	1933.1	2866.4	4313.2	6457.5	9683.0	12 126.6
	60 岁～	1240.3	1746.2	2742.3	4003.1	6041.9	8870.0	11 723.2
	70 岁～	1074.5	1530.5	2366.5	3507.9	5101.7	7520.7	9740.9

附表 2-15-6　全国不同年龄性别居民钠摄入量与 DRIs 比较（%）

年龄组	男女合计			男性			女性		
	<AI	AI～PI	≥PI	<AI	AI～PI	≥PI	<AI	AI～PI	≥PI
2 岁～	3.7	96.3	.	3.0	97.0	.	4.5	95.5	.
4 岁～	4.8	3.8	91.3	4.7	3.3	92.0	5.0	4.4	90.6
7 岁～	6.0	3.4	90.6	5.5	3.0	91.5	6.6	3.9	89.6
11 岁～	6.1	6.0	87.9	5.5	5.1	89.4	6.9	7.0	86.1
14 岁～	7.0	7.7	85.3	7.4	6.2	86.5	6.6	9.4	83.9
18 岁～	5.2	4.9	89.9	4.5	4.1	91.4	6.0	5.8	88.2
30 岁～	4.7	4.6	90.7	4.2	3.7	92.1	5.3	5.5	89.2
45 岁～	3.8	3.6	92.6	3.3	2.8	93.9	4.3	4.4	91.3
60 岁～	3.3	3.6	93.0	2.7	2.7	94.6	4.0	4.5	91.4
70 岁～	5.4	4.7	89.9	4.3	3.3	92.3	6.3	5.9	87.8

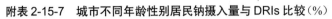

附表 2-15-7　城市不同年龄性别居民钠摄入量与 DRIs 比较（%）

年龄组	男女合计			男性			女性		
	<AI	AI～PI	≥PI	<AI	AI～PI	≥PI	<AI	AI～PI	≥PI
2 岁～	3.5	96.5	.	4.0	96.0	.	2.8	97.2	.
4 岁～	5.1	3.2	91.7	4.7	2.3	93.0	5.6	4.2	90.2
7 岁～	5.3	2.8	91.9	4.8	2.4	92.8	5.9	3.2	91.0
11 岁～	6.3	5.5	88.1	6.2	5.0	88.9	6.5	6.2	87.3
14 岁～	7.4	6.7	85.9	8.3	5.8	85.9	6.5	7.7	85.8
18 岁～	6.2	5.4	88.4	5.4	4.9	89.7	7.1	5.9	87.0
30 岁～	4.8	4.9	90.2	4.2	3.8	92.0	5.5	6.1	88.4
45 岁～	4.2	4.0	91.9	3.5	3.0	93.5	4.8	4.9	90.3
60 岁～	3.1	3.7	93.2	2.5	2.6	94.9	3.7	4.7	91.5
70 岁～	5.3	4.5	90.1	4.4	3.3	92.3	6.1	5.6	88.3

附表 2-15-8　农村不同年龄性别居民钠摄入量与 DRIs 比较（%）

年龄组	男女合计			男性			女性		
	<AI	AI～PI	≥PI	<AI	AI～PI	≥PI	<AI	AI～PI	≥PI
2 岁～	4.0	96.0	.	2.2	97.8	.	5.9	94.1	.
4 岁～	4.6	4.4	91.0	4.6	4.2	91.2	4.5	4.6	90.8
7 岁～	6.6	4.0	89.4	6.1	3.5	90.4	7.2	4.5	88.2
11 岁～	6.0	6.4	87.6	4.9	5.2	89.8	7.3	7.9	84.8
14 岁～	6.7	8.5	84.8	6.6	6.5	87.0	6.8	11.0	82.3
18 岁～	4.3	4.5	91.2	3.7	3.4	92.9	5.0	5.8	89.2
30 岁～	4.6	4.2	91.2	4.2	3.6	92.2	5.0	4.9	90.0
45 岁～	3.4	3.1	93.5	3.1	2.5	94.4	3.7	3.8	92.5
60 岁～	3.6	3.6	92.8	2.9	2.8	94.3	4.3	4.3	91.4
70 岁～	5.4	4.9	89.7	4.3	3.3	92.4	6.4	6.2	87.3

附表 2-15-9　大城市不同年龄性别居民钠摄入量与 DRIs 比较（%）

年龄组	男女合计			男性			女性		
	<AI	AI～PI	≥PI	<AI	AI～PI	≥PI	<AI	AI～PI	≥PI
2 岁～	7.2	92.8	.	9.3	90.7	.	5.0	95.0	.
4 岁～	4.0	3.9	92.1	4.7	6.5	88.8	3.3	1.1	95.6
7 岁～	4.5	2.6	93.0	3.0	3.0	94.0	5.9	2.2	91.9
11 岁～	7.3	4.1	88.6	4.3	5.8	89.9	10.3	2.4	87.3
14 岁～	11.5	8.4	80.1	3.3	7.3	89.4	20.7	9.7	69.7
18 岁～	8.7	6.7	84.6	7.5	6.2	86.3	10.0	7.2	82.8
30 岁～	7.2	6.2	86.6	6.9	5.3	87.8	7.5	7.2	85.3
45 岁～	5.1	4.2	90.7	4.4	3.5	92.1	5.8	5.0	89.2
60 岁～	3.8	4.1	92.2	3.2	3.1	93.7	4.3	4.9	90.8
70 岁～	5.2	3.3	91.4	4.6	3.1	92.3	5.8	3.5	90.7

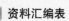

附表2-15-10 中小城市不同年龄性别居民钠摄入量与DRIs比较（%）

年龄组	男女合计			男性			女性		
	<AI	AI～PI	≥PI	<AI	AI～PI	≥PI	<AI	AI～PI	≥PI
2岁～	3.0	97.0	.	3.4	96.6	.	2.6	97.4	.
4岁～	5.3	3.1	91.7	4.7	1.8	93.5	5.8	4.5	89.6
7岁～	5.5	2.8	91.8	5.1	2.3	92.6	5.9	3.3	90.8
11岁～	6.2	5.8	88.1	6.5	4.8	88.7	5.8	6.9	87.3
14岁～	6.8	6.5	86.7	9.0	5.6	85.4	4.3	7.4	88.3
18岁～	5.9	5.2	89.0	5.1	4.7	90.2	6.7	5.7	87.6
30岁～	4.5	4.7	90.8	3.8	3.5	92.7	5.2	6.0	88.8
45岁～	4.0	3.9	92.1	3.3	2.9	93.7	4.6	4.9	90.5
60岁～	3.0	3.6	93.4	2.4	2.5	95.1	3.6	4.7	91.7
70岁～	5.3	4.8	89.9	4.3	3.3	92.3	6.2	6.0	87.8

附表2-15-11 普通农村不同年龄性别居民钠摄入量与DRIs比较（%）

年龄组	男女合计			男性			女性		
	<AI	AI～PI	≥PI	<AI	AI～PI	≥PI	<AI	AI～PI	≥PI
2岁～	1.5	98.5	.	1.6	98.4	.	1.4	98.6	.
4岁～	3.5	3.7	92.8	3.8	3.5	92.7	3.2	3.9	92.9
7岁～	5.3	3.8	91.0	5.6	3.2	91.2	4.9	4.4	90.7
11岁～	6.0	5.6	88.5	4.7	4.4	90.9	7.5	7.1	85.5
14岁～	5.7	8.2	86.1	5.5	7.0	87.4	5.9	9.6	84.6
18岁～	4.1	4.0	91.9	3.6	2.8	93.6	4.5	5.4	90.1
30岁～	4.2	3.9	91.9	3.9	3.1	93.0	4.5	4.8	90.7
45岁～	2.8	2.6	94.6	2.5	1.9	95.6	3.2	3.3	93.5
60岁～	2.7	3.2	94.1	2.0	2.5	95.6	3.5	3.9	92.6
70岁～	5.1	5.0	89.9	4.3	3.4	92.3	5.8	6.4	87.9

附表2-15-12 贫困农村不同年龄性别居民钠摄入量与DRIs比较（%）

年龄组	男女合计			男性			女性		
	<AI	AI～PI	≥PI	<AI	AI～PI	≥PI	<AI	AI～PI	≥PI
2岁～	9.3	90.7	.	3.4	96.6	.	15.7	84.3	.
4岁～	6.8	6.0	87.2	6.3	5.8	88.0	7.4	6.2	86.4
7岁～	9.3	4.4	86.2	7.0	4.1	88.9	12.0	4.8	83.2
11岁～	6.0	8.0	85.9	5.3	6.9	87.8	6.9	9.4	83.6
14岁～	8.7	9.2	82.1	8.7	5.3	86.0	8.6	13.7	77.7
18岁～	5.0	5.5	89.5	4.0	4.5	91.4	6.0	6.6	87.4
30岁～	5.5	4.9	89.6	4.8	4.6	90.6	6.2	5.3	88.5
45岁～	4.7	4.5	90.8	4.5	3.9	91.6	5.0	5.0	90.0
60岁～	5.6	4.4	90.0	5.0	3.6	91.4	6.3	5.2	88.5
70岁～	6.3	4.6	89.1	4.3	3.2	92.6	8.0	5.9	86.0

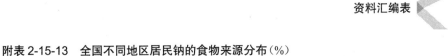

附表 2-15-13　全国不同地区居民钠的食物来源分布（%）

	全国合计	城市	农村	大城市	中小城市	普通农村	贫困农村
米类	0.4	0.5	0.4	0.6	0.5	0.3	0.5
面类	5.3	5.3	5.2	5.4	5.3	5.1	5.5
其他谷类	0.0	0.0	0.0	0.1	0.0	0.0	0.0
薯类	0.1	0.1	0.1	0.1	0.1	0.1	0.1
大豆及制品	0.1	0.2	0.1	0.2	0.2	0.1	0.1
蔬菜	2.5	2.8	2.3	3.2	2.8	2.1	2.5
水果	0.0	0.0	0.0	0.1	0.0	0.0	0.0
畜肉	2.0	2.4	1.7	3.4	2.2	1.8	1.5
禽肉	0.4	0.5	0.3	0.7	0.4	0.4	0.2
奶类	0.3	0.5	0.2	1.0	0.4	0.2	0.1
蛋类	1.1	1.3	0.8	1.7	1.2	0.9	0.7
鱼虾类	0.9	1.3	0.5	2.1	1.2	0.6	0.1
其他	86.7	85.1	88.4	81.4	85.7	88.3	88.5

16. 钾平均摄入量及来源分布

附表 2-16-1　全国不同地区不同年龄性别居民钾摄入量（mg/ 人日）

	年龄组	全国合计	城市	农村	大城市	中小城市	普通农村	贫困农村
男性	2 岁～	836.3	924.5	760.8	1063.6	907.5	781.2	716.4
	4 岁～	974.2	1071.9	888.9	1391.3	1034.3	876.6	915.8
	7 岁～	1197.2	1256.5	1143.5	1529.6	1219.2	1175.2	1079.2
	11 岁～	1395.4	1450.5	1342.9	1734.2	1404.6	1401.7	1230.7
	14 岁～	1541.5	1512.8	1566.0	1893.1	1457.4	1603.9	1490.4
	18 岁～	1602.2	1575.0	1625.8	1758.6	1547.3	1655.5	1562.5
	30 岁～	1665.0	1646.2	1682.8	1774.5	1626.7	1710.1	1622.9
	45 岁～	1629.6	1598.9	1666.3	1779.6	1562.4	1694.1	1598.2
	60 岁～	1538.0	1562.5	1512.6	1767.5	1525.3	1546.8	1434.2
	70 岁～	1405.2	1465.4	1340.5	1631.3	1430.7	1357.4	1300.3
女性	2 岁～	813.0	882.3	753.6	1218.3	840.4	813.6	623.1
	4 岁～	919.9	962.9	882.5	1301.3	922.5	898.0	848.8
	7 岁～	1140.4	1204.7	1079.5	1467.6	1165.2	1106.3	1025.2
	11 岁～	1298.4	1350.7	1245.4	1604.4	1305.4	1250.4	1236.0
	14 岁～	1390.3	1398.8	1383.0	1583.8	1371.0	1401.8	1345.9
	18 岁～	1427.1	1408.6	1443.4	1592.9	1381.4	1469.2	1388.0
	30 岁～	1470.5	1454.0	1486.5	1647.9	1426.0	1496.4	1464.0
	45 岁～	1452.2	1438.1	1469.3	1637.0	1398.1	1492.0	1412.6
	60 岁～	1371.3	1406.9	1333.0	1597.3	1369.4	1354.9	1283.2
	70 岁～	1190.1	1247.2	1127.8	1405.1	1214.2	1129.7	1123.0

附表 2-16-2 大城市钾摄入百分位数分布（%）

	年龄组	5%	10%	25%	50%	75%	90%	95%
男性	2 岁～	502.8	614.9	807.7	1005.6	1238.9	1575.4	1918.9
	4 岁～	682.8	783.8	987.0	1311.3	1650.0	2050.5	2389.7
	7 岁～	692.1	783.1	1127.1	1411.1	1710.6	2238.2	2537.3
	11 岁～	823.0	978.3	1225.5	1659.8	2114.0	2585.8	2844.1
	14 岁～	977.5	1151.2	1436.1	1868.0	2227.2	2612.9	3087.3
	18 岁～	894.1	1047.8	1333.2	1642.2	2103.2	2613.8	2934.7
	30 岁～	898.1	1022.5	1295.2	1666.5	2090.6	2601.3	2967.2
	45 岁～	885.5	1025.9	1273.5	1640.7	2120.0	2658.6	3119.6
	60 岁～	842.3	981.6	1245.9	1611.9	2083.4	2661.2	3128.8
	70 岁～	780.9	897.1	1151.1	1508.3	1983.2	2479.5	2862.5
女性	2 岁～	439.3	480.5	672.0	921.7	1312.8	2141.8	3210.0
	4 岁～	522.5	669.1	898.5	1209.1	1731.4	2035.8	2294.9
	7 岁～	755.7	906.3	1112.3	1353.1	1675.7	2205.9	2577.5
	11 岁～	792.8	907.4	1126.1	1504.6	2013.4	2324.5	2562.5
	14 岁～	740.2	878.5	1112.9	1476.2	1878.0	2486.8	2829.2
	18 岁～	761.7	895.0	1177.0	1486.6	1901.4	2358.3	2672.4
	30 岁～	790.4	918.5	1173.9	1526.6	1962.6	2485.5	2924.6
	45 岁～	786.1	918.7	1180.2	1515.9	1955.7	2475.0	2877.0
	60 岁～	754.0	876.4	1140.8	1481.1	1941.2	2423.7	2762.4
	70 岁～	645.4	754.7	972.1	1302.1	1696.0	2161.8	2516.1

附表 2-16-3 中小城市钾摄入百分位数分布（%）

	年龄组	5%	10%	25%	50%	75%	90%	95%
男性	2 岁～	387.1	424.6	563.6	821.9	1075.0	1486.7	1812.6
	4 岁～	441.9	531.5	654.4	918.7	1267.3	1731.0	2213.7
	7 岁～	647.5	718.5	919.5	1140.7	1472.2	1790.5	2176.4
	11 岁～	732.7	802.5	1009.7	1287.5	1644.4	2205.3	2432.8
	14 岁～	699.0	770.2	1042.5	1422.6	1808.7	2212.6	2515.1
	18 岁～	797.2	933.7	1164.7	1461.2	1844.1	2277.7	2617.1
	30 岁～	807.9	948.2	1203.9	1506.0	1944.3	2485.5	2801.9
	45 岁～	763.6	881.4	1129.4	1456.0	1864.5	2355.4	2708.5
	60 岁～	694.0	844.0	1105.6	1423.6	1855.3	2339.8	2703.2
	70 岁～	638.3	737.4	966.5	1325.3	1735.4	2197.4	2604.4
女性	2 岁～	292.5	388.3	539.1	733.3	1022.0	1459.4	1760.1
	4 岁～	367.3	488.9	631.0	819.1	1138.1	1490.1	1726.3
	7 岁～	526.8	618.8	817.3	1066.4	1414.4	1764.1	2140.9
	11 岁～	638.9	763.0	936.0	1204.5	1558.0	1968.9	2291.7
	14 岁～	652.5	776.3	998.9	1246.4	1618.5	2135.0	2514.1
	18 岁～	646.3	772.0	986.0	1280.1	1659.9	2145.1	2473.0
	30 岁～	666.6	805.1	1032.3	1319.0	1730.0	2177.3	2470.0
	45 岁～	656.0	770.1	1004.6	1304.2	1675.7	2138.1	2489.7
	60 岁～	614.3	732.2	977.4	1279.1	1684.0	2075.1	2402.8
	70 岁～	494.8	612.9	807.1	1115.8	1492.5	1920.0	2283.8

附表 2-16-4　普通农村钾摄入百分位数分布（%）

	年龄组	5%	10%	25%	50%	75%	90%	95%
男性	2 岁～	314.6	370.2	505.3	695.0	953.3	1185.2	1474.8
	4 岁～	411.4	533.4	655.5	823.5	1037.4	1312.5	1462.9
	7 岁～	572.9	674.9	838.1	1091.0	1381.4	1725.7	2039.2
	11 岁～	650.6	728.7	966.8	1320.1	1743.2	2182.2	2451.1
	14 岁～	755.1	893.4	1140.2	1457.4	1984.7	2431.3	2840.6
	18 岁～	845.5	970.8	1222.5	1523.0	1958.1	2494.4	2867.8
	30 岁～	804.4	969.8	1236.7	1594.7	2060.1	2555.9	3000.1
	45 岁～	844.7	978.5	1233.7	1576.6	2036.5	2559.7	2895.3
	60 岁～	774.9	882.0	1115.2	1431.4	1829.7	2366.0	2757.5
	70 岁～	617.7	731.8	950.3	1238.3	1600.9	2093.3	2540.9
女性	2 岁～	361.6	421.0	505.9	713.2	982.7	1406.6	1700.9
	4 岁～	431.5	482.5	653.5	827.1	1070.2	1374.7	1689.0
	7 岁～	559.9	631.3	772.1	1033.9	1297.7	1638.7	1976.7
	11 岁～	581.0	677.8	900.8	1166.9	1522.6	1867.6	2238.8
	14 岁～	588.7	702.0	951.0	1337.6	1697.6	2090.1	2370.0
	18 岁～	723.7	845.6	1072.5	1340.1	1766.1	2275.7	2616.0
	30 岁～	713.3	837.4	1078.7	1379.8	1798.5	2269.4	2679.9
	45 岁～	711.3	833.2	1069.7	1383.2	1791.9	2300.7	2610.8
	60 岁～	642.8	754.4	953.5	1230.7	1642.5	2103.9	2454.0
	70 岁～	499.3	602.2	798.5	1052.4	1384.3	1689.8	1961.8

附表 2-16-5　贫困农村钾摄入百分位数分布（%）

	年龄组	5%	10%	25%	50%	75%	90%	95%
男性	2 岁～	297.6	381.5	460.5	651.9	892.3	1175.9	1317.6
	4 岁～	424.2	519.0	641.7	831.3	1091.3	1426.0	1626.7
	7 岁～	434.6	538.4	734.9	1006.0	1333.4	1792.6	1975.9
	11 岁～	626.9	701.7	919.4	1186.9	1503.4	1833.6	2010.2
	14 岁～	781.4	865.6	1038.7	1371.3	1846.1	2274.1	2529.8
	18 岁～	750.5	895.5	1157.8	1476.1	1893.9	2390.9	2642.3
	30 岁～	786.3	917.2	1183.1	1512.6	1942.1	2435.1	2801.2
	45 岁～	771.1	892.2	1186.6	1490.8	1894.1	2375.9	2843.2
	60 岁～	695.2	803.5	1063.6	1365.9	1739.5	2129.3	2385.3
	70 岁～	562.0	681.0	890.7	1195.1	1564.2	2032.4	2357.4
女性	2 岁～	255.3	285.8	377.3	584.0	835.1	984.8	1114.4
	4 岁～	357.8	421.2	592.4	763.0	1052.5	1332.4	1557.2
	7 岁～	475.8	584.4	737.9	977.5	1241.0	1544.6	1787.7
	11 岁～	509.8	663.0	902.7	1122.6	1424.6	1949.3	2433.3
	14 岁～	720.6	817.3	1005.8	1293.5	1580.4	1972.8	2276.9
	18 岁～	689.4	790.7	1026.0	1309.1	1676.5	2151.4	2439.1
	30 岁～	682.2	802.1	1039.8	1359.0	1789.5	2272.5	2566.3
	45 岁～	675.9	779.7	1013.4	1303.9	1691.4	2141.0	2480.8
	60 岁～	601.7	695.4	908.8	1223.7	1539.1	1927.2	2254.3
	70 岁～	527.1	590.3	772.0	1032.0	1348.4	1758.9	2023.6

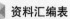

附表 2-16-6　全国不同年龄性别居民钾摄入量与DRIs比较（%）

年龄组	男女合计						男性						女性					
	<60%	60%~	80%~	100%~	120%~	140%~	<60%	60%~	80%~	100%~	120%~	140%~	<60%	60%~	80%~	100%~	120%~	140%~
2 岁~	27.5	22.8	16.9	11.8	7.4	13.6	25.2	23.9	15.7	14.3	7.8	13.2	30.0	21.6	18.0	9.2	7.0	14.1
4 岁~	33.3	26.3	18.0	10.5	5.2	6.7	30.4	27.1	18.3	11.6	5.5	7.2	36.4	25.5	17.6	9.4	4.9	6.1
7 岁~	31.7	28.7	18.9	11.7	4.2	4.8	28.8	29.3	19.8	12.2	4.8	5.0	34.8	28.1	18.0	11.1	3.5	4.6
11 岁~	19.9	26.1	22.0	13.3	8.7	10.0	18.0	23.5	22.9	14.2	9.7	11.7	22.2	29.1	20.8	12.3	7.6	8.0
14 岁~	32.8	28.4	17.3	12.0	5.5	4.0	28.8	27.7	17.6	14.0	7.4	4.4	37.5	29.2	17.0	9.7	3.2	3.4
18 岁~	43.0	29.4	15.6	6.9	3.2	1.9	35.5	32.3	18.4	7.8	3.6	2.5	51.3	26.2	12.6	6.0	2.8	1.1
30 岁~	39.8	29.0	16.8	8.1	3.7	2.6	32.7	31.1	18.6	9.8	4.6	3.2	47.2	26.9	15.1	6.3	2.7	1.9
45 岁~	35.2	29.7	18.0	9.1	4.3	3.7	29.2	30.1	20.4	10.4	5.2	4.6	41.4	29.3	15.6	7.6	3.3	2.8
60 岁~	38.0	29.0	17.1	8.5	4.2	3.2	32.3	29.9	19.1	9.7	4.8	4.2	43.9	28.0	15.3	7.3	3.5	2.1
70 岁~	51.3	25.5	12.7	5.6	2.7	2.2	42.9	28.0	14.8	7.5	3.4	3.4	58.5	23.4	10.9	4.0	2.1	1.1

附表 2-16-7　城市不同年龄性别居民钾摄入量与DRIs比较（%）

年龄组	男女合计						男性						女性					
	<60%	60%~	80%~	100%~	120%~	140%~	<60%	60%~	80%~	100%~	120%~	140%~	<60%	60%~	80%~	100%~	120%~	140%~
2 岁~	22.1	23.0	15.2	14.0	7.6	18.1	20.2	22.5	12.8	18.2	7.5	18.8	24.2	23.6	17.9	9.4	7.7	17.3
4 岁~	30.5	21.8	18.7	11.8	6.5	10.6	27.1	22.7	16.9	13.6	6.6	13.0	34.2	20.9	20.7	9.8	6.4	8.0
7 岁~	26.2	28.8	20.5	13.5	4.9	6.1	21.4	32.2	21.2	14.0	5.1	6.0	31.5	25.2	19.6	12.8	4.7	6.2
11 岁~	16.9	24.5	24.2	12.8	9.3	12.2	14.8	22.4	25.9	12.9	9.2	14.7	19.4	26.9	22.2	12.7	9.5	9.3
14 岁~	33.8	28.1	16.7	11.6	6.2	3.6	30.6	25.7	18.2	14.1	8.1	3.2	37.5	30.7	14.9	8.7	4.1	4.1
18 岁~	44.5	29.3	15.3	6.3	2.9	1.7	37.0	32.7	18.0	7.2	3.0	2.1	52.6	25.6	12.4	5.3	2.8	1.3
30 岁~	40.8	29.5	16.1	7.9	3.5	2.2	33.2	32.5	17.4	9.5	4.7	2.7	48.6	26.4	14.8	6.3	2.3	1.7
45 岁~	36.5	29.6	17.8	8.5	4.1	3.4	31.3	29.8	20.2	9.6	4.9	4.3	41.8	29.4	15.5	7.4	3.4	2.6
60 岁~	35.8	29.1	17.6	9.5	4.5	3.4	31.1	29.7	18.5	10.8	5.4	4.6	40.5	28.6	16.7	8.2	3.7	2.3
70 岁~	46.8	26.0	14.4	6.7	3.4	2.6	38.3	28.2	16.6	8.9	4.0	4.0	54.1	24.1	12.5	4.9	2.9	1.4

附表 2-16-8　农村不同年龄性别居民钾摄入量与 DRIs 比较（%）

年龄组	男女合计						男性						女性					
	<60%	60%~	80%~	100%~	120%~	140%~	<60%	60%~	80%~	100%~	120%~	140%~	<60%	60%~	80%~	100%~	120%~	140%~
2岁~	32.1	22.6	18.1	10.0	7.3	9.8	29.4	25.1	18.2	10.9	8.0	8.4	35.0	19.9	18.1	9.0	6.5	11.4
4岁~	35.7	30.2	17.3	9.4	4.1	3.2	33.2	30.9	19.5	9.8	4.6	2.1	38.4	29.5	15.0	9.1	3.6	4.4
7岁~	36.7	28.6	17.6	10.0	3.5	3.6	35.6	26.7	18.6	10.5	4.5	4.1	37.9	30.8	16.4	9.4	2.3	3.1
11岁~	22.9	27.6	19.7	13.8	8.1	7.9	21.0	24.6	20.0	15.5	10.1	8.8	25.1	31.3	19.3	11.8	5.7	6.8
14岁~	32.0	28.7	17.8	12.4	4.9	4.2	27.3	29.4	17.1	13.8	6.9	5.5	37.4	27.9	18.8	10.6	2.5	2.8
18岁~	41.7	29.4	16.0	7.5	3.4	2.0	34.1	31.8	18.8	8.3	4.1	2.8	50.0	26.8	12.9	6.6	2.7	1.0
30岁~	38.9	28.6	17.6	8.2	3.8	2.9	32.2	29.7	19.7	10.2	4.5	3.7	45.9	27.3	15.4	6.2	3.1	2.1
45岁~	33.7	29.8	18.2	9.7	4.5	4.0	26.7	30.5	20.7	11.4	5.6	5.0	40.9	29.1	15.7	8.0	3.3	3.0
60岁~	40.4	28.8	16.8	7.4	3.8	2.9	33.6	30.2	19.7	8.5	4.2	3.8	47.5	27.4	13.7	6.2	3.3	1.9
70岁~	56.2	25.0	10.9	4.4	1.9	1.7	47.8	27.7	13.0	6.0	2.8	2.8	63.4	22.7	9.0	3.1	1.1	0.7

附表 2-16-9　大城市不同年龄性别居民钾摄入量与 DRIs 比较（%）

年龄组	男女合计						男性						女性					
	<60%	60%~	80%~	100%~	120%~	140%~	<60%	60%~	80%~	100%~	120%~	140%~	<60%	60%~	80%~	100%~	120%~	140%~
2岁~	10.8	14.2	16.1	20.4	10.3	28.2	9.3	11.1	14.8	27.8	13.0	24.1	12.5	17.5	17.5	12.5	7.5	32.5
4岁~	11.8	13.5	17.8	17.6	14.5	24.8	7.5	15.9	15.9	19.6	17.8	23.4	16.5	11.0	19.8	15.4	11.0	26.4
7岁~	10.8	21.7	28.1	18.7	7.5	13.2	11.9	19.0	28.0	19.6	8.3	13.1	9.6	24.4	28.1	17.8	6.7	13.3
11岁~	8.0	19.3	17.8	17.8	14.0	23.0	6.5	18.1	16.7	19.6	13.0	26.1	9.5	20.6	19.0	15.9	15.1	19.8
14岁~	18.3	21.1	25.7	16.1	10.2	8.5	9.3	17.2	27.8	22.5	13.2	9.9	28.3	25.5	23.4	9.0	6.9	6.9
18岁~	30.0	33.3	18.7	10.4	4.6	2.9	23.7	33.7	21.5	11.8	5.6	3.6	36.9	32.9	15.7	8.8	3.5	2.1
30岁~	31.6	28.9	20.9	10.0	4.6	4.0	27.1	29.5	22.3	11.7	5.5	4.0	36.4	28.4	19.3	8.1	3.7	4.1
45岁~	25.1	29.0	21.2	12.6	5.7	6.3	21.9	27.3	23.0	13.7	6.7	7.3	28.5	30.6	19.4	11.6	4.6	5.3
60岁~	25.7	28.1	20.8	11.6	7.5	6.2	22.1	26.7	22.7	11.5	9.2	7.8	29.2	29.4	19.0	11.7	6.0	4.7
70岁~	35.8	27.4	18.1	9.7	4.8	4.1	27.3	28.8	19.1	13.1	6.1	5.5	43.1	26.2	17.3	6.8	3.7	2.9

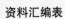

附表 2-16-10　中小城市不同年龄性别居民钾摄入量与 DRIs 比较（%）

年龄组	男女合计						男性						女性					
	<60%	60%~	80%~	100%~	120%~	140%~	<60%	60%~	80%~	100%~	120%~	140%~	<60%	60%~	80%~	100%~	120%~	140%~
2 岁~	23.5	24.1	15.1	13.2	7.2	16.8	21.6	23.9	12.5	17.0	6.8	18.2	25.6	24.4	17.9	9.0	7.7	15.4
4 岁~	32.7	22.8	18.8	11.1	5.6	8.9	29.4	23.5	17.1	12.9	5.3	11.8	36.4	22.1	20.8	9.1	5.8	5.8
7 岁~	28.4	29.8	19.4	12.7	4.5	5.1	22.7	34.0	20.3	13.3	4.7	5.1	34.8	25.3	18.3	12.1	4.4	5.1
11 岁~	18.5	25.4	25.3	12.0	8.5	10.4	16.1	23.1	27.4	11.8	8.6	12.9	21.2	28.0	22.8	12.2	8.5	7.4
14 岁~	36.1	29.1	15.3	10.9	5.6	2.9	33.7	27.0	16.9	12.9	7.3	2.2	38.9	31.5	13.6	8.6	3.7	3.7
18 岁~	46.7	28.7	14.7	5.6	2.7	1.6	39.0	32.6	17.4	6.4	2.6	1.9	55.0	24.5	11.9	4.8	2.7	1.2
30 岁~	42.2	29.6	15.4	7.6	3.4	1.9	34.1	33.0	16.6	9.2	4.6	2.6	50.4	26.1	14.1	6.0	2.1	1.3
45 岁~	38.8	29.7	17.2	7.7	3.8	2.8	33.2	30.3	19.6	8.8	4.5	3.6	44.5	29.2	14.7	6.5	3.1	2.0
60 岁~	37.7	29.3	17.0	9.1	4.0	2.9	32.7	30.2	17.7	10.7	4.7	4.0	42.7	28.4	16.3	7.6	3.2	1.8
70 岁~	49.1	25.7	13.6	6.1	3.1	2.3	40.6	28.1	16.1	8.0	3.6	3.7	56.4	23.6	11.6	4.5	2.8	1.1

附表 2-16-11　普通农村不同年龄性别居民钾摄入量与 DRIs 比较（%）

年龄组	男女合计						男性						女性					
	<60%	60%~	80%~	100%~	120%~	140%~	<60%	60%~	80%~	100%~	120%~	140%~	<60%	60%~	80%~	100%~	120%~	140%~
2 岁~	29.7	21.7	19.2	9.5	7.9	11.9	28.3	24.1	19.3	11.8	8.0	8.6	31.2	19.1	19.1	7.1	7.8	15.6
4 岁~	33.7	32.5	17.0	9.6	3.7	3.4	32.6	33.5	18.5	9.9	3.8	1.6	35.0	31.4	15.4	9.3	3.6	5.4
7 岁~	34.0	29.4	18.5	11.0	3.0	4.1	32.0	28.2	20.2	11.4	3.7	4.5	36.2	30.8	16.5	10.5	2.3	3.6
11 岁~	21.9	26.2	18.9	14.9	8.6	9.5	19.3	23.3	18.6	15.5	11.5	11.8	25.1	29.8	19.2	14.1	5.1	6.7
14 岁~	30.7	28.1	17.2	14.0	5.0	5.0	24.6	31.2	15.6	15.1	7.0	6.5	37.8	24.5	19.1	12.8	2.7	3.2
18 岁~	40.9	29.1	16.3	7.6	3.7	2.5	33.0	31.6	19.4	8.3	4.1	3.6	49.5	26.3	13.0	6.8	3.1	1.3
30 岁~	38.1	28.5	18.0	8.3	4.0	3.2	31.1	29.2	20.3	10.5	4.8	4.1	45.3	27.7	15.5	6.0	3.2	2.3
45 岁~	32.3	29.6	18.4	10.5	4.9	4.3	25.5	29.6	20.9	12.5	6.1	5.4	39.3	29.6	15.8	8.4	3.7	3.2
60 岁~	40.0	27.4	17.1	7.9	4.1	3.5	32.8	28.8	20.2	8.8	4.7	4.7	47.5	26.0	13.7	7.1	3.5	2.3
70 岁~	55.3	25.8	11.2	4.1	1.7	1.9	46.6	28.3	13.5	5.6	2.8	3.2	62.8	23.6	9.2	2.9	0.7	0.8

附表 2-16-12 贫困农村不同年龄性别居民钾摄入量与 DRIs 比较（%）

年龄组	男女合计						男性						女性					
	<60%	60%~	80%~	100%~	120%~	140%~	<60%	60%~	80%~	100%~	120%~	140%~	<60%	60%~	80%~	100%~	120%~	140%~
2岁~	37.4	24.6	15.8	11.1	5.9	5.3	31.8	27.3	15.9	9.1	8.0	8.0	43.4	21.7	15.7	13.3	3.6	2.4
4岁~	39.9	25.2	18.0	9.0	5.0	2.8	34.6	25.1	21.5	9.4	6.3	3.1	45.7	25.3	14.2	8.6	3.7	2.5
7岁~	42.1	27.1	15.8	7.9	4.5	2.6	42.9	23.8	15.2	8.6	6.3	3.2	41.2	30.8	16.4	7.2	2.4	2.0
11岁~	24.7	30.2	21.3	11.8	7.2	4.9	24.3	27.0	22.8	15.3	7.4	3.2	25.2	34.0	19.5	7.5	6.9	6.9
14岁~	34.5	30.0	19.1	9.1	4.6	2.8	32.7	26.0	20.0	11.3	6.7	3.3	36.7	34.5	18.0	6.5	2.2	2.2
18岁~	43.6	30.2	15.2	7.4	2.9	0.8	36.6	32.3	17.6	8.4	3.9	1.2	51.2	27.9	12.5	6.2	1.8	0.4
30岁~	40.7	28.7	16.8	8.2	3.4	2.2	34.6	30.9	18.3	9.4	4.0	2.8	47.1	26.5	15.2	6.9	2.7	1.6
45岁~	37.2	30.5	17.8	7.9	3.4	3.3	29.8	32.8	20.1	8.9	4.3	4.1	45.0	28.0	15.4	6.8	2.4	2.4
60岁~	41.3	31.9	16.1	6.2	3.0	1.4	35.4	33.3	18.4	8.1	3.2	1.8	47.5	30.6	13.7	4.3	2.8	1.1
70岁~	58.2	23.2	10.1	5.1	2.3	1.1	50.6	26.2	11.7	7.0	2.6	1.9	64.9	20.5	8.7	3.4	2.1	0.4

附表 2-16-13　全国不同地区居民钾的食物来源分布（%）

	全国合计	城市	农村	大城市	中小城市	普通农村	贫困农村
米类	11.8	8.0	15.5	6.1	8.3	14.2	18.4
面类	16.7	14.8	18.6	11.8	15.3	17.6	21.0
其他谷类	2.2	2.0	2.3	2.0	2.1	2.0	3.0
薯类	6.9	5.5	8.3	4.6	5.6	6.1	13.1
杂豆类	1.0	0.9	1.2	1.2	0.8	1.4	0.7
大豆及制品	3.8	4.2	3.4	4.2	4.2	3.5	3.0
蔬菜	24.9	26.7	23.1	25.2	27.0	25.1	18.7
水果	3.1	3.7	2.5	5.8	3.4	2.7	2.2
畜肉	9.6	10.3	9.0	11.6	10.1	9.5	7.8
禽肉	2.2	2.4	2.0	2.4	2.4	2.2	1.4
奶类	2.2	3.3	1.2	5.9	2.9	1.4	0.9
蛋类	2.6	3.0	2.1	3.2	3.0	2.1	2.0
鱼虾类	3.8	5.1	2.5	5.2	5.1	3.0	1.4
其他	9.1	10.0	8.2	10.8	9.8	9.0	6.5

17. 磷平均摄入量及来源分布

附表 2-17-1　全国不同地区不同年龄性别居民磷摄入量（mg/ 人日）

	年龄组	全国合计	城市	农村	大城市	中小城市	普通农村	贫困农村
男性	2 岁～	510.7	562.8	466.2	621.1	555.7	479.5	437.1
	4 岁～	585.1	631.3	544.8	762.0	615.9	527.9	581.3
	7 岁～	718.0	749.2	689.8	875.3	731.9	694.0	681.3
	11 岁～	830.6	860.2	802.4	950.3	845.6	805.1	797.2
	14 岁～	930.4	922.3	937.2	1115.5	894.2	925.1	961.3
	18 岁～	982.7	957.0	1004.9	1027.1	946.4	1005.6	1003.6
	30 岁～	1009.3	988.2	1029.3	1013.9	984.3	1028.9	1030.1
	45 岁～	978.7	953.4	1008.9	1024.6	939.0	1006.6	1014.6
	60 岁～	910.5	910.2	910.8	984.5	896.7	913.2	905.2
	70 岁～	831.4	859.0	801.7	915.9	847.1	794.8	818.0
女性	2 岁～	480.0	510.1	454.2	619.6	496.5	477.4	403.8
	4 岁～	551.2	567.3	537.1	707.5	550.6	538.6	533.8
	7 岁～	664.7	686.8	643.9	804.5	669.1	648.7	634.2
	11 岁～	767.8	796.9	738.3	901.3	778.3	723.7	765.7
	14 岁～	809.8	811.5	808.3	884.0	800.6	786.2	851.8
	18 岁～	833.7	806.6	857.5	871.5	797.0	855.0	862.7
	30 岁～	858.1	836.3	879.1	884.8	829.3	867.6	905.2
	45 岁～	841.1	824.1	861.6	894.6	810.0	857.0	873.0
	60 岁～	795.3	802.1	788.1	867.4	789.2	781.6	802.8
	70 岁～	700.9	727.3	672.2	782.1	715.9	663.7	693.1

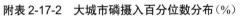

附表 2-17-2　大城市磷摄入百分位数分布（%）

	年龄组	5%	10%	25%	50%	75%	90%	95%
男性	2 岁～	289.2	352.4	445.3	584.8	725.8	935.6	1133.2
	4 岁～	392.9	437.2	559.6	731.7	935.1	1107.7	1217.3
	7 岁～	446.9	543.4	689.5	822.9	1009.8	1203.0	1384.3
	11 岁～	532.0	596.9	724.0	902.6	1132.9	1357.3	1481.1
	14 岁～	585.3	701.8	872.0	1102.4	1325.1	1537.5	1686.6
	18 岁～	579.6	655.7	801.1	990.8	1204.1	1436.9	1625.2
	30 岁～	560.0	636.0	785.1	967.5	1176.2	1434.2	1639.1
	45 岁～	552.0	629.7	778.3	956.8	1206.0	1505.4	1707.6
	60 岁～	531.6	599.8	734.0	929.3	1166.5	1443.6	1615.6
	70 岁～	498.5	561.6	701.9	870.7	1079.9	1306.1	1461.6
女性	2 岁～	265.4	304.0	399.8	558.5	721.1	972.4	1392.0
	4 岁～	313.8	366.5	504.4	697.2	871.2	1042.2	1172.8
	7 岁～	433.1	508.1	609.6	737.3	952.6	1176.6	1422.0
	11 岁～	521.4	569.9	662.7	817.8	1052.1	1252.9	1383.6
	14 岁～	452.2	510.2	628.1	813.7	1064.2	1361.1	1494.5
	18 岁～	472.7	518.5	658.9	825.4	1047.0	1251.0	1378.0
	30 岁～	478.0	547.1	657.0	822.8	1034.6	1264.6	1501.7
	45 岁～	470.6	544.7	678.3	848.6	1045.9	1302.3	1508.6
	60 岁～	451.5	521.6	647.4	832.1	1022.1	1263.1	1413.5
	70 岁～	389.4	458.0	572.9	739.8	931.5	1152.7	1330.7

附表 2-17-3　中小城市磷摄入百分位数分布（%）

	年龄组	5%	10%	25%	50%	75%	90%	95%
男性	2 岁～	220.3	270.1	375.5	483.2	652.3	905.7	1026.8
	4 岁～	285.6	323.6	404.4	550.3	754.5	1023.7	1234.7
	7 岁～	405.2	450.7	565.9	704.3	849.2	1021.0	1187.6
	11 岁～	498.7	535.2	623.9	781.8	979.7	1240.9	1465.8
	14 岁～	496.5	552.0	664.5	849.5	1075.4	1308.7	1447.9
	18 岁～	508.7	597.9	725.9	900.6	1098.2	1402.3	1558.0
	30 岁～	533.0	603.2	754.1	927.2	1148.0	1443.0	1652.1
	45 岁～	512.1	573.2	712.4	884.7	1090.9	1364.9	1579.5
	60 岁～	453.6	531.8	673.5	856.3	1063.7	1308.4	1485.3
	70 岁～	423.1	493.5	615.2	791.5	1011.4	1244.9	1455.3
女性	2 岁～	205.9	256.1	320.2	422.3	622.2	844.6	1019.1
	4 岁～	265.0	305.3	387.1	501.8	678.0	909.3	1039.7
	7 岁～	375.0	408.1	495.5	629.5	796.1	969.3	1073.3
	11 岁～	424.7	455.5	585.7	712.3	881.3	1103.0	1271.7
	14 岁～	420.3	480.3	599.4	742.5	935.6	1209.1	1345.6
	18 岁～	438.9	488.8	599.0	737.8	938.1	1208.2	1365.8
	30 岁～	438.6	506.0	621.1	779.2	972.7	1207.7	1383.9
	45 岁～	429.9	485.2	612.6	764.7	950.7	1178.4	1366.3
	60 岁～	408.1	469.4	582.2	749.1	939.3	1145.3	1341.7
	70 岁～	337.6	380.7	499.5	653.0	855.4	1084.2	1272.5

附表 2-17-4 普通农村磷摄入百分位数分布（%）

	年龄组	5%	10%	25%	50%	75%	90%	95%
男性	2 岁～	208.5	242.7	342.3	431.9	567.4	741.0	824.5
	4 岁～	292.1	327.2	402.3	509.1	633.5	756.2	841.1
	7 岁～	342.9	416.8	536.6	656.9	813.0	1045.9	1152.7
	11 岁～	434.0	463.9	590.5	757.3	995.5	1247.4	1342.9
	14 岁～	483.7	561.2	704.2	883.9	1093.6	1360.6	1543.3
	18 岁～	554.0	630.9	788.7	948.2	1184.0	1443.4	1579.2
	30 岁～	558.5	654.0	796.2	987.7	1218.5	1468.9	1627.2
	45 岁～	563.5	630.8	775.6	964.6	1189.5	1445.2	1592.2
	60 岁～	513.3	575.4	702.7	871.7	1085.0	1303.4	1447.5
	70 岁～	406.5	479.9	586.8	747.8	944.2	1151.0	1327.9
女性	2 岁～	228.6	259.4	318.9	431.5	550.1	752.2	913.3
	4 岁～	278.8	314.6	404.0	509.7	635.5	777.6	976.7
	7 岁～	376.3	399.2	493.2	605.5	766.3	912.5	1035.2
	11 岁～	373.4	435.1	541.3	679.1	870.3	1096.2	1248.4
	14 岁～	402.1	471.5	583.2	754.8	934.9	1114.1	1321.2
	18 岁～	463.1	534.7	654.0	812.3	1002.6	1240.9	1409.1
	30 岁～	480.1	537.6	663.1	816.0	1033.1	1253.0	1416.0
	45 岁～	470.0	530.3	653.9	818.4	1013.6	1231.6	1384.5
	60 岁～	423.5	486.6	595.5	736.2	928.5	1113.7	1243.1
	70 岁～	338.3	390.9	488.8	622.3	799.8	986.7	1110.7

附表 2-17-5 贫困农村磷摄入百分位数分布（%）

	年龄组	5%	10%	25%	50%	75%	90%	95%
男性	2 岁～	198.5	226.7	321.4	428.3	544.8	668.2	709.2
	4 岁～	298.4	347.4	408.9	529.6	712.1	878.7	1020.9
	7 岁～	301.4	378.4	494.1	638.0	843.7	1040.0	1182.7
	11 岁～	436.4	484.5	591.7	738.9	973.3	1161.4	1350.0
	14 岁～	531.1	575.5	708.8	874.7	1142.5	1454.5	1617.5
	18 岁～	490.5	607.0	756.7	968.5	1214.3	1483.2	1656.8
	30 岁～	507.1	605.5	768.5	982.0	1247.1	1524.3	1686.6
	45 岁～	528.0	600.9	743.3	950.3	1215.8	1495.4	1705.7
	60 岁～	456.1	529.3	685.3	874.4	1088.5	1286.9	1454.8
	70 岁～	393.1	468.7	588.7	774.4	993.9	1221.3	1411.6
女性	2 岁～	188.3	211.2	286.1	374.1	500.7	650.7	730.8
	4 岁～	220.6	268.5	349.0	508.0	681.6	813.9	936.3
	7 岁～	297.2	337.9	471.2	596.3	752.3	972.1	1088.3
	11 岁～	315.8	431.0	561.9	707.7	940.1	1148.7	1354.5
	14 岁～	498.3	552.3	663.2	812.4	985.7	1163.0	1323.8
	18 岁～	423.3	511.5	647.1	817.6	1029.4	1284.0	1396.2
	30 岁～	451.6	533.8	677.5	855.2	1078.3	1353.1	1513.7
	45 岁～	440.8	519.2	645.2	823.1	1039.0	1295.1	1468.2
	60 岁～	411.0	468.2	600.4	779.1	955.3	1162.7	1326.7
	70 岁～	326.4	381.8	494.4	659.9	853.9	1052.2	1176.8

附表 2-17-6　全国不同年龄性别居民磷摄入量与 DRIs 比较（%）

年龄组	男女合计				男性				女性			
	<EAR	EAR~RNI	RNI~	UL~	<EAR	EAR~RNI	RNI~	UL~	<EAR	EAR~RNI	RNI~	UL~
2 岁~	9.4	8.7	81.9	.	9.7	5.4	84.9	.	9.0	12.3	78.6	.
4 岁~	6.4	9.3	84.3	.	5.0	7.2	87.8	.	7.9	11.7	80.4	.
7 岁~	8.5	9.7	81.8	.	7.1	8.3	84.6	.	10.0	11.3	78.8	.
11 岁~	16.8	16.4	66.8	.	13.4	16.0	70.6	.	20.8	17.0	62.3	.
14 岁~	18.2	15.5	66.3	.	14.5	12.3	73.1	.	22.4	19.2	58.5	.
18 岁~	14.6	15.5	70.0	.	9.0	12.1	79.0	.	20.7	19.2	60.2	.
30 岁~	13.4	13.9	72.6	0.0	8.4	10.5	81.1	.	18.6	17.5	63.9	0.0
45 岁~	15.1	15.0	69.9	0.0	10.2	12.1	77.7	0.0	20.2	18.0	61.8	0.0
60 岁~	19.2	16.5	64.3	0.0	13.5	14.4	72.1	.	25.0	18.8	56.3	0.0
70 岁~	31.2	16.3	52.5	0.0	22.3	15.3	62.5	0.0	38.9	17.2	44.0	.

附表 2-17-7　城市不同年龄性别居民磷摄入量与 DRIs 比较（%）

年龄组	男女合计				男性				女性			
	<EAR	EAR~RNI	RNI~	UL~	<EAR	EAR~RNI	RNI~	UL~	<EAR	EAR~RNI	RNI~	UL~
2 岁~	7.7	7.2	85.1	.	7.5	4.5	88.1	.	8.0	10.2	81.8	.
4 岁~	6.1	9.1	84.8	.	5.5	5.9	88.7	.	6.7	12.7	80.6	.
7 岁~	6.2	9.7	84.0	.	4.1	7.8	88.1	.	8.5	11.9	79.6	.
11 岁~	13.8	16.2	70.0	.	10.1	15.9	74.0	.	18.0	16.5	65.4	.
14 岁~	19.3	16.4	64.3	.	16.4	12.4	71.2	.	22.6	20.9	56.4	.
18 岁~	16.8	17.4	65.9	.	9.7	14.1	76.2	.	24.4	20.9	54.7	.
30 岁~	15.0	14.9	70.1	0.0	9.1	11.6	79.3	.	21.0	18.3	60.6	0.0
45 岁~	17.0	15.6	67.4	0.0	11.9	12.9	75.2	0.0	22.3	18.3	59.4	0.0
60 岁~	19.8	16.2	64.0	0.0	14.4	14.4	71.2	.	25.3	18.0	56.6	0.0
70 岁~	29.3	15.4	55.3	0.0	20.6	13.8	65.7	0.0	36.7	16.8	46.6	.

附表 2-17-8 农村不同年龄性别居民磷摄入量与DRIs比较（%）

年龄组	男女合计				男性				女性			
	<EAR	EAR~RNI	RNI~	UL~	<EAR	EAR~RNI	RNI~	UL~	<EAR	EAR~RNI	RNI~	UL~
2岁~	10.8	10.0	79.2	.	11.6	6.2	82.2	.	9.9	14.2	75.9	.
4岁~	6.7	9.5	83.8	.	4.6	8.3	87.1	.	8.9	10.8	80.3	.
7岁~	10.5	9.7	79.8	.	9.8	8.8	81.3	.	11.3	10.7	78.0	.
11岁~	19.8	16.6	63.6	.	16.7	16.0	67.4	.	23.5	17.4	59.1	.
14岁~	17.2	14.7	68.1	.	12.9	12.3	74.8	.	22.1	17.6	60.3	.
18岁~	12.7	13.8	73.5	.	8.3	10.3	81.4	.	17.4	17.6	65.0	.
30岁~	11.9	13.0	75.1	.	7.8	9.5	82.7	.	16.3	16.6	67.1	.
45岁~	12.9	14.3	72.9	0.0	8.2	11.2	80.6	0.0	17.7	17.5	64.8	.
60岁~	18.4	16.9	64.6	0.0	12.6	14.4	73.0	.	24.6	19.5	55.9	0.0
70岁~	33.3	17.3	49.4	0.0	24.1	16.9	59.0	.	41.2	17.6	41.1	0.1

附表 2-17-9 大城市不同年龄性别居民磷摄入量与DRIs比较（%）

年龄组	男女合计				男性				女性			
	<EAR	EAR~RNI	RNI~	UL~	<EAR	EAR~RNI	RNI~	UL~	<EAR	EAR~RNI	RNI~	UL~
2岁~	1.9	6.8	91.3	.	3.7	3.7	92.6	.	.	10.0	90.0	.
4岁~	2.6	2.6	94.8	.	1.9	0.9	97.2	.	3.3	4.4	92.3	.
7岁~	3.4	2.8	93.8	.	2.4	4.8	92.9	.	4.4	0.7	94.8	.
11岁~	6.1	11.1	82.9	.	5.8	8.0	86.2	.	6.3	14.3	79.4	.
14岁~	12.9	8.7	78.4	.	5.3	5.3	89.4	.	21.4	12.4	66.2	.
18岁~	11.2	14.4	74.3	.	5.6	11.7	82.7	.	17.3	17.5	65.2	.
30岁~	11.9	14.1	74.0	.	7.2	11.1	81.8	.	16.9	17.3	65.8	.
45岁~	11.7	12.8	75.5	0.0	7.9	10.5	81.6	0.1	15.6	15.3	69.1	0.0
60岁~	14.2	14.1	71.6	0.0	9.9	12.0	78.2	.	18.3	16.2	65.5	0.1
70岁~	19.7	14.5	65.7	0.0	11.8	12.3	75.7	0.1	26.4	16.4	57.2	.

附表 2-17-10 中小城市不同年龄性别居民磷摄入量与 DRIs 比较（%）

年龄组	男女合计				男性				女性			
	<EAR	EAR~RNI	RNI~	UL~	<EAR	EAR~RNI	RNI~	UL~	<EAR	EAR~RNI	RNI~	UL~
2岁~	8.4	7.3	84.3	.	8.0	4.5	87.5	.	9.0	10.3	80.8	.
4岁~	6.5	9.9	83.6	.	5.9	6.5	87.6	.	7.1	13.6	79.2	.
7岁~	6.6	10.7	82.6	.	4.3	8.2	87.5	.	9.2	13.6	77.3	.
11岁~	15.1	17.1	67.8	.	10.8	17.2	72.0	.	20.1	16.9	63.0	.
14岁~	20.2	17.6	62.2	.	18.0	13.5	68.5	.	22.8	22.2	54.9	.
18岁~	17.6	17.8	64.6	0.0	10.3	14.5	75.3	0.0	25.4	21.4	53.2	0.1
30岁~	15.5	15.0	69.5	.	9.4	11.6	78.9	.	21.6	18.5	59.8	.
45岁~	18.1	16.1	65.8	.	12.7	13.4	74.0	.	23.6	19.0	57.4	.
60岁~	20.9	16.6	62.5	.	15.2	14.8	70.0	.	26.7	18.4	54.9	.
70岁~	31.3	15.6	53.2	.	22.4	14.0	63.5	.	38.8	16.8	44.3	.

附表 2-17-11 普通农村不同年龄性别居民磷摄入量与 DRIs 比较（%）

年龄组	男女合计				男性				女性			
	<EAR	EAR~RNI	RNI~	UL~	<EAR	EAR~RNI	RNI~	UL~	<EAR	EAR~RNI	RNI~	UL~
2岁~	9.6	9.5	80.9	.	11.2	5.9	82.9	.	7.8	13.5	78.7	.
4岁~	5.7	9.6	84.6	.	4.8	8.9	86.3	.	6.8	10.4	82.9	.
7岁~	9.3	9.4	81.3	.	8.6	8.2	83.2	.	10.0	10.8	79.2	.
11岁~	20.8	16.3	62.9	.	17.9	15.2	66.9	.	24.3	17.6	58.0	.
14岁~	19.6	13.3	67.0	.	14.1	11.1	74.9	.	26.1	16.0	58.0	.
18岁~	12.3	14.1	73.6	.	7.6	10.5	81.8	.	17.5	18.0	64.5	.
30岁~	11.7	13.2	75.1	.	7.0	9.2	83.9	.	16.5	17.3	66.2	.
45岁~	12.2	14.3	73.4	0.0	7.5	10.7	81.8	0.0	17.1	18.1	64.8	.
60岁~	18.1	17.7	64.2	.	11.6	14.6	73.8	.	24.9	20.9	54.2	.
70岁~	33.6	18.2	48.3	.	23.8	17.9	58.3	.	41.9	18.4	39.7	.

附表 2-17-12　贫困农村不同年龄性别居民磷摄入量与 DRIs 比较（%）

年龄组	男女合计				男性				女性			
	<EAR	EAR~RNI	RNI~	UL~	<EAR	EAR~RNI	RNI~	UL~	<EAR	EAR~RNI	RNI~	UL~
2 岁~	13.4	11.1	75.5	.	12.5	6.8	80.7	.	14.5	15.7	69.9	.
4 岁~	8.7	9.2	82.2	.	4.2	6.8	89.0	.	13.6	11.7	74.7	.
7 岁~	13.1	10.3	76.6	.	12.4	10.2	77.5	.	14.0	10.4	75.6	.
11 岁~	17.8	17.2	65.0	.	14.3	17.5	68.3	.	22.0	17.0	61.0	.
14 岁~	12.4	17.6	70.0	.	10.7	14.7	74.7	.	14.4	20.9	64.7	.
18 岁~	13.4	13.2	73.5	.	9.9	9.7	80.3	.	17.2	16.9	65.9	.
30 岁~	12.5	12.6	74.9	.	9.6	10.1	80.3	.	15.6	15.1	69.3	.
45 岁~	14.5	14.1	71.4	0.0	10.0	12.3	77.6	0.1	19.2	16.0	64.8	.
60 岁~	19.2	15.2	65.6	.	14.9	13.9	71.2	.	23.7	16.5	59.8	.
70 岁~	32.6	15.2	52.2	.	24.7	14.5	60.9	.	39.5	15.9	44.6	.

附表 2-17-13　全国不同地区居民磷的食物来源分布（%）

	全国合计	城市	农村	大城市	中小城市	普通农村	贫困农村
米类	22.5	18.9	26.2	15.2	19.5	25.1	28.4
面类	25.2	22.8	27.7	18.7	23.4	26.0	31.4
其他谷类	2.8	2.7	2.9	2.6	2.7	2.4	4.0
薯类	1.6	1.3	1.9	1.2	1.4	1.5	3.0
杂豆类	0.8	0.6	0.9	0.8	0.6	1.1	0.4
大豆及制品	4.6	5.4	3.9	5.4	5.4	4.0	3.6
蔬菜	10.6	11.2	10.0	11.2	11.2	10.5	8.7
水果	0.7	0.8	0.6	1.4	0.7	0.6	0.5
畜肉	11.1	11.9	10.4	13.8	11.5	11.1	8.8
禽肉	2.3	2.6	2.1	2.7	2.6	2.4	1.3
奶类	2.2	3.2	1.2	6.0	2.8	1.3	0.9
蛋类	3.7	4.4	3.0	5.2	4.2	3.1	2.7
鱼虾类	4.3	5.9	2.8	6.3	5.8	3.4	1.3
食用油	0.4	0.4	0.3	0.3	0.4	0.3	0.3
其他	7.2	8.0	6.4	9.2	7.8	7.2	4.7

18. 铁平均摄入量及来源分布

附表 2-18-1　全国不同地区不同年龄性别居民铁摄入量（mg/ 人日）

	年龄组	全国合计	城市	农村	大城市	中小城市	普通农村	贫困农村
男性	2 岁～	10.0	10.9	9.2	12.2	10.7	9.5	8.7
	4 岁～	12.8	13.9	11.8	15.2	13.7	11.4	12.6
	7 岁～	15.7	16.4	15.1	17.9	16.3	15.2	14.9
	11 岁～	18.3	19.0	17.6	19.4	18.9	17.7	17.5
	14 岁～	21.5	21.2	21.8	23.3	20.9	21.9	21.5
	18 岁～	22.1	21.7	22.5	23.0	21.5	22.7	22.0
	30 岁～	22.8	22.2	23.4	22.6	22.1	23.6	23.0
	45 岁～	22.1	21.6	22.7	23.0	21.3	22.7	22.7
	60 岁～	20.6	20.7	20.5	22.3	20.4	20.5	20.5
	70 岁～	18.5	19.0	17.9	20.4	18.7	17.7	18.3
女性	2 岁～	9.9	10.5	9.5	12.5	10.2	9.9	8.5
	4 岁～	11.7	12.2	11.3	14.2	11.9	11.2	11.6
	7 岁～	14.4	14.8	14.0	16.7	14.5	14.0	14.1
	11 岁～	16.8	17.2	16.3	19.4	16.8	16.2	16.4
	14 岁～	18.1	18.3	17.9	18.6	18.3	17.7	18.4
	18 岁～	19.1	18.5	19.6	19.6	18.3	19.8	19.1
	30 岁～	19.6	19.0	20.1	20.2	18.8	20.0	20.5
	45 岁～	19.3	19.0	19.6	20.3	18.7	19.6	19.7
	60 岁～	18.1	18.3	17.8	19.6	18.0	17.7	18.2
	70 岁～	15.6	16.0	15.1	17.4	15.8	14.9	15.5

附表2-18-2 大城市铁摄入百分位数分布（%）

	年龄组	5%	10%	25%	50%	75%	90%	95%
男性	2岁～	4.4	5.8	7.9	10.9	14.9	18.5	30.3
	4岁～	6.7	7.9	11.0	14.1	17.9	23.4	29.4
	7岁～	9.0	10.5	13.3	16.1	20.1	26.0	36.2
	11岁～	10.2	10.8	14.8	18.5	23.8	28.3	34.1
	14岁～	12.2	14.2	16.0	21.6	27.2	33.9	43.1
	18岁～	11.5	12.9	16.0	21.2	27.5	35.2	44.8
	30岁～	11.6	12.8	16.1	20.9	26.3	33.6	41.2
	45岁～	11.6	13.2	16.3	20.5	26.8	34.4	41.8
	60岁～	11.0	12.4	15.5	19.9	25.5	33.5	43.2
	70岁～	10.1	11.3	14.5	18.6	23.7	30.4	37.4
女性	2岁～	5.1	5.5	7.0	10.3	13.5	20.2	35.1
	4岁～	5.8	6.6	10.3	13.3	16.8	21.4	27.7
	7岁～	8.0	10.0	12.2	15.2	19.9	24.7	32.8
	11岁～	10.1	10.9	13.8	17.3	21.9	28.5	37.8
	14岁～	9.5	10.2	13.1	17.2	23.5	28.1	32.0
	18岁～	9.4	10.6	13.5	17.5	22.7	29.6	34.4
	30岁～	10.1	11.2	13.8	17.9	23.1	30.2	36.2
	45岁～	9.9	11.2	14.1	17.8	23.4	30.7	36.8
	60岁～	9.8	10.9	13.6	17.5	23.0	30.1	37.3
	70岁～	8.0	9.4	11.9	15.6	20.1	26.3	31.7

附表2-18-3 中小城市铁摄入百分位数分布（%）

	年龄组	5%	10%	25%	50%	75%	90%	95%
男性	2岁～	4.9	5.5	7.4	9.2	12.9	17.5	22.3
	4岁～	6.0	6.6	8.3	11.4	16.2	22.2	25.2
	7岁～	8.0	9.2	12.1	15.4	18.5	24.3	28.7
	11岁～	10.1	11.1	13.6	17.0	22.6	29.1	32.1
	14岁～	11.1	12.0	15.1	18.2	24.5	30.5	35.1
	18岁～	11.5	12.9	15.9	19.8	25.2	32.7	37.2
	30岁～	11.8	13.6	16.4	20.4	25.9	32.5	38.3
	45岁～	11.4	13.0	15.8	19.7	24.8	31.2	36.5
	60岁～	10.5	11.8	14.9	18.7	23.7	30.8	35.9
	70岁～	9.6	10.8	13.5	17.0	21.4	27.8	33.9
女性	2岁～	4.1	4.4	5.9	8.6	11.4	16.4	22.0
	4岁～	5.4	6.6	8.4	10.2	14.1	19.1	21.2
	7岁～	7.2	8.4	10.6	13.3	17.0	21.4	26.9
	11岁～	8.9	10.1	12.8	15.4	19.8	23.7	31.3
	14岁～	9.4	10.9	13.3	16.0	21.7	28.3	31.7
	18岁～	9.3	10.7	13.4	16.4	21.2	27.7	33.3
	30岁～	10.3	11.5	14.0	17.5	21.9	27.5	32.6
	45岁～	9.7	11.1	13.7	16.9	21.6	27.9	33.0
	60岁～	9.1	10.5	13.1	16.6	20.7	26.8	31.6
	70岁～	7.7	8.7	11.0	14.3	18.3	23.1	28.7

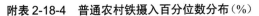

附表 2-18-4　普通农村铁摄入百分位数分布（%）

	年龄组	5%	10%	25%	50%	75%	90%	95%
男性	2 岁～	4.3	5.0	6.4	8.5	11.6	15.0	18.1
	4 岁～	5.9	6.5	8.2	10.8	13.4	16.7	19.7
	7 岁～	7.6	8.6	11.2	13.9	17.7	23.4	25.7
	11 岁～	9.6	10.6	13.0	16.8	21.4	26.2	30.4
	14 岁～	10.8	11.8	15.4	19.9	24.0	30.8	36.6
	18 岁～	12.4	14.0	17.0	21.2	26.5	32.8	37.7
	30 岁～	12.5	14.3	17.7	22.1	27.6	34.2	38.5
	45 岁～	12.3	13.9	17.0	21.2	26.8	32.7	37.4
	60 岁～	11.5	12.7	15.4	19.1	23.7	29.3	33.7
	70 岁～	9.3	10.4	12.9	16.5	20.9	26.3	30.1
女性	2 岁～	4.3	5.2	6.4	8.5	12.1	16.3	18.8
	4 岁～	5.7	6.4	8.0	10.4	13.2	17.9	20.6
	7 岁～	7.8	8.6	10.6	13.0	16.2	20.3	23.3
	11 岁～	7.9	9.5	11.8	14.4	18.6	25.3	28.9
	14 岁～	9.3	10.6	12.9	16.4	20.8	25.5	29.0
	18 岁～	10.4	11.9	14.3	17.9	23.7	29.2	34.5
	30 岁～	10.7	12.2	14.6	18.5	23.5	29.2	33.4
	45 岁～	10.5	11.9	14.5	18.1	23.2	28.8	32.9
	60 岁～	9.4	10.8	12.9	16.4	20.8	25.6	29.5
	70 岁～	7.8	8.8	10.7	14.0	18.3	21.9	24.0

附表 2-18-5　贫困农村铁摄入百分位数分布（%）

	年龄组	5%	10%	25%	50%	75%	90%	95%
男性	2 岁～	3.9	4.3	6.6	8.2	10.5	12.8	15.3
	4 岁～	6.2	7.1	8.8	11.6	15.4	19.4	22.4
	7 岁～	6.5	7.9	10.4	13.8	17.9	23.4	26.8
	11 岁～	10.0	10.5	13.5	16.3	20.2	25.9	32.3
	14 岁～	10.9	12.0	14.7	20.0	25.5	33.1	35.5
	18 岁～	11.4	13.0	16.2	21.2	26.7	33.0	36.5
	30 岁～	11.7	13.4	16.7	21.6	27.4	33.7	39.0
	45 岁～	11.7	13.4	16.4	20.8	27.3	33.3	38.6
	60 岁～	10.2	12.1	15.2	19.4	24.6	30.2	33.7
	70 岁～	9.1	10.3	13.0	16.9	22.3	27.3	30.7
女性	2 岁～	4.2	4.9	6.1	7.6	10.8	12.2	14.7
	4 岁～	5.1	5.9	7.5	11.3	14.3	18.6	20.6
	7 岁～	6.3	7.4	9.9	13.3	17.2	21.8	23.9
	11 岁～	6.8	8.5	11.3	14.9	19.8	25.0	31.4
	14 岁～	10.0	11.5	13.8	16.9	21.0	27.0	33.1
	18 岁～	9.8	11.4	14.3	18.1	22.4	28.6	31.7
	30 岁～	10.1	11.8	14.8	19.1	24.7	30.4	34.7
	45 岁～	9.9	11.5	14.4	18.1	23.4	29.9	33.5
	60 岁～	9.3	10.4	13.3	17.0	21.9	26.8	30.4
	70 岁～	7.4	8.8	10.7	14.3	19.5	24.1	27.2

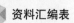

附表 2-18-6 全国不同年龄性别居民铁摄入量与 DRIs 比较（%）

年龄组	男女合计				男性				女性			
	<EAR	EAR~RNI	RNI~	UL~	<EAR	EAR~RNI	RNI~	UL~	<EAR	EAR~RNI	RNI~	UL~
2岁~	18.6	34.7	44.1	2.6	15.9	37.0	44.7	2.5	21.6	32.2	43.5	2.7
4岁~	12.8	29.0	56.5	1.7	11.9	27.0	59.1	1.9	13.7	31.3	53.7	1.3
7岁~	18.0	23.6	57.1	1.3	15.0	22.0	61.4	1.6	21.4	25.4	52.2	1.0
11岁~	24.8	27.5	46.4	1.3	11.1	27.2	60.3	1.4	40.9	27.8	30.0	1.2
14岁~	20.2	24.1	53.0	2.6	9.7	22.5	64.2	3.6	32.3	25.9	40.2	1.6
18岁~	17.7	17.4	62.8	2.1	0.5	4.9	92.0	2.5	36.5	31.0	31.0	1.6
30岁~	15.3	17.7	64.5	2.5	0.6	4.3	91.7	3.4	30.3	31.6	36.5	1.6
45岁~	6.7	11.4	79.4	2.5	0.8	4.8	91.3	3.0	12.8	18.2	67.0	2.0
60岁~	2.8	10.5	84.7	1.9	1.7	7.4	88.7	2.3	4.1	13.7	80.7	1.5
70岁~	8.0	17.5	73.2	1.3	3.9	13.6	80.8	1.8	11.5	20.9	66.8	0.8

附表 2-18-7 城市不同年龄性别居民铁摄入量与 DRIs 比较（%）

年龄组	男女合计				男性				女性			
	<EAR	EAR~RNI	RNI~	UL~	<EAR	EAR~RNI	RNI~	UL~	<EAR	EAR~RNI	RNI~	UL~
2岁~	18.0	29.4	48.7	3.9	12.3	32.6	51.4	3.6	24.2	25.8	45.7	4.3
4岁~	11.8	28.6	56.9	2.6	12.3	23.9	60.8	3.0	11.4	33.8	52.7	2.1
7岁~	15.9	21.6	60.6	1.9	12.0	19.0	66.7	2.4	20.1	24.4	54.0	1.5
11岁~	22.1	29.1	46.9	2.0	9.4	27.9	60.3	2.4	36.5	30.5	31.5	1.5
14岁~	20.3	24.8	51.8	3.1	8.8	25.2	61.7	4.3	33.5	24.3	40.5	1.7
18岁~	19.3	18.3	60.2	2.1	0.7	5.2	91.4	2.6	39.3	32.4	26.6	1.6
30岁~	16.4	18.9	62.0	2.6	0.5	5.2	90.7	3.6	32.7	32.9	32.7	1.6
45岁~	7.2	11.7	78.4	2.7	0.9	5.5	90.5	3.1	13.6	18.1	66.0	2.3
60岁~	3.1	10.9	83.6	2.3	1.9	8.6	86.7	2.9	4.4	13.3	80.5	1.8
70岁~	7.8	16.2	74.2	1.7	3.2	12.2	82.4	2.2	11.8	19.6	67.3	1.3

附表 2-18-8　农村不同年龄性别居民铁摄入量与 DRIs 比较（%）

年龄组	男女合计				男性				女性			
	<EAR	EAR~RNI	RNI~	UL~	<EAR	EAR~RNI	RNI~	UL~	<EAR	EAR~RNI	RNI~	UL~
2 岁~	19.2	39.3	40.1	1.4	18.9	40.7	38.9	1.5	19.5	37.7	41.5	1.4
4 岁~	13.6	29.4	56.1	0.8	11.7	29.7	57.6	1.0	15.8	29.1	54.5	0.7
7 岁~	20.0	25.5	53.8	0.7	17.8	24.8	56.6	0.9	22.5	26.4	50.6	0.5
11 岁~	27.5	25.9	45.9	0.6	12.8	26.5	60.2	0.4	45.4	25.2	28.5	0.9
14 岁~	20.1	23.6	54.1	2.3	10.4	20.3	66.3	3.0	31.3	27.3	39.9	1.4
18 岁~	16.3	16.6	65.0	2.1	0.3	4.7	92.6	2.5	33.9	29.7	34.8	1.6
30 岁~	14.1	16.6	66.9	2.4	0.8	3.4	92.7	3.1	28.0	30.2	40.2	1.6
45 岁~	6.1	11.0	80.6	2.3	0.7	4.1	92.3	2.9	11.7	18.3	68.3	1.6
60 岁~	2.6	10.1	85.9	1.4	1.4	6.2	90.7	1.6	3.7	14.2	80.9	1.2
70 岁~	8.1	18.9	72.1	0.8	4.6	15.2	79.0	1.3	11.2	22.2	66.2	0.4

附表 2-18-9　大城市不同年龄性别居民铁摄入量与 DRIs 比较（%）

年龄组	男女合计				男性				女性			
	<EAR	EAR~RNI	RNI~	UL~	<EAR	EAR~RNI	RNI~	UL~	<EAR	EAR~RNI	RNI~	UL~
2 岁~	11.8	28.6	53.1	6.5	11.1	29.6	53.7	5.6	12.5	27.5	52.5	7.5
4 岁~	10.3	9.5	76.7	3.5	6.5	12.1	77.6	3.7	14.3	6.6	75.8	3.3
7 岁~	9.4	19.3	67.9	3.4	8.3	14.9	71.4	5.4	10.4	23.7	64.4	1.5
11 岁~	19.1	21.7	56.9	2.3	10.9	17.4	71.0	0.7	27.8	26.2	42.1	4.0
14 岁~	18.4	19.3	58.5	3.8	4.0	20.5	68.9	6.6	34.5	17.9	46.9	0.7
18 岁~	16.7	17.5	61.3	4.4	1.1	5.3	87.8	5.8	33.9	30.9	32.3	2.9
30 岁~	16.2	16.7	63.5	3.7	0.9	4.7	89.9	4.5	32.4	29.6	35.2	2.7
45 岁~	5.8	9.8	80.2	4.2	1.1	4.8	89.2	4.9	10.6	15.0	70.8	3.5
60 岁~	2.4	9.5	83.9	4.2	1.7	6.8	86.2	5.4	3.1	12.1	81.8	3.1
70 岁~	5.5	13.8	78.1	2.5	2.4	9.7	84.7	3.2	8.1	17.4	72.6	1.9

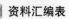

附表 2-18-10 中小城市不同年龄性别居民铁摄入量与 DRIs 比较（%）

年龄组	男女合计				男性				女性			
	<EAR	EAR~RNI	RNI~	UL~	<EAR	EAR~RNI	RNI~	UL~	<EAR	EAR~RNI	RNI~	UL~
2岁~	18.8	29.4	48.1	3.6	12.5	33.0	51.1	3.4	25.6	25.6	44.9	3.8
4岁~	12.0	30.9	54.6	2.5	12.9	25.3	58.8	2.9	11.0	37.0	50.0	1.9
7岁~	16.8	21.9	59.5	1.7	12.5	19.5	66.0	2.0	21.6	24.5	52.4	1.5
11岁~	22.6	30.3	45.2	1.9	9.1	29.6	58.6	2.7	38.1	31.2	29.6	1.1
14岁~	20.6	25.6	50.8	3.0	9.6	25.8	60.7	3.9	33.3	25.3	39.5	1.9
18岁~	19.7	18.4	60.1	1.8	0.7	5.2	92.0	2.1	40.1	32.6	25.8	1.4
30岁~	16.5	19.3	61.8	2.5	0.4	5.3	90.8	3.5	32.8	33.4	32.3	1.5
45岁~	7.5	12.1	78.1	2.4	0.9	5.6	90.8	2.8	14.2	18.8	65.0	2.0
60岁~	3.3	11.2	83.5	2.0	1.9	8.9	86.7	2.4	4.6	13.6	80.2	1.6
70岁~	8.3	16.7	73.4	1.5	3.3	12.7	81.9	2.0	12.6	20.1	66.2	1.1

附表 2-18-11 普通农村不同年龄性别居民铁摄入量与 DRIs 比较（%）

年龄组	男女合计				男性				女性			
	<EAR	EAR~RNI	RNI~	UL~	<EAR	EAR~RNI	RNI~	UL~	<EAR	EAR~RNI	RNI~	UL~
2岁~	18.3	38.8	41.1	1.8	18.2	41.2	38.5	2.1	18.4	36.2	44.0	1.4
4岁~	13.2	30.7	55.3	0.8	12.5	30.4	56.2	1.0	13.9	31.1	54.3	0.7
7岁~	18.1	27.1	54.2	0.6	15.9	25.6	57.8	0.6	20.6	28.8	50.1	0.5
11岁~	27.7	25.8	46.0	0.5	13.2	26.0	60.5	0.3	45.5	25.5	28.2	0.8
14岁~	21.4	22.6	53.6	2.4	10.6	19.1	66.8	3.5	34.0	26.6	38.3	1.1
18岁~	16.6	15.8	65.1	2.5	0.1	4.0	92.9	2.9	34.5	28.7	34.7	2.0
30岁~	14.5	16.6	66.5	2.4	0.8	3.0	93.1	3.2	28.7	30.6	39.1	1.6
45岁~	6.0	10.9	80.9	2.2	0.7	3.9	92.8	2.7	11.5	18.1	68.6	1.7
60岁~	2.3	10.0	86.3	1.4	1.0	5.6	91.8	1.6	3.7	14.5	80.7	1.2
70岁~	8.1	19.0	72.1	0.8	4.4	15.1	79.3	1.2	11.3	22.3	66.1	0.4

附表 2-18-12 贫困农村不同年龄性别居民铁摄入量与 DRIs 比较(%)

年龄组	男女合计				男性				女性			
	<EAR	EAR~RNI	RNI~	UL~	<EAR	EAR~RNI	RNI~	UL~	<EAR	EAR~RNI	RNI~	UL~
2 岁~	21.0	40.3	38.0	0.6	20.5	39.8	39.8	.	21.7	41.0	36.1	1.2
4 岁~	14.6	26.6	58.0	0.8	9.9	28.3	60.7	1.0	19.8	24.7	54.9	0.6
7 岁~	23.8	22.4	52.9	0.9	21.6	23.2	54.0	1.3	26.4	21.6	51.6	0.4
11 岁~	27.2	26.2	45.8	0.9	12.2	27.5	59.8	0.5	45.3	24.5	28.9	1.3
14 岁~	17.4	25.5	55.0	2.1	10.0	22.7	65.3	2.0	25.9	28.8	43.2	2.2
18 岁~	15.9	18.3	64.7	1.2	0.7	6.1	91.8	1.5	32.6	31.7	34.9	0.8
30 岁~	13.3	16.6	67.9	2.3	0.8	4.5	91.8	3.0	26.5	29.3	42.6	1.6
45 岁~	6.4	11.4	79.7	2.5	0.9	4.4	91.2	3.4	12.3	18.7	67.6	1.5
60 岁~	3.1	10.4	85.0	1.6	2.3	7.6	88.3	1.8	3.8	13.4	81.5	1.3
70 岁~	8.1	18.9	72.1	0.9	4.9	15.3	78.3	1.5	11.0	22.0	66.6	0.4

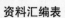

附表 2-18-13　全国不同地区居民铁的食物来源分布（%）

	全国合计	城市	农村	大城市	中小城市	普通农村	贫困农村
米类	21.5	17.9	25.0	15.2	18.3	23.9	27.3
面类	22.6	20.4	24.7	17.1	21.0	23.1	28.1
其他谷类	2.6	2.6	2.5	2.6	2.6	2.0	3.7
薯类	1.6	1.4	1.8	1.2	1.4	1.3	2.7
杂豆类	0.9	0.8	1.0	0.9	0.8	1.3	0.5
大豆及制品	4.2	4.9	3.6	5.2	4.9	3.8	3.1
蔬菜	16.0	18.2	13.8	19.3	18.0	14.8	11.5
水果	1.0	1.1	0.8	1.9	1.0	0.8	0.8
畜肉	6.7	7.4	6.1	8.9	7.2	6.3	5.5
禽肉	1.4	1.5	1.3	1.5	1.5	1.5	0.8
奶类	0.5	0.7	0.3	1.3	0.6	0.3	0.2
蛋类	2.6	3.1	2.1	3.7	3.0	2.2	1.9
鱼虾类	1.9	2.6	1.1	3.1	2.6	1.4	0.5
食用油	4.6	4.9	4.3	3.9	5.0	4.4	4.1
其他	12.1	12.5	11.7	14.3	12.2	12.9	9.1

19. 锌平均摄入量及来源分布

附表 2-19-1　全国不同地区不同年龄性别居民锌摄入量（mg/ 人日）

	年龄组	全国合计	城市	农村	大城市	中小城市	普通农村	贫困农村
男性	2 岁～	5.6	6.4	5.0	6.3	6.4	5.1	4.7
	4 岁～	6.7	7.3	6.2	8.1	7.2	6.0	6.7
	7 岁～	8.0	8.2	7.9	9.6	8.0	7.9	7.8
	11 岁～	9.4	9.4	9.4	10.5	9.2	9.3	9.4
	14 岁～	10.6	10.3	10.9	12.5	10.0	10.7	11.3
	18 岁～	11.3	10.7	11.8	11.6	10.5	11.8	11.9
	30 岁～	11.7	11.1	12.3	11.6	11.0	12.3	12.3
	45 岁～	11.0	10.5	11.6	11.3	10.4	11.6	11.8
	60 岁～	10.1	10.0	10.2	10.4	9.9	10.3	10.1
	70 岁～	9.1	9.2	9.0	9.5	9.1	8.9	9.2
女性	2 岁～	5.1	5.4	4.9	6.3	5.3	5.1	4.5
	4 岁～	6.1	6.2	6.1	7.4	6.1	6.0	6.2
	7 岁～	7.3	7.3	7.2	8.7	7.1	7.2	7.4
	11 岁～	8.5	8.5	8.4	10.0	8.2	8.3	8.6
	14 岁～	9.2	9.0	9.2	9.8	8.9	9.0	9.7
	18 岁～	9.5	9.0	10.0	9.6	8.9	9.9	10.1
	30 岁～	9.8	9.3	10.3	9.8	9.2	10.2	10.6
	45 岁～	9.4	9.0	9.8	9.6	8.9	9.8	10.0
	60 岁～	8.7	8.6	8.8	9.0	8.6	8.7	8.9
	70 岁～	7.7	7.8	7.5	8.1	7.7	7.4	7.8

附表 2-19-2　大城市锌摄入百分位数分布（%）

	年龄组	5%	10%	25%	50%	75%	90%	95%
男性	2 岁～	2.4	3.1	4.4	5.7	7.5	9.0	11.4
	4 岁～	3.9	4.4	5.7	7.9	10.0	12.4	13.4
	7 岁～	4.8	5.5	7.1	8.6	10.8	13.9	15.6
	11 岁～	5.7	6.2	7.8	9.9	12.2	15.0	18.4
	14 岁～	6.5	7.2	9.5	11.5	14.5	18.2	21.7
	18 岁～	6.0	7.0	8.7	10.7	13.3	16.6	18.8
	30 岁～	6.2	7.1	8.5	11.0	13.2	16.9	19.4
	45 岁～	6.0	6.8	8.2	10.5	13.3	16.6	19.2
	60 岁～	5.3	6.2	7.7	9.6	12.2	15.4	17.6
	70 岁～	4.9	5.6	7.0	8.9	11.2	13.6	16.1
女性	2 岁～	2.9	3.5	4.0	5.4	7.6	10.0	15.1
	4 岁～	3.1	3.8	5.1	7.0	9.2	11.4	12.5
	7 岁～	4.8	5.1	6.4	7.9	10.1	12.0	16.7
	11 岁～	5.5	6.1	7.4	9.5	11.5	13.4	15.9
	14 岁～	4.8	5.6	7.2	9.2	11.4	14.9	17.3
	18 岁～	4.8	5.5	6.9	8.9	11.2	13.9	15.8
	30 岁～	5.0	5.8	7.1	8.9	11.5	14.2	16.7
	45 岁～	4.9	5.7	7.1	9.0	11.3	14.2	16.4
	60 岁～	4.8	5.4	6.7	8.5	10.6	13.3	15.0
	70 岁～	4.1	4.6	5.8	7.5	9.6	11.7	13.9

附表 2-19-3　中小城市锌摄入百分位数分布（%）

	年龄组	5%	10%	25%	50%	75%	90%	95%
男性	2 岁～	2.4	2.8	3.6	5.0	7.1	10.0	11.3
	4 岁～	2.7	3.2	4.2	5.7	8.0	12.1	13.9
	7 岁～	4.1	4.8	5.8	7.6	9.5	11.8	13.4
	11 岁～	5.1	5.5	6.6	8.4	10.7	14.2	15.9
	14 岁～	5.2	5.8	6.9	9.2	11.9	15.9	17.4
	18 岁～	5.6	6.4	8.0	9.8	12.5	14.9	18.5
	30 岁～	5.8	6.6	8.1	10.3	13.0	16.3	18.8
	45 岁～	5.4	6.1	7.6	9.6	12.4	15.4	17.3
	60 岁～	5.0	5.8	7.4	9.2	11.7	14.6	17.0
	70 岁～	4.5	5.2	6.5	8.5	10.7	13.7	15.8
女性	2 岁～	1.9	2.4	3.3	4.2	6.4	10.5	11.2
	4 岁～	2.5	3.1	4.2	5.5	7.6	10.4	11.8
	7 岁～	3.8	4.0	5.1	6.5	8.3	11.0	13.2
	11 岁～	4.5	4.7	6.0	7.6	9.6	12.1	13.8
	14 岁～	4.8	5.0	6.3	8.1	10.8	13.4	15.4
	18 岁～	4.7	5.3	6.4	8.1	10.7	13.1	15.8
	30 岁～	4.9	5.5	6.6	8.5	10.9	13.6	15.6
	45 岁～	4.7	5.3	6.6	8.2	10.5	13.4	15.4
	60 岁～	4.5	5.0	6.3	8.0	10.2	12.6	14.4
	70 岁～	3.6	4.3	5.3	7.2	9.3	11.8	13.7

附表 2-19-4　普通农村锌摄入百分位数分布（%）

	年龄组	5%	10%	25%	50%	75%	90%	95%
男性	2 岁～	2.1	2.6	3.5	4.8	6.1	7.7	8.7
	4 岁～	3.0	3.4	4.3	5.6	7.2	8.9	10.2
	7 岁～	3.8	4.5	5.6	7.3	9.4	12.3	14.0
	11 岁～	4.6	5.0	6.3	8.7	11.4	14.3	17.0
	14 岁～	5.5	6.3	7.7	9.9	12.8	15.9	18.1
	18 岁～	6.4	7.2	8.7	10.8	14.1	17.9	20.0
	30 岁～	6.2	7.2	9.0	11.4	14.8	18.4	21.0
	45 岁～	6.0	6.9	8.4	10.9	13.9	17.3	19.8
	60 岁～	5.4	6.3	7.6	9.6	12.3	15.3	17.4
	70 岁～	4.4	5.0	6.5	8.3	10.6	13.4	15.1
女性	2 岁～	2.4	2.7	3.2	4.5	6.5	8.1	8.8
	4 岁～	3.0	3.4	4.2	5.5	6.9	9.1	11.2
	7 岁～	3.7	4.1	5.3	6.7	8.6	10.9	12.2
	11 岁～	4.0	4.6	6.0	7.7	9.6	13.6	15.3
	14 岁～	4.6	5.2	6.6	8.6	10.8	12.8	14.9
	18 岁～	5.1	5.9	7.1	8.9	11.9	15.2	17.6
	30 岁～	5.3	6.0	7.3	9.4	12.1	15.2	17.8
	45 岁～	5.1	5.8	7.2	9.1	11.7	14.5	16.5
	60 岁～	4.4	5.1	6.4	8.1	10.4	13.1	14.7
	70 岁～	3.6	4.2	5.2	6.8	9.0	11.2	13.0

附表 2-19-5　贫困农村锌摄入百分位数分布（%）

	年龄组	5%	10%	25%	50%	75%	90%	95%
男性	2 岁～	2.4	2.5	3.3	4.6	5.5	7.4	8.3
	4 岁～	3.3	3.7	4.4	6.0	8.0	10.9	12.8
	7 岁～	3.5	4.0	5.0	6.8	10.1	13.3	15.2
	11 岁～	4.3	5.0	6.2	8.2	11.7	15.9	18.5
	14 岁～	5.0	5.6	7.1	10.2	14.4	18.9	20.7
	18 岁～	5.6	6.5	8.1	10.7	14.8	18.8	22.1
	30 岁～	5.5	6.4	8.4	11.3	15.2	19.9	23.0
	45 岁～	5.5	6.2	7.9	10.5	14.5	19.3	22.4
	60 岁～	4.8	5.5	7.1	9.3	12.3	15.8	18.0
	70 岁～	4.1	4.6	6.0	8.2	11.7	15.3	17.2
女性	2 岁～	2.1	2.5	3.2	4.0	5.4	7.7	8.7
	4 岁～	2.4	2.9	4.0	5.1	8.2	10.6	13.0
	7 岁～	3.2	3.9	5.0	6.6	9.0	12.5	14.3
	11 岁～	3.9	4.4	5.6	7.5	11.0	15.5	16.9
	14 岁～	4.6	5.6	6.8	8.4	12.1	16.1	17.6
	18 岁～	4.6	5.3	6.8	9.3	12.5	16.5	18.6
	30 岁～	4.6	5.4	7.3	9.7	13.2	17.1	19.8
	45 岁～	4.6	5.3	6.7	9.1	12.3	16.0	18.8
	60 岁～	4.1	4.8	6.1	8.3	11.1	14.0	16.0
	70 岁～	3.2	3.9	5.1	7.0	10.0	12.8	14.7

附表 2-19-6　全国不同年龄性别居民锌摄入量与 DRIs 比较（%）

年龄组	男女合计				男性				女性			
	<EAR	EAR~RNI	RNI~	UL~	<EAR	EAR~RNI	RNI~	UL~	<EAR	EAR~RNI	RNI~	UL~
2 岁~	20.6	16.3	51.3	11.8	18.3	13.7	56.3	11.8	23.2	19.1	45.8	11.8
4 岁~	30.8	16.2	47.5	5.5	30.0	14.8	48.5	6.7	31.6	17.7	46.3	4.3
7 岁~	33.1	16.3	49.7	0.9	29.1	15.6	53.8	1.5	37.5	17.0	45.2	0.3
11 岁~	47.1	18.3	34.6	0.0	45.9	18.7	35.3	·	48.4	17.9	33.7	0.1
14 岁~	41.2	17.8	41.0	·	49.6	15.7	34.6	·	31.5	20.3	48.2	·
18 岁~	35.5	18.5	46.0	0.1	50.1	18.4	31.4	0.1	19.5	18.5	61.9	0.1
30 岁~	30.3	18.3	51.3	0.1	45.3	19.5	35.0	0.1	14.8	17.1	68.0	0.0
45 岁~	34.6	18.0	47.4	0.0	52.6	17.4	30.0	0.0	16.0	18.6	65.3	0.0
60 岁~	41.6	18.9	39.5	0.0	60.9	17.5	21.6	0.0	21.7	20.3	57.9	0.1
70 岁~	52.2	17.0	30.7	0.0	71.2	13.6	15.1	0.0	36.0	19.9	44.1	0.0

附表 2-19-7　城市不同年龄性别居民锌摄入量与 DRIs 比较（%）

年龄组	男女合计				男性				女性			
	<EAR	EAR~RNI	RNI~	UL~	<EAR	EAR~RNI	RNI~	UL~	<EAR	EAR~RNI	RNI~	UL~
2 岁~	18.2	16.3	49.6	15.8	15.4	11.9	55.7	17.0	21.3	21.0	43.1	14.5
4 岁~	29.7	15.5	47.6	7.2	29.2	13.1	47.6	10.1	30.3	18.1	47.5	4.1
7 岁~	31.3	15.8	51.9	1.0	25.2	15.6	57.5	1.7	37.9	16.1	45.8	0.2
11 岁~	46.2	18.3	35.4	0.1	45.6	19.3	35.1	·	47.0	17.1	35.8	0.1
14 岁~	44.2	18.2	37.6	·	53.1	15.9	31.1	·	34.1	20.9	45.0	·
18 岁~	39.8	19.2	41.0	0.1	55.7	18.3	25.8	0.1	22.5	20.2	57.3	0.0
30 岁~	34.0	19.4	46.5	0.1	50.5	19.7	29.6	0.1	17.1	19.2	63.7	0.1
45 岁~	37.9	18.6	43.5	0.0	57.6	17.0	25.4	0.1	17.6	20.3	62.0	0.0
60 岁~	41.7	19.8	38.5	0.0	62.0	18.4	19.5	·	21.3	21.1	57.6	0.1
70 岁~	51.5	16.9	31.5	0.0	71.4	13.6	14.9	0.0	34.7	19.7	45.6	0.0

附表 2-19-8 农村不同年龄性别居民锌摄入量与 DRIs 比较（%）

年龄组	男女合计				男性				女性			
	<EAR	EAR~RNI	RNI~	UL~	<EAR	EAR~RNI	RNI~	UL~	<EAR	EAR~RNI	RNI~	UL~
2岁~	22.7	16.3	52.6	8.4	20.7	15.2	56.8	7.3	24.9	17.4	48.2	9.6
4岁~	31.7	16.8	47.4	4.1	30.8	16.2	49.4	3.6	32.7	17.4	45.3	4.6
7岁~	34.7	16.7	47.7	0.9	32.6	15.7	50.4	1.3	37.1	17.9	44.6	0.4
11岁~	47.9	18.4	33.7	·	46.2	18.2	35.6	·	49.9	18.6	31.5	·
14岁~	38.6	17.5	43.8	0.0	46.7	15.6	37.7	·	29.3	19.8	50.9	·
18岁~	31.7	17.8	50.4	0.1	45.3	18.5	36.2	·	16.8	17.0	66.1	0.1
30岁~	26.8	17.2	55.9	0.0	40.4	19.3	40.2	0.1	12.7	15.2	72.2	·
45岁~	30.7	17.2	52.1	0.0	46.6	17.9	35.5	0.0	14.1	16.5	69.3	0.0
60岁~	41.4	18.0	40.6	0.0	59.8	16.5	23.7	0.0	22.2	19.5	58.2	0.0
70岁~	53.0	17.1	29.9	0.0	71.1	13.6	15.3	0.1	37.4	20.1	42.4	·

附表 2-19-9 大城市不同年龄性别居民锌摄入量与 DRIs 比较（%）

年龄组	男女合计				男性				女性			
	<EAR	EAR~RNI	RNI~	UL~	<EAR	EAR~RNI	RNI~	UL~	<EAR	EAR~RNI	RNI~	UL~
2岁~	9.4	11.1	62.5	17.1	11.1	7.4	64.8	16.7	7.5	15.0	60.0	17.5
4岁~	14.8	10.7	66.1	8.5	12.1	9.3	67.3	11.2	17.6	12.1	64.8	5.5
7岁~	16.0	11.4	70.4	2.2	14.9	6.5	75.6	3.0	17.0	16.3	65.2	1.5
11岁~	28.4	20.4	50.8	0.4	28.3	22.5	49.3	·	28.6	18.3	52.4	0.8
14岁~	25.4	20.3	54.3	·	27.8	20.5	51.7	·	22.8	20.0	57.2	·
18岁~	32.0	20.3	47.1	0.6	46.4	21.9	30.8	0.9	16.1	18.7	64.9	0.3
30岁~	29.6	21.0	49.2	0.2	44.4	23.7	31.7	0.3	13.7	18.2	68.0	0.1
45岁~	31.7	18.7	49.4	0.1	49.2	20.4	30.2	0.2	13.7	17.0	69.2	0.1
60岁~	36.8	18.9	44.3	·	57.7	19.4	22.9	·	17.2	18.5	64.4	·
70岁~	46.4	19.8	33.8	0.1	67.9	17.0	15.0	0.1	28.1	22.1	49.7	0.1

附表 2-19-10 中小城市不同年龄性别居民锌摄入量与 DRIs 比较（%）

年龄组	男女合计				男性				女性			
	<EAR	EAR~RNI	RNI~	UL~	<EAR	EAR~RNI	RNI~	UL~	<EAR	EAR~RNI	RNI~	UL~
2 岁~	19.3	17.0	48.1	15.6	15.9	12.5	54.5	17.0	23.1	21.8	41.0	14.1
4 岁~	31.5	16.1	45.4	7.1	31.2	13.5	45.3	10.0	31.8	18.8	45.5	3.9
7 岁~	33.4	16.5	49.3	0.8	26.6	16.8	55.1	1.6	41.0	16.1	42.9	·
11 岁~	49.3	17.9	32.8	·	48.4	18.8	32.8	·	50.3	16.9	32.8	·
14 岁~	47.0	17.9	35.1	·	56.7	15.2	28.1	·	35.8	21.0	43.2	·
18 岁~	40.9	19.0	40.1	0.1	57.1	17.8	25.1	0.1	23.5	20.4	56.1	0.1
30 岁~	34.6	19.2	46.1	0.0	51.4	19.1	29.3	0.0	17.5	19.3	63.1	·
45 岁~	39.1	18.6	42.3	0.0	59.3	16.3	24.4	·	18.4	21.0	60.6	·
60 岁~	42.6	19.9	37.4	0.0	62.8	18.3	18.9	·	22.1	21.6	56.3	0.1
70 岁~	52.6	16.3	31.0	·	72.1	12.9	14.9	·	36.1	19.2	44.7	·

附表 2-19-11 普通农村不同年龄性别居民锌摄入量与 DRIs 比较（%）

年龄组	男女合计				男性				女性			
	<EAR	EAR~RNI	RNI~	UL~	<EAR	EAR~RNI	RNI~	UL~	<EAR	EAR~RNI	RNI~	UL~
2 岁~	21.9	13.8	55.0	9.3	19.8	12.8	59.4	8.0	24.1	14.9	50.4	10.6
4 岁~	30.9	17.7	48.7	2.7	31.0	16.9	50.2	1.9	30.7	18.6	47.1	3.6
7 岁~	32.7	17.8	48.6	0.8	29.5	17.0	52.3	1.3	36.5	18.8	44.5	0.3
11 岁~	46.8	19.6	33.7	·	44.9	18.6	36.5	·	49.0	20.8	30.2	·
14 岁~	40.7	16.5	42.8	·	48.7	16.1	35.2	·	31.4	17.0	51.6	·
18 岁~	30.9	19.0	50.1	0.0	44.6	20.0	35.4	·	16.0	17.8	66.2	0.1
30 岁~	25.7	18.2	56.0	0.1	39.4	20.0	40.5	0.2	11.6	16.5	72.0	·
45 岁~	29.4	18.1	52.5	0.0	45.8	18.9	35.2	0.0	12.4	17.2	70.3	0.1
60 岁~	40.5	18.7	40.7	0.1	59.4	17.0	23.5	0.1	20.7	20.5	58.8	0.1
70 岁~	53.7	17.8	28.5	0.1	72.8	13.8	13.3	0.1	37.3	21.2	41.5	·

附表 2-19-12 贫困农村不同年龄别居民锌摄入量与 DRIs 比较（%）

年龄组	男女合计				男性				女性			
	<EAR	EAR~RNI	RNI~	UL~	<EAR	EAR~RNI	RNI~	UL~	<EAR	EAR~RNI	RNI~	UL~
2岁~	24.5	21.6	47.4	6.4	22.7	20.5	51.1	5.7	26.5	22.9	43.4	7.2
4岁~	33.6	14.7	44.6	7.1	30.4	14.7	47.6	7.3	37.0	14.8	41.4	6.8
7岁~	38.7	14.4	45.8	1.0	39.0	13.0	46.7	1.3	38.4	16.0	44.8	0.8
11岁~	50.0	16.1	33.9	.	48.7	17.5	33.9	.	51.6	14.5	34.0	.
14岁~	34.5	19.6	45.9	.	42.7	14.7	42.7	.	25.2	25.2	49.6	.
18岁~	33.4	15.4	51.2	.	46.7	15.3	38.0	.	18.7	15.4	65.9	.
30岁~	29.3	15.1	55.6	0.0	42.6	17.7	39.6	0.1	15.2	12.2	72.5	.
45岁~	33.9	15.0	51.0	.	48.4	15.4	36.1	.	18.6	14.6	66.8	.
60岁~	43.5	16.3	40.2	.	60.7	15.3	24.0	.	25.6	17.4	57.0	.
70岁~	51.4	15.4	33.2	.	67.0	13.0	20.0	.	37.6	17.5	44.8	.

附表 2-19-13　全国不同地区居民锌的食物来源分布（%）

	全国合计	城市	农村	大城市	中小城市	普通农村	贫困农村
米类	27.7	23.7	31.7	19.8	24.4	30.8	33.8
面类	19.9	17.8	22.0	14.1	18.4	20.5	25.4
其他谷类	2.5	2.4	2.6	2.3	2.5	2.0	3.8
薯类	1.3	1.1	1.6	0.9	1.1	1.2	2.5
杂豆类	0.6	0.5	0.7	0.6	0.5	0.8	0.4
大豆及制品	3.5	4.2	2.9	4.3	4.1	3.0	2.6
蔬菜	10.3	11.2	9.3	11.4	11.2	9.9	8.1
水果	0.8	0.9	0.7	1.5	0.8	0.7	0.8
畜肉	14.8	16.7	12.9	20.6	16.1	13.7	11.1
禽肉	1.7	1.9	1.5	2.0	1.8	1.8	0.9
奶类	1.3	1.9	0.7	3.5	1.6	0.8	0.6
蛋类	2.8	3.4	2.3	3.8	3.3	2.4	2.1
鱼虾类	3.1	4.3	1.9	4.6	4.3	2.4	0.8
食用油	2.4	2.5	2.3	1.9	2.6	2.4	2.1
其他	7.2	7.5	6.9	8.7	7.3	7.8	4.9

20. 硒平均摄入量及来源分布

附表 2-20-1　全国不同地区不同年龄性别居民硒摄入量（mg/人日）

	年龄组	全国合计	城市	农村	大城市	中小城市	普通农村	贫困农村
男性	2 岁～	23.9	28.3	20.2	28.0	28.4	20.8	18.7
	4 岁～	28.5	32.3	25.2	36.4	31.8	24.9	25.9
	7 岁～	34.8	38.1	31.8	44.6	37.3	33.1	29.1
	11 岁～	39.7	43.8	35.7	51.2	42.6	37.2	32.8
	14 岁～	45.1	47.5	43.1	55.6	46.4	44.0	41.1
	18 岁～	47.4	48.1	46.7	53.7	47.3	48.3	43.1
	30 岁～	48.2	49.7	46.8	52.6	49.2	48.3	43.4
	45 岁～	46.5	47.6	45.3	53.8	46.3	46.3	42.8
	60 岁～	41.9	42.6	41.1	49.0	41.4	41.9	39.3
	70 岁～	37.5	39.4	35.4	43.8	38.5	36.2	33.7
女性	2 岁～	20.8	22.7	19.2	27.7	22.1	20.3	16.9
	4 岁～	27.0	28.9	25.4	33.7	28.3	25.3	25.4
	7 岁～	31.3	33.8	29.1	38.4	33.1	29.5	28.1
	11 岁～	35.2	37.5	32.9	42.5	36.6	33.2	32.3
	14 岁～	37.1	38.7	35.8	43.3	38.0	36.4	34.6
	18 岁～	39.7	40.5	39.0	45.6	39.8	39.8	37.4
	30 岁～	40.3	41.2	39.4	45.1	40.7	40.3	37.5
	45 岁～	38.8	39.6	37.9	45.1	38.5	38.3	36.8
	60 岁～	36.1	37.4	34.8	42.9	36.3	35.1	34.0
	70 岁～	31.9	33.8	29.8	37.5	33.0	30.3	28.5

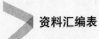

附表 2-20-2　大城市硒摄入百分位数分布（%）

	年龄组	5%	10%	25%	50%	75%	90%	95%
男性	2 岁～	12.1	15.8	20.1	25.8	32.2	47.6	52.0
	4 岁～	15.1	18.6	24.8	32.1	44.3	61.4	74.5
	7 岁～	17.8	22.3	29.5	38.1	50.9	75.7	89.9
	11 岁～	20.9	24.3	32.0	41.4	57.2	74.2	85.9
	14 岁～	21.3	28.4	36.9	48.2	65.0	89.2	103.5
	18 岁～	23.6	27.4	35.1	48.6	64.5	83.9	100.3
	30 岁～	21.9	26.9	35.5	47.3	62.6	83.6	100.5
	45 岁～	21.4	25.7	35.2	47.3	64.4	86.1	108.2
	60 岁～	19.7	24.5	32.4	43.8	59.4	78.6	95.1
	70 岁～	18.0	22.0	30.0	39.4	52.7	70.0	82.9
女性	2 岁～	11.4	12.4	15.8	22.0	35.0	46.2	53.3
	4 岁～	15.1	18.6	23.6	30.8	40.3	50.0	66.1
	7 岁～	14.4	19.0	26.0	34.7	45.5	62.3	68.9
	11 岁～	18.3	21.3	28.4	36.1	51.3	67.6	86.1
	14 岁～	18.4	21.4	27.2	37.1	53.1	80.6	88.6
	18 岁～	17.3	21.9	29.4	40.0	54.8	74.5	91.4
	30 岁～	18.7	22.3	29.5	39.7	53.7	73.3	87.9
	45 岁～	17.9	21.6	30.0	40.2	54.3	73.1	89.4
	60 岁～	16.6	20.5	27.9	37.8	52.2	68.7	82.2
	70 岁～	13.6	17.4	24.3	33.1	46.2	64.3	75.8

附表 2-20-3　中小城市硒摄入百分位数分布（%）

	年龄组	5%	10%	25%	50%	75%	90%	95%
男性	2 岁～	6.6	9.9	16.6	23.1	30.2	51.8	60.3
	4 岁～	11.7	14.7	19.0	27.0	37.1	59.7	71.9
	7 岁～	15.2	17.6	24.7	32.6	44.8	60.7	79.8
	11 岁～	15.0	18.3	26.5	36.1	52.7	74.6	91.8
	14 岁～	19.0	21.6	29.5	41.0	56.8	75.6	92.4
	18 岁～	17.4	21.4	32.0	42.6	57.9	76.9	91.3
	30 岁～	19.0	23.2	31.7	42.9	60.5	82.8	99.5
	45 岁～	17.7	21.1	30.0	40.6	56.8	76.1	93.5
	60 岁～	15.2	18.9	27.2	37.5	50.5	66.9	79.9
	70 岁～	13.8	17.6	25.1	34.3	47.6	63.0	74.4
女性	2 岁～	9.6	10.4	13.7	18.5	24.8	40.0	51.9
	4 岁～	10.2	11.8	18.2	22.2	33.4	55.1	70.6
	7 岁～	12.4	14.8	20.4	27.7	40.2	56.4	72.2
	11 岁～	14.6	18.3	25.2	31.9	44.7	61.9	68.8
	14 岁～	14.9	18.3	25.1	34.7	45.9	63.3	74.0
	18 岁～	14.5	19.0	25.2	34.7	46.7	63.8	81.7
	30 岁～	15.0	18.5	25.8	35.8	49.1	66.9	81.8
	45 岁～	14.4	17.9	24.6	34.1	46.6	61.3	78.7
	60 岁～	13.6	16.6	22.6	32.2	43.4	60.8	74.3
	70 岁～	10.7	13.5	19.2	27.8	40.1	56.0	71.0

附表 2-20-4　普通农村硒摄入百分位数分布（%）

	年龄组	5%	10%	25%	50%	75%	90%	95%
男性	2 岁～	8.2	10.2	14.1	19.1	25.8	33.4	39.4
	4 岁～	11.3	13.4	17.5	23.1	30.3	37.7	46.3
	7 岁～	13.4	15.8	21.0	30.0	40.7	52.0	61.0
	11 岁～	15.1	18.4	25.2	34.7	44.9	58.5	71.1
	14 岁～	18.0	21.5	29.0	39.4	56.3	70.3	78.9
	18 岁～	20.8	24.4	33.6	45.7	60.2	73.4	83.8
	30 岁～	20.3	24.6	32.1	43.9	59.8	76.2	89.2
	45 岁～	19.5	23.3	31.4	43.0	56.5	71.8	84.2
	60 岁～	16.5	20.1	27.3	38.0	51.5	65.8	76.7
	70 岁～	13.4	16.0	22.7	31.7	45.1	60.6	72.3
女性	2 岁～	8.2	9.6	13.8	19.1	25.5	30.5	36.0
	4 岁～	9.8	11.4	16.8	23.5	31.3	38.3	46.0
	7 岁～	14.3	16.2	20.8	27.0	34.8	45.0	53.4
	11 岁～	14.1	17.4	22.8	30.7	41.2	52.6	61.4
	14 岁～	15.5	16.7	23.2	34.1	44.6	60.1	73.7
	18 岁～	17.5	20.4	27.4	37.1	48.9	61.5	70.8
	30 岁～	17.5	20.3	26.5	36.7	48.8	64.6	75.9
	45 岁～	16.4	19.5	25.4	35.4	47.5	60.4	69.8
	60 岁～	14.1	17.1	22.9	31.5	42.4	54.7	63.0
	70 岁～	10.6	13.2	19.2	26.9	37.2	51.3	61.3

附表 2-20-5　贫困农村硒摄入百分位数分布（%）

	年龄组	5%	10%	25%	50%	75%	90%	95%
男性	2 岁～	6.2	8.1	11.6	18.2	24.2	30.1	33.7
	4 岁～	10.2	11.8	16.5	23.5	30.7	43.8	51.7
	7 岁～	10.4	13.1	18.4	26.3	36.4	50.9	60.4
	11 岁～	13.3	15.3	21.6	30.9	40.6	54.9	58.8
	14 岁～	13.6	19.0	24.3	35.3	49.4	67.4	103.9
	18 岁～	16.4	20.5	28.2	39.8	53.0	69.6	80.8
	30 岁～	16.7	19.8	27.5	38.7	54.4	72.0	84.5
	45 岁～	16.0	19.3	26.7	38.2	53.6	69.3	81.5
	60 岁～	14.6	18.0	25.4	35.5	50.0	66.5	73.1
	70 岁～	12.8	15.8	22.2	29.9	42.8	55.6	66.2
女性	2 岁～	5.2	8.8	11.2	16.0	21.2	26.7	30.6
	4 岁～	8.9	10.3	15.0	22.6	31.4	41.9	54.8
	7 岁～	10.3	11.1	17.6	24.7	35.5	46.0	56.5
	11 岁～	11.5	15.2	21.4	30.6	40.7	53.6	60.7
	14 岁～	12.6	16.7	23.7	32.8	43.1	54.6	61.8
	18 岁～	14.3	17.7	23.4	32.9	46.9	60.1	68.7
	30 岁～	14.4	17.8	24.2	34.1	46.6	60.1	71.3
	45 岁～	13.9	17.6	23.9	33.7	45.6	58.1	66.9
	60 岁～	13.7	16.6	22.1	30.4	43.0	55.4	63.7
	70 岁～	11.2	13.4	18.5	26.1	35.0	44.5	54.4

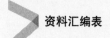

附表 2-20-6　全国不同年龄性别居民硒摄入量与 DRIs 比较（%）

年龄组	男女合计				男性				女性			
	<EAR	EAR~RNI	RNI~	UL~	<EAR	EAR~RNI	RNI~	UL~	<EAR	EAR~RNI	RNI~	UL~
2岁~	51.7	18.5	29.2	0.5	46.0	19.3	33.8	0.9	57.9	17.7	24.3	0.1
4岁~	52.9	13.7	33.4	.	51.2	13.9	34.9	.	54.8	13.4	31.8	.
7岁~	64.8	9.7	25.4	.	60.9	9.8	29.3	.	69.3	9.7	21.1	.
11岁~	74.5	10.8	14.7	0.0	71.7	11.1	17.2	0.0	77.7	10.4	11.9	.
14岁~	73.6	10.4	16.1	.	67.7	12.1	20.2	.	80.3	8.4	11.3	.
18岁~	70.4	12.3	17.3	0.0	62.0	14.9	23.1	.	79.5	9.5	11.0	0.0
30岁~	69.8	11.4	18.8	0.0	62.9	12.9	24.2	0.0	76.8	9.9	13.2	0.0
45岁~	72.0	11.5	16.5	0.0	65.1	13.0	21.9	0.0	79.1	9.9	11.0	0.0
60岁~	78.0	9.9	12.1	0.0	72.7	12.1	15.1	0.0	83.4	7.6	9.0	0.0
70岁~	83.7	7.4	9.0	.	79.6	9.1	11.3	.	87.1	5.9	7.0	.

附表 2-20-7　城市不同年龄性别居民硒摄入量与 DRIs 比较（%）

年龄组	男女合计				男性				女性			
	<EAR	EAR~RNI	RNI~	UL~	<EAR	EAR~RNI	RNI~	UL~	<EAR	EAR~RNI	RNI~	UL~
2岁~	45.5	18.1	35.2	1.2	36.0	18.8	43.1	2.0	55.7	17.3	26.6	0.3
4岁~	48.6	12.9	38.5	.	43.5	13.8	42.7	.	54.1	12.0	33.9	.
7岁~	58.1	10.7	31.1	.	53.7	10.9	35.5	.	62.9	10.6	26.4	.
11岁~	69.6	10.6	19.7	0.1	66.0	10.0	23.9	0.1	73.7	11.3	15.0	.
14岁~	70.7	10.5	18.8	.	64.7	12.2	23.2	.	77.5	8.6	13.9	.
18岁~	69.9	12.1	18.0	.	62.2	14.5	23.4	.	78.1	9.6	12.3	.
30岁~	68.4	11.3	20.3	.	61.8	12.5	25.7	.	75.3	10.1	14.7	.
45岁~	71.3	11.1	17.6	0.0	64.2	12.7	23.1	0.0	78.5	9.4	12.1	0.0
60岁~	76.9	9.6	13.5	.	72.1	12.0	15.9	.	81.7	7.1	11.2	.
70岁~	81.1	8.1	10.8	.	76.6	10.6	12.9	.	84.9	6.0	9.0	.

附表 2-20-8 农村不同年龄性别居民硒摄入量与 DRIs 比较（%）

年龄组	男女合计				男性				女性			
	<EAR	EAR~RNI	RNI~	UL~	<EAR	EAR~RNI	RNI~	UL~	<EAR	EAR~RNI	RNI~	UL~
2岁~	57.0	18.9	24.1	.	54.5	19.7	25.8	.	59.7	18.1	22.3	.
4岁~	56.7	14.3	29.0	.	58.0	14.0	28.0	.	55.4	14.6	30.0	.
7岁~	71.0	8.8	20.2	.	67.4	8.9	23.8	.	75.2	8.7	16.1	.
11岁~	79.2	10.9	9.9	.	77.1	12.1	10.8	.	81.8	9.5	8.7	.
14岁~	76.1	10.3	13.7	.	70.3	12.0	17.6	.	82.7	8.2	9.1	.
18岁~	70.8	12.5	16.7	0.0	61.9	15.2	22.9	.	80.6	9.4	9.9	0.0
30岁~	71.1	11.5	17.4	0.0	64.0	13.2	22.7	0.1	78.3	9.8	11.8	0.0
45岁~	72.8	11.9	15.2	0.0	66.1	13.3	20.6	0.0	79.9	10.5	9.7	0.0
60岁~	79.1	10.2	10.6	0.0	73.3	12.3	14.3	0.0	85.2	8.1	6.6	0.0
70岁~	86.5	6.6	7.0	.	82.9	7.5	9.6	.	89.5	5.7	4.7	.

附表 2-20-9 大城市不同年龄性别居民硒摄入量与 DRIs 比较（%）

年龄组	男女合计				男性				女性			
	<EAR	EAR~RNI	RNI~	UL~	<EAR	EAR~RNI	RNI~	UL~	<EAR	EAR~RNI	RNI~	UL~
2岁~	31.8	18.5	48.5	1.2	24.1	24.1	51.9	.	40.0	12.5	45.0	2.5
4岁~	28.3	17.8	53.9	.	28.0	15.9	56.1	.	28.6	19.8	51.6	.
7岁~	45.4	14.3	40.3	.	40.5	13.1	46.4	.	50.4	15.6	34.1	.
11岁~	60.3	17.0	22.3	0.4	55.1	18.8	25.4	0.7	65.9	15.1	19.0	.
14岁~	62.2	11.6	26.2	.	53.6	14.6	31.8	.	71.7	8.3	20.0	.
18岁~	60.5	14.0	25.5	.	52.6	16.9	30.4	.	69.1	10.8	20.1	.
30岁~	62.5	14.5	23.0	.	54.9	17.6	27.5	.	70.7	11.1	18.3	.
45岁~	61.8	14.1	24.2	.	54.5	15.9	29.6	.	69.3	12.1	18.6	.
60岁~	67.2	12.6	20.2	.	61.8	13.8	24.4	.	72.2	11.5	16.3	.
70岁~	75.7	9.6	14.7	.	71.2	11.0	17.9	.	79.6	8.4	11.9	.

附表 2-20-10 中小城市不同年龄性别居民硒摄入量与 DRIs 比较（%）

年龄组	男女合计				男性				女性			
	<EAR	EAR~RNI	RNI~	UL~	<EAR	EAR~RNI	RNI~	UL~	<EAR	EAR~RNI	RNI~	UL~
2 岁~	47.2	18.1	33.6	1.2	37.5	18.2	42.0	2.3	57.7	17.9	24.4	.
4 岁~	51.0	12.3	36.7	.	45.3	13.5	41.2	.	57.1	11.0	31.8	.
7 岁~	59.9	10.2	29.8	.	55.5	10.5	34.0	.	64.8	9.9	25.3	.
11 岁~	71.2	9.5	19.3	.	67.7	8.6	23.7	.	75.1	10.6	14.3	.
14 岁~	71.9	10.3	17.7	.	66.3	11.8	21.9	.	78.4	8.6	13.0	.
18 岁~	71.3	11.8	16.9	.	63.6	14.1	22.3	.	79.5	9.4	11.1	.
30 岁~	69.3	10.8	19.8	.	62.8	11.7	25.5	.	75.9	9.9	14.1	.
45 岁~	73.2	10.5	16.3	0.0	66.2	12.0	21.7	0.0	80.4	8.8	10.8	.
60 岁~	78.7	9.0	12.3	.	74.0	11.6	14.4	.	83.6	6.3	10.1	.
70 岁~	82.2	7.8	10.0	.	77.7	10.5	11.8	.	86.1	5.5	8.4	.

附表 2-20-11 普通农村不同年龄性别居民硒摄入量与 DRIs 比较（%）

年龄组	男女合计				男性				女性			
	<EAR	EAR~RNI	RNI~	UL~	<EAR	EAR~RNI	RNI~	UL~	<EAR	EAR~RNI	RNI~	UL~
2 岁~	53.1	20.0	26.8	.	52.4	20.9	26.7	.	53.9	19.1	27.0	.
4 岁~	57.1	14.5	28.3	.	59.1	13.7	27.2	.	55.0	15.4	29.6	.
7 岁~	69.9	8.8	21.3	.	64.7	9.0	26.2	.	75.8	8.5	15.7	.
11 岁~	78.0	11.8	10.2	.	75.3	13.2	11.5	.	81.2	10.2	8.6	.
14 岁~	74.4	10.7	14.9	.	67.8	13.1	19.1	.	81.9	8.0	10.1	.
18 岁~	68.2	13.5	18.3	.	57.7	16.6	25.8	.	79.8	10.1	10.1	.
30 岁~	69.3	12.0	18.7	0.0	61.4	14.0	24.6	0.1	77.5	9.9	12.6	0.0
45 岁~	71.6	12.4	15.9	.	64.5	14.0	21.5	.	79.0	10.8	10.2	.
60 岁~	78.9	10.6	10.5	0.1	72.6	13.1	14.2	0.1	85.4	7.9	6.6	0.1
70 岁~	85.2	7.1	7.7	.	81.7	7.7	10.5	.	88.2	6.6	5.2	.

附表 2-20-12 贫困农村不同年龄性别居民硒摄入量与 DRIs 比较（%）

| 年龄组 | 男女合计 | | | | 男性 | | | | | 女性 | | | | |
	<EAR	EAR~RNI	RNI~	UL~	<EAR	EAR~RNI	RNI~	UL~	<EAR	EAR~RNI	RNI~	UL~
2 岁~	65.4	16.4	18.2	.	59.1	17.0	23.9	.	72.3	15.7	12.0	.
4 岁~	55.8	13.8	30.3	.	55.5	14.7	29.8	.	56.2	13.0	30.9	.
7 岁~	73.3	8.9	17.8	.	72.7	8.6	18.7	.	74.0	9.2	16.8	.
11 岁~	81.6	9.2	9.2	.	80.4	10.1	9.5	.	83.0	8.2	8.8	.
14 岁~	79.5	9.4	11.2	.	75.3	10.0	14.7	.	84.2	8.6	7.2	.
18 岁~	76.3	10.3	13.3	0.1	70.8	12.4	16.8	.	82.4	8.0	9.4	0.1
30 岁~	74.9	10.6	14.5	0.0	69.8	11.5	18.7	0.1	80.3	9.6	10.1	.
45 岁~	75.7	10.7	13.5	0.1	69.9	11.6	18.4	0.1	81.8	9.7	8.4	0.1
60 岁~	79.7	9.5	10.8	.	74.9	10.4	14.7	.	84.7	8.5	6.7	.
70 岁~	89.5	5.2	5.3	.	85.7	7.0	7.2	.	92.8	3.6	3.6	.

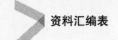

附表 2-20-13　全国不同地区居民硒的食物来源分布（%）

	全国合计	城市	农村	大城市	中小城市	普通农村	贫困农村
米类	10.6	6.4	14.7	4.7	6.7	13.3	18.0
面类	31.8	29.4	34.2	23.8	30.3	32.7	37.4
其他谷类	1.2	1.1	1.2	1.0	1.2	1.0	1.8
薯类	0.8	0.6	1.0	0.5	0.6	0.7	1.6
杂豆类	0.7	0.6	0.8	0.5	0.6	0.9	0.5
大豆及制品	1.5	1.5	1.4	1.4	1.5	1.3	1.5
蔬菜	6.3	6.9	5.6	5.9	7.0	5.9	5.0
水果	0.4	0.5	0.4	0.7	0.4	0.3	0.6
畜肉	18.2	18.5	17.9	20.5	18.1	18.6	16.3
禽肉	4.0	4.2	3.7	4.2	4.2	4.3	2.5
奶类	1.0	1.6	0.5	2.9	1.3	0.6	0.5
蛋类	8.4	9.8	7.0	10.7	9.6	7.2	6.7
鱼虾类	9.1	12.4	5.7	15.1	12.0	7.1	2.7
其他	6.2	6.6	5.8	7.9	6.3	6.2	4.9

三、全国不同地区不同年龄性别居民能量、蛋白质、脂肪来源分布

附表 3-0-1　中国城乡居民能量、蛋白质、脂肪来源分布（%）

	全国合计	城市	农村	大城市	中小城市	普通农村	贫困农村
能量食物来源							
谷类	53.1	47.1	58.8	42.0	48.0	56.8	63.2
大豆类	1.8	2.1	1.4	2.3	2.1	1.5	1.2
薯类杂豆类	2.0	1.8	2.1	1.9	1.7	1.9	2.6
动物性食物	15.0	17.6	12.5	21.3	17.0	13.8	9.6
食用油	17.3	18.5	16.1	16.7	18.8	16.2	15.9
糖	0.4	0.5	0.2	0.7	0.5	0.3	1.0
酒	0.6	0.6	0.5	0.5	0.6	0.6	0.5
其他	9.8	11.8	8.4	14.6	11.3	8.9	6.0
能量营养素来源							
碳水化合物	55.0	51.0	59.1	48.8	51.4	57.6	62.1
蛋白质	12.1	12.9	11.2	14.0	12.7	11.5	10.6
脂肪	32.9	36.1	29.7	37.2	35.9	30.9	27.3
蛋白质食物来源							
谷类	47.3	39.7	54.6	32.3	40.9	51.1	62.5
大豆类	5.4	6.3	4.5	6.3	6.3	4.6	4.1
动物性食物	30.7	36.2	25.4	42.4	35.2	27.9	19.6
其他	16.6	17.8	15.5	19.0	17.6	16.4	13.8
脂肪食物来源							
动物性食物	35.9	34.3	37.4	38.2	33.7	37.9	36.2
植物性食物	64.1	65.7	62.6	61.8	66.3	62.1	63.8

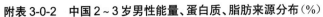

附表 3-0-2　中国 2～3 岁男性能量、蛋白质、脂肪来源分布（%）

	全国合计	城市	农村	大城市	中小城市	普通农村	贫困农村
能量食物来源							
谷类	45.2	38.6	50.8	31.9	39.4	48.9	55.0
大豆类	1.4	1.4	1.5	1.1	1.4	1.7	0.9
薯类杂豆类	1.3	1.3	1.3	1.8	1.2	1.2	1.5
动物性食物	22.4	26.3	19.0	31.2	25.7	20.2	16.5
食用油	17.6	19.3	16.1	17.0	19.5	16.3	15.6
糖	0.5	0.6	0.4	1.4	0.5	0.5	0.1
其他	11.6	12.5	10.9	15.6	12.3	11.2	10.4
能量营养素来源							
碳水化合物	50.8	46.5	54.3	45.3	46.7	53.0	57.2
蛋白质	12.3	13.3	11.5	13.7	13.2	11.8	10.9
脂肪	36.9	40.2	34.2	41.0	40.1	35.2	31.9
蛋白质食物来源							
谷类	38.7	31.2	45.1	23.5	32.1	42.2	51.4
大豆类	4.2	4.2	4.3	3.4	4.3	4.7	3.4
动物性食物	42.6	50.4	36.0	58.1	49.4	38.6	30.4
其他	14.5	14.2	14.6	15.0	14.2	14.5	14.8
脂肪食物来源							
动物性食物	41.8	41.6	41.9	43.5	41.3	41.8	42.2
植物性食物	58.2	58.4	58.1	56.5	58.7	58.2	57.8

附表 3-0-3　中国 2～3 岁女性能量、蛋白质、脂肪来源分布（%）

	全国合计	城市	农村	大城市	中小城市	普通农村	贫困农村
能量食物来源							
谷类	47.0	39.4	53.6	32.9	40.2	50.1	61.2
大豆类	1.1	1.2	1.1	1.3	1.2	1.1	1.1
薯类杂豆类	1.4	1.3	1.5	1.3	1.3	1.5	1.5
动物性食物	21.7	26.2	17.9	30.8	25.6	20.1	12.9
食用油	16.0	17.4	14.8	15.1	17.7	14.6	15.3
糖	0.6	0.8	0.5	1.8	0.6	0.7	0.2
酒	0.0	0.1	0.0	0.1	0.1	0.0	0.0
其他	12.2	13.6	10.6	16.7	13.3	11.9	7.8
能量营养素来源							
碳水化合物	52.3	47.6	56.3	46.9	47.7	54.6	60.0
蛋白质	12.3	13.2	11.5	13.7	13.1	12.0	10.6
脂肪	35.4	39.2	32.2	39.4	39.2	33.4	29.4
蛋白质食物来源							
谷类	39.9	30.9	47.5	23.7	31.8	43.1	57.3
大豆类	3.5	3.6	3.4	3.7	3.6	3.1	3.9
动物性食物	41.4	49.9	34.0	55.0	49.3	37.3	26.9
其他	15.2	15.6	15.1	17.6	15.3	16.5	11.9
脂肪食物来源							
动物性食物	42.3	41.3	43.2	47.0	40.6	44.0	41.5
植物性食物	57.7	58.7	56.8	53.0	59.4	56.0	58.5

附表 3-0-4　中国 4~6 岁男性能量、蛋白质、脂肪来源分布（%）

	全国合计	城市	农村	大城市	中小城市	普通农村	贫困农村
能量食物来源							
谷类	50.6	44.0	56.4	37.8	44.7	54.7	60.0
大豆类	1.6	1.7	1.4	1.6	1.8	1.4	1.5
薯类杂豆类	1.6	1.6	1.6	1.6	1.6	1.3	2.1
动物性食物	18.3	20.8	16.1	26.1	20.2	17.0	14.0
食用油	16.2	17.8	14.9	17.5	17.8	15.0	14.8
糖	0.5	0.8	0.3	0.7	0.8	0.4	0.1
其他	11.2	13.3	9.3	14.7	13.1	10.2	7.5
能量营养素来源							
碳水化合物	53.5	49.4	57.1	45.9	49.8	56.1	59.2
蛋白质	12.2	13.0	11.5	14.0	12.9	11.8	10.9
脂肪	34.3	37.6	31.4	40.1	37.3	32.1	29.9
蛋白质食物来源							
谷类	43.5	35.9	50.1	27.8	36.8	47.8	55.0
大豆类	4.7	5.1	4.4	4.2	5.2	4.1	5.0
动物性食物	36.8	42.2	32.0	49.6	41.4	34.2	27.2
其他	15.0	16.8	13.5	18.4	16.6	13.9	12.8
脂肪食物来源							
动物性食物	40.1	37.2	42.7	41.9	36.6	41.4	45.6
植物性食物	59.9	62.8	57.3	58.1	63.4	58.6	54.4

附表 3-0-5　中国 4~6 岁女性能量、蛋白质、脂肪来源分布（%）

	全国合计	城市	农村	大城市	中小城市	普通农村	贫困农村
能量食物来源							
谷类	49.4	42.5	55.4	32.3	43.7	53.0	60.8
大豆类	1.5	1.4	1.5	1.3	1.4	1.6	1.2
薯类杂豆类	1.7	1.7	1.7	1.4	1.7	1.4	2.5
动物性食物	18.7	21.4	16.4	28.7	20.6	18.2	12.3
食用油	17.3	19.6	15.3	17.6	19.9	15.2	15.3
糖	0.6	0.9	0.3	1.2	0.9	0.3	0.3
酒	0.0	0.0	0.0	0.0	0.0	0.0	0.0
其他	10.8	12.5	9.4	17.5	11.8	10.3	7.6
能量营养素来源							
碳水化合物	52.6	48.4	56.4	44.9	48.7	54.6	60.3
蛋白质	12.1	12.7	11.5	14.2	12.6	11.8	11.0
脂肪	35.3	38.9	32.1	40.9	38.7	33.6	28.7
蛋白质食物来源							
谷类	43.6	36.3	50.1	23.9	37.7	46.8	57.2
大豆类	4.5	4.5	4.5	3.8	4.6	4.7	4.0
动物性食物	37.5	44.0	31.8	54.1	42.8	34.6	25.8
其他	14.4	15.2	13.6	18.2	14.9	13.9	13.0
脂肪食物来源							
动物性食物	40.7	37.9	43.2	44.8	37.1	44.0	41.7
植物性食物	59.3	62.1	56.8	55.2	62.9	56.0	58.3

附表 3-0-6　中国 7～10 岁男性能量、蛋白质、脂肪来源分布（%）

	全国合计	城市	农村	大城市	中小城市	普通农村	贫困农村
能量食物来源							
谷类	51.9	45.5	57.6	37.5	46.6	54.7	63.7
大豆类	1.5	1.6	1.4	1.9	1.5	1.3	1.4
薯类杂豆类	1.7	1.5	1.9	1.5	1.5	1.8	2.1
动物性食物	17.0	20.4	14.0	27.0	19.4	16.0	10.1
食用油	16.4	17.5	15.3	15.8	17.8	15.6	14.7
糖	0.5	0.8	0.3	0.9	0.8	0.4	0.1
其他	11.0	12.7	9.5	15.4	12.4	10.2	7.9
能量营养素来源							
碳水化合物	54.0	49.6	58.0	45.6	50.1	55.9	62.4
蛋白质	12.2	13.1	11.3	14.2	13.0	11.6	10.8
脂肪	33.8	37.3	30.7	40.2	36.9	32.5	26.8
蛋白质食物来源							
谷类	45.5	37.6	52.6	27.3	39.0	48.6	60.9
大豆类	4.6	4.8	4.4	5.0	4.8	4.1	4.9
动物性食物	34.7	41.7	28.3	50.9	40.4	31.9	21.0
其他	15.2	15.9	14.7	16.8	15.8	15.4	13.2
脂肪食物来源							
动物性食物	38.2	37.3	39.0	45.5	36.1	39.7	37.8
植物性食物	61.8	62.7	61.0	54.5	63.9	60.3	62.2

附表 3-0-7　中国 7～10 岁女性能量、蛋白质、脂肪来源分布（%）

	全国合计	城市	农村	大城市	中小城市	普通农村	贫困农村
能量食物来源							
谷类	51.4	44.6	57.8	37.1	45.8	55.6	62.2
大豆类	1.8	2.1	1.6	1.8	2.1	1.6	1.6
薯类杂豆类	1.8	1.6	2.0	1.9	1.6	1.9	2.2
动物性食物	17.2	20.7	13.9	24.2	20.2	15.1	11.3
食用油	16.6	18.0	15.3	18.1	18.0	15.8	14.4
糖	0.5	0.6	0.3	0.6	0.6	0.4	0.2
其他	10.7	12.4	9.1	16.3	11.7	9.6	8.1
能量营养素来源							
碳水化合物	53.6	48.7	58.3	45.9	49.2	56.6	61.7
蛋白质	12.3	13.4	11.2	13.9	13.3	11.5	10.8
脂肪	34.1	37.9	30.5	40.2	37.5	31.9	27.5
蛋白质食物来源							
谷类	44.6	36.4	52.4	27.9	37.6	49.5	58.2
大豆类	5.5	5.7	5.2	4.9	5.9	5.2	5.2
动物性食物	34.5	41.8	27.7	48.2	40.8	29.9	23.1
其他	15.4	16.1	14.7	19.0	15.7	15.4	13.5
脂肪食物来源							
动物性食物	39.0	38.2	39.7	40.2	37.9	38.9	41.3
植物性食物	61.0	61.8	60.3	59.8	62.1	61.1	58.7

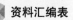

附表 3-0-8　中国 11～13 岁男性能量、蛋白质、脂肪来源分布（%）

	全国合计	城市	农村	大城市	中小城市	普通农村	贫困农村
能量食物来源							
谷类	53.0	47.0	58.7	41.4	48.0	55.3	65.3
大豆类	1.4	1.7	1.2	1.3	1.7	1.1	1.2
薯类杂豆类	2.0	1.9	2.2	1.5	1.9	2.2	2.3
动物性食物	16.8	19.5	14.3	24.7	18.6	16.2	10.6
食用油	16.2	17.4	15.1	15.9	17.7	15.7	14.0
糖	0.4	0.5	0.3	0.6	0.4	0.3	0.1
其他	10.2	12.0	8.2	14.6	11.7	9.2	6.5
能量营养素来源							
碳水化合物	54.5	50.3	58.5	48.2	50.7	56.1	63.1
蛋白质	12.1	13.2	11.1	14.0	13.0	11.5	10.4
脂肪	33.4	36.5	30.4	37.8	36.3	32.4	26.5
蛋白质食物来源							
谷类	47.0	39.5	54.1	31.0	40.9	49.4	63.0
大豆类	4.6	5.2	3.9	3.6	5.5	3.7	4.4
动物性食物	33.3	39.2	27.7	48.5	37.7	31.4	20.6
其他	15.1	16.1	14.3	16.9	15.9	15.5	12.0
脂肪食物来源							
动物性食物	38.5	35.3	41.5	44.6	33.8	42.4	39.9
植物性食物	61.5	64.7	58.5	55.4	66.2	57.6	60.1

附表 3-0-9　中国 11～13 岁女性能量、蛋白质、脂肪来源分布（%）

	全国合计	城市	农村	大城市	中小城市	普通农村	贫困农村
能量食物来源							
谷类	52.9	46.7	59.2	41.1	47.7	56.3	64.7
大豆类	1.6	1.8	1.5	2.1	1.7	1.3	1.7
薯类杂豆类	2.0	1.8	2.2	2.2	1.8	1.9	2.7
动物性食物	15.9	18.9	12.8	23.3	18.2	14.7	9.4
食用油	16.0	17.2	14.9	15.8	17.5	15.1	14.3
糖	0.6	0.9	0.3	0.5	0.9	0.5	0.1
其他	11.0	12.7	9.1	15.0	12.2	10.2	7.1
能量营养素来源							
碳水化合物	55.1	50.9	59.4	48.4	51.4	57.3	63.3
蛋白质	12.1	13.0	11.2	13.8	12.8	11.4	10.9
脂肪	32.8	36.1	29.4	37.8	35.8	31.3	25.8
蛋白质食物来源							
谷类	46.9	39.3	54.6	30.7	40.9	50.7	61.9
大豆类	4.8	5.0	4.6	5.9	4.9	4.2	5.5
动物性食物	32.1	38.8	25.3	45.0	37.6	28.2	20.0
其他	16.2	16.9	15.5	18.4	16.6	16.9	12.6
脂肪食物来源							
动物性食物	37.7	35.8	39.6	43.1	34.5	41.4	36.4
植物性食物	62.3	64.2	60.4	56.9	65.5	58.6	63.6

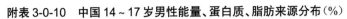

附表 3-0-10　中国 14～17 岁男性能量、蛋白质、脂肪来源分布（%）

	全国合计	城市	农村	大城市	中小城市	普通农村	贫困农村
能量食物来源							
谷类	54.6	48.3	59.9	43.3	49.1	57.3	65.2
大豆类	1.5	1.6	1.3	2.0	1.6	1.4	1.2
薯类杂豆类	2.0	1.8	2.2	1.7	1.8	1.6	3.2
动物性食物	15.6	18.6	12.9	24.3	17.8	14.6	9.6
食用油	16.5	18.3	15.0	14.3	18.9	15.6	13.9
糖	0.3	0.4	0.2	0.5	0.4	0.3	0.1
酒	0.1	0.1	0.0	0.1	0.1	0.0	0.0
其他	9.4	10.9	8.5	13.8	10.3	9.2	6.8
能量营养素来源							
碳水化合物	55.0	50.4	58.9	49.1	50.7	56.7	63.5
蛋白质	12.1	12.9	11.4	14.4	12.6	11.5	11.1
脂肪	32.9	36.7	29.7	36.5	36.7	31.8	25.4
蛋白质食物来源							
谷类	48.7	40.5	55.6	31.6	41.8	52.2	62.3
大豆类	4.6	4.8	4.5	5.4	4.7	4.5	4.4
动物性食物	31.9	38.9	25.9	46.5	37.7	28.9	20.0
其他	14.8	15.8	14.0	16.5	15.8	14.4	13.3
脂肪食物来源							
动物性食物	36.4	35.2	37.4	45.1	33.7	38.7	34.8
植物性食物	63.6	64.8	62.6	54.9	66.3	61.3	65.2

附表 3-0-11　中国 14～17 岁女性能量、蛋白质、脂肪来源分布（%）

	全国合计	城市	农村	大城市	中小城市	普通农村	贫困农村
能量食物来源							
谷类	52.6	44.7	59.4	40.7	45.3	56.1	65.9
大豆类	1.8	2.0	1.6	1.7	2.1	1.8	1.2
薯类杂豆类	2.1	1.7	2.5	1.6	1.7	2.1	3.1
动物性食物	16.4	20.3	13.0	25.2	19.6	14.3	10.4
食用油	15.9	17.2	14.8	15.2	17.5	15.7	13.1
糖	0.5	0.7	0.2	0.6	0.7	0.2	0.2
其他	10.7	13.4	8.5	15.0	13.1	9.8	6.1
能量营养素来源							
碳水化合物	54.5	49.2	59.2	47.8	49.5	56.8	63.7
蛋白质	12.3	13.4	11.3	14.8	13.1	11.7	10.7
脂肪	33.2	37.4	29.5	37.4	37.4	31.5	25.6
蛋白质食物来源							
谷类	45.9	36.3	54.1	28.6	37.5	49.0	64.2
大豆类	5.6	6.1	5.1	4.2	6.4	5.4	4.6
动物性食物	32.5	40.5	25.6	49.2	39.2	28.9	18.9
其他	16.0	17.1	15.2	18.0	16.9	16.7	12.3
脂肪食物来源							
动物性食物	38.3	36.9	39.6	45.4	35.6	39.9	38.9
植物性食物	61.7	63.1	60.4	54.6	64.4	60.1	61.1

附表 3-0-12　中国 18～29 岁男性能量、蛋白质、脂肪来源分布（%）

	全国合计	城市	农村	大城市	中小城市	普通农村	贫困农村
能量食物来源							
谷类	54.0	47.1	59.9	42.3	47.8	57.7	64.6
大豆类	1.4	1.9	1.1	2.0	1.9	1.1	0.9
薯类杂豆类	1.9	1.9	1.9	1.6	2.0	1.7	2.3
动物性食物	16.5	19.6	13.7	23.9	19.0	15.4	10.2
食用油	16.1	17.5	14.9	15.4	17.8	14.8	15.1
糖	0.3	0.4	0.2	0.5	0.4	0.2	0.1
酒	0.4	0.4	0.4	0.4	0.4	0.4	0.5
其他	9.4	11.2	7.9	13.9	10.7	8.7	6.3
能量营养素来源							
碳水化合物	54.8	50.0	59.1	47.5	50.4	57.4	62.6
蛋白质	12.4	13.4	11.5	14.5	13.2	11.8	10.8
脂肪	32.8	36.6	29.4	38.0	36.4	30.8	26.6
蛋白质食物来源							
谷类	46.9	38.4	54.3	31.3	39.4	50.7	62.0
大豆类	4.3	5.4	3.4	5.3	5.4	3.4	3.4
动物性食物	33.3	39.3	28.1	45.9	38.2	31.0	21.8
其他	15.5	16.9	14.2	17.5	17.0	14.9	12.8
脂肪食物来源							
动物性食物	39.5	37.7	41.2	42.9	36.9	42.4	38.5
植物性食物	60.5	62.3	58.8	57.1	63.1	57.6	61.5

附表 3-0-13　中国 18～29 岁女性能量、蛋白质、脂肪来源分布（%）

	全国合计	城市	农村	大城市	中小城市	普通农村	贫困农村
能量食物来源							
谷类	52.0	45.2	57.9	38.8	46.2	55.6	62.9
大豆类	1.6	2.0	1.3	2.0	2.0	1.4	1.2
薯类杂豆类	2.1	1.9	2.3	1.7	1.9	2.0	2.7
动物性食物	15.8	18.6	13.4	23.0	18.0	15.0	10.0
食用油	17.0	18.4	15.7	16.2	18.8	15.6	15.9
糖	0.4	0.6	0.2	0.7	0.6	0.3	0.2
酒	0.0	0.0	0.1	0.0	0.0	0.0	0.1
其他	11.1	13.3	9.1	17.6	12.5	10.1	7.0
能量营养素来源							
碳水化合物	54.2	49.8	58.2	47.4	50.2	56.5	61.8
蛋白质	12.4	13.3	11.5	14.5	13.1	11.8	10.9
脂肪	33.4	36.9	30.3	38.1	36.7	31.7	27.3
蛋白质食物来源							
谷类	45.4	37.0	52.8	28.5	38.3	49.3	60.4
大豆类	4.9	5.7	4.2	5.4	5.8	4.2	4.1
动物性食物	32.7	38.9	27.3	46.1	37.8	29.8	22.0
其他	17.0	18.4	15.7	20.0	18.1	16.7	13.5
脂肪食物来源							
动物性食物	36.8	35.0	38.4	39.7	34.3	39.9	35.3
植物性食物	63.2	65.0	61.6	60.3	65.7	60.1	64.7

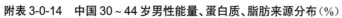

附表 3-0-14　中国 30～44 岁男性能量、蛋白质、脂肪来源分布（%）

	全国合计	城市	农村	大城市	中小城市	普通农村	贫困农村
能量食物来源							
谷类	53.9	47.9	59.5	43.1	48.7	57.6	63.5
大豆类	1.6	2.0	1.3	2.2	2.0	1.5	1.0
薯类杂豆类	1.7	1.6	1.9	1.7	1.6	1.6	2.6
动物性食物	15.5	18.3	12.9	22.7	17.6	14.0	10.4
食用油	16.8	18.1	15.6	16.0	18.4	15.7	15.4
糖	0.3	0.4	0.2	0.5	0.4	0.2	0.1
酒	1.2	1.2	1.2	1.2	1.2	1.2	1.1
其他	9.0	10.5	7.4	12.6	10.1	8.2	5.9
能量营养素来源							
碳水化合物	55.2	50.9	59.5	48.5	51.2	58.0	62.4
蛋白质	12.1	13.0	11.1	14.4	12.8	11.5	10.4
脂肪	32.7	36.1	29.4	37.1	36.0	30.5	27.2
蛋白质食物来源							
谷类	47.5	39.8	54.9	31.8	41.1	51.3	62.7
大豆类	5.1	5.9	4.2	5.7	6.0	4.6	3.6
动物性食物	32.0	37.9	26.3	45.3	36.8	28.9	20.5
其他	15.4	16.4	14.6	17.2	16.1	15.2	13.2
脂肪食物来源							
动物性食物	37.9	36.1	39.6	41.4	35.2	39.6	39.7
植物性食物	62.1	63.9	60.4	58.6	64.8	60.4	60.3

附表 3-0-15　中国 30～44 岁女性能量、蛋白质、脂肪来源分布（%）

	全国合计	城市	农村	大城市	中小城市	普通农村	贫困农村
能量食物来源							
谷类	52.9	46.8	58.8	40.6	47.7	56.9	63.1
大豆类	1.7	2.1	1.4	2.3	2.1	1.5	1.1
薯类杂豆类	2.0	1.9	2.2	2.0	1.8	1.9	2.9
动物性食物	15.3	18.1	12.6	22.0	17.5	13.9	9.7
食用油	17.3	18.5	16.2	17.0	18.7	16.2	16.2
糖	0.4	0.5	0.2	0.6	0.5	0.3	0.1
酒	0.1	0.1	0.1	0.1	0.1	0.1	0.1
其他	10.3	12.0	8.5	15.4	11.6	9.2	6.8
能量营养素来源							
碳水化合物	54.6	50.4	58.8	47.7	50.8	57.4	61.8
蛋白质	12.2	13.1	11.2	14.2	13.0	11.6	10.5
脂肪	33.2	36.5	30.0	38.1	36.2	31.0	27.7
蛋白质食物来源							
谷类	46.7	38.9	54.3	30.6	40.0	50.8	62.2
大豆类	5.4	6.2	4.5	6.1	6.3	4.7	4.0
动物性食物	31.3	37.3	25.6	44.0	36.3	28.2	19.7
其他	16.6	17.6	15.6	19.3	17.4	16.3	14.1
脂肪食物来源							
动物性食物	36.4	34.7	38.1	39.0	34.1	38.3	37.6
植物性食物	63.6	65.3	61.9	61.0	65.9	61.7	62.4

附表 3-0-16　中国 45～59 岁男性能量、蛋白质、脂肪来源分布（%）

	全国合计	城市	农村	大城市	中小城市	普通农村	贫困农村
能量食物来源							
谷类	52.5	47.5	58.5	42.9	48.5	56.8	62.6
大豆类	1.7	2.0	1.4	2.3	1.9	1.4	1.3
薯类杂豆类	1.8	1.6	2.0	1.6	1.6	1.8	2.6
动物性食物	14.7	16.9	12.0	20.9	16.1	13.3	9.0
食用油	17.8	19.0	16.3	16.9	19.4	16.4	16.1
糖	0.4	0.5	0.2	0.6	0.5	0.3	0.1
酒	1.6	1.7	1.5	1.7	1.7	1.5	1.5
其他	9.5	10.8	8.1	13.1	10.3	8.5	6.8
能量营养素来源							
碳水化合物	54.9	51.2	59.3	48.7	51.6	58.0	62.4
蛋白质	11.9	12.6	11.1	13.9	12.4	11.4	10.5
脂肪	33.2	36.2	29.6	37.4	36.0	30.6	27.1
蛋白质食物来源							
谷类	47.2	41.0	54.7	33.4	42.5	51.6	62.2
大豆类	5.4	6.1	4.6	6.2	6.1	4.7	4.3
动物性食物	30.7	35.5	25.0	42.1	34.1	27.3	19.4
其他	16.7	17.4	15.7	18.3	17.3	16.4	14.1
脂肪食物来源							
动物性食物	34.9	33.4	36.7	38.0	32.4	37.5	34.9
植物性食物	65.1	66.6	63.3	62.0	67.6	62.5	65.1

附表 3-0-17　中国 45～59 岁女性能量、蛋白质、脂肪来源分布（%）

	全国合计	城市	农村	大城市	中小城市	普通农村	贫困农村
能量食物来源							
谷类	52.4	47.1	58.8	41.7	48.2	57.1	63.0
大豆类	1.8	2.1	1.5	2.4	2.1	1.5	1.2
薯类杂豆类	2.0	1.8	2.3	1.9	1.8	2.1	2.9
动物性食物	14.6	16.9	11.8	20.7	16.1	12.9	9.0
食用油	18.1	19.2	16.9	17.1	19.6	17.0	16.8
糖	0.4	0.5	0.2	0.7	0.5	0.3	0.1
酒	0.1	0.1	0.1	0.1	0.1	0.1	0.1
其他	10.6	12.3	8.4	15.4	11.6	9.0	6.9
能量营养素来源							
碳水化合物	54.5	50.8	58.8	48.4	51.3	57.7	61.6
蛋白质	12.1	12.9	11.2	14.0	12.6	11.5	10.6
脂肪	33.4	36.3	30.0	37.6	36.1	30.8	27.8
蛋白质食物来源							
谷类	46.7	39.9	54.8	32.4	41.4	51.6	62.8
大豆类	5.5	6.2	4.7	6.5	6.2	4.8	4.2
动物性食物	30.2	35.2	24.1	41.3	33.9	26.3	18.5
其他	17.6	18.7	16.4	19.8	18.5	17.3	14.5
脂肪食物来源							
动物性食物	34.1	32.9	35.7	37.0	32.0	36.4	34.0
植物性食物	65.9	67.1	64.3	63.0	68.0	63.6	66.0

附表3-0-18　中国60～69岁男性能量、蛋白质、脂肪来源分布（%）

	全国合计	城市	农村	大城市	中小城市	普通农村	贫困农村
能量食物来源							
谷类	53.3	47.5	59.3	43.3	48.2	57.3	63.9
大豆类	1.9	2.4	1.4	2.6	2.4	1.5	1.1
薯类杂豆类	2.0	1.8	2.2	1.9	1.8	2.0	2.6
动物性食物	13.9	16.6	11.2	19.3	16.1	12.3	8.5
食用油	17.5	18.3	16.6	17.1	18.5	16.7	16.4
糖	0.4	0.5	0.2	0.6	0.5	0.3	0.1
酒	1.4	1.5	1.2	1.2	1.6	1.3	1.1
其他	9.6	11.4	7.9	14.0	10.9	8.6	6.3
能量营养素来源							
碳水化合物	55.9	52.1	59.9	50.0	52.5	58.6	62.7
蛋白质	11.9	12.7	11.0	13.7	12.5	11.3	10.4
脂肪	32.2	35.2	29.1	36.3	35.0	30.1	26.9
蛋白质食物来源							
谷类	48.5	40.7	56.5	34.2	41.9	52.5	65.6
大豆类	5.7	7.0	4.4	7.0	7.0	4.7	3.9
动物性食物	28.7	34.0	23.1	39.3	33.1	25.8	16.8
其他	17.1	18.3	16.0	19.5	18.0	17.0	13.7
脂肪食物来源							
动物性食物	34.2	33.6	34.9	35.1	33.3	35.8	32.9
植物性食物	65.8	66.4	65.1	64.9	66.7	64.2	67.1

附表3-0-19　中国60～69岁女性能量、蛋白质、脂肪来源分布（%）

	全国合计	城市	农村	大城市	中小城市	普通农村	贫困农村
能量食物来源							
谷类	53.6	48.1	59.5	42.8	49.2	57.4	64.2
大豆类	2.0	2.5	1.5	2.6	2.5	1.6	1.2
薯类杂豆类	2.1	1.9	2.3	2.2	1.8	2.2	2.8
动物性食物	13.9	16.5	11.2	19.7	15.8	12.4	8.4
食用油	17.5	18.2	16.7	16.6	18.5	16.8	16.3
糖	0.4	0.5	0.2	0.6	0.5	0.3	0.1
酒	0.1	0.1	0.1	0.1	0.1	0.1	0.2
其他	10.4	12.2	8.5	15.4	11.6	9.2	6.8
能量营养素来源							
碳水化合物	55.7	52.2	59.6	50.0	52.5	58.2	62.6
蛋白质	12.0	12.8	11.1	14.0	12.6	11.4	10.5
脂肪	32.3	35.0	29.3	36.0	34.9	30.4	26.9
蛋白质食物来源							
谷类	48.3	40.8	56.4	33.7	42.2	52.4	65.5
大豆类	6.0	7.2	4.6	7.0	7.3	4.9	4.0
动物性食物	28.1	33.2	22.6	39.1	32.1	25.3	16.4
其他	17.6	18.8	16.4	20.2	18.4	17.4	14.1
脂肪食物来源							
动物性食物	33.7	33.2	34.2	35.6	32.8	34.9	32.5
植物性食物	66.3	66.8	65.8	64.4	67.2	65.1	67.5

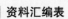
附表 3-0-20　中国 70 岁以上男性能量、蛋白质、脂肪来源分布（%）

	全国合计	城市	农村	大城市	中小城市	普通农村	贫困农村
能量食物来源							
谷类	53.2	47.4	59.4	44.0	48.1	57.5	63.9
大豆类	2.1	2.6	1.5	2.6	2.6	1.7	1.2
薯类杂豆类	2.1	1.9	2.3	2.2	1.9	2.2	2.6
动物性食物	14.4	16.9	11.6	19.5	16.4	13.0	8.2
食用油	17.1	18.1	16.0	16.1	18.6	15.9	16.1
糖	0.4	0.5	0.3	0.7	0.5	0.3	0.2
酒	1.0	1.1	0.9	0.7	1.2	0.9	0.9
其他	9.7	11.5	8.0	14.2	10.7	8.5	6.9
能量营养素来源							
碳水化合物	55.9	52.0	60.1	50.9	52.3	58.8	63.2
蛋白质	12.1	12.8	11.3	13.8	12.6	11.6	10.5
脂肪	32.0	35.2	28.6	35.3	35.1	29.6	26.3
蛋白质食物来源							
谷类	47.8	40.3	55.9	35.2	41.4	52.1	65.1
大豆类	6.2	7.5	4.8	7.2	7.5	5.2	4.0
动物性食物	28.7	33.8	23.2	38.6	32.8	25.8	17.0
其他	17.3	18.4	16.1	19.0	18.3	16.9	13.9
脂肪食物来源							
动物性食物	35.0	34.5	35.6	36.7	34.0	36.2	34.1
植物性食物	65.0	65.5	64.4	63.3	66.0	63.8	65.9

附表 3-0-21　中国 70 岁以上女性能量、蛋白质、脂肪来源分布（%）

	全国合计	城市	农村	大城市	中小城市	普通农村	贫困农村
能量食物来源							
谷类	53.5	48.0	59.5	43.0	49.0	57.9	63.3
大豆类	2.0	2.4	1.5	2.6	2.4	1.6	1.2
薯类杂豆类	2.0	1.8	2.3	2.1	1.7	2.2	2.5
动物性食物	14.4	16.9	11.6	19.3	16.4	12.7	8.8
食用油	17.5	18.4	16.5	17.5	18.6	16.5	16.6
糖	0.4	0.5	0.3	0.7	0.5	0.3	0.2
酒	0.1	0.1	0.2	0.1	0.1	0.1	0.3
其他	10.1	11.9	8.1	14.7	11.3	8.7	7.1
能量营养素来源							
碳水化合物	55.5	51.8	59.7	49.9	52.1	58.7	62.1
蛋白质	12.2	13.0	11.3	13.6	12.9	11.6	10.6
脂肪	32.3	35.2	29.0	36.5	35.0	29.7	27.3
蛋白质食物来源							
谷类	47.6	40.2	55.6	34.5	41.4	52.5	63.4
大豆类	6.0	7.2	4.7	7.3	7.1	4.9	4.3
动物性食物	28.8	33.8	23.4	38.3	32.9	25.8	17.5
其他	17.6	18.8	16.3	19.9	18.6	16.8	14.8
脂肪食物来源							
动物性食物	34.4	33.8	35.0	35.3	33.4	35.3	34.2
植物性食物	65.6	66.2	65.0	64.7	66.6	64.7	65.8

附表 3-0-22　中国不同家庭人均年收入水平居民能量、蛋白质、脂肪来源分布（%）

	<10 000元	10 000元~	20 000元~	30 000元~	40 000元~
能量食物来源					
谷类	56.2	50.3	47.7	45.9	42.6
大豆类	1.5	1.9	1.9	1.9	1.8
薯类杂豆类	2.2	1.7	1.7	1.7	1.5
动物性食物	13.3	17.0	19.5	20.7	23.0
食用油	16.9	17.3	17.0	16.1	16.8
糖	0.3	0.4	0.5	0.7	0.7
酒	0.5	0.5	0.5	0.4	0.4
其他	9.1	10.9	11.2	12.6	13.2
能量营养素来源					
碳水化合物	57.0	53.2	51.4	51.0	48.1
蛋白质	11.6	12.4	13.0	13.7	13.9
脂肪	31.4	34.4	35.6	35.3	38.0
蛋白质食物来源					
谷类	52.4	42.3	38.5	35.5	31.9
大豆类	4.7	5.8	5.6	5.4	5.0
动物性食物	27.0	35.1	39.2	42.2	45.8
其他	15.9	16.8	16.7	16.9	17.3
脂肪食物来源					
动物性食物	35.3	37.5	39.7	38.9	41.9
植物性食物	64.7	62.5	60.3	61.1	58.1

附表 3-0-23　中国城市不同家庭人均年收入水平居民能量、蛋白质、脂肪来源分布（%）

	<10 000元	10 000元~	20 000元~	30 000元~	40 000元~
能量食物来源					
谷类	49.5	45.8	44.1	43.3	40.4
大豆类	1.9	2.2	2.0	2.0	1.8
薯类杂豆类	2.1	1.6	1.6	1.6	1.5
动物性食物	15.6	18.9	21.4	22.4	24.1
食用油	19.2	18.3	17.1	15.6	16.8
糖	0.5	0.5	0.6	0.7	0.8
酒	0.5	0.6	0.6	0.5	0.4
其他	10.7	12.1	12.6	13.9	14.2
能量营养素来源					
碳水化合物	52.2	49.9	49.0	49.5	46.8
蛋白质	12.3	13.2	13.7	14.4	14.3
脂肪	35.5	36.9	37.3	36.1	38.9
蛋白质食物来源					
谷类	44.1	37.2	34.3	32.0	29.5
大豆类	5.7	6.5	5.9	5.4	5.2
动物性食物	32.7	38.9	42.7	45.2	47.6
其他	17.5	17.4	17.1	17.4	17.7
脂肪食物来源					
动物性食物	33.0	34.8	38.4	39.4	40.6
植物性食物	67.0	65.2	61.6	60.6	59.4

附表 3-0-24　中国农村不同家庭人均年收入水平居民能量、蛋白质、脂肪来源分布（%）

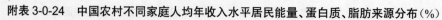

	<10 000 元	10 000 元～	20 000 元～	30 000 元～	40 000 元～
能量食物来源					
谷类	60.3	56.4	54.9	53.4	50.9
大豆类	1.3	1.5	1.6	1.7	1.6
薯类杂豆类	2.2	1.9	1.9	2.0	1.8
动物性食物	11.8	14.4	15.9	15.9	19.0
食用油	15.6	16.0	16.6	17.4	16.9
糖	0.2	0.3	0.3	0.5	0.3
酒	0.5	0.5	0.3	0.2	0.5
其他	8.1	9.0	8.5	8.9	9.0
能量营养素来源					
碳水化合物	59.9	57.5	56.0	55.3	53.1
蛋白质	11.1	11.4	11.7	11.9	12.3
脂肪	29.0	31.1	32.3	32.8	34.6
蛋白质食物来源					
谷类	57.3	49.1	46.9	45.4	40.9
大豆类	4.1	4.8	4.9	5.4	4.5
动物性食物	23.6	30.0	32.2	33.6	39.3
其他	15.0	16.1	16.0	15.6	15.3
脂肪食物来源					
动物性食物	36.6	41.1	42.5	37.5	47.0
植物性食物	63.4	58.9	57.5	62.5	53.0

附表 3-0-25　中国大城市不同家庭人均年收入水平居民能量、蛋白质、脂肪来源分布（%）

	<10 000 元	10 000 元～	20 000 元～	30 000 元～	40 000 元～
能量食物来源					
谷类	44.5	41.6	39.9	40.5	37.7
大豆类	2.4	2.3	2.1	1.9	1.9
薯类杂豆类	1.9	1.8	1.8	1.7	1.6
动物性食物	20.1	21.5	23.2	22.8	26.4
食用油	17.0	17.2	16.3	15.4	14.6
糖	0.5	0.6	0.8	0.9	0.8
酒	0.5	0.6	0.5	0.5	0.4
其他	13.1	14.4	15.4	16.3	16.6
能量营养素来源					
碳水化合物	49.9	48.1	47.4	48.3	47.0
蛋白质	13.5	13.9	14.3	14.5	15.3
脂肪	36.6	38.0	38.3	37.2	37.7
蛋白质食物来源					
谷类	34.9	32.0	30.1	30.1	26.0
大豆类	6.6	6.3	5.6	5.0	4.8
动物性食物	39.9	43.0	45.8	45.9	51.0
其他	18.6	18.7	18.5	19.0	18.2
脂肪食物来源					
动物性食物	39.5	38.1	39.8	38.7	43.5
植物性食物	60.5	61.9	60.2	61.3	56.5

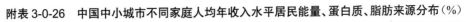

附表 3-0-26　中国中小城市不同家庭人均年收入水平居民能量、蛋白质、脂肪来源分布（%）

	<10 000 元	10 000 元～	20 000 元～	30 000 元～	40 000 元～
能量食物来源					
谷类	50.0	46.5	45.2	44.2	41.2
大豆类	1.8	2.2	2.0	2.0	1.8
薯类杂豆类	2.1	1.5	1.6	1.5	1.4
动物性食物	15.2	18.5	20.9	22.3	23.3
食用油	19.4	18.5	17.4	15.7	17.5
糖	0.5	0.5	0.6	0.7	0.8
酒	0.4	0.6	0.6	0.4	0.4
其他	10.6	11.7	11.7	13.2	13.6
能量营养素来源					
碳水化合物	52.4	50.2	49.5	49.9	46.7
蛋白质	12.2	13.1	13.5	14.3	14.0
脂肪	35.4	36.7	37.0	35.8	39.3
蛋白质食物来源					
谷类	45.0	38.1	35.5	32.6	30.6
大豆类	5.6	6.5	6.0	5.6	5.3
动物性食物	32.0	38.2	41.9	45.0	46.5
其他	17.4	17.2	16.6	16.8	17.6
脂肪食物来源					
动物性食物	32.4	34.2	38.0	39.6	39.7
植物性食物	67.6	65.8	62.0	60.4	60.3

附表 3-0-27　中国普通农村不同家庭人均年收入水平居民能量、蛋白质、脂肪来源分布（%）

	<10 000 元	10 000 元～	20 000 元～	30 000 元～	40 000 元～
能量食物来源					
谷类	58.0	55.0	54.0	53.0	50.1
大豆类	1.4	1.5	1.6	1.7	1.8
薯类杂豆类	2.0	1.7	1.7	1.9	1.7
动物性食物	13.0	15.7	16.9	16.2	19.9
食用油	15.8	15.9	16.4	17.0	16.4
糖	0.3	0.3	0.4	0.5	0.3
酒	0.5	0.5	0.3	0.3	0.5
其他	9.0	9.4	8.7	9.4	9.3
能量营养素来源					
碳水化合物	58.4	56.4	55.2	55.1	52.7
蛋白质	11.4	11.6	12.0	12.1	12.6
脂肪	30.2	32.0	32.8	32.8	34.7
蛋白质食物来源					
谷类	53.9	46.6	44.8	44.3	39.1
大豆类	4.3	4.8	5.0	5.4	4.8
动物性食物	25.9	32.1	34.2	34.5	40.8
其他	15.9	16.5	16.0	15.8	15.3
脂肪食物来源					
动物性食物	36.4	42.5	43.2	37.6	47.5
植物性食物	63.6	57.5	56.8	62.4	52.5

附表 3-0-28　中国贫困农村不同家庭人均年收入水平居民能量、蛋白质、脂肪来源分布（%）

	<10 000 元	10 000 元～	20 000 元～	30 000 元～	40 000 元～
能量食物来源					
谷类	64.1	61.1	59.6	56.8	56.3
大豆类	1.1	1.4	1.3	1.5	0.5
薯类杂豆类	2.6	2.7	2.7	2.9	2.3
动物性食物	9.8	10.2	10.7	12.7	11.8
食用油	15.2	16.6	17.8	20.7	20.7
糖	0.1	0.1	0.1	0.0	0.1
酒	0.4	0.4	0.6	0.0	0.1
其他	6.7	7.5	7.2	5.4	8.2
能量营养素来源					
碳水化合物	62.6	61.2	60.2	56.6	56.6
蛋白质	10.6	10.7	10.1	10.3	10.1
脂肪	26.8	28.1	29.7	33.1	33.3
蛋白质食物来源					
谷类	63.2	57.4	58.0	56.0	54.5
大豆类	3.9	4.9	4.5	5.7	1.8
动物性食物	19.8	22.8	21.9	25.4	27.7
其他	13.1	14.9	15.6	12.9	16.0
脂肪食物来源					
动物性食物	37.0	36.2	38.9	36.5	43.3
植物性食物	63.0	63.8	61.1	63.5	56.7

附录 1
各省及各监测点工作队名单

北 京 市

北京市

马彦、赵耀、黄磊、沙怡梅、金庆中、李红、喻颖杰、滕仁明、马晓晨、李春雨、马蕊、王超、信信、郭丹丹、余晓辉

西城区

周红玲、杨青俊、简友平、徐俊、高平、关红焱、王冰、宋超、曹玮、杨宏、吴金霞、魏泽明、李丽

崇文区

卢建霞、常志荣、宋美芳、苑建伟、陈艳华、李楠、孙志锋、段旭、续文阁、孙鑫、宋光辉、田飞、刘宏杰、顾金龙、张力伟、张昊添、沈中波、高玉林、高鹏、王英娣

怀柔区

张武力、孙继东、路海英、赵明星、刘建荣、赵艳华、常姗姗、张伟涛、赵娟、张海龙、坑斌、孟晓娟、李宏刚、王红卫、孙建飞、柳丹、陈玲霞、杨丽梅、李福军、郭雪

延庆区

王晓云、陈静、姜德元、王凤兰、汪会文、张琨、王绍华、张镇权、万帝、赵铁云、刘鑫、刘凡、赵璐、刘艳妍、李美丽、林强、李行行、张立峰、付代生、李淑君

东城区北部

潘京海、邹艳杰、黄露、付秀影、顾凯辰、闫银锁、崔禾、王琳、魏祥、赵丹宁、吴伟、许晓玲、王峥、李玉梅、李珊珊、王婷、刘芳

东城区南部

王联君、刘晶磊、常志荣、孙志锋、孙中华、杨晓霞、王东瑞、高鹏、阙然、李艳宇、王璞、徐斌斌、段旭、孙鑫、续文阁、宋光辉、满洋、沈中波、高玉林

天 津 市

天津市

韩金艳、张磊、江国虹、常改、李静、刘昊、潘怡、王文娟、徐忠良

河西区

吴宗毅、王宝奎、丁祝平、张之健、郑鸿庆、温来欣、王淼、韩玉莹、李爱民、王玉、高菲、张黎波、曹明丽、王旭、张璐、袁丽宏、李旺、王偲

北辰区

刘文利、张景江、李玉梅、徐国和、冯润洲、顾文奎、虞宝颖、李娟、戴晓荣、朱金雷、霍

兰英、张志英、吴玉丽、薛春杰、王淑惠、赵娣伟、杨光、孙增勇、董建霞、王敏、赵长龙、孙洪峡、张婕、赵凤仙

静海县

强淑红、刘绍英、李勇、陈忠花、王娅、张婵、赵光义、刘东、刘蕾、王金栋、姜雪晴、冯娟、杨敬金、翟庆生、董伟、刘寒、郝杰、刘金星、胡艳恒、胡子强、于英红、马娟娟、陈静、马俊红、骆春梅、张婵、杨丽、刘光燕、郑惠文、翟丹、胡琴

河　北　省

河北省

李建国、朱小波、宋立江、刘长青、田美娜、石永亮、陈磊、何玉伏、吕佳、叶坤

唐山市迁安市

马宝贵、李成林、刘海峰、许志海、韩秀新、张建中、王小辉、王秀娟、张刚、王娜、周翠侠、刘长英、厉艳欣、刘芳、王翠玲、肖淑玉

唐山市开平区

邓伟、高静、林海霞、刘建新、刘建业、杨鸽、肖福胜、孙长志、刘蕾、郑杰、韩蕊、董国会、孙晶、王秀华、何洁、陈赛丹、王建伟、吴丽媛、董珍珍

石家庄市新华区

赵川、周吉坤、吴立强、陈凤格、赵伟、李波、徐保红、高伟利、贾志刚、白萍、范尉尉、杨军、翟士勇、陈雨、倪志红、楚秋霞、王月敏、杜亚青、马月兰、李秀娟

邯郸市邯山区

杨永清、董伯森、张卫平、王树森、王立生、李梦轩、郝敏、李秀霞、朱永芳、张雪玲、高鹏、孙红梅、邢洁、郭智斌、杜新荣、褚松玲、王海涛、李媛媛、石坤、叶志萍

石家庄市井陉县

赵川、周吉坤、李彦春、李占军、陈凤格、赵伟、徐保红、高伟利、刘会林、郝吉琳、冯冬颖、李贺、左彦生、白萍、张静高玲、梁晓娟、高丽芳、赵艳宾、李秀娟

秦皇岛市昌黎县

杨希存、刘波、龙和平、李东运、张玉民、马艳玲、霍长有、刘兰吉、李莉、时晨、张伏静、贾玉海、张晓东、张德云、马辉、徐春梅、李建辉、刘洋、宋仲越、赵东

邯郸市涉县

杨永清、董伯森、张卫平、王树森、王立生、李梦轩、郝敏、刘永为、陈长华、李秀忠、江军平、史二丽、谢和平、宋小会、于立新、张跃秋、杨然、刘保英、孟卫丽、马海芳

衡水市武强县

林彦全、王玉春、吴蕊丽、夏晴、白平章、高江华、谷旭阳、段景涛、康世明、李颖、张书玲、刘飞、宋魁武、郑珊珊、张宁、栗念东、耿建芬、闻雅婷、王凤霞、贾翠翠、马新静、孙帅、郝娜、魏国亮、王敏伦、刘佳帅、孙贺、张会

山　西　省

山西省

柴志凯、任泽萍、李成莲、李学敏、边林秀、李淑琴

太原市迎泽区

赵艳红、郭淑赟、蔡娜、李潭香、田志忠、董静、李红梅、续伟明

晋中市榆次区

成广明、倪金喜、李燕青、连永光、郑永萍、曹晓玲、郭秀峰、胡云

临汾市大宁县

雷瑞芳、温清秀、房淑娟、马云平、李晓芳、刘婕、李艳婕、尚教平

忻州市河曲县

杜永田、吕维林、张继业、赵艳梅、张高峰、苗艳青、薛艳华、张馨天

忻州市河曲县

杜永田、吕维林、岳增池、张继叶、张高峰、宋国荣、张伟平、苗艳青、薛艳花、赵艳梅、韩艳萍、武贞平、张淑琴、王丽芳、翟改莲、王舒晴

长治市襄垣县

郭彦中、解茂庭、何敏、张李玲、连先平、李强、高红、连建军

阳泉市平定县

王芝纯、白海林、贾源瑶、张向涛、武金平、韩有志、吴艳红、康平、白丽、白建丽、李璐、吕之珺、侯晓雁、潘雅菊、杨艳.

内蒙古自治区

内蒙古自治区

王文瑞、王海玲、宋壮志、崔春霞、蒲云霞

呼和浩特市

王红霞

包头市

贾恩厚、戴纪强、张素艳

赤峰市

崔旭初、靳桂才

通辽市

何玉龙

巴彦淖尔市

王洪亮、韩爱英

呼和浩特市新城区

丛中笑

包头市石拐区

雒引

赤峰市敖汉旗

曹国峰

通辽市库伦旗

范广飞

巴彦淖尔市五原县

杨佐鹏

通辽开鲁县

王国华

辽 宁 省

辽宁省

赵卓、李绥晶、栾德春、李欣、刘钟梅、刘向军、金旭伟、王瑞珊、任时、石铁跃、孙静、崔玉丰、李卓芳、于欣、王凯琳、宋蕴奇、高邦乔、程艳菲、丛源、麻懿馨、范文今、邹淼

沈阳市

董丽君、杨楠、陈慧中、刘博、苏孟、刘雪梅、张迅、常春祥、候哲、张虹、连英姿、张玉黔、张强、杨海佳、李延军、刘东义、许志广、郭永义

大连市

赵连、张建群、孟军、袁玉、王凡、李瑞、宋晓昀、郑晓南、张磊、徐小冬、徐峰、杨丽君、陈颖、王晓静、姜振华、白欣、李倩、杜玉洁、许莹

阜新市

文永红、包昕、黄立冬、蒋春梅、马玉霞、路大川、罗周正、徐艳、李木子、杜波、张涛、韩立新、张宏生、林伟亮、郭铁志、王敏

丹东凤城市

隋立军、朱文利、魏杰、白杨、曲晟鸣、王帅、洪江、徐丽娟、刘靖瑰、康宵萌、管先聪、李杰、赫英飞、张晓美、蔡克锋、付大成、刘丽华、崔丹、刘力田、佟成训

沈阳市沈河区

王铁元、张革、于路阳、韩磊晶、马萍、何婧、李梅梅、牟玉、谷领、孙宇

大连市中山区

曲海、谌启鹏、吕德贤、赵京漪、初高峰、孙旭、刘学东、于世才、吕忠楠、汪洋、朱杰、姜大栋、郭琪

大连市沙河口区

曹苏、王浩、迟志远、张晓航、夏京、崔为军、吕嫔、孙海、关黎明、张雪、许晓琪、王慧楠、黄鹤、马丽丽、王卓文、徐桂花、张烨、刘成程、滕勇胜、赵秀秀、刘晓梅、高雪、张波、于丽辉、陈丽

阜新市太平区

孟宇、张建瑞、卢伟、马玉宏、项微、穆艳涛、丁春露、马桂玲、康红梅、胡颖、王玥、郭玉兰、周万丽

抚顺市抚顺县

张英莉、王伟、郭大为、高晓秋、刘景坤、孙继发、纪伟、陈淼、金明德、徐光、王林、孙志强、吴娜、秦昊、孙晓颖、张燚、于淼、徐哲、祝喆、关涛、孙志刚、张辉、叶永青、王海、王瑞伟、吴跃环、罗广田

丹东市宽甸满族自治县

杨成武、张忠敏、胡志钢、姜福娜、王成都、刘雯雯、王玉明、武黎明、姜文明、谢通、张凤媛、徐志刚、贾宽、肖万玲、孙吉毓、赫英智、姜忠胜、吴贵安、吴丽娜、李爽、刘丽华、王晓霞

吉 林 省

吉林省

方赤光、刘建伟、白光大、张丽薇、付尧、翁熹君、郭金芝、张晶莹、吴晓刚、寇泊洋

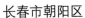

长春市朝阳区

吴静、李为群、许勇、邰晓维、姜学敏、陈辉、李英、李向丽、金英淑、孙兰华、安楠、马维峰、孙晓波、王伟、李民、付昕光、杨静、刘志成、陈洪、李国明、马翠萍、马强

吉林市龙潭区

王旭东、周世忠、李心焱、于玲、李晶、张国富、张成海、吴云、郑敏、李立杰、郝桂玲、闫春玲、高学军、董晓雪、孙丹、刘丹、李昕、焦玉国、姜巍、殷智红、张莹、刁红时

辽源市东丰县

于浦青、王庆仁、丛玉玲、刘亚芬、张莹、王曦、郑祥庚、宋飞、郭颖、孙继红、于祥宇、陈洪浩、王宝库、赵晶、相恒红、姜丽、聂颖坤、耿冬梅、钟艳丽、尹志君、李敏、潘春林、张继娟、郑丽萍、刘小斌、郑微、武烨、于德发

黑龙江省

黑龙江省

姜戈、秦爱萍、许丽丽、李美娇、靳林、庞志刚、刘丽艳、刘淑梅

宁安市

马艳萍、曹玉梅、杨秀丽、李晶、彭晶、刘欣、樊海、王效彬、陈红娜、吴红霞、李秀成、郑喜红、廉明浩、贾青鑫、刘香、夏季峰、张淑华、徐虎善、朱静彬、朱嘉宁

哈尔滨市道外区

赵丽红、李红叶、陈爽、张萍、李岐东、汤大开、李淑环、臧伯夫、蒋玉宏、聂秀敏、杨守力、管永斌、刁映红、张波、陈俊儒、李秀彬

哈尔滨市南岗区

杨丽秋、何慧、于波、任娇娇、马滨胜、范玉松、何晓东、刘晓巍、单晓丽、王威娜、宁琳琳、范玉松

哈尔滨市延寿县

王岩峰、鲍金亮、刘岩松、姜立冬、杜凤娇、韩波、吕淼、张志冬、孙伟、杨磊、叶冬军、杨亦然、孙国伟、张佳文

黑河市孙吴县

裴秀荣、张伟、张司宇、刘同鑫、王国栋、毕帅、郭晓岩、李富强、唐明宇、郑龙军、齐欣、李婷婷、赵莉、王玉英、万晓慧、白华、丛桂敏、代梦楠、吕姗、仲崇民、赵青锋、潘丽

齐齐哈尔市依安县

娄铁峰、李英杰、李利涛、翟立辉、孙永忠、温殿勇、杨敬东、陈月梅、聂永新、石金刚、宿福生、王军、陈居英、赵红、宿阳、李晶鑫、仇荣英、马凤勤

上 海 市

上海市

郭常义、邹淑蓉、宋峻、施爱珍、朱珍妮、黄翠花、汪正园、臧嘉捷、姜培珍、宓铭

黄浦区

周建军、王烨菁、马立芳、何霭娜、单成迪、周伟明、曹云、王黎红、邵丹丹、姜计二、陈慧娟、姚伟庆、杨辰玲、钟月秋、戚宏磊、董琳娟、张汝芸、王静、钟莹、王芸

长宁区

孙晨光、张泽申、许浩、吴金贵、黄峥、唐传喜、刘小祥、金蓓、吴国莉、徐慧萍、卢国良、

陆敏、沈斌杰、施理达、史徽君、王鑫、沈佳颖

虹口区

龚向真、姚文、亓德云、付泽建、林可、沈静、许犨、唐漪灵、宦群、张斌、余秋丽、魏伟健、陈琰、朱嘉琳、金弘毅、徐婷婷、朱敏、刘宝珍、茅美萍、祝杰

青浦区

吴健勇、高红梅、马英、朱忆闻、杨洋、李燕、付红、蔡静莲、陈云、李丹华、张彩娟、沈茜妍、费琼、张亚军、蔡红妹、俞春明、姚卫英、马春来、吴建刚、徐军

崇明县

钟萍、龚飞、黄菊慧、王雪蕾、陈锦岳、陈丽、沈乃钧、朱小称、王锦香、朱菁、成纲、钱志华、顾玉美、陈泉、陈辰、顾胜萍、张卫星

江 苏 省

江苏省

周明浩、周永林、戴月、甄世祺、张静娴、朱谦让

南京市

谢国祥、郭宝福、金迪、祝白春

海门市

陆洪斌、陆鸿雁、卫笑冬、丁爽

泰州市

胡金妹、黄久红

淮安市

过晓阳

南京市秦淮区

朱亦超、冯佩蓉

南京市浦口区

林其洲、郑爱林

南京市溧水区

吴涛、章红顺

泰州市高港区

王金宏

淮安市洪泽区

于浩、刘海强、成艳

浙 江 省

浙江省

丁钢强、章荣华、黄李春、孟佳、周标、黄恩善、方跃强

杭州市江干区

蒋雪凤、高海明、方叶珍、胡春容、钟小伶

杭州市下城区

周晓红、席胜军、王峥、商晓春、陈国伶、李旭东、方来凤

宁波市江东区

张立军、戎江瑞、蒋长征、胡丽明、杨双喜

金华市金东区

郑寿贵、黄礼兰、王翠蓉、王会存、严瑶琳

桐乡市桐乡县

钱一建、许皓、施坤祥、王春梅、方惠千、姚炜、徐迪波

丽水市松阳县

赵永伟、叶金龙、黄丽燕、洪秉晖、王春红、兰陈花

湖州市安吉县

刘波、郑芝灵、梁志强、徐明

安 徽 省

安徽省

金少华、王淑芬、徐粒子、朱剑华、鲍军辉、孟灿、陈志飞

巢湖市

王义江、肖东民、叶正文、宋玉华、魏道文、杨志刚、金姗姗、吕少华、苏光明、王迎春、魏瑞芳、周敏、张志宽、董翠翠、王红、马晓林、汤华、张玲、倪琴琴、俞华

合肥市瑶海区

王俊、许阳、胡俊、朱晴晴、刘川玲、任平、方其花、汪婷、季宏霞马慧、黄洋、刘芳宇、黄敏

安庆市迎江区

王学明、陈述平、李贤相、王敏、金育红、陈剑、冯皓、查玮、王祥瑞、刘斌、高伟林、武辛勤、张红梅、丁绮荣、方青、黄德威

安庆市大观区

程立、陈静、张志平、王林

安庆市怀宁县

朱厚定、何家权、何红霞、汪利兵、刘观友、张亚毅、汪小昆、汪媛、王慧、查琰、杨兰兰、李珏、江宜兰、刘芳、凌麟、琚海琴、李道具、吕凤英、王大春

亳州市利辛县

李传涛、武卫东、赵磊、卢洁萍、马雨露、孙保勤、刘琳(女)、闫伟、刘琳(男)、李影、赵梦媛、胡东平、乔晓燕、张颖、李杰、王海青、康伟伟、侯萍银、张硕、苏欣

阜阳市蒙城县

彭鸥、王勇、李银梅、薛柯华、王彬彬、李艳丽、慕孟侠、龙芳红、谭博、王伟、许辉、乔峰、李伟、陈勇、葛琛琛、桂朋、赵玲、李凡、李凤、李杰龙

福 建 省

福建省

郑奎城、赖善榕、陈丽萍、苏玲、薛春洪、何达、吴慧丹、阳丽君、张振华、林在生

福清市

林茂祥、黄圣兴、陈祖凰、郑德斯、罗镇波、何道逢、施育珍、赖晓燕、张敦明、钟红华、王财福、刘开武、林少华、黄于玲、林星、薛兵、林东、邓国权、何立强、何忠清

厦门市思明区

牛建军、荣飚、梁英、白宏、洪华荣、王娟、陈剑锋、黄小金、王宝珍、叶秀恋、施红、曾妍、李恩、林炜、骆和东、黄建炜、李莉、徐雪荣、沈惠燕、黄世杰

福州市仓山区

张晓阳、郑高、徐幽琼、刘小华、王晓旭、何颖荣、谢廼鸿、张秋、邱凤金、汪攀、陈国兴、杨红、陈善林、王代榕、潘素敏、林天坦、陈鑫星、陈勤、陈玲芳、林瑾琼

福州市闽清县

邓邦昌、吴仙忠、刘雅芬、张银川、温联煌、陈诗江、郑燕慈、刘珠华、黄夏钗、黄潘、余玲莺、张剑萍、李志敏、郑祥萍、张凤娇、张莹

漳州市南靖县

黄春兰、简必安、黄小凤、彭汉真、肖振海、吴征峰、肖艺红、吴思全、黄滨、游锦加、林宝财、吴小玲、韩毅锋、成方昇、王惠燕、郭月荫、庄云婧、张新荣、王素卿、吴国梁

江 西 省

江西省

付俊杰、何加芬、秦俊、王永华、徐岷、刘晓玲、宋迎春、宋孝光

樟树市

皮林敏、邹小平、敖水华、邹珍珍、黄庆、羊晓辉、钟琪

南昌市东湖区

颜兴伟、樊吉义、胡堂秀、徐幼莉

抚州市广昌县

温木贵、崔万庆、唐晓龙、王志珍

上饶市万年县

冯敏、王址炎、蔡丹娜、胡军、张甫生、李小青、蔡燕、盛根英、李小霞、程水娥、应萍、李美华、董思伟、吴少莲、李鸿春、陈国安

宜春市宜丰县

李斌、王建平、周苏、熊斌洪、欧阳文秀、余良

赣州市龙南县

曾政国、钟灵、曾景、廖峻峰、赖永赣、彭旻微、傅秋生、钟雄文

山 东 省

山东省

周景洋、赵金山、张俊黎、闫静弋、唐慧、吴光健、肖培瑞、于连龙、张天亮、李蔚

潍坊市昌邑市

刘子洪、李出奎、毛兴林、韩大伟、明大勇、张京章、元修泰、孙洪波、姜在东、孙晓峰

烟台市蓬莱市

宁福江、牛田华、张利泉、张强、纪经海、秦宏展、马恒杰、张文华、曲艳、赵冲、葛安民、李波、李振、刘姗姗、吴涛、董鹏、马进海、陈红、张静、张国英、李莹、李金环、巩丽华

济南市历下区

马守温、范莉、张广莉、郑燕、刘萍、邵传静、周敏、王甲芳、陈曦、王立明、李春蕾、陈兢波、张俊涛、焦桂华

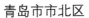

青岛市市北区

惠建文、辛乐忠、薛守勇、杨敏、邹健红、张海静、朱志刚、刘侠、王春辉、王康、曹玮琳、孟泉禄、王铁一、宋永宁、宁昌鹏、刘志翔、王霞、田海珍、于文霞、张绍华

莱芜市莱城区

高永生、王金刚、吴莉、孙国锋、狄芳、朱翠莲、许玉荣、亓哲、毕顺霞、王宁、韩东、亓霞、董爱凤、亓金凤、邱伟、卢清春、宋涛、吕慎军

济宁市泗水县

王孟祯、孔祥坤、李锋、姚守金、吴运良、刘蕾、徐艳、张元晴、张建国、颜艳、张玉凤、赵风德、杨洪俊、刘科、董燕、董文军、李东升、王爱敏、朱宁兵、纪炜、冯甲星、冯广丽、张伟

泰安市宁阳县

张尚房、张军、薛兴忠、刘婷婷、于庆国、曹晶、杜秋霞、张汉新、张振、张兆喜、薛跃、赵婷婷、刘静静、崔金朋、崔克阶、王刚、张伟、许笑振、黄士泉、朱星光

滨州市利津县

薄其贵、赵观伟、张沐霞、延进霞、尚英霞、李志彬、张春华、田育秋、许丽丽、陈雪璐、张岩江、李安华、张连庆、李月美、李俊珊、李金波、张彬、张秀英、王霞、刘芳芳

河 南 省

河南省

张丁、张书芳、付鹏钰、叶冰、周昇昇、詹瑄、钞凤、李杉、苏永恒、张二鹏

洛阳市

杨晓华、李克伟、张玉兰、宋现、郭燕、杨宗义、赵卫

郑州市

郭亚玲、韶声波、郑天柱、董志伟、窦红星、张静清、贺凯新、徐向东、王志涛、沈艳丽、程春荣、董珂

郑州市金水区

王慧敏、陈瑞琴、刘纪军、张威娜、杨军燕、杨彦宾、丁照宇、宋岩、白玮志、付俊生、张洁、冯璐、王豪佳、田玉翡、郑丽红、卢静、王晓峰、王培培、李瑞燕、杨岚

洛阳市吉利区

崔振亚、张兴波、郭建立、张春华、席兵、高静

洛阳市西工区

周梦甲、曹元平、姚孝勋、潘建丽、曲红、沈斌、张建民、张军

濮阳市台前县

李志刚、王瑞卿、麻顺广、孙冬焕、刘广学、李梦河、陆全银、姚如春、陈祥金、侯永昌、仇爱英、刘瑞英、张爱华、姚琪、徐婧、侯宪清、侯平、王洪伦、吕寻斌、邱素萍

商丘市虞城县

张婷、刘运学、王渊祥、宋爱君、贺霞、王咏梅、李灏阳、王庆丽、祁冬梅、霍苑苑、王迎春、席珂、崔艳秋、杨臻、张贝贝、崔奇、史秋峰、张占营、谢梦琪、张野

周口市商水县

徐宝华、师全中、赵磊、李志红、杨雪琴、邵海峰、王丽敏、王艳、朱弘伟、王兵、周俊丽、张发亮、许丽雅、刘培

南阳市唐河县

邢运生、何昌宇、张付豪、郭庆敏、顾玉娟、龚改玲、王付雅、白雁、刘金富、赵璐、和颖、王燕、方圆、李飒、刘琼、刘宇勇、房培培、刘佳音、张潜毅、仝梅岭

开封市开封县

耿振新、马师、杨家峰、杨红波、张文玉、耿红彬、张玉祥、耿圆圆、崔彩丽、范梦晓、张林静、孟红艳、张丽、郭永慧、田高杰、郭盈志、邢美丽、李雪、李冰、董玉军

平顶山市宝丰县

李月红、郭建慧、何晓辉、郝宝平、郭永亮、张慧娟、吴一凡、程向勋、陈东耀、余新民、王恩宽、赵俊鹏、王淑娜、宋耀丽、郭强、李志红、邢海娜、魏大旭、宋亚涛

湖 北 省

湖北省

史廷明、龚晨睿、刘爽、程茅伟、刘晓燕、李骏、张弛、易国勤、周学文

鄂州市

杨爱莲、陈敬义、熊伟、秦艺、严松、王守槐、朱雷、陈思、余双、丁建林、刘汉贵、李莎、曹秀珍、赵敏、李君、罗敏、王浩、严绍文、夏超、柏良梅、詹刚、吴礼俊、李隽

武汉市江汉区

孙福生、周方、陈莉、陈再超、卢俊、黄凌云、胡革玲、杨琳、王珊珊、刘凯、涂钟玲、刘汉平、吕东坡、黄金华

襄阳市襄州区

李家洪、杨艳玲、祝贵才、孟红岩、骆敏、陈向云、邓少勇、郭凤梅、晏高峰、李凤琴、马新萍、邵英、窦凤丽、陈诗阳、范丽梅、王建春、石磊、彭珍、罗秀梅、武俊敏、杭连菊、张德让、张海波、卓永弟

武汉市黄陂区

韩墨、夏子波、吴艺军、董爱珍、王兵、宋程华、梅耀玲、甘晋、陈应乾、梁燕平、白长根、杜美芳、董晓琴、姜春才、陈自松、谢静、甘久思、喻腊梅、梅敏、谌智明、胡新明、王勇华、彭林、刘俊松、彭国和、魏沨

十堰市房县

张宗跃、邓发基、赵大义、易新欣、宋贝贝、李洪乔、马跃、刘运秀、朱晓红、徐开琴、杨培凤、李远娥、代菊华、杨鹏、王多为、李广平、刘青青、李奎、吴成群、郭盛成、朱华、田荣、徐耀国、朱经伟、刘清国

宜昌市远安县

谢广明、王刚、刘泽春、王晓华、付祖明、汪杰、姜鄂、余安胜、温燕华、车孝静、徐晓东、向惠莉、黄诗珉、李平、张晓红、沈正红、陈刚、朱雪莉、李燕超、王静、刘德清、李昌军、崔庆虎、徐同武、周善财、刘刚、张庭福、边厚军、罗元宗

孝感市云梦县

蔡明忠、卢旻、张少泉、周浩、帅春仙、潘芳、熊心、陈谦、鄂云、万桂华、杜杰、左晶、李胜东、陈格山、褚友祥、张明玉、王青霞、邹新平、李传凯、周游、周敏、邓倩、张冬武、熊青群、丁红波、黎媚、丁红玲

湖 南 省

湖南省

黄跃龙、刘加吾、付中喜、陈碧云、李光春、金东辉、刘慧琳、殷黎

长沙市天心区

陈法明、张锡兴、龙建勋、朱彩明，陈艳、付志勇、张华成、谢知、李洋、朱应东、马翅、颜慧敏、肖萌、马元、朱智华、左郑、罗国清、谈柯宏、邓园园、彭媛

长沙市芙蓉区

张运秋、胡辉伍、陈海燕、杨俊峰、王国利、杨福泉、刘娟惠、黄丰华、吴萍、成练、周玲玲、邓敏、何艳红、李茜、郭静、肖叶、刘红秀、廖杰夫

常德市武陵区

涂林立、康兴中、于奎、郑红辉、戴珺、袁璧君、徐虹、李先知、戴晓婉、杨芬、楚国科、龚小惠、王立亚、李慧、李园

岳阳市君山区

李文斌、廖银辉、张赛男、黄涧菲、汪杨、程芳、张宏、彭霞、李红霞、毛洋、钟小燕、李丹、李桁、李拓、许国筹、肖平、周圆圆

湘西土家族苗族自治州保靖县

王建波、胡炎、姚钧、龙艳兵、刘清香、向迎波、吴永凰、金晓丽、胡金铭、彭瑛、彭勇生、彭秀琼、向珊、腾建

株洲市攸县

罗锋、符三乃、欧阳四新、周胜勇、王优桃、邓永成、易巧明、刘欢、李邹武、刘小英、向小春、刘谭莹、刘璇、晏远程、文菲、孙月臣、喻钢建

怀化市靖州苗族侗族自治县

陈几生、蒋秀豪、杨通万、黄民隆、李任华、储昌宇、胡昌才、唐昭柏、周鲜珍、粟凤秀、吴祥莲、王先虹、邱元元、黄慧珍、赵宏、陈晓军、毛志华、王小燕、田召、梁芝

芷江侗族自治县

彭刚德、刘雅、蒋平、李宗文、尹秀菊、吴仁英、刘蓓、雷满花、唐力、张道明、邓长光、李琳、田丽玲、邓艳芳、肖金梅、吴琦卓、刘馨萍、李漠贤

广 东 省

广东省

闻剑、李世聪、林协勤、谭剑斌、龙朝阳、张永慧

广东省公共卫生研究院

陈子慧、纪桂元、蒋琦、马文军

广州市

何洁仪、余超、张维蔚、张旭、徐建敏、张晶、夏丹、陶霞、曹毅敏、邓志爱、梁雪莹、麦惠霞、刘俊华

珠海市

谭爱军、陈琦、张秋平、孙亚军、陈丹丹、黄多女、张志雄、朱妹芳、吴秀娟、吴水宾、吴兆伦、刘丹、黄进福、黄岳嶙、黄石锋、林俊润、丁虹、肖惠芹、刘苹、杨洁云

佛山市

钟国强、肖兵、廖乐华、高峰、顾春晖、何耀能、何秀榕、雷雨绯、边翔、陈典鹏、叶碧懿、周文浩、周志伟

肇庆市

李建艺、何汉松、蔡健生、郭赐觃、李仲兰、叶坚、陈华、刘昶、何小芬、孙勇、梁敏妮、罗彦亨、廖雅芬、苏乐斌、黎健萍、谭锦权、陈志健、黄智勤、梁志勇、周日辉

南雄市

陈日新、姚为东、刘丽英、谢康林、王金龙、叶光军、邱美英、雷莲、张艳艳、温聪、朱海辉、李雪梅、谭北京、钟辉萍、凌秀芳、王军喜、孔德桂、蔡珊、吴树兰、汪忠豪

深圳市慢性病防治中心

刘小立、杨应周、徐健、卓志鹏、宋金萍、袁雪丽、池洪珊、王俊、尚庆刚、周继昌、谭洪兴、朱李佳、冯里茹、付寒、管有志、林世平、何嘉茵、傅钰、陈钢

深圳市罗湖区慢性病防治院

王瑞、谢奎、卢水兰、王斯妍、郭春江、谢震华、崔平、符科林、戴国才、周慧敏、于淮滨、童鼎

广州市天河区

张宏、李标、陆文捷、黄志玲、王莉娜、李素允、刘丽娟

佛山市禅城区

王玉梅、邵昭明、梁飞琼、易华俊

惠州市博罗县

杨科明、高群威、朱雪文、谢素芳、张月容、陈丽琼、张继东、张旭初、邱贵平、徐红妹、苏雪珍、曾考考、苏玉梅、张巧华、钟伟锋、曾福英、蔡军、游良珍、周碧兰、彭意婷

阳江市阳西县

卢灿、胡业敬、程小芳、陈茂举、谢爱仪、姚关妹、刘振品、梁秀容、苏练、柯李兼、陈娴、冯贵嫦、谢国祥、叶桂思、陈奇帅、陈丽艳、陈结红、陈缓意、姚传冰、李文思

广西壮族自治区

广西壮族自治区

唐振柱、刘展华、蒋玉艳、方志峰、陈玉柱、陆武韬、陈兴乐、周为文、李忠友、李晓鹏

南宁市

林新勤、葛利辉、刘海燕、梁惠宁、施向东、陆丽珍、王孔前、龙兮、赵丽娜、刘凤翔、梁雪坚

北海市

吴德仁、沈智勇、黄坚、谢平、白海涛、陈玲、许翠玲、宋雪琴、茹立、彭莹、苏娟、卢峰、邓积昌、李彩英、叶永梅、钱小燕、韦洁、郭波、胡小婷、韩沪影

桂林市

潘定权、石朝晖、秦友燕、李玲、何柳莹、张明杰、周清喜、黄茜、秦金勇、刘志冰、蒋立立、宾小燕、杨丽、方芳、邓莹莹、周云、韩丹丹、蒋铁翼

靖西市

王福春、黄德胜、谢继杰、韦彬、林鑫、冯学铭、吴俊斌、许朝仁、刘继红、农波、黄振兴、梁宏章

百色市凌云县

蔡立铭、冉光义、陆守龙、陆世格、覃凌峰、罗宗业、罗东、李天泽、刘一萱、王正毅、李文胜、李大明、黄诗琪、张凤玲、岑炳业、杨秀卿、班庆丰、王泽斌、张婷、陈庆祥

南宁市宾阳县

罗宗宾、陈源珍、莫奔强、邓赞民、陈珍、黄海燕、刘水金、黄英哲、覃善玲、吴树勤、李秋兰、戚强、蒙炜、马富诗、陈威、吴国荣、韦洁、韦宇、何作凡、葛兰香

桂林市兴安县

盘兴和、宋卫、王非非、李海燕、石灵华、谭良梅、杨德保、杨丽君、彭峥勇、蒋松言、秦琼、刘艳波、邹玉萍、王家峰、张丽娟、郑桂芳、宋运华、秦素娟、罗金凤、王雄文

北海市合浦县

苏福康、吴寿荣、王引琼、李秀兰、易丽德、吴润梅、杨述明、梁红、张晋浦、陈小芬、严冰、石艳梅、刘立球、罗静、陈志斌、苏广和、廖英、陈成富、刘必庆

海 南 省

海南省

江苏娟、杨斌、邢坤、吴青珊、张韵虹、邝欣欣、刘姚若、冯礼明、林峰

海口市

魏金梅、林春燕、吴云英、符卫东、秦宁宁、陈垂华、邝辉、吴芳芳、叶海媚、寇彦巧、陈红、袁坚、朱明、关清、魏仕玉、梅玉炜、林丽君、李健、何婷、王庭、李烨、符宁、容敏婷、陈小欣、何春萍、符学师、张亚伟、张志明、林海英、叶桦、黄海

海口市秀英区

欧昌明、吴清扬、王海涛、谢小凌、吴运杰、王吉晓、周昌雅、周笑冰、罗娟、邝华玲、吴秋娟、王丹、冯兴、张友标、阳香英、申娟妮、李燕、刘玉莲、林先全

海口市琼山区

蔡笃书、陈文英、王秋强、曹军、吴坚、王中元、肖思铭、张琮斌、周天敏、邓影、许丽薇、曾繁德、黄小舒、陆乙钧、吴剑雄、向治宇、史春霞、肖海菊、杨丽桦、王敦雄、吴文姬、符晓妹、曾梅、符尊忠、黄世明

海口市琼山区道客社区服务站

陈叶、陈亚香、徐应利、张雪、林丽丽、陈奕琴

海口市琼山区大园社区服务站

陈文儒、李文玲、王和芳、陈英桂、冯晶晶、云春燕、李春霞

海口市琼山区云龙卫生院

符晓、周瑞婷、王裕山、曾春妹、林云青

重 庆 市

重庆市

罗书全、熊鹰、杨小伶、向新志、陈京蓉、李志锋、许静茹、王正虹、陈静、张洁

江津区

林晓光、刘思扬、张凯、张英、王利、廖楷、冷崇莉、胡贵萍、王渔、庄雯雯

南岸区

康渝、田渝、伏崚浩、王鹏、罗青梅、缪银玲、王效梅、魏泽静、郝翔、丁长蓉

綦江区

金明贵、陈明亮、谢宜羚、李晓旭、罗春亮、矣肖镭、张良、张集琴、覃家燕、李凤彬

奉节县

廖和平、宋西明、周安政、张克燕、黄萍、陈玮、单勇、陈步珍、杨毅、刘兴学、简斌

四 川 省

四川省

兰真、毛素玲、刘祖阳、颜玲、许毅、刘蒙蒙、张誉、马梦婷、陈文、彭科怀

成都市

梁娴、李明川、李晓辉、毛丹梅、何志凡、曹晋原、王瑶、冯敏、周蓓欣、马辉勇、赖诗韵、徐萍、周自强、朱昆蓉、杨梅、杨晓松、文君、陈超、刘晓辉、周铮

乐山市

邱学朴、王勇胜、王远、王佳、罗应勤、张翼、余曦、谢忠涛、王加莉、韩革、汪冰、赵彬茜、韩祝、李铭、黄妍、谢莉亚、陈霞、李钰、章厚安、牟怀德

华蓥市

李胜春、赵吉春、邹世福、龙世新、滕彩俊、吉雄、李凤霞、邓玉华

雅安市名山区

李江、黄定华、张学斌、庞亚琴、柏同飞、卢华贵、练永国、罗惠、胡启源、陈健、赵耀、冯济尧、高树芬、江莉、高光芬、李继江、周端和、李峰、郑智静、葛晋川

自贡市贡井区

李青志、毕凤安、张菊英、周宗慧、何萍、黄喻梅、王雪莲、代东惠、李林春、汪永进、曹艳、张卫、谭玉仙、林江、叶娟、刘强、商静

广元市旺苍县

周跃金、肖汉平、米家君、齐大勇、张旭虎、赵斌、刘景、黄强、伏良、李静、赵海英、辜菊花

阿坝藏族羌族自治州黑水县

罗尔基、唐晓均、兰卡、唐志、杨佳军、安瑛、何仕有、姜琼玲、占塔木、压木见、茸基、徐琼辉、科玛芝、王异平、何仕有、常英华、泽若满、谢先泽、刘玉娥、匡丽

南充市南部县

邓元辉、刘东、孙建华、梁东、姚先林、李小波、李群英、杨金蓓、杨亚韬、张艳、柴东、朱薇、王小阳、何莉、李小霞、李敏、熊燕、敬丽萍、李邱芳、兰蓓

贵 州 省

贵州省

何平、汪思顺、赵松华、刘怡娅、陈桂华、李忻、姚鸣、兰子尧

凯里市

黄贵湘、杜中瑜、程妙、孔凡琴、吴琴、乐慧星、吴胜元、谭臻、孙燕萍、王真理

贵阳市云岩区

段齐恺、温建、张江萍、王艳、张威、吴雅冬、刘力允、晏家玲、刘小平、李鹏华、周义仁

贵阳市白云区

袁华、刘一丹、周艳霞、刘俊、王继艳、王刚、崔建华、高立新、秦大智、王顺丽

毕节市黔西县

米涛、刘智明、张玉明、刘忠平、朱德春、李静、杨晓笛、徐静、柳春江、陈恒林

铜仁市德江县

邓应高、田剑波、陈锐、姚燕、陈勇、张玲莉、肖忠敏、全权、吕洪光

黔东南苗族侗族自治州三穗县

吴昭峰、李秀良、张金云、蒋德伟、杨祖炎、周扬四、石敏、李洪富、万昌、陈荣彬、刘相东

云 南 省

云南省

陆林、赵世文、杨军、万蓉、刘志涛、万青青、张强、李娟娟、阮元、刘辉、赵江、彭敏、胡太芬、王晓雯、余思洋、刘敏、秦光和、徐晓静

个旧市

普毅、孙立、雷金、李保山、张跃辉、廖玲、蒋平洲、吴兴平、李永康、杨建彪、余伟、杨漱、梁雪飞、黄欢、唐春、李纪鑫、许维克

昆明市盘龙区

何丽明、邓明倩、王睿翊、马琳玲、李红梅、石云会、杨纪涛、姚金呈、施艳萍、唐秀娟、李佳、何晓洁、杜开顺、王红

昆明市盘龙区妇幼保健中心

李春阳、喻勋芸、贺江云、谢红群、陈莉、何丽涓

红河哈尼族彝族自治州泸西县

王汝生、孙锐莲、李华昌、朱彦波、魏琳、赵永芝、梁诚、李向勤、毕华、赵云珍、杨艳、李永明、闻琼芝、高岳忠、王建红、高立鹏、陈哲、尚聪林、王家宽、吴卫平、赵云焕

普洱市孟连县

刘华、杨绍红、李纯辉、李建敏、叶罕胆、张其良、罗燕、王永、彭玉产、岩真、李然、叶佤、叶英、冯志刚、张昆、岩依相、陶顺强、叶涛、李扎迫

丽江市宁蒗县

张绪宏、陆雁宁、张龙林、曾忠林、李金友、朱桂兰、林万美、成敏、邰先茂、毛永忠、杨玉惠、彭美芬、杨国才、王爱英、张守菊、祝阿各

昭通市水富县

唐艳霞、杨文秀、梁朝琳、杨宜秀、李华夏、肖明国、董梅、王芳、杨丛芳、陈昌琴、周焕英、罗春芳、李绍江、杨金聪、田琪、李玉龙、李杨、赵君、罗晓燕

文山壮族苗族自治州广南县

庞明江、蒙礼正、李燕琼、王竹、刘加梅、何志安、唐乘舜、黄云娟、陈有杰、岑炳兆、安世慧、罗伟、李明杰、朱华光、颜传菊

西藏自治区

西藏自治区

白国霞、嘎玛仓决、丹措、郭文敏、次旺晋美、李素娟、聂立夏、苟晓琴、次珍、罗布卓玛

拉萨市

唐辉、次仁多吉、平措旺堆

林芝市

杨晓东、李晓菊、海波、龙廷松、曹燕娥、张宪英

拉萨市城关区

次仁旺拉、阿旺晋美、巴桑、拉珍、白吉、德吉

林芝市朗县

索朗央金、何玉萍、邓少平、次仁拉姆、田君、德庆、唐雪梅

陕 西 省

陕西省

张同军、常锋、王林江、徐增康、孟昭伟、刘建书、赵静珺、陈萍

华阴市

孙军、王晓莹、黄晓鸽、王梓如、钱鑫、庞骅、王朝启、负桂萍、党晓峰、孙桦、王莹、穆莎、颜彪、张荣、郭红英、杨润、汪玉红

西安市新城区

平洁、袁颖、熊建芳、郑学义、杨阳、韩宗辉、赵蕊、董晨阳、赵林、王泉龙、郭建华、董建莉、吕晓蕾、李丛芳

安康市紫阳县

雷安、龚世友、李桦、伍荣兵、钟卫斌、许金华、秦振明、王玲、刘长松、李圆圆、刘国清、李万海、郑学民、徐德强苏仁玉、徐春、柯丽、方祥、高长友、程同林

延安市安塞县

牛贵侠、刘海利、候树来、闫忠学、李延琦、李天社、杜凯、王振刚、张婷、郭延峰、周卫峰、刘桂荣、纪宏、雷鑫、艾甜甜、李和娜、高美丽、王小梅、拓娜娜、李玉光

咸阳市乾县

侯利孝、王都行、陈琛、李亚峰、黄军党、王正团、张小兵、王鹏军、谢宇、邹军超、李学教、陈欣、赵快利、马彦涛、徐琳、周颖、康亚庆、韩心怡、王华、赵双战

宝鸡市眉县

王宏、杨彩玲、刘剑飞、马建奇、谭文、安宁、贾利萍、兰志超、康芳侠、廉小妮、杜水泉、王兰、张芳、朱文丽、赵芸、李翠玲、张亚丽、刘建利、孙玉玉、赵兴翰

安康市汉阴县

黄兴平、郭保宏、吴涛、刘厚明、黄露、何云、陈世巧、彭博、肖斌、刘红霞、陈小志、张汉利、李经富、吴丹、徐倩、刘彬休、郭凯、陈善美、朱林、张浩

甘 肃 省

甘肃省

何健、杨海霞、陈瑞、赵文莉、杨建英、王文龙、蔡美、张清华、康芬艳、韩莹

兰州市

张英、余加琳、贾清、焦艳

兰州市安宁区

李勇、袁帆、李恺祺、岳桂琴、闫莉、鲁继英、赵鑫、尤桂凤、何秀芬、令玲、黄鲜、苏霞、刘玉琴

兰州市城关区

齐跃军、杨海峰、张英、来进韬、刘洁瑞、陈春、漆晓平、陈海燕、宋国贤、张彩虹、张雅瑾、陈福睿、高若华、李杰、鲁明骅、刘燕婷、刘欣辉、李文连、冯杰、魏孔龙、王玉琴、郭莉莉、张敏、杨玉冰、张亚楠

天水市麦积区

文具科、张辉、毛恩科、王佩、何平、张煜、胡明科、郭升卯、刘社太、何鹏先、张天生、赵小良、刘飞鹏、王建福、李忠孝、何军、雷玉龙、董澜、周凤兰、郭永兵、张亚奇、薄向红、田颖、程名晖、吕仲杰、刘星、马佩珠、程东刚、王小平、杨洁

临夏州康乐县

段永刚、张海涛、周亚鹏、刘建科、姬红、马志荣、段燕琴、赵龙、马仲义、张华、张莉、董莉、刘芸香、杨瑞芳、张亚琴、马有礼、张春英、李晓华、庄淑娟、线紫薇、杨灵君、罗正英、雍玉霞、牛文祥、马秀英、吴芳英、马春燕、吴霞

定西市通渭县

姚占国、姜铁军、崔海燕、张铎、姜亚红、白月娟、王立明、刘君、李小光、张亚敏、巩治军、段永德、李维艳、贾颖祯

陇南市成县

任晓明、马国强、任艳红、刘文娟、邱波、任军锐、陈谢会、钟莉、冯二丽、唐琳会、李海林、陈轶枫、李茸茸、权兴平、胡亚娟、李艳芳、李国斌、潘滢、张明、冯力秒、安对强、杨菲、费芳芳、石林平、吴晓芳、李宁宁

青 海 省

青海省

周敏茹、李溥仁、张晟、马福昌、星吉、车吉、沙琼玥、周素霞、郭淑玲

西宁市

何淑珍、陈抒、李生春、王亚丽、朱海鲁、王金东、李云章、马海滨、赵振川、祁世荣、李志红、郭占清、李虓、孙莉妹、张志芳、张敏、任亚利、崔鹏、耿海杰、黄元、祁志祥、吴黎明、陶宜新

西宁市城西区

石泉霖、冯海建、王玉萍、祁兆斌、张丁鑫乐、祁松奎、陈永志、马震霖、苏燕、祁超、胡海清

海南藏族自治州贵德县

周珉、祁贵海、马晓玲、桑德卓玛、王菊、贺永庆、仲晓春、文化源、杨晓云、王建忠、司太平、陈广海

黄南藏族自治州尖扎县

马克勤、冶海成、辛文清、王清祥、贾翠玲、陈晓莲、王霞、夏吾吉、万玛才让、李生芳

宁夏回族自治区

宁夏回族自治区

赵建华、杨艺、张银娥、舒学军、袁秀娟、曹守勤、马芳、关健、田园、王晓莉

青铜峡市

刘锦平、姚占伏、李晓军、赵仲刚、马丽、李广琴、贾丽萍、王宏玲、史红娟、余兴勤、沙

萍、朱桂清、刘萍娥、夏艳荣、姜晓丽、张成霞、马巧玲、周进才、朱芳、师莉娟

中卫市

雍东播、宁怀军、李生荣、韩雅雯、冯学红、王晓燕、樊彩霞、张月芬、李悦丰、刘萍、杨新凤、王菲、宋自忠、王占明、雍晓燕、张娣娟、龙文杰、房桂兰、王忠恩、闫泽山、康彦伟、杨磊、郭文平、宋瑜、孟海波

中卫市海原县

杨应彪、李进刚、田兴梅、董尚斌、谢文明、金玉发、何兴明、冯国英、谢文明、冯敏、刘鹏、张武、王志平、张毅、刘平、贾学农、金学芬、马海山、郜俊、马宏武、何海东、薛向阳、梁怀宇、田桂、田梅花、杨洁

新疆维吾尔自治区

新疆维吾尔自治区

马龙、马明辉、地力夏提、亚合甫、符俐萍、倪明建、范丽泽、王辉、米娜娃、安瓦尔、张俊、阿斯亚、阿西木、祝宇铭

乌鲁木齐市

巴特尔、成翎、吴亚英、刘健、杨浩峰、阿巴百克力、陈超、张凯伦、黄河、刘泓、马玲、伊力努尔、孙磊、罗新、李翔、茹建国、王红、阿不都、王新迪、陈文亮、张为胜、赛力汗、高枫、沙日吐亚、杨阳、李国庆、杨艳梅、李卫东、官蕾、张妍、杨毅、王东菊、陈爽、韩志国、曹琦、李红、木尼热、桑小平、宋霞、王琴、沈晓丽、刘丽、孙磊

克拉玛依市

拜迪努尔

克州

阿不都热依木江

克孜勒苏柯尔克孜自治州阿克陶县

印安红、阿不拉艾买提、库热西、巴克、艾山江托合提、陈西荣、李剑锋、阿扎提古丽、汗克孜、李俊、依克拉木、吐热不古、艾尔肯、艾拉克孜、茹先姑力、买买提江、阿依木莎、哈尼克孜、阿力木江、热依木古力、买买提图尔苏、阿提姑力、阿不都热依木江、阿斯木古丽、玛依拉、阿提古丽、古丽努尔、米热姑力、阿提古丽、乔力番古力、艾力江、阿依努尔赛买提、阿丽米热、古拉依木、再努尔、阿帕尔、姑海尔妮萨

2010—2013 年中国居民营养与相关健康状况监测样本点与样本分布情况

省/自治区/直辖市	大城市	中小城市	贫困县	非贫困县
北京	西城区崇文区	怀柔区		延庆县
天津	河西区	北辰区		静海县
河北	石家庄市新华区	邯郸市邯山区 唐山市迁安市	衡水市武强县 邯郸市涉县	石家庄市井陉县 秦皇岛市昌黎县
山西	太原市迎泽区	晋中市榆次区	临汾市大宁县 忻州市河曲县	长治市襄垣县
内蒙古	呼和浩特市新城区	包头市石拐区	通辽市库伦旗 赤峰市敖汉旗	古巴彦淖尔市五原县
辽宁	沈阳市沈河区 大连市中山区	阜新市太平区		抚顺市抚顺县 丹东市宽甸满族自治县
吉林	长春市朝阳区	吉林市龙潭区		辽源市东丰县
黑龙江	哈尔滨市道外区	牡丹江市宁安市	哈尔滨市延寿县	黑河市孙吴县
上海	长宁区虹口区	青浦区		崇明县
江苏	南京市秦淮区	泰州市高港区 南京市浦口区 南通市海门市		南京市溧水县 淮安市洪泽县
浙江	杭州市江干区 宁波市江东区	金华市金东区 嘉兴市桐乡市		湖州市安吉县 丽水市松阳县
安徽	合肥市瑶海区	安庆市迎江区	亳州市利辛县	安庆市怀宁县 亳州市蒙城县
福建	福州市仓山区 厦门市思明区 福州市福清市		福州市闽清县 漳州市南靖县	
江西	南昌市东湖区	宜春市樟树市	抚州市广昌县	九江市武宁县 宜春市宜丰县
山东	济南市历下区 青岛市北区	潍坊市昌邑市 莱芜市莱城区	东营市利津县 济宁市泗水县 泰安市宁阳县	

续表

省/自治区/直辖市	大城市	中小城市	贫困县	非贫困县
河南	郑州市金水区	洛阳市吉利区 洛阳市西工区	濮阳市台前县 商丘市虞城县	平顶山市宝丰县 开封市开封县 周口市商水县
湖北	武汉市江汉区	鄂州市华容区 武汉市黄陂区	十堰市房县	宜昌市远安县 孝感市云梦县
湖南	长沙市天心区	岳阳市君山区 常德市武陵区	湘西土家族苗族自治州保靖县	怀化市靖州苗族侗族自治县 株洲市攸县
广东	广州市天河区 深圳市罗湖区	珠海市金湾区 肇庆市端州区 佛山市禅城区		阳江市阳西县 惠州市博罗县
广西	南宁市兴宁区	北海市海城区	百色市凌云县	桂林市兴安县 南宁市宾阳县
海南		海口市秀英区	琼中黎苗族自治县	定安县
重庆	南岸区	江津区	奉节县	綦江县
四川	成都市金牛区	广安市华蓥市 乐山市市中区	阿坝藏族羌族自治州黑水县 广元市旺苍县	雅安市名山县 内江市隆昌县
贵州	贵阳市云岩区	贵阳市白云区	黔东南苗族侗族自治州三穗县	毕节地区黔西县
云南	昆明市盘龙区	红河哈尼族彝族自治州个旧市	普洱市孟连傣族拉祜族佤族自治县 丽江市宁蒗彝族自治县 红河哈尼族彝族自治州泸西县	昭通市水富县
西藏		拉萨市城关区		林芝地区朗县
陕西	西安市新城区	渭南市华阴市	延安市安塞县 安康市紫阳县	咸阳市乾县
甘肃	兰州市安宁区	天水市麦积区	临夏回族自治州康乐县 定西市通渭县	陇南市徽县
青海		西宁市城西区	黄南藏族自治州尖扎县	海南藏族自治州贵德县
宁夏		吴忠市青铜峡市	中卫市海原县	
新疆	乌鲁木齐市沙依巴克区		克孜勒苏柯尔克孜自治州阿克陶县